CB003110

MANUAL SOGIMIG

MASTOLOGIA

MANUAL SOGIMIG

MASTOLOGIA

Carlos Henrique Mascarenhas Silva

Especialista em Ginecologia e Obstetrícia, com áreas de atuação em Medicina Fetal e
Ultrassonografia em Ginecologia e Obstetrícia pela FEBRASGO.
Research Fellow em Medicina Fetal no King's College Hospital, London-UK.
Coordenador dos Serviços de Medicina Fetal/Ultrassom e
Ginecologia e Obstetrícia do Hospital Mater Dei – Belo Horizonte/Brasil.
Membro da Câmara Técnica em Ginecologia e Obstetrícia do Conselho Federal de Medicina/CFM.
Presidente da SOGIMIG – Associação de Ginecologistas e Obstetras de Minas Gerais.

Henrique Lima Couto

Doutor em Saúde da Mulher pela Faculdade de Medicina da UFMG. Presidente do
Comitê de Mastologia da SOGIMIG. Diretor de Comunicação da SBM – Regional Minas Gerais.
Mastologista da Redimama e IMMA.

Waldeir José de Almeida Júnior

Mastologista da Rede Mater Dei de Saúde.
Professor da Disciplina de Ginecologia da Faculdade de Ciências Médicas de Minas Gerais.
Presidente da SBM – Regional Minas Gerais.

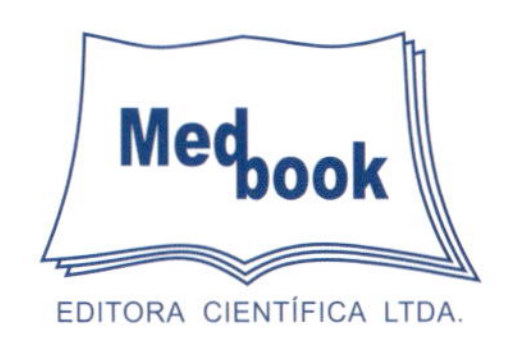

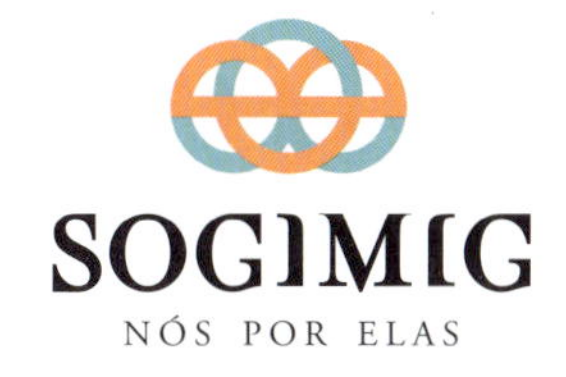

Manual SOGIMIG de Mastologia

Nota da editora: Os autores desta obra verificaram cuidadosamente os nomes genéricos e comerciais dos medicamentos mencionados, assim como conferiram os dados referentes à posologia, objetivando fornecer informações acuradas e de acordo com os padrões atualmente aceitos. Entretanto, em virtude do dinamismo da área da saúde, os leitores devem prestar atenção às informações fornecidas pelos fabricantes para que possam se certificar de que as doses preconizadas ou as contraindicações não sofreram modificações, principalmente em relação a substâncias novas ou prescritas com pouca frequência.

Os autores e a editora não podem ser responsabilizados pelo uso impróprio nem pela aplicação incorreta de produto apresentado nesta obra. Apesar de terem envidado esforço máximo para localizar os detentores dos direitos autorais de qualquer material utilizado, os autores e a editora estão dispostos a acertos posteriores caso, inadvertidamente, a identificação de algum deles tenha sido omitida.

Editoração Eletrônica: ASA Editoração e Produção Gráfica
Capa: Tom Comunicação

CIP-BRASIL. CATALOGAÇÃO NA PUBLICAÇÃO
SINDICATO NACIONAL DOS EDITORES DE LIVROS, RJ

S579m
Silva, Carlos Henrique Mascarenhas
Manual SOGIMIG: mastologia/Carlos Henrique Mascarenhas Silva, Henrique Lima Couto, Waldeir José de Almeida Júnior. – 1. ed. – Rio de Janeiro: MedBook, 2018.
288 p. : il.; 28 cm.

ISBN 9788583690382

1. Mamas – Doenças – Diagnóstico. 2. Mamas – Doenças – Tratamento. I. Couto, Henrique Lima. II. Título.

18-49207 CDD: 618.19
CDU: 618.19

Meri Gleice Rodrigues de Souza – Bibliotecária CRB-7/6439
20/04/2018 27/04/2018

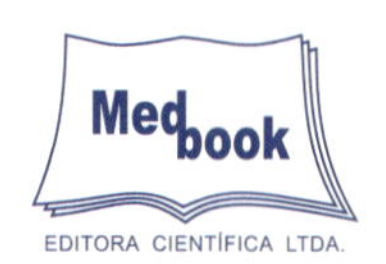

MEDBOOK – Editora Científica Ltda.
Rua Professora Ester de Melo, 178 – Benfica – CEP 20930-010 – Rio de Janeiro – RJ
Telefones: (21) 2502-4438 e 2569-2524 – **www.medbookeditora.com.br**
contato@medbookeditora.com.br – vendasrj@medbookeditora.com.br

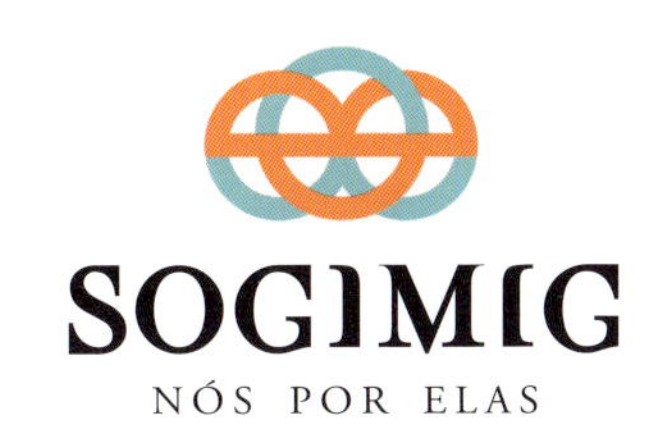

Diretoria 2017–2019

Colaboradores

Adriana Vianna Cançado

Membro Titular da Sociedade Brasileira de Mastologia – SBM. Mestre em Ginecologia pela Universidade Federal de Minas Gerais – UFMG. Imaginologista do DOPSOM.

Alessandra Morais Sousa

Cirurgiã Geral e Residente de Cirurgia Plástica – Hospital Mater Dei – Belo Horizonte-MG.

Alexandre Alcides Mattos de Meira

Membro Titular da Sociedade Brasileira de Cirurgia Plástica. Preceptor da Residência Médica em Cirurgia Plástica no Hospital Universitário de Ciências Médicas. Cirurgião Plástico no Hospital Mater Dei.

Alexandre Andrade dos Anjos Jácome

Oncologista Clínico da Rede Mater Dei de Saúde. Coordenador do Comitê de Ética em Pesquisa da Rede Mater Dei de Saúde. Doutor em Ciências pela Universidade de São Paulo.

Amândio Soares Fernandes Júnior

Médico Graduado pela UFMG. Especialista em Clínica Médica – MEC e Conselho Federal de Medicina. Especialista em Cancerologia Clínica pela Associação Médica Brasileira. Oncologista Clínico da ONCOMED-BH. Oncologista Clínico do Serviço de Oncologia do Hospital Felício Rocho. Membro Efetivo da Sociedade Brasileira de Oncologia Clínica. Membro Titular da Sociedade Brasileira de Cancerologia. Membro da American Society of Clinical Oncology – ASCO. Membro da European Society for Medical Oncology. Atual Vice-Presidente da Sociedade Brasileira de Cancerologia.

Angellica Pereira de Almeida

Professora de Ginecologia e Obstetrícia da Universidade Federal dos Vales do Jequitinhonha e Mucuri – UFVJM. Mastologista da Clínica Redimama e da Maternidade Octaviano Neves.

Anisse Marques Chami Ferraz

Médica Geneticista da Rede Mater Dei de Saúde. Mestre em Medicina pela UFMG. Doutoranda pela Universidade Estadual de São Paulo – Departamento de Ginecologia, Obstetrícia e Mastologia.

Anna Dias Salvador

Médica Residente de Ginecologia e Obstetrícia da Rede Mater Dei de Saúde.

Annamaria Massahud Rodrigues dos Santos

Mestre em Ciências da Saúde pelo Instituto de Previdência dos Servidores do Estado de Minas Gerais – IPSEMG. Membro Titular da Sociedade Brasileira de Mastologia. Vice-Presidente da Sociedade Brasileira de Mastologia – Regional Minas Gerais (triênio 2017-2019). Mastologista no Hospital Santa Casa de Belo Horizonte e no Hospital Governador Israel Pinheiro – IPSEMG. Coordenadora do Programa de Residência Médica em Mastologia do IPSEMG.

Antônio Luiz Frasson

Mastologista do Centro de Oncologia do Hospital Israelita Albert Einstein. Professor Adjunto da PUCRS. Presidente da Sociedade Brasileira de Mastologia. Centro de Mama da PUCRS.

Ataliba Ronan Horta de Almeida

Membro Titular da SBCP. Preceptor do Centro de Formação e Treinamento de Cirurgia Plástica do Hospital Mater Dei. Membro da Comissão de Titulares da SBCP.

Bárbara Pace Silva de Assis Carvalho

Doutora pelo Departamento de Radiologia da USP. Mastologista pelo Hospital das Clínicas da USP. TEMA. Fellow do Instituto Europeu de Oncologia. Fellow da Santa Casa de Misericórdia de Minas Gerais. Mastologista da Sonar Medicina Diagnóstica e PHD-Pace Hospital.

Bárbara Silveira Santana

Ginecologista e Obstetra pela Universidade Federal do Rio de Janeiro – UFRJ. Residente do Serviço de Mastologia da Rede Mater Dei de Saúde. Especializanda do Programa de Residência Médica de Mastologia da Rede Mater Dei de Saúde.

Bertha Andrade Coelho

Doutoranda em Ginecologia, Obstetrícia e Mastologia pela Universidade Estadual Paulista – UNESP. Professora das Faculdades Integradas Pitágoras de Montes Claros – FIP-MOC.

Betina Vollbrecht

Mastologista. Preceptora da Residência Médica no Centro de Mama do Hospital São Lucas da PUCRS.

Bruno Lemos Ferrari

Médico Oncologista da Oncocentro em Belo Horizonte-MG. Membro da World Mastology Society. Membro da Sociedade Brasileira de Cancerologia – SBC. Membro Titular da Sociedade Brasileira de Oncologia Clínica – SBOC. Presidente do Conselho de Administração do Grupo Oncoclínicas.

Carlos Henrique Mascarenhas Silva

Especialista em Ginecologia e Obstetrícia, com áreas de atuação em Medicina Fetal e Ultrassonografia em Ginecologia e Obstetrícia pela FEBRASGO. Research Fellow em Medicina Fetal no King's College Hospital, London-UK. Coordenador dos Serviços de Medicina Fetal/Ultrassom e Ginecologia e Obstetrícia do Hospital Mater Dei – Belo Horizonte/Brasil. Membro da Câmara Técnica em Ginecologia e Obstetrícia do Conselho Federal de Medicina/CFM. Presidente da SOGIMIG – Associação de Ginecologistas e Obstetras de Minas Gerais.

Carolina Lamac Figueiredo

Mastologista. Membro Titular da Sociedade Brasileira de Mastologia. Fellow em Cirurgia Oncoplástica e Reconstrutiva da Mama – Santa Casa de Belo Horizonte – SBM.

Carolina Nazareth Valadares

Membro da Sociedade Brasileira de Mastologia. Mastologista da Clínica Redimama, da Santa Casa de Belo Horizonte, da Maternidade Octaviano Neves e do Instituto Biocor.

Carolina Patrícia Mendes Rutkowski

Médica Graduada pela UFMG. Especialista em Clínica Médica – MEC e Conselho Federal de Medicina. Especialista em Cancerologia Clínica pela Associação Médica Brasileira. Membro da Sociedade Brasileira de Oncologia Clínica.

Cássio Furtini Haddad

Título de Especialista em Mastologia – TEMA. Título de Especialista em Ginecologia e Obstetrícia – TEGO. Mastologista da Santa Casa de Misericórdia de Lavras-MG. Membro do Comitê de Mastologia da SOGIMIG.

Charles Andreé Joseph de Pádua

Especialista em Cancerologia Clínica pela SBC. Titulado pela Sociedade Brasileira de Cancerologia. Membro Efetivo da Sociedade Brasileira de Oncologia Clínica – SBOC.

Cláudia Navarro Carvalho Duarte Lemos

Médica Especialista em Medicina Reprodutiva do Hospital das Clínicas da UFMG. Diretora Clínica da Lifesearch – Serviço de Reprodução Humana. Doutora em Saúde da Mulher pela Faculdade de Medicina da UFMG. Primeira Secretária do CRM-MG.

Cristiana Buzelin Nunes

Doutora em Patologia pela Faculdade de Medicina da UFMG. Professora Adjunta de Anatomia Patológica na Faculdade de Medicina da UFMG e no Centro Universitário UNIBH. Patologista no Instituto Moacyr Junqueira.

Cristóvão Pinheiro Barros

Título de Especialista em Mastologia – TEMA. Mastologista do Hospital Felício Rocho, do IPSEMG e da Maternidade Octaviano Neves.

Dailton Santana Lima Filho

Cirurgião Geral e Residente de Cirurgia Plástica – Hospital Mater Dei.

Débora Balabram

Mestre e Doutora em Patologia pela UFMG. Membro Titular da SBM. Mastologista nos Hospitais Santa Casa de Belo Horizonte, IPSEMG e Biocor. Bolsista Assistente Doutora do Instituto de Ensino e Pesquisa da Santa Casa de Belo Horizonte.

Douglas de Miranda Pires

Chefe da Clínica de Mastologia da Santa Casa de Belo Horizonte. Supervisor da Residência Médica da Clínica de Mastologia da Santa Casa de Belo Horizonte. Coordenador do Curso de Pós-Graduação em Cirurgia Reconstrutora da Mama – IEP GSCBH. Coordenador do Fellowship em Cirurgia Reconstrutora da Mama – IEP GSCBH. Primeiro Secretário da SBM-MG. Membro da Comissão Nacional de Cirurgia Reconstrutora da Mama – SBM.

Elisa Maria de Carvalho

Especialista em Cancerologia Clínica pela Faculdade de Ciências Médicas de Campinas – UNICAMP. Membro da Sociedade Brasileira de Oncologia Clínica – SBOC. Preceptora do Curso de Residência em Cancerologia Clínica do Hospital da Baleia e do Hospital das Clínicas da UFMG.

Enaldo Melo de Lima

Oncologista Clínico com Especialização na Santa Casa de Misericórdia de Belo Horizonte. Coordenador Médico do Hospital Integrado do Câncer da Rede Mater Dei de Saúde.

Gabriel de Almeida Silva Jr.

Mestre em Medicina pela UFMG. Membro Titular da FEBRASGO e da SBM. Coordenador do Serviço de Mastologia do Hospital das Clínicas da UFMG.

Gabriel Oliveira Bernardes Gil

Radioncologista Coordenador da Radioterapia da Rede Mater Dei de Saúde e do Hospital da Baleia. Especialista pela Sociedade Brasileira de Radioterapia. Associado da Sociedade Americana de Radioterapia. Mestre em Oncologia pelo Programa de Ginecologia e Mastologia da Universidade do Estado de São Paulo.

Geraldo Felício da Cunha Junior

Especialista em Cancerologia Clínica pela SBC. Coordenador do Curso de Residência em Cancerologia Clínica do Hospital da Baleia. Mestre em Medicina pela UFMG.

Gessandro Elpídio Fernandes Barbosa

Mastologista. Membro Titular da SBM e da FEBRASGO. Pós-Graduado em Cirurgia Oncoplástica e Reconstrutiva da Mama – Santa Casa de Belo Horizonte – SBM. Mestre em Cuidado Primário em Saúde pela Universidade Estadual de Montes Claros – Unimontes.

Gustavo Lanza de Mello

Sócio Titular da Sociedade Brasileira de Mastologia. Médico Assistente do Serviço de Mastologia do Hospital Mario Penna – Belo Horizonte-MG. Médico Assistente do Serviço de Mastologia do Hospital Vera Cruz – Belo Horizonte-MG.

Helenice Gobbi

Professora Titular de Patologia Especial da Universidade Federal do Triângulo Mineiro. Especialista e Consultora em Patologia Mamária.

Henrique Galvão

Médico Geneticista da Rede ONCOMED-BH. Coordenador do Departamento de Oncogenética do Hospital de Câncer de Barretos. Membro Titular da Sociedade Brasileira de Genética Médica. Mestre em Genética Aplicada à Medicina pela Universidade Federal do Rio Grande do Sul.

Henrique Lima Couto

Doutor em Saúde da Mulher pela Faculdade de Medicina da UFMG. Presidente do Comitê de Mastologia da SOGIMIG. Diretor de Comunicação da SBM – Regional Minas Gerais. Mastologista da Redimama e IMMA.

Henrique Moraes Salvador Silva

Presidente e Coordenador do Serviço de Mastologia da Rede Mater Dei de Saúde. Professor Livre-Docente de Ginecologia pela Fundação Dom André Arcoverde – RJ. Ex-Presidente da SBM.

Ines Katerina Damasceno Cavallo Cruzeiro

Médica Especialista em Medicina Reprodutiva do Hospital das Clínicas da UFMG. Diretora Técnica da Lifesearch – Serviço de Reprodução Humana. Doutora em Saúde da Mulher pela Faculdade de Medicina da UFMG. Diretora da SOGIMIG.

Isabela Miranda

Centro de Mama da PUCRS

Ivo Ferreira Andrade

Membro Titular da Sociedade Brasileira de Cirurgia Plástica. Cirurgião Plástico no Hospital Mater Dei.

Jairo Luis Coelho Junior

Coordenador do Setor de Mamografia da Rede Mater Dei de Saúde. Título de Especialista em Mastologia e Título de Habilitação em Mamografia. Ex-Presidente da Sociedade Brasileira de Mastologia (Regional Minas Gerais) e Ex-Vice-Presidente da Sociedade Brasileira de Mastologia.

João Henrique Penna Reis

Mastologista da Rede Mater Dei de Saúde. Especialista em Oncoplastia Mamária pela Santa Casa de São Paulo. Título de Especialista em Mastologia e Mamografia – SBM, FEBRASGO e Colégio Brasileiro de Radiologia. Pós-Graduação em Doenças das Mamas pela Universidade de Londres. Fellow em Reconstrução Mamária pela Universidade do Alabama – UAB.

José Tadeu Campos de Avelar

Médico Mastologista da Rede Mater Dei de Saúde. Ex-Presidente da SBM – Regional Minas Gerais. Especialista em Mastologia pela Universidade de Londres.

Júlia Alves Dias

Médica Especialista em Medicina Reprodutiva da Clínica Lifesearch – Serviço de Reprodução Humana e do Hospital das Clínicas da UFMG. Mestre em Saúde da Mulher pela Faculdade de Medicina da UFMG.

Leonardo Ribeiro Soares

Médico do Departamento de Ginecologia e Obstetrícia do Hospital das Clínicas da Universidade Federal de Goiás. Médico Assistente do Instituto de Mastologia e Oncologia – IMO – Goiânia-GO.

Leticia Carvalho Neuenschwander

Médica graduada pela UFMG. Especialista em Clínica Médica – MEC e Conselho Federal de Medicina. Especialista em Cancerologia Clínica pela Associação Médica Brasileira. Mestre pela UFMG.

Letícia Guerra Monteiro Pinheiro

Mastologista da Rede Mater Dei de Saúde. Especialista em Oncoplastia Mamária pela Santa Casa de São Paulo. Título de Especialista em Mastologia e Mamografia.

Luciana Gomes Ladeira

Médica Oncologista da Oncocentro – Belo Horizonte-MG. Membro da Sociedade Brasileira de Oncologia Clínica – SBOC.

Lucienne Lima Vianna

Mastologista Membro do Setor de Mamografia da Rede Mater Dei de Saúde. Título de Especialista em Mastologia. Título de Habilitação em Mamografia.

Marco Antônio Abrahão Reis

Médico Mastologista do Hospital Felício Rocho. Coordenador do Serviço de Mastologia do Hospital Felício Rocho.

Marcos Faria

Research Fellow do Serviço do Prof. Kypros Nicolaides – King's College Hospital, Londres. Membro da Fetal Medicine Foundation – América Latina. Diretor da Clínica Gennus – Núcleo de Medicina Fetal.

Marcus Simões Castilho

Radioncologista da Radiocare – Hospital Felício Rocho. Especialista e Membro da Diretoria da Sociedade Brasileira de Radioterapia. Associado da Sociedade Americana de Radioterapia. Mestre em Saúde da Mulher pela Faculdade de Medicina da UFMG.

Maria Letícia Leone Rocha

Mastologista Membro do Setor de Mamografia da Rede Mater Dei de Saúde. Título de Especialista em Mastologia. Título de Habilitação em Mamografia.

Maria Nilce Rodrigues Pereira

Médica Mastologista do Hospital Felício Rocho.

Mariana Mitraud Ottoni Guedes

Título de Especialista em Ginecologia e Obstetrícia pela FEBRASGO/TEGO. Membro da Equipe de Ginecologia e Obstetrícia da Rede Mater Dei de Saúde. Residente do Programa de Residência Médica de Mastologia da Rede Mater Dei de Saúde.

Nathalia Rossato

Centro de Mama da PUCRS.

Nazir Felippe Gomes

Fisioterapeuta. Mestre em Patologia Geral – UFMG.

Paula Cristina Martins Soares

Médica Mastologista do Hospital SOCOR, do Hospital Madre Teresa e da Prefeitura de Belo Horizonte. Pós-Graduada em Cirurgia Oncoplástica e Reconstrutiva da Mama pela Santa Casa de Belo Horizonte. Diretora da Sociedade Brasileira de Mastologia-Regional Minas Gerais - Gestão 2017-2019.

Paulo de Tarso Salerno Del Menezzi

Especialista em Mastologia pelo Instituto Brasileiro de Controle do Câncer - IBCC. Professor das Faculdades Unidas do Norte de Minas - FUNORTE.

Raphael Parmigiani

Biólogo Molecular do Laboratório IdenGene em São Paulo-SP.

Renata Capanema de Mello Franco Saliba

Médica Mastologista da Rede Mater Dei de Saúde. Coordenadora da Residência de Mastologia da Rede Mater Dei. Membro Titular da Sociedade Brasileira de Mastologia. Mestre em Ciências da Saúde pela Faculdade Ciências Médicas - MG.

Ricardo Mello Marinho

Professor da Disciplina de Ginecologia da Faculdade de Ciências Médicas de Minas Gerais. Diretor Científico da Clínica ProCriar de Reprodução Assistida. Mestre pela UFMG. Doutor pela Escola Paulista de Medicina - UNIFESP.

Ruffo de Freitas Júnior

Professor Associado da Faculdade de Medicina da Universidade Federal de Goiás. Médico Titular do Hospital Araújo Jorge da Associação de Combate ao Câncer em Goiás - ACCG - Goiânia-GO.

Sandra Starling

Graduada em Direito. Professora Aposentada da UFMG.

Teófilo Braz Taranto Goulart

Membro Titular da Sociedade Brasileira de Cirurgia Plástica. Preceptor da Residência Médica em Cirurgia Plástica no Hospital Mater Dei.

Tereza Cristina Ferreira de Oliveira

Especialista em Diagnóstico por Imagem. Membro Titular do Colégio Brasileiro de Radiologia. Radiologista das Clínicas Redimama, DOPSOM e CEU - Centro Especializado em Ultrassonografia.

Thaís Abreu de Castro

Médica Radiologista. Membro Titular do Colégio Brasileiro de Radiologia.

Thaís Paiva Moraes

Ginecologista e Obstetra. Mastologista da Rede Mater Dei de Saúde. Médica do Setor de Imaginologia Mamária - Ressonância Magnética - da Rede Mater Dei de Saúde.

Valéria Andrade Pinto

Fisioterapeuta. Mestranda em Ciências da Reabilitação - UFMG.

Wagner Antonio Paz

Sócio Titular da SBM. Coordenador do Serviço de Mastologia do Instituto Mario Penna - Belo Horizonte-MG.

Waldeir José de Almeida Júnior

Mastologista da Rede Mater Dei de Saúde. Professor da Disciplina de Ginecologia da Faculdade de Ciências Médicas de Minas Gerais. Presidente da SBM - Regional Minas Gerais.

Washington Cançado Amorim

Professor Adjunto do Departamento de Ginecologia e Obstetrícia da Faculdade de Medicina da UFMG.

Apresentação

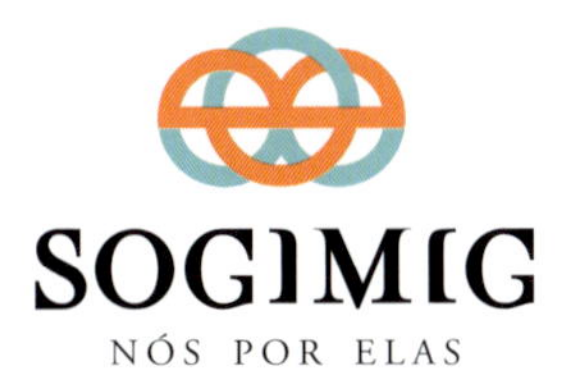

A busca constante pelo aperfeiçoamento científico e pela qualificação de excelência dos médicos ginecologistas e obstetras de Minas Gerais permeia todas as ações promovidas pela Associação de Ginecologistas e Obstetras de Minas Gerais (Sogimig) em seu dia a dia. Na verdade, esses pilares motivaram a fundação da entidade – que tem como missão principal o cuidado com a saúde da mulher – há quase 75 anos.

Nesses anos, muitas transformações ocorreram tanto na prática como na formação médica. Transitamos de um período em que o conhecimento científico estava restrito a poucos médicos e sua obtenção era demorada, difícil e dispendiosa, exigindo, muitas vezes, visitas e contatos com os melhores Centros de Ciência do mundo, e chegamos a uma época em que as informações estão ao alcance de nossas mãos nas telas dos modernos dispositivos eletrônicos. Vale ressaltar, no entanto, que a dificuldade para escolher os melhores livros, revistas e artigos científicos tem sido um problema.

Oferecer conteúdos técnicos de excelência: este é um dos objetivos do pilar científico da Sogimig. Nossa intenção é auxiliar os ginecologistas, obstetras e demais médicos interessados na especialidade a prestarem assistência de qualidade às mulheres. Nesta "filosofia existencial", a Associação publicou diversos livros, que vão desde as seis edições do *Manual Sogimig de Ginecologia e Obstetrícia* até os *Manuais de Emergências em Ginecologia e Emergências em Obstetrícia*.

Nosso intuito agora é oferecer conteúdos ainda mais aprofundados em cada área de atuação e em cada subespecialidade. Para isso recebemos contribuições de especialistas dos mais variados serviços de Ginecologia e Obstetrícia do Brasil e do exterior. Entendemos que existe um grande valor no atendimento que prestamos às nossas pacientes por sermos dignos de suas confidências, seus medos e receios, mas também porque compartilhamos de suas alegrias e conquistas. Temos, entretanto, de oferecer em contrapartida um atendimento de qualidade, e a qualidade tem estreita relação com o conhecimento técnico que cada um de nós conquistamos ao longo dos anos. Somos Nós trabalhando por Elas!

Nossa certeza é que com essa série de Manuais Sogimig estaremos, sem dúvida, oferecendo uma boa opção de leitura, estudo e qualificação científica. Ajudar as mulheres que nos procuram nos consultórios e hospitais Brasil afora também é a nossa missão.

Agradecemos a cada um dos autores que, com brilhantismo e altruísmo, contribuem para assegurar a qualidade desses manuais com sua maneira singular de apresentar os temas aqui expostos. Recebam todo o nosso reconhecimento. A contribuição de vocês é inestimável!

E muito obrigado, mais uma vez, pela confiança na Sogimig. Boa leitura!

Carlos Henrique Mascarenhas Silva
Presidente – SOGIMIG

Prefácio

A Ginecologia e a Obstetrícia constituem, em conjunto, uma especialidade médica que oferece muitas possibilidades aos profissionais que lhes são dedicados.

A prática em áreas de atuação mais voltadas para a clínica e o exercício dos aspectos cirúrgicos da especialidade integram a imensa gama de possibilidades para o exercício pleno dessas atividades.

Dentre as áreas de atuação na Ginecologia, destaca-se a Mastologia. Na verdade, há muito tempo os órgãos reguladores e de classe alçaram a Mastologia à categoria de uma especialidade médica, possibilitando, inclusive, a residência credenciada pelo MEC com o pré-requisito de uma residência prévia em Cirurgia Geral ou Ginecologia e Obstetrícia.

Essa mudança aconteceu há décadas e, na verdade, foi decorrente da constatação da evolução muito rápida dos conhecimentos nesta área e também da necessidade de um treinamento e capacitação muito específicos para que a prática da Mastologia possa ser exercida de maneira plena, ética e sempre atualizada.

O manejo especializado das doenças da mama se constitui, muitas vezes, em um verdadeiro desafio para as pacientes e para a equipe de saúde, haja vista, por exemplo, o câncer de mama, o mais prevalente na população feminina brasileira (à exceção do de pele). Foi-se o tempo em que esse tipo de câncer era tratado exclusivamente por um único profissional da área médica.

Hoje, se quisermos oferecer a uma paciente a melhor oportunidade terapêutica, é importante que ela seja submetida a um tratamento multiprofissional, inclusive com o concurso de psicólogos e fisioterapeutas, por exemplo. É importante que essa equipe multidisciplinar se reúna regularmente e discuta os casos mais complexos, de modo a tornar possível a individualização da abordagem destinada a cada paciente.

O manejo deve incluir a visão e uma decisão compartilhada para que o resultado seja o melhor e à luz da melhor evidência científica. Ao mesmo tempo, deve agregar valor para a portadora, sempre respeitando suas crenças e sua individualidade.

Isso não se resume ao uso da tecnologia. É muito mais importante que as equipes adotem processos (ou protocolos) bem definidos e contem com pessoas entrosadas, capacitadas, acostumadas a trabalhar juntas e que tenham desenvolvido, ao longo do tempo, habilidades para acolher as portadoras de uma doença que costuma acometê-las em uma fase tão crítica de suas vidas.

A publicação deste *Manual SOGIMIG de Mastologia* vem ocupar um importante espaço e se constitui em uma fonte de apoio significativa para o ginecologista e o obstetra. Mesmo que não seja de seu interesse ou expertise se ocupar do tratamento de algumas doenças e condições aqui relatadas, é muito importante poder contar com uma referência para o encaminhamento adequado de uma paciente ao especialista ou mesmo para recebê-la de volta e acompanhá-la após o tratamento.

Não podemos nos esquecer de que o ginecologista/obstetra é o médico de referência das mulheres e que, por isso mesmo, é imprescindível o fortalecimento desse vínculo para que as pacientes se sintam mais bem amparadas e acompanhadas nas diversas fases de suas vidas, até mesmo durante o tratamento de patologias tão complexas como o câncer de mama.

Este manual objetiva servir como uma fonte inesgotável de apoio para o ginecologista e o obstetra em sua prática diária. A diretoria da SOGIMIG está de parabéns por essa importante iniciativa.

Henrique M. Salvador Silva
Professor Livre-Docente de Ginecologia
Presidente da Rede Mater Dei de Saúde
Coordenador do Serviço de Mastologia da Rede Mater Dei de Saúde

Sumário

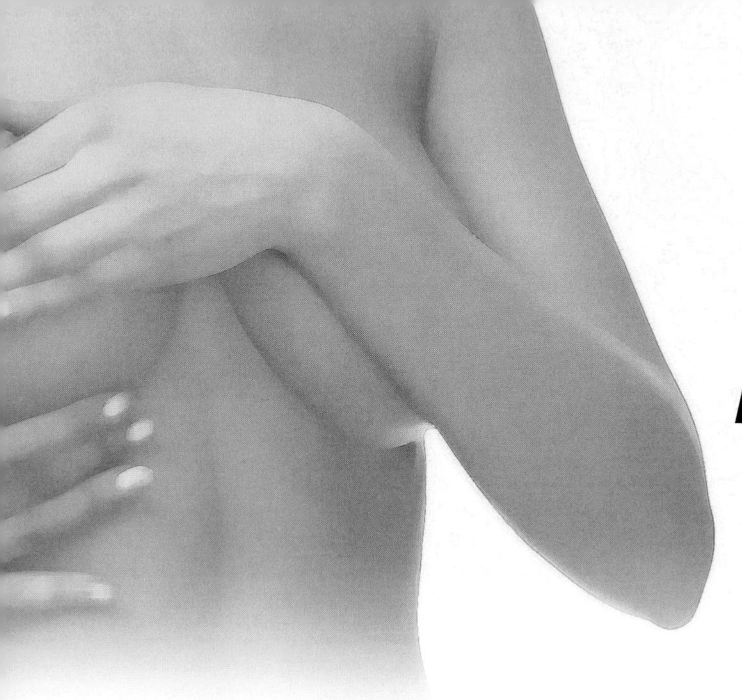

1

Anatomia, Fisiologia e Desenvolvimento das Mamas

Annamaria Massahud Rodrigues dos Santos
Débora Balabram

FISIOLOGIA E DESENVOLVIMENTO DA MAMA E SUAS ALTERAÇÕES

Fisiologia e desenvolvimento

A glândula mamária se desenvolve a partir do ectoderma na face ventral do embrião. A faixa galáctica, ou linha de leite, se estende da axila à virilha e em torno da quinta semana de gestação nela se desenvolvem pares de botões nos quais ocorrem a invaginação do ectoderma e o brotamento e a ramificação do epitélio. A maioria dessas cristas regride durante o desenvolvimento fetal, exceto por um par localizado na região peitoral. Os botões extras que não desaparecem completamente se desenvolvem como tecido glandular ectópico, formando mamas acessórias, extranumerárias (polimastia) ou papilas acessórias (politelia), mais comumente observadas nas axilas, em cerca de 2% a 6% das mulheres.

Até a 20ª semana de gestação, o desenvolvimento mamário não depende de influências hormonais. Entretanto, a testosterona pode influenciar o crescimento e desenvolvimento mamários após a 15ª semana de gestação. Entre a 20ª e a 32ª semanas de gestação há um estágio de canalização do epitélio ramificado e posteriormente, entre a 32ª e a 34ª semanas, haverá um estágio vesicular final em que as estruturas lobuloalveolares contêm colostro. Ao nascimento, esse colostro pode ser observado no recém-nascido de 4 a 7 dias (leite de bruxa), desaparecendo até o segundo mês de vida com a redução da influência dos hormônios placentários. A glândula mamária permanece então quiescente até a puberdade.

Na puberdade, entre 12 e 14 anos, o desenvolvimento mamário feminino (telarca) ocorre a partir da influência cíclica dos hormônios esteroides – estrogênio e progesterona. O estrogênio influencia o crescimento ductal e a diferenciação do estroma periductal juntamente com o hormônio do crescimento e os glicocorticoides. A progesterona estimula o desenvolvimento dos alvéolos e prepara a mama para uma possível lactação. Junto à extensa remodelação do tecido que ocorre na puberdade, há uma hierarquia de células mamárias composta por células-tronco pluripotentes e células progenitoras restritas à linhagem.

A maturação puberal apresenta estágios de evolução que podem ser descritos sequencialmente (Figura 1.1). Um dos sistemas mais frequentemente usados foi descrito por Marshall e Tanner e consiste em:

- **Fase 1:** pré-puberal.
- **Fase 2:** estágio do broto mamário com elevação da mama e da papila; alargamento da aréola.
- **Fase 3:** ampliação adicional da mama e da aréola sem separação de seu contorno.

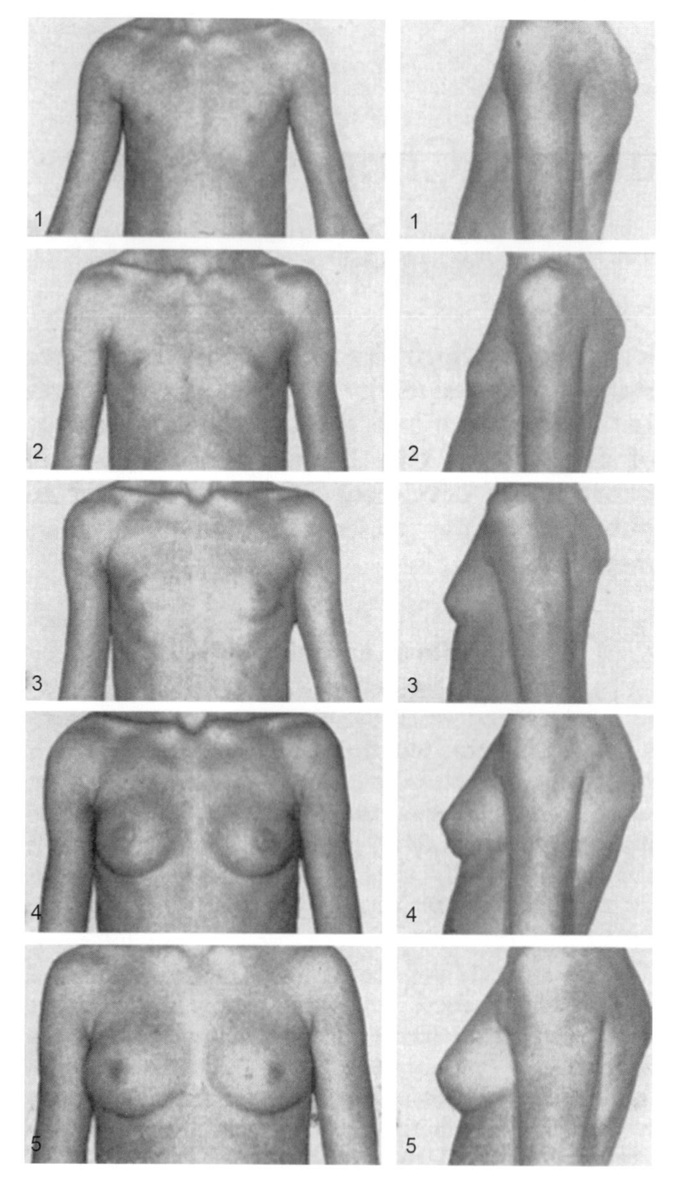

Figura 1.1 Mudanças puberais em meninas. (Reproduzida de: Marshall WA, Tanner JM. Variations in pattern of pubertal changes in girls. Arch Dis Child 1969; 44:291-303. Copyright BMJ Publishing.)

- **Fase 4:** aréola e papila formam um montículo secundário acima do nível da mama.
- **Fase 5:** estágio maduro – projeção apenas da papila, relacionada com a recessão da aréola.

Os esteroides e seus receptores nucleares desempenham papéis cruciais no desenvolvimento e na manutenção das funções normais da glândula mamária humana. Além do receptor de estrogênio alfa (REα), do receptor de estrogênio beta (REβ) e dos receptores de progesterona (RP), os receptores de androgênio (RA) estão presentes tanto no tecido mamário normal como em linhas celulares de câncer de mama. O estímulo hormonal à proliferação do epitélio mamário e da apoptose é importante na homeostase do tecido. A desregulação da apoptose ou da proliferação celular pode promover a tumorigênese. Em mulheres na pré-menopausa, a proliferação e apoptose do tecido epitelial normal da mama são maiores na fase lútea do ciclo menstrual do que na fase folicular. Na fase lútea, os níveis de estrogênio e progesterona atingem seu máximo. Estudos *in vitro* demonstram consistentemente que o estradiol é um importante mitógeno nas linhas celulares de câncer de mama (Figura 1.2).

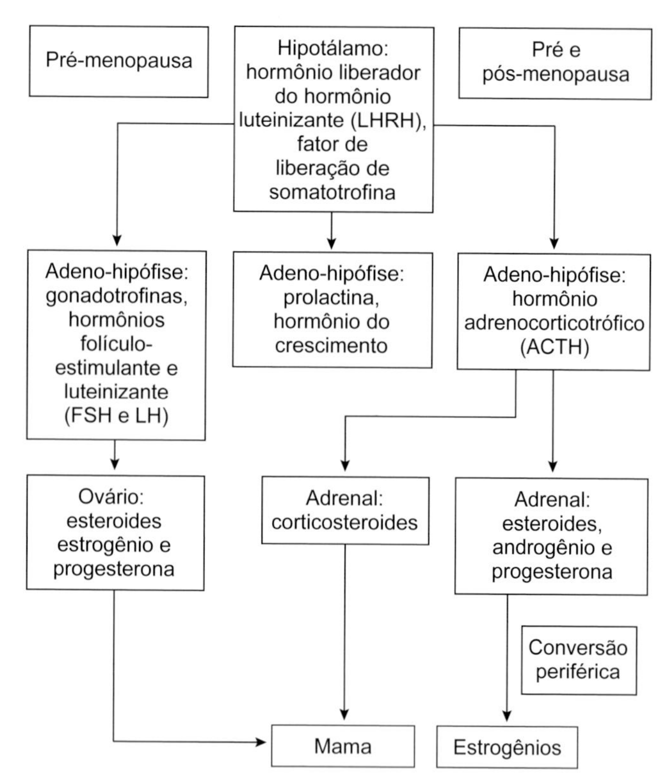

Figura 1.2 Esquema simplificado da ação hormonal na mama.

O epitélio mamário é formado por duas camadas celulares: uma camada basal, cuboide, e outra camada superficial, plana. O desenvolvimento lobuloalveolar é regulado por hormônios endócrinos, prolactina, hormônio do crescimento, insulina, glicocorticoides, estrogênio e progesterona. As células mioepiteliais, basais, são estimuladas por prolactina, ocitocina e esteroides.

Durante a gestação, é grande a influência dos hormônios esteroides (estrogênio, progesterona, cortisol) e da prolactina na glândula mamária. Os estrogênios são responsáveis pela proliferação dos ductos, e a progesterona, pela formação dos lóbulos mamários. Antes do parto, os altos níveis de progesterona são responsáveis pela inibição da lactação.

Na lactação, a ocitocina, produzida no hipotálamo e armazenada na neuro-hipófise, tem função na ejeção do leite, mediante sua ação nas células mioepiteliais, e no desenvolvimento lobuloalveolar, onde induz a proliferação mioepitelial e sua diferenciação (Figura 1.3).

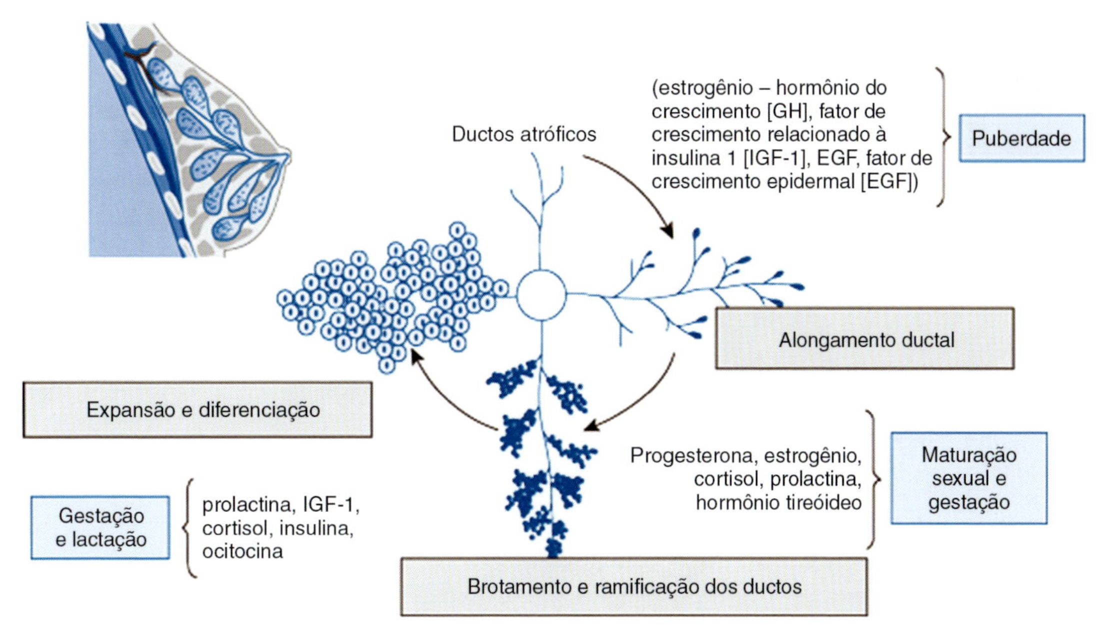

Figura 1.3 Proliferação e diferenciação mamária (Reproduzida de: Molina PE, Ashman R. Endocrine physiology, 4. ed. New Orleans: McGraw-Hill Companies Inc, 2013.)

ANOMALIAS DO DESENVOLVIMENTO DA GLÂNDULA MAMÁRIA

A alteração mais comum do desenvolvimento mamário consiste na politelia, ou seja, a presença da papila acessória. A polimastia, que consiste na presença de glândulas extranumerárias e que foi descrita previamente neste capítulo, incide em 1% a 5% da população. A incidência de carcinoma no tecido mamário acessório é rara, correspondendo a apenas 0,3% dos carcinomas de mama.

A amastia consiste na ausência congênita das mamas. Associa-se a alterações na musculatura peitoral em 90% dos casos. No entanto, a quase totalidade das mulheres com alterações da musculatura peitoral (92%) não tem alterações mamárias associadas. Denomina-se amasia a presença de mamilo na ausência de glândula mamária e atelia a ausência de mamilo na presença da glândula mamária normal. A amasia é extremamente rara e está comumente associada à iatrogenia em razão da exérese do broto mamário.

Malformação que combina ausência do músculo peitoral, deformidades na parede torácica e anomalias mamárias, a síndrome de Poland é mais comum em homens e do lado direito.

As malformações mamárias são frequentemente associadas a alterações congênitas de outros sistemas, como do trato geniturinário.

O mamilo invertido é alteração presente em 1,7% a 3,5% das mulheres e pode dificultar a amamentação. Embora a correção cirúrgica seja simples, não há na literatura estudos randomizados a respeito de técnicas que possam preservar a anatomia ductal e permitir a lactação.

A gigantomastia consiste no crescimento excessivo das mamas. Essa alteração pode causar bastante desconforto à mulher. Não há consenso em relação a um ponto de corte para o tamanho da mama considerado gigante; no entanto, a maioria dos autores concorda que volumes > 1,5kg sejam assim categorizados. A gigantomastia costuma ser idiopática ou associada à obesidade, embora em alguns casos esteja associada a alterações hormonais.

ANATOMIA CIRÚRGICA DA MAMA

As mamas humanas femininas têm a função primária de produzir leite para a prole. Subjetivamente, evocam sentimentos e sensações relacionados com alimento, imunidade, afeto, prazer, beleza ou doença. O conhecimento da anatomia mamária é importante para que sejam executadas corretamente incisões e suturas de modo seguro e para minimizar o risco de complicações, como lesões de nervos e vasos e a perda da função muscular. Portanto, o estudo anatômico das mamas e das estruturas associadas à sua abordagem cirúrgica torna-se essencial para a atenção holística à paciente.

As mamas são órgãos pares, superficiais, derivados de glândulas sudoríparas modificadas e, na mulher adulta, se situam entre a segunda (ou terceira) e a sexta (ou sétima) costelas, no plano longitudinal, e entre a borda esternal e a linha axilar média, no plano transversal, na face anterior da parede torácica. Na margem

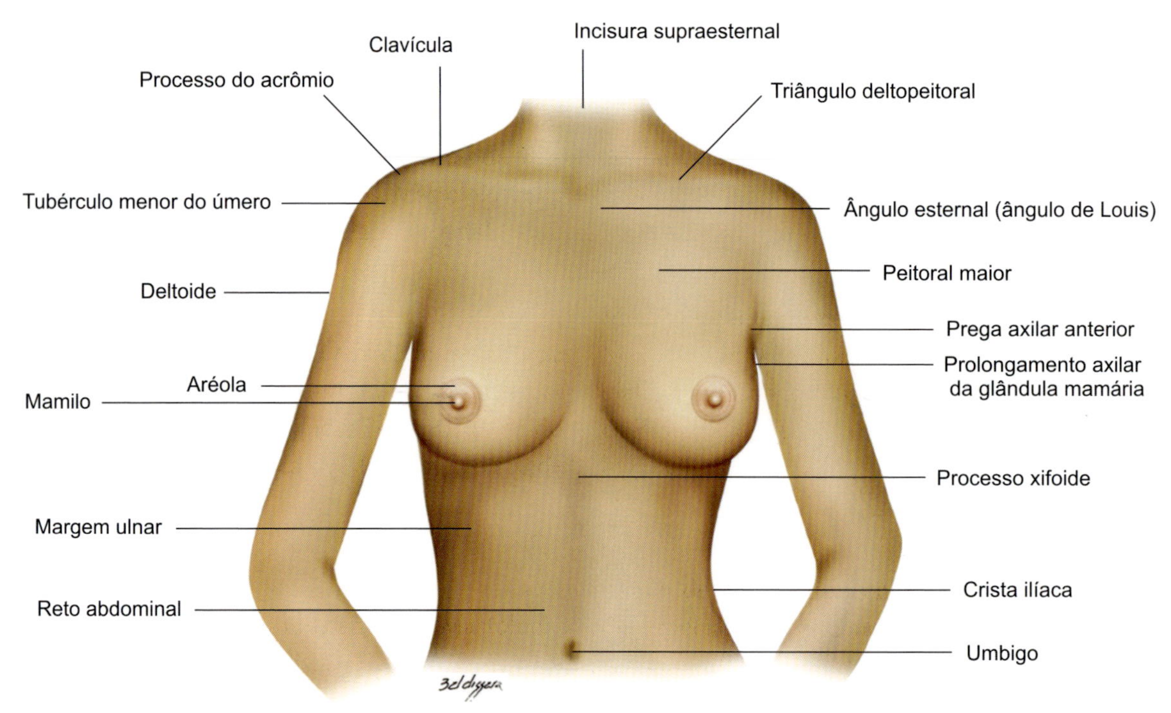

Figura 1.4 Anatomia de superfície do tronco anterior feminino.

abdominal (inferior) da mama encontra-se o sulco inframamário, ponto de referência essencial na cirurgia desse órgão. Essa dobra se situa sobre a quinta costela medialmente e pode atingir até o sexto espaço intercostal em sua porção mais caudal. A presença de um ligamento verdadeiro nesse sulco é ainda controversa. A mama apresenta uma projeção lateral em direção à axila, denominada cauda de Spencer. Posteriormente, a mama repousa sobre os músculos peitoral maior, serrátil anterior e oblíquo externo do abdome. A fáscia superficial, por meio de seus folhetos superficial e profundo, envolve a mama e é contínua à fáscia superficial de Camper no abdome. O tamanho da mama pode variar de acordo com a constituição física do indivíduo, a raça, o desenvolvimento muscular subjacente, sua adiposidade e as fases de desenvolvimento (puberdade, gravidez, lactação etc.) (Figura 1.4).

Morfologia da mama

Estruturas

Pele

A pele da mama é fina e contém folículos pilosos, glândulas sebáceas e glândulas sudoríparas.

Subcutâneo

Sob a pele existe uma camada de tecido adiposo em que se encontram vasos arteriais, venosos e linfáticos, nervos e ligamentos (de Cooper).

Parênquima e estroma mamários

A glândula mamária se divide em 15 a 20 segmentos (lobos) que convergem em um arranjo radial na papila. Cada lobo é drenado por um ducto coletor correspondente e é composto de 20 a 40 lóbulos que, por sua vez, contêm de 10 a 100 alvéolos cada. Os ductos coletores medem aproximadamente 2mm de diâmetro. Na região retroareolar, cerca de cinco a 10 ductos coletores principais se dilatam como seios lactíferos (5 a 8mm de diâmetro) que se estreitam e desembocam na papila como ductos lactíferos. Na direção oposta encontram-se as unidades terminais ductolobulares compostas por ductos terminais intra e extralobulares e por lóbulos (unidades morfofuncionais da mama) ou alvéolos (em sua fase secretória). As unidades ductolobulares terminais são o principal sítio de origem das doenças proliferativas da mama, tanto benignas como malignas. O parênquima da mama é basicamente composto pelo epitélio ductal disposto em duas camadas: uma epitelial luminal, com células cuboides ou colunares, e outra, denominada basal, com células mioepiteliais contráteis. O estroma é composto por tecido conjuntivo, vasos e nervos.

Particularidades

Papila

A papila é uma projeção tegumentar cilíndrica que mede de 10 a 12mm e se posiciona no centro da aréola. Recoberta por epitélio escamoso queratinizado, tem glândulas sudoríparas e sebáceas, geralmente sem pelos. Nela existem terminações nervosas (táteis): os corpos de Ruffini e os corpúsculos de Krause. Na mama não pendular, infantil, a papila encontra-se situada sobre quarto espaço intercostal. Após a puberdade, sua localização varia com o desenvolvimento da mama e seu deslocamento inferiormente. Desse modo, não se encontra no centro da mama, porém mais próximo à margem abdominal do que à borda clavicular, em uma linha que se situa no ponto médio entre a borda esternal e a linha medioaxilar. Outras referências anatômicas da papila são relativas à sua distância de 19 a 25cm em relação à fúrcula esternal, de 9 a 12cm da linha medioesternal e de 7 a 10cm do sulco inframamário. Unindo-se o ponto central da fúrcula às papilas, forma-se um triângulo equilátero com base de 20 a 21cm. A localização da papila masculina difere da feminina e sua posição na parede torácica está relacionada com a linha que liga o umbigo à linha axilar anterior, a linha que liga o umbigo à fúrcula esternal e a distância entre as papilas, que, em média, é de 22cm. Em geral, no sexo masculino, a distância entre a fúrcula e a papila é de 19 a 21cm.

Aréola

A aréola é composta por tegumento pigmentado, de formato circular, na base da papila, com diâmetro variando de 15 a 45mm em média. Nela se encontram os tubérculos de Morgagni, que são elevações formadas por aberturas dos ductos das glândulas sebáceas de Montgomery (correspondentes a um estágio intermediário entre glândulas sudoríparas e glândulas mamárias) capazes de secretar leite. Semelhante à papila, a coloração da aréola varia de acordo com o estágio de desenvolvimento da mama.

A região do complexo areolopapilar (CAP) contém áreas de fibras musculares lisas entremeadas ao estroma colágeno denso. A contração dessas fibras musculares é responsável pela ereção do mamilo e a ejeção de leite.

Fáscias, aponeuroses e ligamentos

A fáscia peitoral superficial envolve também a mama. Em sua porção superficial encontra-se 2 ou 3mm distante da pele e profundamente é contígua à fáscia abdominal superficial de Camper.

A fáscia do músculo peitoral maior encontra-se posteriormente à mama, sobre o músculo peitoral maior, fixa-se na clavícula e no esterno e continua lateralmente à fáscia axilar. Contínua à fáscia axilar, a fáscia clavipeitoral localiza-se como uma lâmina posterior ao músculo peitoral maior que se estende como ligamento suspensor da axila, ou ligamento de Gerdy.

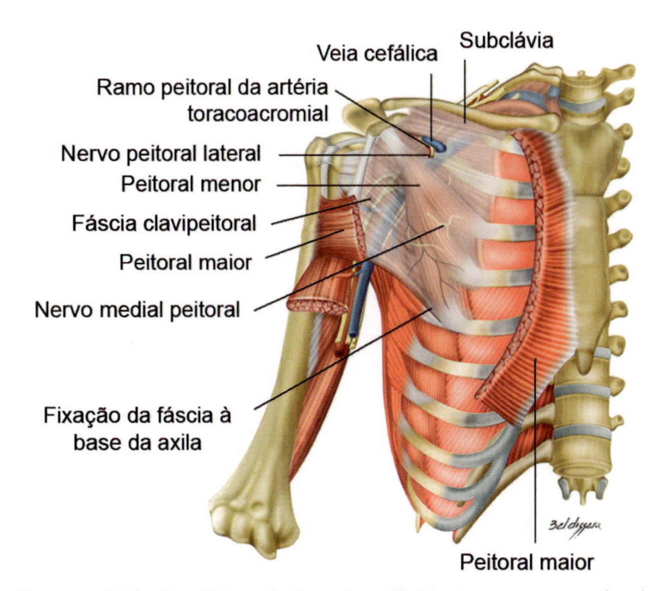

Figura 1.5 Fáscias. (Disponível em: http://criticalcaremcqs.com/tag/pg-mcqs/page/14/).

Os ligamentos suspensórios de Cooper são conexões fibrosas, conjuntivas, que partem da fáscia peitoral em direção à pele e têm como função dar sustentação à mama. A glândula mamária é conectada à pele por meio da continuidade desse tecido fibroso, as cristas de Duret, que determinam sua consistência muitas vezes heterogênea à palpação.

Entre o folheto posterior da fáscia peitoral superficial e a fáscia peitoral encontra-se o espaço retromamário de Chassaignac, ou bolsa adiposa de Chassaignac, que separa a mama da musculatura, dando-lhe mobilidade em relação à parede torácica. Esse espaço é um dos planos de dissecção posterior da mama (Figura 1.5).

Suprimento arterial

A irrigação mamária é feita por vasos que chegam pelo limite lateral ou medial da mama. Os vasos mediais se originam de perfurantes da artéria torácica (mamária) interna, ramo da subclávia. Esses ramos emergem do terceiro, quarto e quinto espaços intercostais. Os vasos laterais têm várias origens, alguns dos quais são ramos da artéria axilar: artéria torácica superior, artéria torácica lateral (mamária externa) e ramos peitorais da artéria toracoacromial. Além desses, a irrigação é conferida lateralmente também por perfurantes das artérias intercostais posteriores, ramos da aorta descendente, no segundo, terceiro e quarto espaços intercostais. Em virtude dessa irrigação exuberante, a mama pode ser acessada por meio de incisões diversas com risco reduzido de complicações isquêmicas, utilizando os vários pedículos e mantendo preservado o suprimento sanguíneo para o CAP (Figura 1.6).

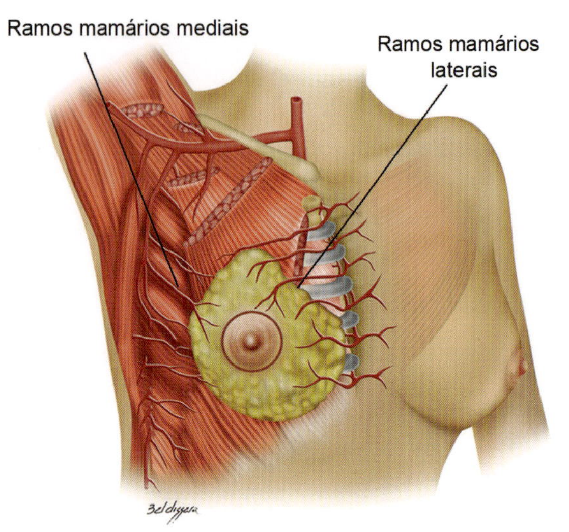

Figura 1.6 Irrigação arterial. (Reproduzida de: Macea JR, Fregnani JHTG. Anatomy of the thoracic wall, axilla and breast. Int J Morphol 2006; 24[4]:691-704).

Artéria mamária interna

A artéria mamária interna é um ramo da artéria subclávia que emerge isolado em 95% das vezes. Desce anteromedialmente no tórax e por trás da veia jugular interna e da veia inominada, passa por trás da primeira cartilagem costal, junto ao nervo frênico, e depois continua no sentido caudal, 1cm lateralmente à borda esternal e porteriormente às seis primeiras cartilagens costais. Em 93% dos casos a artéria mamária interna termina em uma bifurcação (artéria epigástrica superior e artéria musculofrênica). Nos demais casos há um terceiro ramo, diafragmático.

A artéria mamária interna é responsável pela irrigação de cerca de 60% da mama através de seus ramos perfurantes anteriores, que podem emergir do primeiro ao sexto espaço intercostal, mais comumente do segundo ao quarto. Também emite ramos esternais (medialmente) e ramos intercostais. Os ramos perfurantes chegam à mama em sua porção superomedial e assumem trajeto superficial em direção à aréola.

A preservação da integridade desse sistema de irrigação é importante na confecção de retalhos de mastectomia com preservação de pele. A artéria mamária interna tem sido utilizada para revascularização miocárdica desde a década de 1940. A utilização dos vasos mamários internos nas reconstruções mamárias a partir de retalhos livres impede o potencial de uso no futuro para revascularização coronária (Figura 1.7).

Artéria axilar

A artéria axilar é responsável pela irrigação de parte da parede do tórax, da axila e do membro superior homolateral. Divide-se em partes a partir de sua localização em

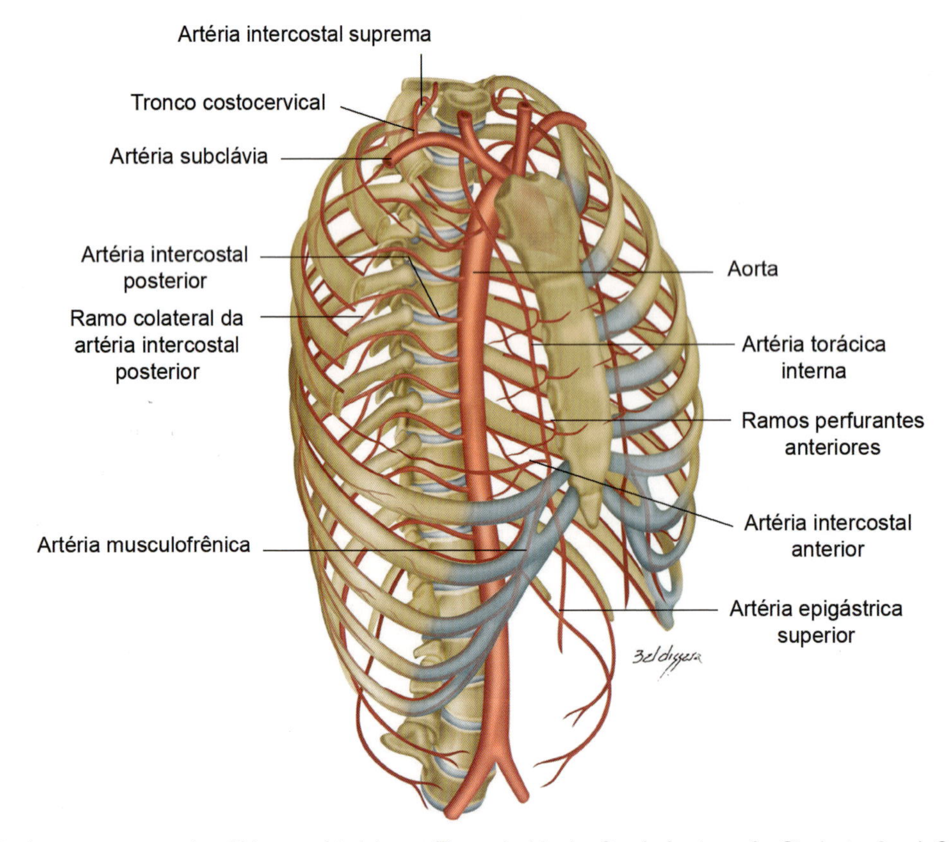

Figura 1.7 Irrigação da mama: ramos da artéria mamária interna. (Reproduzida de: Gray's Anatomy for Students. 2. ed. Copyright © 2009 by Churchill Livingstone.)

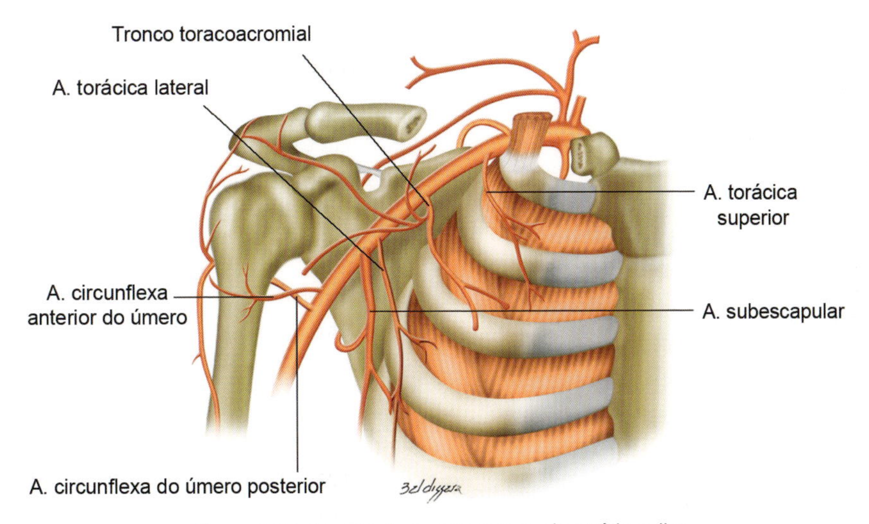

Figura 1.8 Irrigação da mama: ramos da artéria axilar.

relação ao músculo peitoral menor. Na primeira parte, medial ao músculo, emerge a artéria torácica superior ou suprema, responsável pela irrigação da parede torácica até o segundo espaço intercostal. Na segunda parte, posteriormente ao músculo peitoral menor, emergem as artérias toracoacromial, que se divide em ramos acromial, clavicular, deltoide, peitoral, e a torácica lateral (também chamada de artéria mamária externa). Esta última prossegue ao longo da borda lateral do músculo peitoral menor sobre o serrátil e é frequentemente ligada durante o esvaziamento axilar. A artéria torácica lateral pode originar-se diretamente da artéria axilar, da artéria toracoacromial ou da artéria subescapular e, juntamente com as artérias toracoacromial, torácica superior e subescapular, responde por cerca de 30% da irrigação mamária. Essas artérias também estão relacionadas com o suprimento sanguíneo de músculos peitorais e do conteúdo axilar (linfonodos). Na terceira parte, lateral ao músculo peitoral menor, origina-se a artéria subescapular, relacionada com a irrigação de linfonodos centrais e subescapulares. A artéria subescapular termina nas artérias subescapular circunflexa e toracodorsal. Na terceira parte da artéria axilar também se originam as artérias circunflexas umerais anterior e posterior (Figura 1.8).

Outras artérias relevantes para a cirurgia mamária

A região inferolateral da mama é irrigada pelos ramos laterais da terceira, quarta e quinta artérias intercostais. As artérias intercostais laterais podem ser utilizadas na reconstrução mamária pelo retalho LICAP (*Lateral InterCostal Artery Perforator Flap*).

A artéria toracodorsal, ramo da subescapular, que é acompanhada pelo nervo toracodorsal, cruza o músculo subescapular e o irriga, bem como os músculos serrátil anterior e grande dorsal (Figura 1.9).

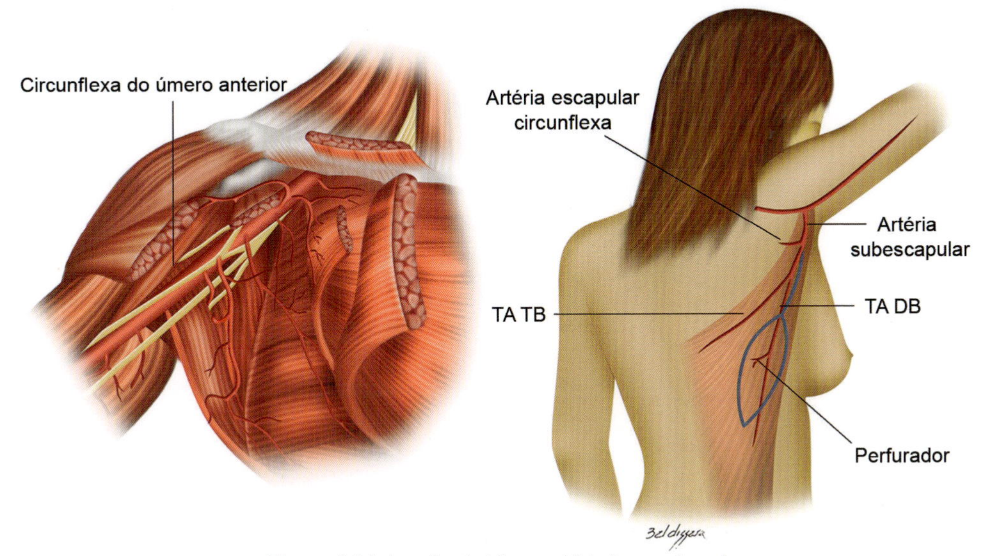

Figura 1.9 Irrigação do tórax: artéria toracodorsal.

Drenagem venosa

A drenagem venosa das mamas é feita por um sistema superficial e outro profundo, que acompanha as artérias de mesmo nome.

Medialmente, as veias drenam para a torácica interna, tributária da veia braquiocefálica. Lateralmente, a drenagem é feita para a veia axilar. A veia axilar resulta da união das veias basílica e braquial e é denominada veia subclávia quando ultrapassa a primeira costela. O segundo e terceiro vasos intercostais drenam para a veia intercostal suprema, que é tributária da veia ázigos à direita e da veia braquiocefálica à esquerda. O sistema superficial encontra-se no subcutâneo e é formado por um plexo transversal e outro longitudinal.

A veia toracoepigástrica, que se comunica com veias da parede abdominal e drena para a veia axilar, pode ser acometida por processo inflamatório ou angeíte subcutânea, visível como um cordão fibroso e espesso ocasionado pela trombose e esclerose do vaso acometido, caracterizando a doença de Mondor. A doença de Mondor também pode ocorrer nas veias torácica lateral, epigástrica superior e, raramente, em tributárias da jugular externa ou da mamária interna.

Durante a gravidez, a anastomose profusa das veias superficiais é facilmente visível e é chamada de rede vascular de Haller.

Em torno da papila, as veias têm anastomoses em circunferência, formando um círculo venoso (não aplicável à terminologia anatômica).

A relevância oncológica da drenagem venosa encontra-se em sua potencial relação com a metastatização para o sistema respiratório através dos ramos da veia mamária interna e da veia axilar, bem como com a disseminação metastática para as vértebras através das veias intercostais, que fazem anastomose com o plexo venoso vertebral externo, avalvular. O plexo vertebral externo se anastomosa com o plexo interno, conhecido como plexo de Batson, que é responsável pela drenagem venosa do cérebro e da medula espinhal, o que explica a rota metastática para o sistema nervoso central. A vascularização venosa também é importante do ponto de vista cirúrgico devido à drenagem dos retalhos (Figura 1.10).

Inervação

Inervação sensitiva

A inervação da mama se faz principalmente através de ramos cutâneos, laterais e anteriores, do segundo ao sexto nervos intercostais. Além disso, ramos do nervo supraclavicular, oriundo do plexo cervical, suprem a inervação de uma área restrita da pele da região superior da mama. As fibras simpáticas alcançam a mama por meio desses nervos para o controle vasomotor, mas não para atividades de secreção, que são controladas por mecanismos hormonais. Não há fibras de natureza parassimpática nas mamas.

Os nervos torácicos são em número de 12 de cada lado, 11 dos quais são intercostais e o 12º localizado abaixo da 12ª costela. Esses estão distribuídos principalmente nas paredes do tórax e do abdome. Existem ramos cutâneos

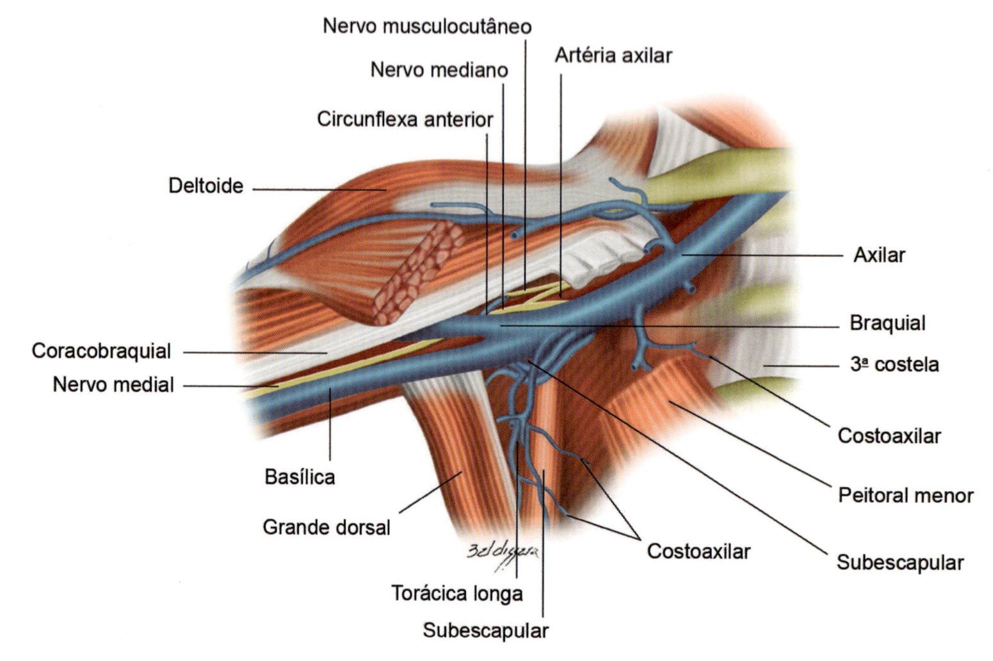

Figura 1.10 Drenagem venosa (axila direita, vista anterior). (Disponível em: http://archive.org/stream/anatomyofhumanbo1918gray#page/664/mode/1up.)

anteriores, laterais e posteriores para a inervação sensitiva, e alguns deles são responsáveis também por inervação motora. Os ramos laterais dos nervos intercostais emergem através do músculo serrátil anterior. O nervo intercostobraquial corresponde ao ramo lateral cutâneo do segundo nervo intercostal. Este nervo perfura os músculos intercostal e serrátil anterior e cruza a axila até a porção medial do braço, onde se une ao nervo cutâneo medial braquial para a inervação sensitiva das faces superior medial e posterior do braço ao comunicar-se com o ramo braquial posterior cutâneo do nervo radial. Pode existir um segundo nervo intercostobraquial a partir de um ramo cutâneo lateral do terceiro nervo intercostal. A lesão do nervo intercostobraquial interfere na sensibilidade com hipoestesia ou parestesia da face medial do braço e da axila; por isso, deve-se tentar preservá-lo durante a dissecção axilar. A inervação do CAP se dá através de ramos cutâneos anteriores e laterais dos nervos intercostais, especialmente o ramo lateral do quarto nervo intercostal (Figura 1.11).

Nervos de relevância nas cirurgias de mama e axila

A maioria dos nervos encontrados na axila é proveniente do plexo braquial. Apenas os intercostobraquiais não provêm desse plexo. O plexo braquial é formado anatomicamente por ramos ventrais dos quatro últimos nervos cervicais (C) e do primeiro nervo torácico (T), ou seja, de C5 a T1, podendo haver contribuição, para esse plexo, do quarto cervical ou do segundo nervo torácico. O plexo

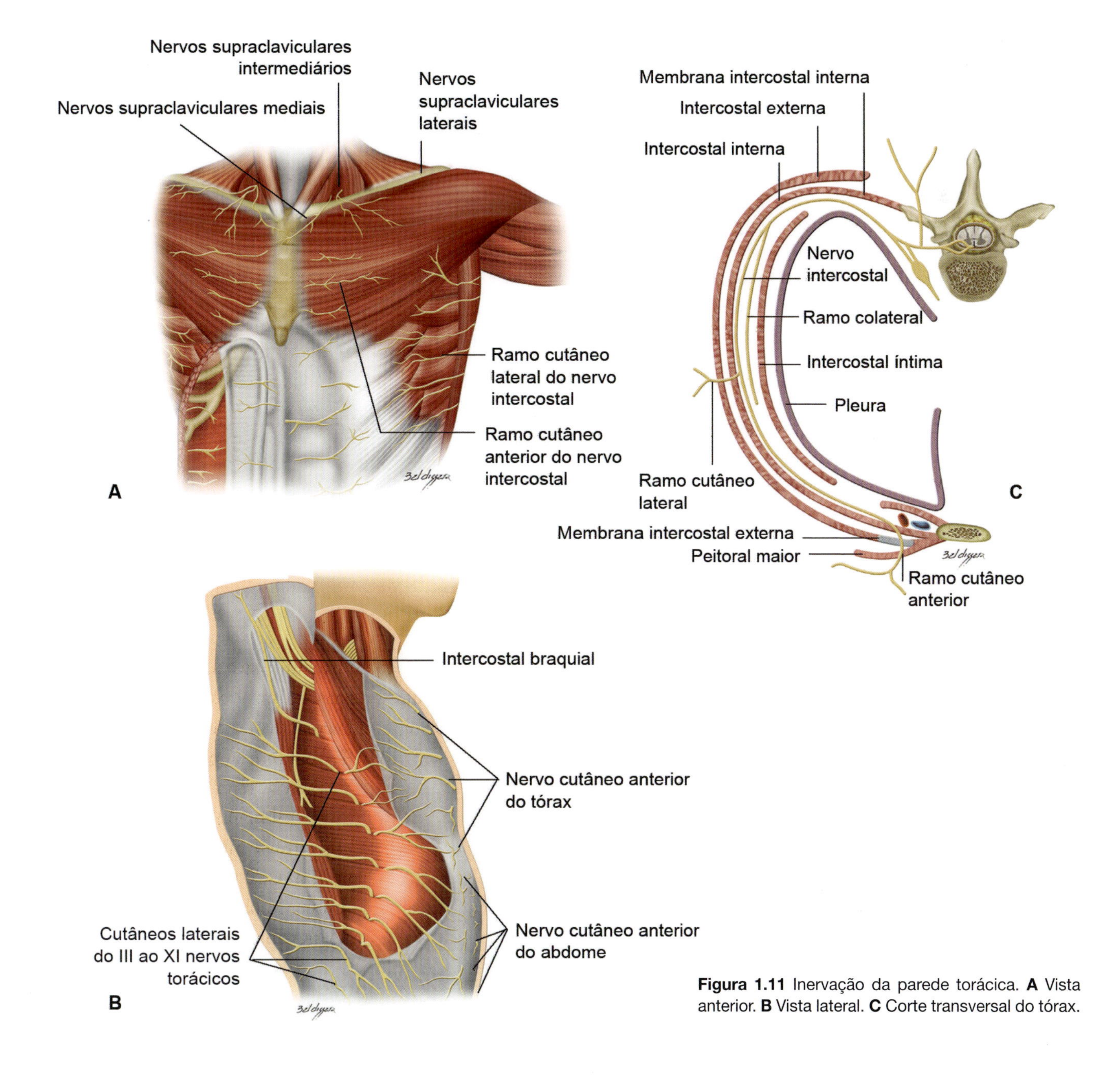

Figura 1.11 Inervação da parede torácica. **A** Vista anterior. **B** Vista lateral. **C** Corte transversal do tórax.

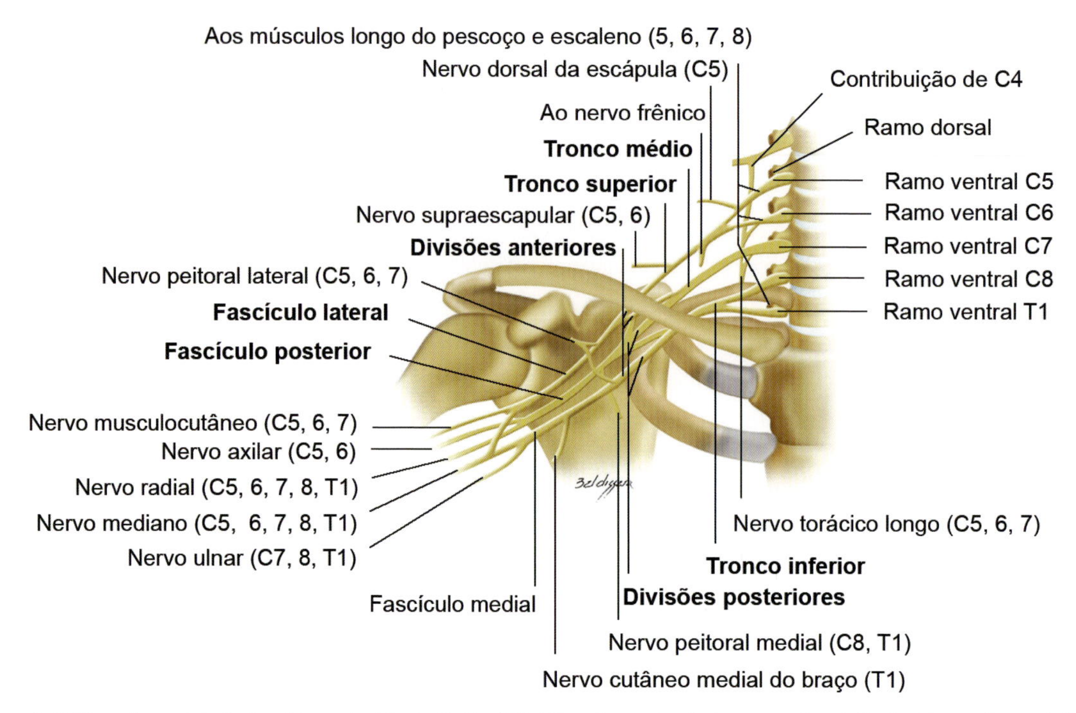

Figura 1.12 Plexo braquial direito. (Reproduzida de Netter FH. Atlas de anatomia humana. 2. ed. Porto Alegre: Artmed, 2000.)

emerge posteriormente à clavícula, no ápice da axila. Ao se respeitar a veia axilar como limite cranial para a dissecção axilar, os fascículos e ramos do plexo braquial serão protegidos de lesão inadvertida (Figura 1.12).

O nervo peitoral lateral, ramo do fascículo lateral do plexo braquial, supre o músculo peitoral maior após penetrar a fáscia clavipeitoral junto à artéria toracoacromial. Já o nervo peitoral medial, ramo do fascículo medial do plexo braquial, penetra o músculo peitoral maior para supri-lo e continua para inervação do peitoral maior. O nervo peitoral medial localiza-se, em cerca de 60% das vezes, entre os músculos peitorais e supre a metade inferior ou dois terços do músculo peitoral maior. A lesão desses dois nervos pode ocasionar a atrofia e fibrose dos músculos peitorais (Figura 1.13).

O nervo torácico longo, ou nervo de Bell, origina-se da face posterior dos ramos ventrais de C5, C6 e C7, segue em sentido caudal, posteriormente no feixe neurovascular, junto à parede torácica lateral, para inervar o músculo serrátil anterior e é coberto pela fáscia deste músculo. A lesão do nervo de Bell ocasiona denervação do músculo serrátil anterior, que provoca um deslocamento posterior da escápula, conhecido como escápula alada.

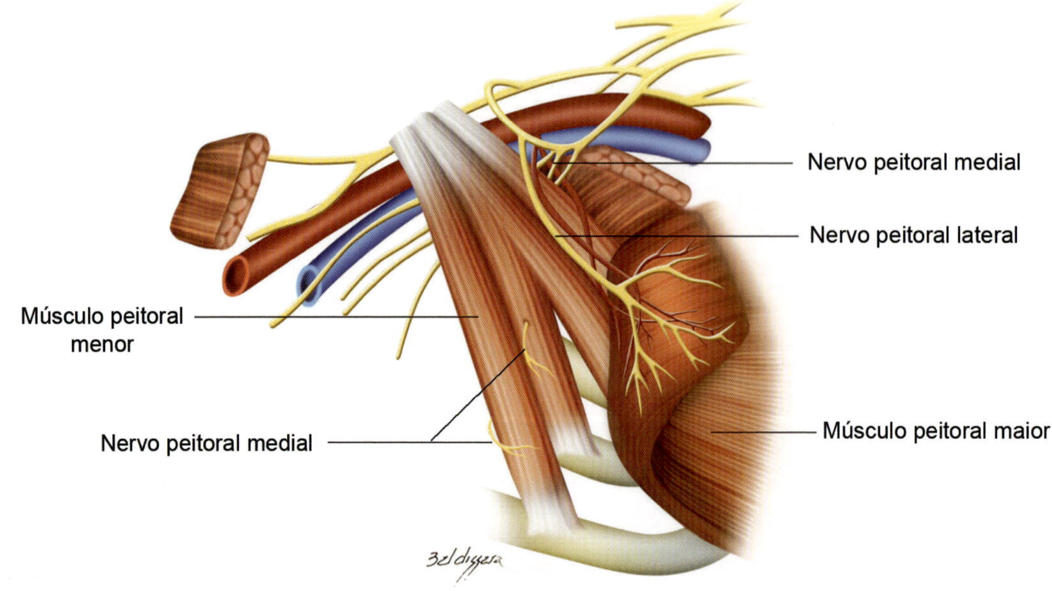

Figura 1.13 Nervos peitorais.

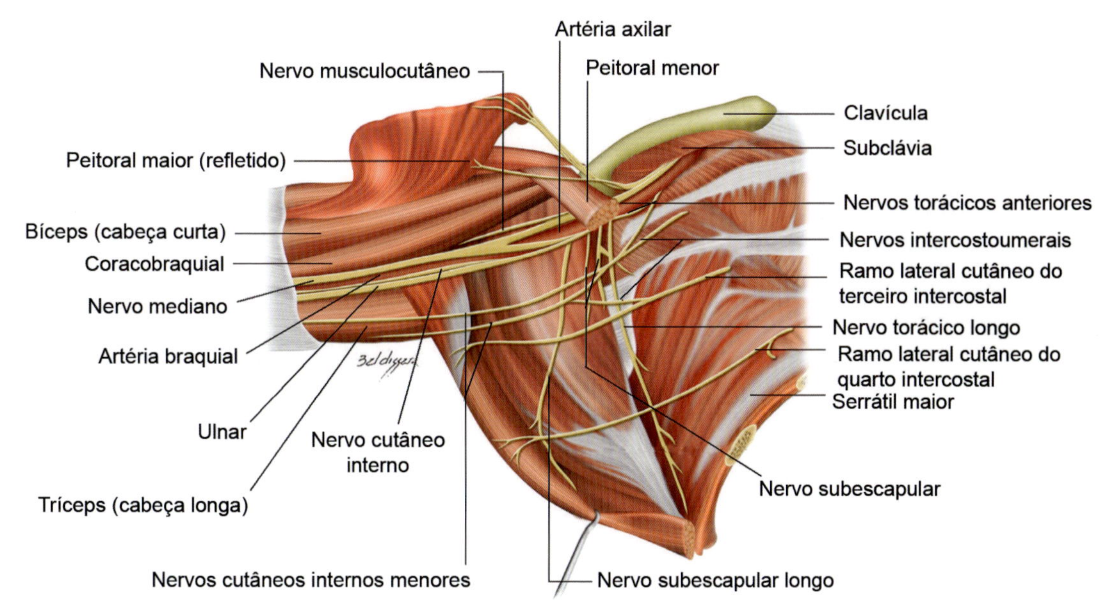

Figura 1.14 Nervos da axila.

O nervo toracodorsal, ramo do fascículo posterior do plexo braquial, inerva o músculo grande dorsal. Acompanha as artérias subescapular e toracodorsal anteriormente ao músculo subescapular. Sua identificação e preservação são importantes quando se vislumbra a reconstrução com retalho do músculo grande dorsal (Figura 1.14).

Musculatura do tronco

A parede torácica é formada por 12 vértebras, 12 costelas e suas cartilagens, pelo osso esterno e por músculos. Entre as costelas encontram-se três camadas de músculos intercostais – externos (que se interdigitam com o oblíquo externo do abdome), internos (que caudalmente se interdigitam com as fibras do músculo oblíquo interno do abdome) e íntimos, profundamente. Vários músculos merecem destaque na abordagem das doenças da mama (Quadro 1.1).

O músculo peitoral maior tem duas origens: clavicular e esternocostal. Forma a dobra ou linha axilar anterior e é utilizado para proteção de implantes nas cirurgias

Quadro 1.1 Músculos do tronco

Músculo	Origem	Inserção	Ação	Inervação (nervo)
Peitoral maior	Clavicular (terço medial) Esternocostal: 6 ou 7 primeiras cartilagens costais, margem lateral do esterno, músculo oblíquo externo	Crista do tubérculo maior do úmero	Flexão, adução, rotação medial do braço	Peitoral medial Peitoral lateral
Peitoral menor	Face esternal da 3ª à 5ª costela	Processo caracoide da escápula	Puxa a escápula inferiormente e para a frente	Peitoral medial
Subclávio	1ª costela	Clavícula	Puxa o ombro inferiormente e para a frente	Torácico longo
Serrátil anterior	1ª à 8ª costela	Escápula	Rotação da escápula, puxa a escápula para a frente	Tóracico longo
Subescapular	Fossa subescapular	Úmero Cápsula da articulação do ombro	Rotação medial do braço	Subescapular superior Subescapular inferior
Teres maior	Escápula	Úmero	Adução, extensão, rotação medial do braço	Subescapular inferior
Grande dorsal	Vértebras sacrais Crista ilíaca 9ª (10ª) à 12ª costelas	Úmero	Extensão, adução, rotação medial do braço Puxa o ombro inferiormente e para trás	Toracodorsal
Reto abdominal	Crista do púbis Sínfise púbica	5ª à 7ª cartilagem costal Apêndice xifoide	Flexão do tronco Compressão das vísceras abdominais	Ramos ventrais dos seis nervos torácicos inferiores

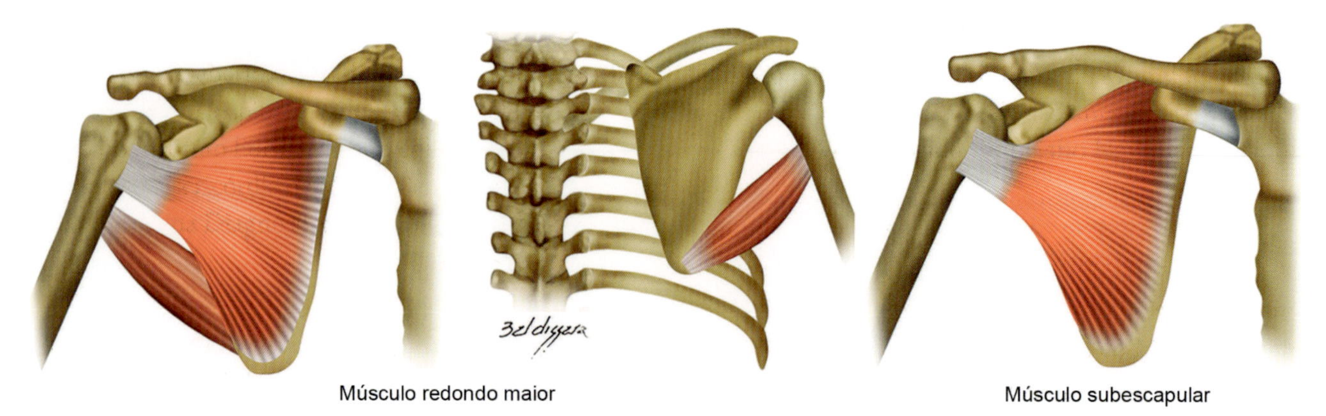

Figura 1.15 Músculos do tórax.

mamárias. Em casos de síndrome de Poland, ele se encontra ausente e coexistem malformações da parede torácica e da mama e, em alguns casos, do membro superior ipsilateral.

O músculo peitoral menor se localiza em um nível profundo ao do peitoral maior, tem formato triangular e é menor. Tem origem costal e se insere na escápula.

O músculo subclávio é diminuto e de difícil visualização.

A estabilização da escápula na parede peitoral é realizada pelo músculo serrátil anterior, que se origina nas superfícies anteriores das oito primeiras costelas e se insere na escápula. A lesão de sua inervação, ou seja, do nervo torácico longo, pode acarretar a síndrome da escápula alada, que cursa com desestabilização da escápula e redução da força do ombro.

O músculo subescapular e o *teres* (redondo) maior são músculos que agem sobre o ombro e o braço. O subescapular tem origem na face anterior da escápula e inserção no úmero e na cápsula da articulação glenoumeral. O músculo redondo maior tem origem na escápula e inserção no úmero.

O grande dorsal é o maior músculo do corpo humano e, como o trapézio, é um músculo superficial do dorso. Tem origem nas sete últimas vértebras torácicas, nas lombares e nas sacrais, na crista ilíaca e nas quatro últimas costelas. A inserção desse músculo se encontra na fossa bicipital do úmero por meio de um tendão que forma a prega axilar posterior. Sua borda anterior é o limite lateral de dissecção axilar e por ela passa o pedículo toracodorsal, que contém o nervo, a artéria e a veia toracodorsais. Esse músculo é responsável pela extensão, adução e rotação medial do braço e desvia o ombro para trás. Em caso de lesão de seu feixe vasculonervoso, não há comprometimento motor, mas pode impossibilitar a reconstrução mamária por meio do retalho musculocutâneo que utiliza o grande dorsal (Figuras 1.15 e 1.16).

Os músculos retos abdominais consistem em um par de músculos que se estendem pelo comprimento da parede abdominal anterior. Originam-se na sínfise e na crista do púbis e se inserem na quinta, sexta e sétima cartilagens costais e no apêndice xifoide. São irrigados pelas artérias epigástrica inferior (ramo da ilíaca externa) e epigástrica superior (ramo da torácica interna, que vem da subclávia), importantes estruturas para a técnica de reconstrução mamária com rotação de retalho musculocutâneo transverso do reto abdominal (TRAM). Têm como

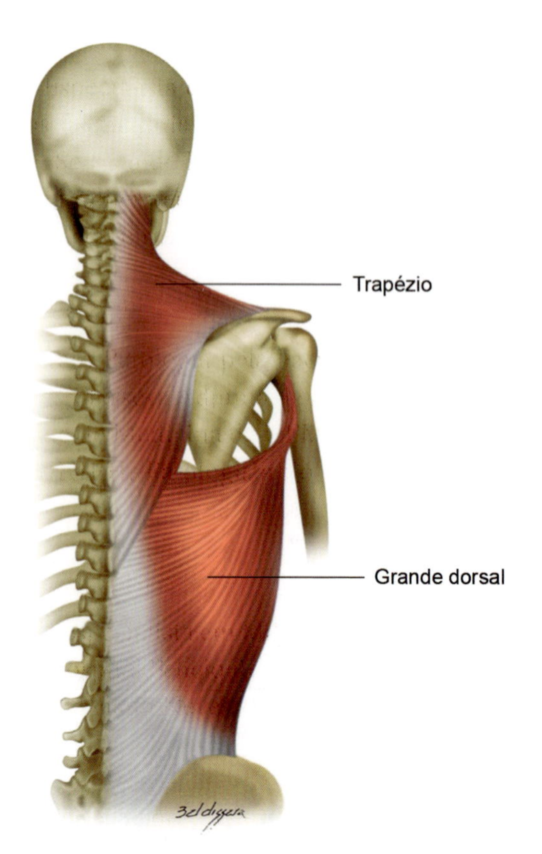

Figura 1.16 Músculos do tórax.

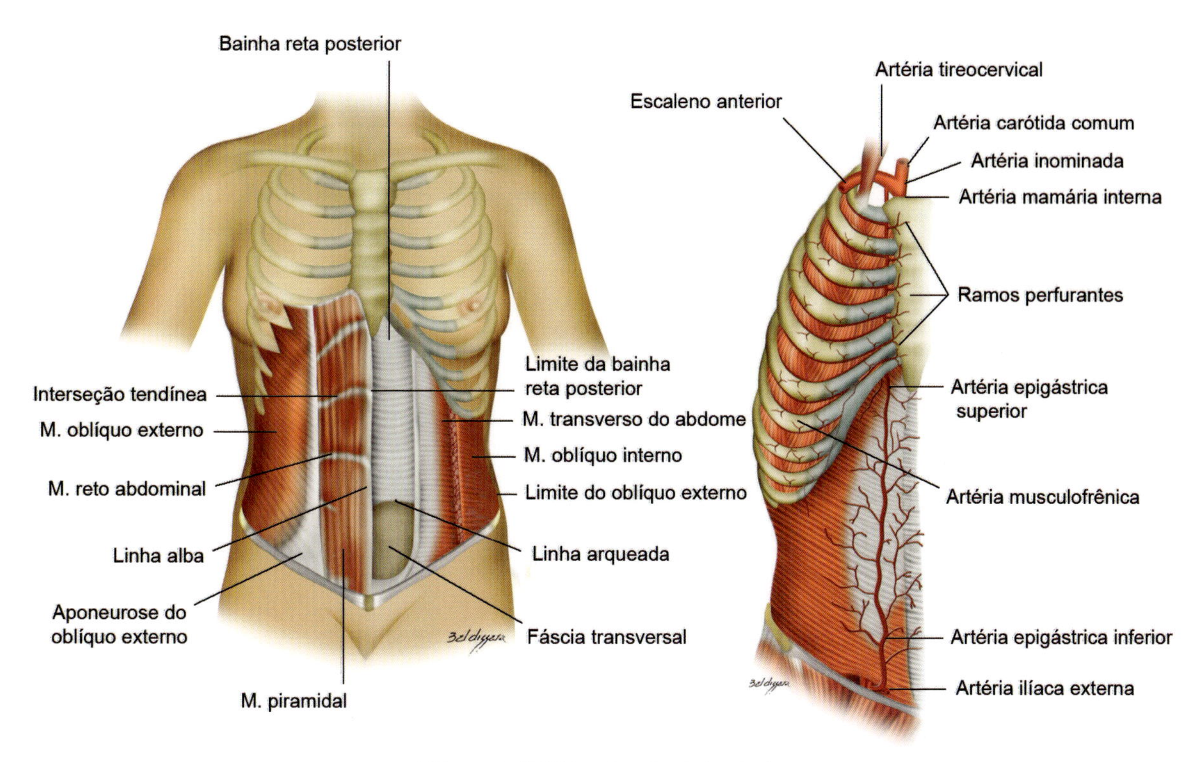

Figura 1.17 Músculo reto abdominal.

funções flexionar o tronco, auxiliando seu movimento e a estabilização da coluna vertebral, comprimir o abdome e proteger o conteúdo abdominal, sendo essenciais nas ações que exigem aumento da pressão intra-abdominal (Figura 1.17).

Drenagem linfática

A mama apresenta extensa rede de drenagem linfática, cuja rota primária se dirige para os linfonodos axilares. O plexo subepitelial conflui com vasos do resto do corpo e não apresenta válvulas. Os linfáticos confluem com vasos subdérmicos e se juntam ao plexo subareolar de Sappey. No entanto, a drenagem na mama é unidirecional, da superfície para a profundidade (centrífuga), em virtude da presença de válvulas nos linfáticos principais.

O *status* axilar é o fator prognóstico mais forte em pacientes com câncer de mama e interfere nas decisões relacionadas com o tratamento local e sistêmico. A cirurgia do linfonodo sentinela tem substituído a cirurgia de esvaziamento axilar como método de avaliação do acometimento axilar por câncer de mama em pacientes com axila clinicamente negativa. Essa técnica, de alto valor preditivo negativo, tem possibilitado poupar, em curto e longo prazo, a morbidade da axila operada, proporcionando melhor qualidade de vida às pacientes tratadas para câncer de mama com menores incidência de linfedema e riscos de lesões vasculoneurais.

Os linfonodos axilares recebem 97% da drenagem linfática da mama. Segundo a classificação de Berg, podem ser divididos em níveis com base em sua localização em relação ao músculo peitoral menor. Os linfonodos de nível I encontram-se lateralmente à borda lateral do peitoral menor e correspondem aos grupos da artéria mamária externa, da veia axilar e aos subescapulares. Os linfonodos intramamários também são considerados de nível I. No nível II encontram-se os linfonodos do grupo central, de alguns subclaviculares, e os interpeitorais (de Rotter). Os de nível III, localizados medialmente à borda medial do peitoral menor, incluem os linfonodos subclaviculares (apicais).

Os linfonodos mamários internos recebem cerca de 3% da drenagem linfática da mama e repousam nos espaços intercostais, na região paraesternal, juntamente aos vasos mamários internos, na gordura extrapleural (Figura 1.18).

Existem outras vias de drenagem linfática, a saber: subesternal profunda cruzada para mamária interna contralateral, pré-esternal superficial cruzada, intercostal lateral, mediastinal e através da bainha do músculo reto abdominal em direção aos plexos subdiafragmático e subperitoneal (esta conhecida como via de Gerota). Essas vias foram, como as venosas, descritas anteriormente e estão relacionadas com as rotas de disseminação do câncer.

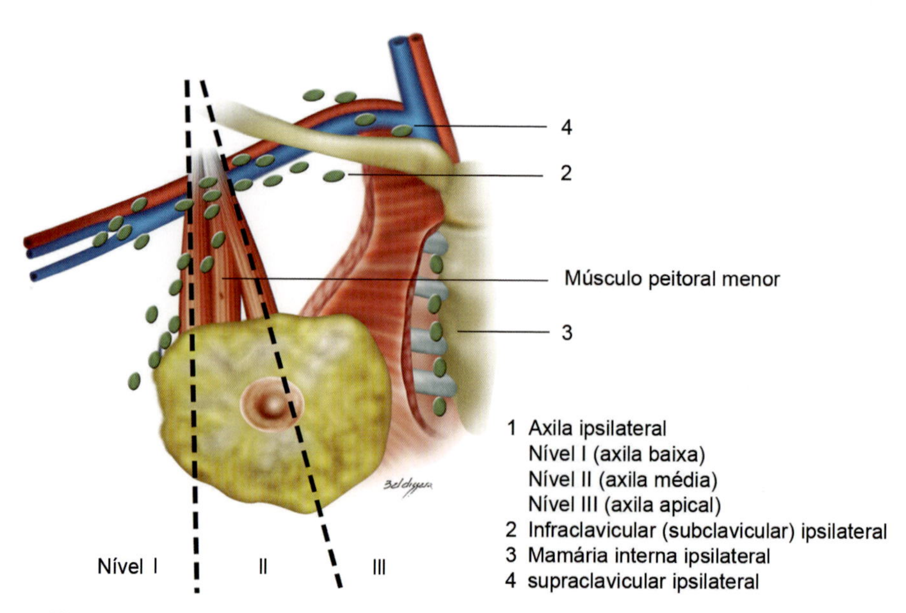

Figura 1.18 Linfonodos regionais (mama). (Adaptada de UICC Atlas. 5. ed. 2005:231.)

Leitura complementar

Atiyeh BS, Dibo SA, El Chafic AH. Vertical and horizontal coordinates of the nipple-areola complex position in males. Annals of Plastic Surgery 2009; 63(5).

Biazús JV, de Melo MP, Zucatto AE. Cirurgia da mama. 2. ed. Porto Alegre: Artmed, 2012:13-38.

Calafiore AM, Weltert L, Di Mauro M. Internal mammary artery. Multimedia Manual of Cardiothoracic Surgery; 2005. Disponível em: http://mmcts.oxfordjournals.org/content/2005/1129/mmcts.2004.001008.full.

Chagas CR, Menke CH, Vieira RJS, Boff RA. Tratado de mastologia da SBM. Rio de Janeiro: Revinter, 2011.

Cooper A. The anatomy and diseases of the breast. Philadelphia: Lea & Blanchard, 1845. Disponível em: https://archive.org/stream/anatomydiseaseso1845coop#page/n49/mode/2up.

Dancey A, Khan M, Peart DF. Gigantomastia – a classification and review of the literature. Journal of Plastic, Reconstructive & Aesthethic Sugery 2008; 61:493-502.

Donker M, Tienhoven G, Straver ME et al. Radiotherapy or surgery of the axilla after a positive sentinel node in breast cancer (EORTC 10981-22023 AMAROS): a randomised, multicentre, open-label, phase 3 non-inferiority trial. Lancet Oncol 2014; 15(12):1303-10.

Drake RL, Vogl AW, Mitchell AWM. Gray's anatomy for students. 3. ed. Philadelphia: Elservier, 2015.

Faucz RA, Hidalgo RT, Faucz RS. Doença de Mondor: achados mamográficos e ultra-sonográficos. Radiol Bras 2005; 38(2).

Fischer JE, Bland KI, Callery MP. Mastery of Surgery. 5. ed. Philadelphia: Lippincott Williams & Wilkins, 2007:484-8.

Fitoussi A, Berry MG, Couturaud B, Salmon RJ. Oncoplastic and reconstructive surgery for breast cancer: The Institut Curie Experience. Berlin: Springer, 2009.

Gray H. Anatomy of the human body. 20. ed. Philadephia: Lea & Febiger, 1918.

Gray JE, Mizell JS. Anatomy of the abdominal wall (last updated: Sep 03, 2013. Philadephia: UpToDate, Wolters Kluwer, 2013.

Hammond DC. Atlas of aesthetic breast surgery. London: British Library Cataloguing in Publication Data, Elsevier Inc, 2009.

Harris JR, Lippman ME, Morrow M, Osborne CK. Diseases of the breast. 5. ed. Philadelphia: Wolters Kluwer Health, 2014.

Hernandez Yenty QM, Jurgens WJFM, van Zuijlen PPM, de Vet HCW, Verhaegen PDHM. Treatment of the benign inverted nipple: a systematic review and recommendations for future therapy. The Breast 2016; 29:82-9.

Jaspars JJ, Posma AN, van Immerseel AA et al. The cutaneous innervation of the female breast and nipple-areola complex: implications for surgery. Br J Plast Surg 1997 Jun; 50(4):249-59.

Barrett KE, Barman SM, Boitano S, Reckelhoff JF. Ganong's medical physiology examination & board review. McGraw-Hill, 2018, Capítulo 22.

Kuehn T, Bauerfeind I, Fehm T et al. Sentinel-lymph-node biopsy in patients with breast cancer before and after neoadjuvant chemotherapy (SENTINA): a prospective, multicentre cohort study. Lancet Oncol 2013 Jun; 14(7):609-18.

Lucena CEM, Silva Júnior GA, Barra AA. Propedêutica em mastologia. Rio de Janeiro: Guanabara Koogan, 2005.

Lucena CEM, Paulinelli RR, Pedrini JL. Oncoplastia e reconstrução mamária. Rio de Janeiro: Medbook, 2017:3-17.

Macea JR, Fregnani JHTG. Anatomy of the thoracic wall, axilla and breast. Int J Morphol 2006; 24(4):691-704.

Marshall WA, Tanner JM. Variations in pattern of pubertal changes in girls. Arch Dis Child 1969; 44:291-303.

Molina PE, Ashman R. Endocrine physiology. 4 ed. New Orleans: McGraw-Hill Companies Inc, 2013.

PathPedia – Global Online Pathology Resource. Breast. Disponível em: http://www.pathpedia.com/education/eatlas/histology/breast/Images.aspx.

Rho J Y, Juhng SK, Yoon KJ. Carcinoma originating from aberrant breast tissue of the right upper anterior chest wall: a case report. J Korean Med Sci 2001 Aug; 16(4):519-21.

Ribeiro RC, Saltz R. Cirurgia da mama: estética & reconstrutora. 2. ed. Rio de Janeiro: Revinter, 2012.

Shiffman MA. Breast augmentation – Principles and practice. Cham: Springer, 2009.

Sistema músculo esquelético. Disponível em: https://ifanatomia.wordpress.com.

Somboonporn W, Davis SR. Testosterone effects on the breast: implications for testosterone therapy for women. Endocrine Reviews 2004; 25(3):374-88.

Wittekind Ch, Hutter R, Greene FL, Klimpfinger M, Sobin LH. TNM – Atlas. 5. ed. Berlin: Springer, 2005:231.

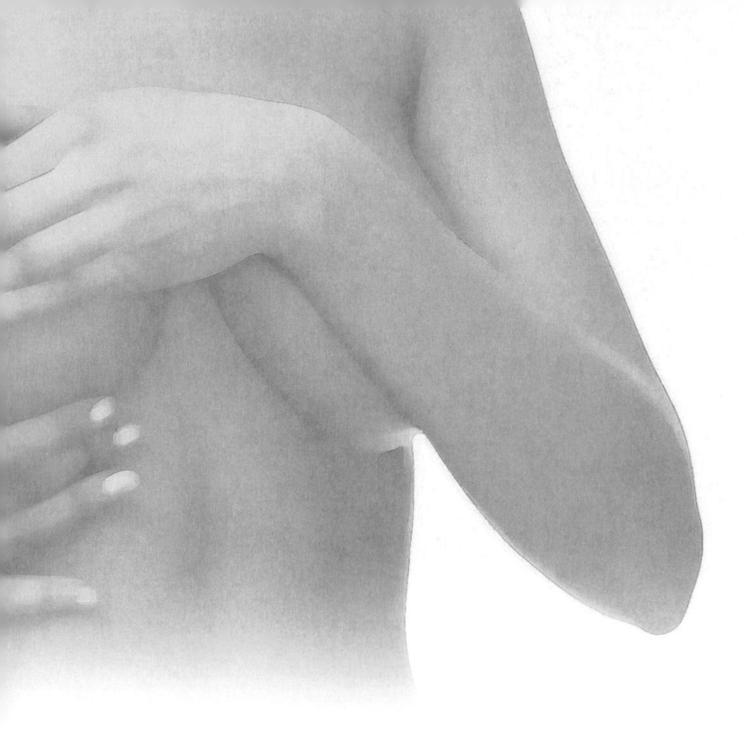

2

Anamnese e Exame Físico das Mamas

Maria Nilce Rodrigues Pereira
Marco Antônio Abrahão Reis

INTRODUÇÃO

Por exercer diferentes papéis – social, estético, erótico, maternal e, especialmente, a identidade feminina – a glândula mamária é parte fundamental do corpo feminino. Por outro lado, é o órgão feminino mais frequentemente acometido pelo câncer.

Depois do câncer de pele não melanoma, o câncer de mama é o mais comum entre as mulheres em todo o mundo e também, raramente, acomete os homens.

Dados estatísticos indicam aumento da incidência da doença tanto nos países desenvolvidos como naqueles em desenvolvimento. Em 2017, a estimativa no Brasil ultrapassa 58.000 novos casos da doença, e o número de mortes pode chegar a 15.000.

A propedêutica mamária se baseia em um tripé de extrema importância formado por anamnese, exame físico e exames complementares, sendo os mais importantes a mamografia, a ultrassonografia e a ressonância nuclear magnética.

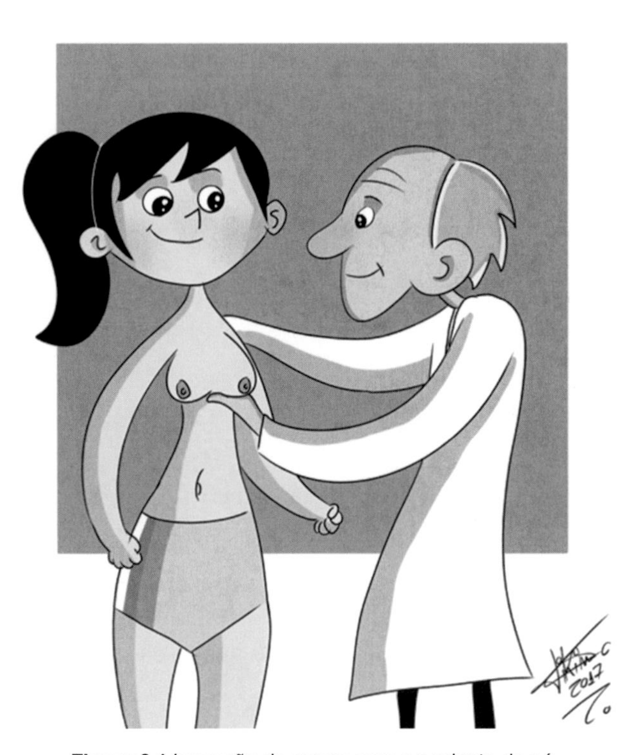

Figura 2.1 Inspeção da mama com a paciente de pé.

ANAMNESE

Anamnese deriva do grego, *anamnesis*, e significa *parece esquecido*, é utilizada na coleta de dados relevantes para o estabelecimento de uma hipótese diagnóstica.

A anamnese é de vital importância na identificação das queixas e de fatores de risco pessoais e/ou familiares para o câncer de mama e ajuda o médico a estabelecer uma relação com a paciente. Para uma perfeita anamnese, são importantes as seguintes etapas:

- Dados de identificação da paciente.
- Queixa principal.
- História da doença atual.
- Antecedentes ginecológicos e obstétricos.
- Medicamentos em uso.
- Hábitos de vida (p. ex., o álcool aumenta o risco).

Quanto à história familiar, é necessário investigar se há casos de câncer de mama (em qual idade, se bilateral e em quais parentes), ovário, intestino, próstata ou sarcomas, entre outros.

A obtenção de uma história cuidadosa constitui a etapa inicial na consulta. Independentemente da queixa inicial, são necessárias informações sobre o estado menstrual, o uso de anticoncepcionais, terapia de reposição hormonal, idade da paciente (há aumento da incidência de tumores de mama com o aumento da idade) e demais fatores de risco para o câncer de mama, além do uso de bebidas alcoólicas.

Devem ser obtidas informações específicas a respeito da queixa principal: um nódulo (caroço) no seio é o problema mais comumente relatado e continua a ser a manifestação mais comum do câncer de mama.

Alguns sintomas, apesar de menos frequentes, são muito importantes, devendo ser valorizados e devidamente investigados:

- Dores nas mamas.
- Alteração no tamanho e no formato.
- Secreção papilar (especialmente se uniductal, de coloração amarelo-citrina, sanguinolenta ou com aspecto de água de rocha).
- Alterações na pele (edema e/ou hiperemia).
- Áreas de enduração da glândula.
- Lesões de mamilo (atenção com o carcinoma de Paget).

De modo geral, a duração dos sintomas, sua persistência ao longo do tempo e as oscilações com o ciclo menstrual são dados que devem ser avaliados.

EXAME FÍSICO (CLÍNICO) DAS MAMAS

A mamografia e o exame clínico são componentes importantes do programa de rastreio, sendo o exame clínico especialmente endossado pela American Cancer Society e o National Comprehensive Cancer Network.

A ausência do exame físico das mamas coloca as mulheres sob risco de atraso no diagnóstico de câncer de mama em casos de lesão palpável e mamografia "normal". O exame da mama é de suma importância para o diagnóstico de qualquer patologia mamária (salvo nos raros casos de doença vista somente à mamografia ou à ultrassonografia), não podendo ser dispensado mesmo diante de exames complementares normais. Pode ser realizado tanto à procura de possível neoplasia em pacientes assintomáticas como para a avaliação do sinal ou sintoma que motivou a consulta.

Os médicos e as pacientes devem ser educados quanto à importância do exame físico na rotina do rastreio do câncer de mama.

Evidências sugerem que o exame físico pode ser um importante complemento à mamografia na detecção precoce do câncer de mama em algumas mulheres, identificando tumores não vistos à mamografia, fornecendo importante ferramenta de triagem das mulheres nas quais a mamografia ainda não está indicada (mulheres jovens) ou naquelas que não foram submetidas a uma mamografia de alta qualidade.

Diversos programas de rastreio têm mostrado que a mamografia deixa de detectar 10% a 13% dos casos de câncer de mama. A combinação mamografia-exame físico supera qualquer modalidade isoladamente para detecção da doença.

O exame clínico das mamas contribui também para a detecção dos tumores de intervalo em uma taxa de aproximadamente 47%.

O exame físico das mamas pode ser dividido em duas etapas: inspeção e palpação. A inspeção se divide em duas fases: estática e dinâmica.

Inspeção

Após anamnese detalhada, a paciente deve ser posicionada sentada na mesa de exame sem blusa ou sutiã e com os braços pendentes ao lado do corpo, bem relaxada (Figura 2.2).

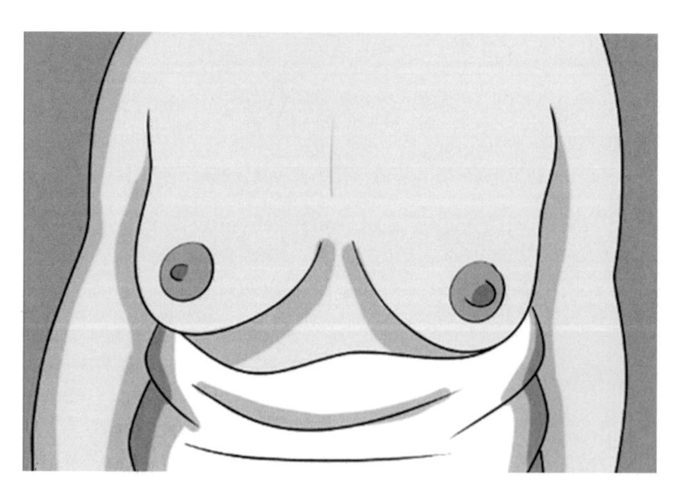

Figura 2.1 Inspeção da mama com a paciente sentada.

Inicia-se a inspeção estática: o examinador deve estar atento ao volume das mamas (se houver diferença importante, deve perguntar se é recente ou não), ao formato das mamas e à aparência da pele (eritema pode ser causado por infecção ou abscesso, mas o diagnóstico de carcinoma inflamatório deve ser afastado; normalmente, o eritema causado por um carcinoma acomete toda a mama e, diferentemente do edema causado por uma infecção, estão ausentes sensibilidade e febre). Convém pesquisar a presença de lesões cutâneas, ulcerações, retrações (tumores que acometem os ligamentos de Cooper), abaulamentos e espessamentos da pele (a *peau d'orange* é normalmente causada por obstrução de linfáticos dérmicos por células tumorais, mas o comprometimento maciço dos linfonodos axilares ou cirurgias axilares também podem ser a causa desses edemas). As pacientes com irradiação mamária podem apresentar algum grau de edema, o que é considerado reacional.

Apesar de a retração da pele representar lesão maligna na grande maioria dos casos, algumas alterações benignas também podem provocar essa alteração, como é o caso de necrose gordurosa, traumas ou cirurgias plásticas. Infecções e adenose esclerosante também podem provocar retração da pele.

Além disso, devem ser observados, o complexo areolomamilar, a orientação dos mamilos e a presença de feridas (a doença de Paget é decorrente de carcinoma mamário e, diferentemente do eczema, costuma ser unilateral e pode levar à destruição do mamilo e posteriormente da aréola), retrações e/ou inversões (que podem ocorrer de maneira fisiológica após a amamentação) e, por fim, a presença de secreção. Cabe ressaltar que as descargas mamilares decorrentes de câncer são espontâneas, sanguinolentas ou cristalinas. Cicatrizes cirúrgicas e próteses de silicone também devem ser observadas.

Qualquer alteração deve ser relatada detalhadamente para que, ao final do atendimento, hipóteses diagnósticas possam ser elaboradas e condutas adotadas, se for o caso.

A inspeção dinâmica (Figuras 2.3 e 2.4) também é feita com a paciente sentada, porém realizando alguns movimentos, como a elevação dos braços acima da cabeça, a colocação das mãos na cintura, o deslocamento dos cotovelos para a frente e a inclinação do tronco em direção ao examinador, para que seja observada a presença de retrações, as quais se tornam mais evidentes com essas manobras.

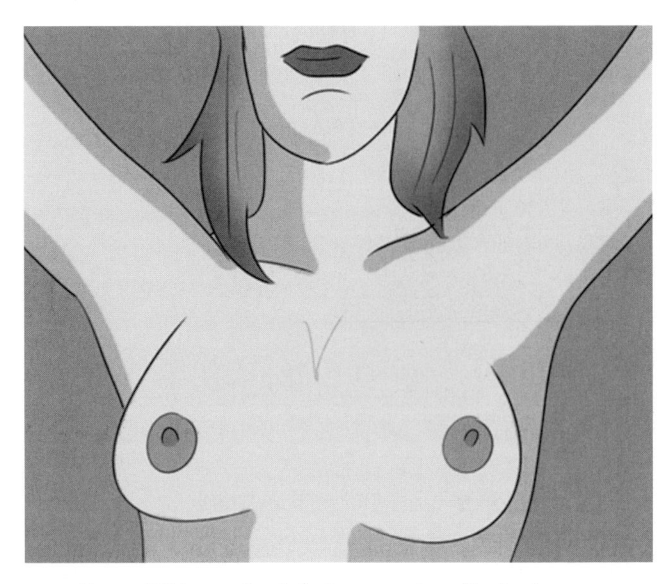

Figura 2.3 Inspeção dinâmica com elevação dos braços.

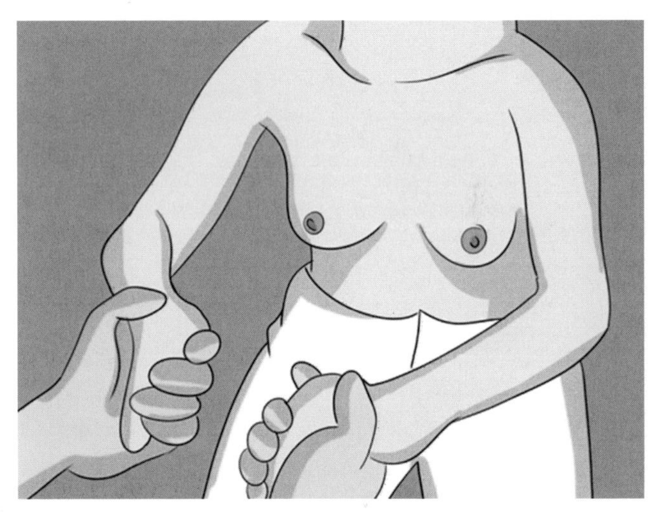

Figura 2.4 Inspeção dinâmica com deslocamento dos cotovelos para a frente e inclinação do tronco em direção ao examinador.

Palpação

Ainda com a paciente sentada, inicia-se a palpação das mamas (Figura 2.5), das cadeias ganglionares da fossa supraclavicular e infraclavicular bilateral (Figuras 2.6 e 2.7) e, se necessário, de toda a região cervical.

Para a palpação da região axilar é fundamental o relaxamento dos músculos peitorais, sendo a palpação da axila realizada com as mãos invertidas, ou seja, para examinar a axila direita o examinador deve segurar o braço direito da paciente com sua mão direita e realizar a palpação com a mão esquerda. Na axila esquerda é utilizada a mesma técnica: o examinador segura o braço esquerdo da paciente com sua mão esquerda e examina a axila com a mão direita (Figura 2.8). Assim, o relaxamento dos músculos peitorais torna possível a palpação mais profunda das axilas.

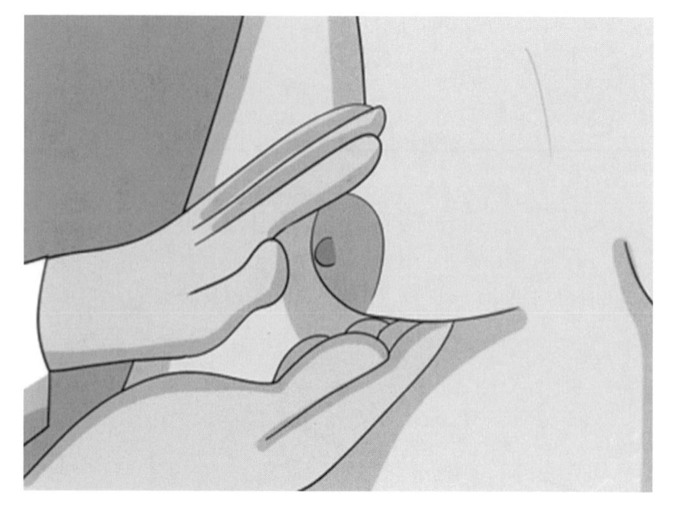

Figura 2.5 Palpação das mamas com a paciente sentada.

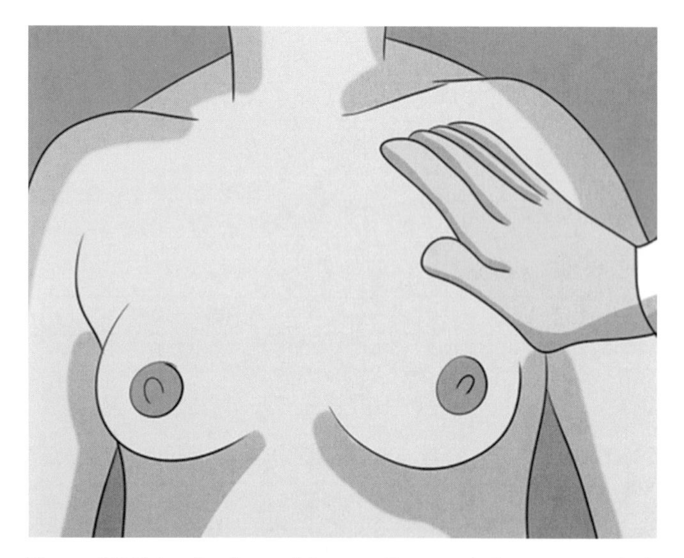

Figura 2.6 Palpação das cadeias ganglionares da fossa supra-clavicular bilateral

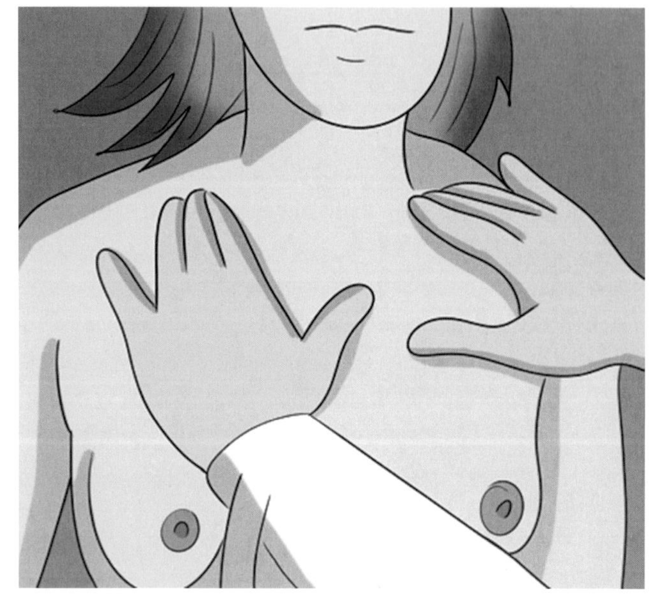

Figura 2.7 Palpação das cadeias da fossa infraclavicular bilateral.

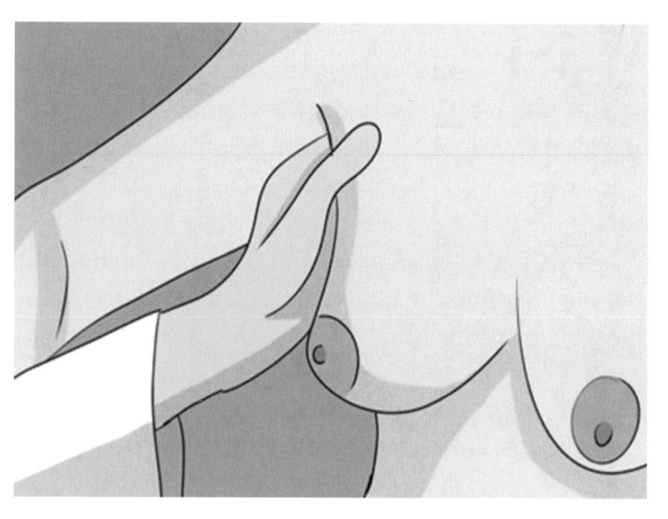

Figura 2.8 Palpação das axilas.

Vale ressaltar que não é incomum a palpação de linfonodos na região axilar, porém a presença de nódulos linfáticos palpáveis em fossa supra e infraclavicular não é frequente e deve ser investigada.

O examinador deve estar atento às características desses linfonodos, como número de linfonodos palpáveis, tamanho, consistência e mobilidade. Os linfonodos considerados fisiológicos costumam ser pequenos, amolecidos e móveis, principalmente se bilaterais.

Passada a fase de exame com a paciente sentada, ela é orientada a deitar-se em decúbito dorsal para que se inicie a etapa de palpação das mamas. Inicialmente, a paciente é solicitada a colocar a mão direita posteriormente à cabeça de modo a alongar os músculos peitorais, facilitando a palpação da mama ipsolateral. A mesma orientação deve ser dada para a palpação da outra mama. Desse modo, a mama fica mais retificada sobre a superfície muscular, o que facilita a identificação de possíveis nódulos ou mesmo ajuda a caracterizar a consistência do tecido mamário (Figura 2.9).

A palpação deve incluir desde a borda inferior da clavícula superiormente, o sulco inframamário inferiormente, até a borda esternal medialmente e a linha axilar média lateralmente.

O prolongamento axilar e a região do complexo areolomamilar também são palpados nessa fase, sempre tendo em mente que maior quantidade de tecido glandular é encontrada nessas regiões, o que muitas vezes é motivo de dúvida das pacientes e dos examinadores quanto à presença de nódulos. Para a diferenciação entre tecido mamário e nódulo é necessário comparar a mesma região com a mama oposta, observar a presença de outras alterações no local e obter uma imagem tridimensional da lesão, no caso de nódulos.

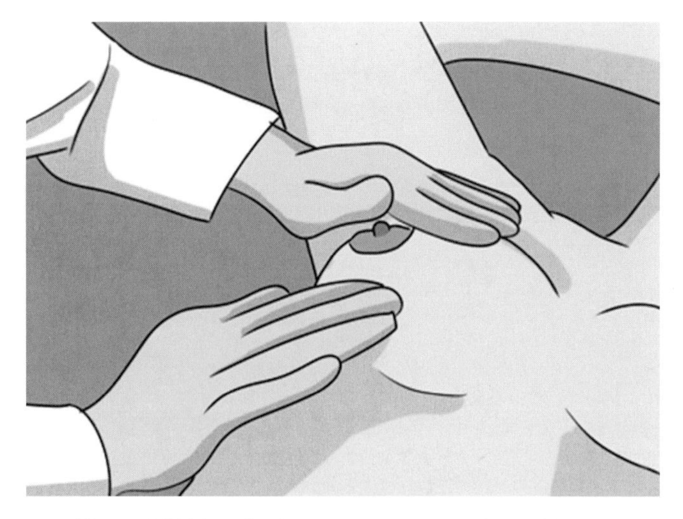

Figura 2.9 Palpação das mamas com a paciente deitada.

Não importa se a técnica de palpação é realizada de maneira circular ou radial. O fundamental é que toda a mama seja palpada e que a pressão utilizada para examiná-la não provoque desconforto na paciente.

CONSIDERAÇÕES FINAIS

Apesar de o diagnóstico de câncer de mama ser estabelecido por métodos de imagem em grande parcela das pacientes, um número significativo delas se apresenta com doença palpável, especialmente aquelas com doença agressiva, jovens ou idosas, que não se submetem à mamografia de rastreio.

O exame clínico é teste de baixo custo e pode auxiliar o diagnóstico do câncer de mama e contribuir para a redução da mortalidade, e é importante que continue sendo praticado como parte indispensável do exame físico periódico da mulher.

Leitura complementar

Albert US, Schulz KD. Clinical breast examination: what can be recommended for its use to detect breast cancer in countries with limited resources? Breast J 2003 May-Jun; 9 Suppl 2:S90-3. Review.

American Cancer Society (ACS). Breast Cancer.2017. [citado 29 ago 2017]. Disponível em: https://www.cancer.org/cancer/breast-cancer.html.

Barton MB, Harris R, Fletcher SW. The rational clinical examination. Does this patient have breast cancer? The screening clinical breast examination: should it be done? How? JAMA 1999 Oct 6; 282(13):1270-80.

Bryan T, Snyder E. The clinical breast exam: a skill that should not be abandoned. J Gen Intern Med 2013 May; 28(5):719-22.

Bryan T, Snyder E. The clinical breast exam: a skill that should not be abandoned. J Gen Intern Med 2013 May; 28(5):719-22.

Carrara HHA, Duarte G, Philbert PMP. Semiologia ginecológica. Medicina, Ribeirão Preto. jan./mar 1996; 29:80-87. Disponível em: http://revista.fmrp.usp.br/1996/vol29n1/semiologia_ginecologica.pdf.

Foster RS Jr, Worden JK, Costanza MC, Solomon LJ. Clinical breast examination and breast self-examination. Past and present effect on breast cancer survival. Cancer 1992 Apr 1; 69(7 Suppl):1992-8. Review.

Harrys JR, Lippman ME, Morrow M, Osborne CK (eds.) Diseases of the breast. 4. ed. Philadelphia: Lippincott Williams & Wilkins, 2010.

Instituto Nacional de Câncer José Alencar Gomes da Silva. Coordenação de Prevenção e Vigilância Estimativa 2016: incidência de câncer no Brasil. Rio de Janeiro (RJ): INCA, 2015. Disponível em: http://www.inca.gov.br/estimativa/2016/estimativa-2016-v11.pdf.

Larson KE, Cowher MS, O'Rourke C, Patel M, Pratt D. Do primary care physician perform clinical breast exams prior to ordering a mammogram? Breast J 2016 Mar-Apr; 22(2):189-93.

McDonald S, Saslow D, Alciati MH. Performance and reporting of clinical breast examination: a review of the literature. CA Cancer J Clin 2004 Nov-Dec; 54(6):345-61. Review.

Morrow M. Physical examination of the breast. In: Harrys JR, Lippman ME, Osborne CK (editores.). Diseases of the breast. 4. ed. Philadelphia: Lippincott Williams & Wilkins, 2010.

National Comprehensive Cancer Network (NCCN). Breast Cancer 2017. Disponível em: https://www.nccn.org/professionals/physician_gls/f_guidelines.asp#breast.

Pontifícia Universidade Católica do Rio Grande do Sul. Anamnese e exame ginecológico. Disciplina de Saúde Materno-Infantil. Rotina do Ambulatório de Ginecologia Hospital São Lucas da PUC/RS .[citado em 28 ago 2017]. Disponível em: http://www.saude.ufpr.br/portal/labsim/wp-content/uploads/sites/23/2016/07/Exame-Pelvico-e-Mamas.pdf.

Provencher L, Hogue JC, Desbiens C et al. Is clinical breast examination important for breast cancer detection? Curr Oncol 2016 Aug; 23(4):e332-9.

Rietjens M, Urban CA. Cirurgia de mama, estética e reconstrutora. Rio de Janeiro: Revinter, 2006.

Saslow D, Hannan J, Osuch J et al. Clinical breast examination: practical recommendations for optimizing performance and reporting. CA Cancer J Clin 2004 Nov-Dec; 54(6):327-44. Review.

Winchester DP. Physical examination of the breast. Cancer 1992 Apr 1; 69(7 Suppl):1947-9. Review.

Ilustrador e cartunista:
Lucas Ramon Alves de Lima Maciel

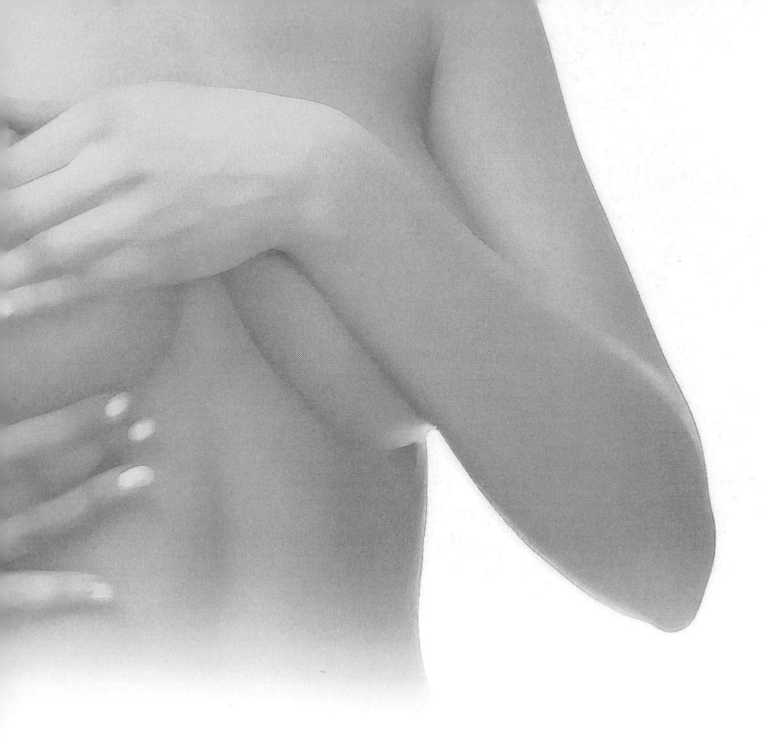

3

Propedêutica Mamária

Parte A

Mamografia – Classificação BI-RADS

Bárbara Pace Silva de Assis Carvalho
Bárbara Silveira Santana

INTRODUÇÃO

Em 2016, no Brasil, foram estimados aproximadamente 58.000 casos novos de câncer de mama com risco estimado de 56.20 casos a cada 100.000 mulheres. Apesar de todos os esforços e avanços no tratamento, o câncer de mama se mantém como a principal causa de morte por câncer na população feminina brasileira, seguindo as tendências mundiais e muito provavelmente associada a um diagnóstico tardio e a falhas no acesso ao rastreamento.

A mamografia é o único exame de rastreamento de câncer mamário que afeta comprovadamente os índices de mortalidade a partir da detecção de tumor em fase pré-clínica, sendo a principal entre uma variedade de modalidades de imagens desenvolvidas. No entanto, convém ressaltar que mesmo nas melhores circunstâncias a mamografia apresenta até 20% de taxa de falso-negativo. A Sociedade Brasileira de Mastologia recomenda mamografia anual a partir dos 40 anos de idade.

O exame mamográfico pode ser analógico ou digital, o qual parece ser mais vantajoso em pacientes com mamas densas e na pré-menopausa, além de melhorar a avaliação de lesões como calcificações, apesar de ambos os métodos apresentarem acurácia diagnóstica semelhante.

Em 1992, o Colégio Americano de Radiologia (ACR) elaborou, junto a outros comitês, um sistema de informações padronizadas com o objetivo de uniformizar o laudo mamográfico. Foi criado então o *Breast Imaging Reporting and Data System* (BI-RADS), sistema adotado mundialmente e cujo uso é indicado em escala nacional pelo Colégio Brasileiro de Radiologia (CBR), pela Federação Brasileira das Associações de Ginecologia e Obstetrícia (FEBRASGO) e pela Sociedade Brasileira de Mastologia (SBM).

BI-RADS®-ACR (*BREAST IMAGING REPOSTING AND DATA SYSTEM* – AMERICAN COLLEGE OF RADIOLOGY)

Inicialmente publicado em 1993, o BI-RADS foi introduzido no Brasil em 1998, após reunião de consenso das principais entidades relacionadas com o tema, com o objetivo de padronizar a nomenclatura utilizada e os laudos de mamografia. Em virtude da grande aceitação, a quarta edição (2003) incluiu a sistematização dos relatórios ultrassonográficos e de ressonância nuclear magnética. Em 2013 foi lançada a quinta edição com algumas modificações especialmente relacionadas com as nomenclaturas e a incorporação nas categorias 3, 4 e 5.

O sistema visa fornecer garantia de qualidade ao exame imagenológico, resultando em melhor atendimento à paciente. Cabe lembrar que o exame clínico das mamas integra a propedêutica mamária e deve ser sempre realizado, que os achados clínicos suspeitos devem ser avaliados independentemente dos achados mamográficos e que nenhum exame ou conjunto de exames pode assegurar a ausência de câncer.

De maneira didática, o material é dividido em seções e apêndices adicionais contendo um léxico para a terminologia padronizada, organização do laudo e guia de orientações, os quais serão descritos neste capítulo (Quadro 3.1).

SISTEMATIZAÇÃO DO LAUDO

O uso da terminologia padrão é a chave para a produção de um laudo mamográfico compreensível. A abordagem do sistema BI-RADS elabora laudos de exames de mamografia, categoriza a composição mamária e descreve as lesões quanto a morfologia, tamanho, localização, distribuição e outras alterações associadas. Os achados são então processados e categorizados, o que inclui o grau de suspeição de malignidade. Para finalizar, o laudo recomenda a conduta pertinente (Figura 3A.1):

1. Indicação do estudo: se visa ao rastreamento, ao diagnóstico ou ao seguimento. Deve ser mencionada a história da paciente.
2. Descrição da composição mamária com base na classificação padronizada.
3. Descrição de qualquer achado significativo com base na terminologia padronizada. Convém descrever achados associados, como, por exemplo, retração da papila, espessamento de pele e calcificações, assim como correlacionar os achados com informações clínicas ou de outros exames às complementares.
4. A comparação com estudos anteriores pode ser necessária para avaliação e categorização final.
5. Deve ser usada a classificação BI-RADS em categorias de 0 a 6 e seu significado. Quando o exame ultrassonográfico é realizado em conjunto, a categoria final deve ter como base a mama mais alterada e a lesão com maior risco de malignidade.
6. Orienta-se a conduta recomendada para cada categoria.

Quadro 3.1 Léxico em mamografia

Composição mamária	A. Predominantemente gordurosa - 10% B. Densidade fibroglandular dispersa - 40% C. Heterogeneamente densa - 40% Pode obscurecer pequenos nódulos D. Extremamente densa - 10% Redução da sensibilidade da mamografia
Nódulos	**Formato** Oval Redondo Irregular
	Margem Circunscrita Obscurecida Microlobulada Indistinta Espiculada
	Densidade Hiperdenso Isodenso Hipodenso Conteúdo gorduroso
Calcificações	**Tipicamente benignas** Cutâneas Vasculares Grosseiras ("em pipoca") Bastonetes Redondas Anelares (periféricas) Distróficas "Leite de cálcio" Suturas
	Suspeitas Amorfas Grosseiras heterogêneas Pleomórficas finas Pequenas e lineares Pequenas e ramificadas
	Distribuição Difusas Regionais Agrupadas Lineares Segmentadas
Distorção arquitetural	
Assimetrias	Assimetria Assimetria global Assimetria focal Assimetria em desenvolvimento
Linfonodo intramamário	
Lesões cutâneas	
Ducto único dilatado	
Achados associados	Retração de pele Retração papilar Espessamento de pele Espessamento trabecular Linfonodopatia axilar Distorções arquiteturais Calcificações
Localização da lesão	Lateralidade Quadrante e face do relógio Profundidade Distância da papila

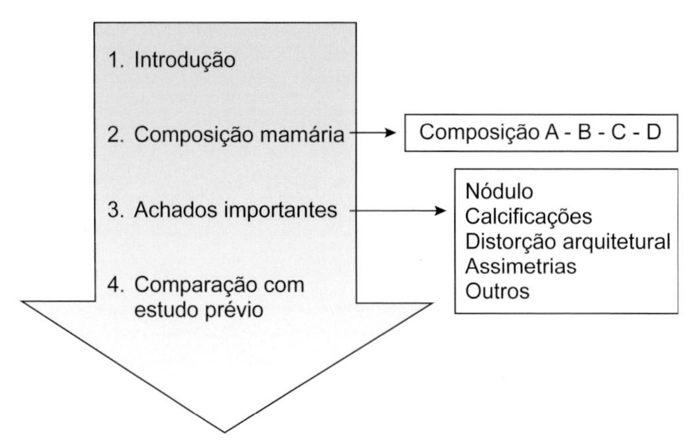

Figura 3A.1 Sistematização do laudo mamográfico.

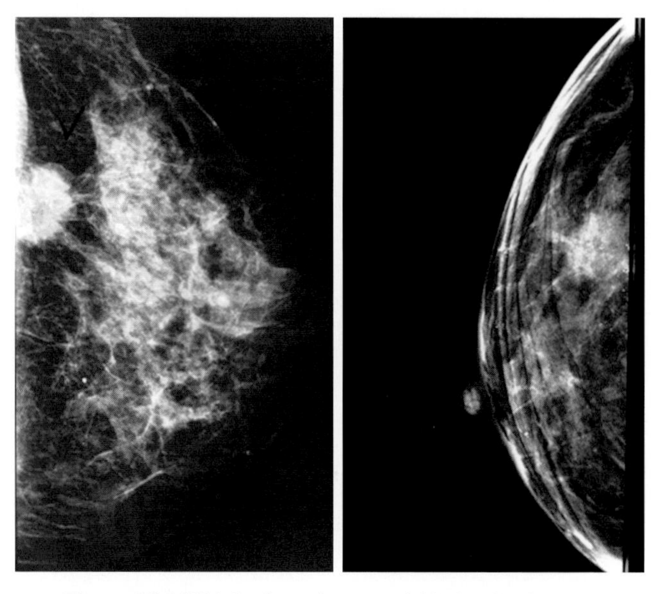

Figura 3A.3 Nódulos irregulares, espiculados, isodensos.

LÉXICO EM MAMOGRAFIA

Nódulos

Convém manter-se atento a aspectos como tamanho, morfologia (formato e margens), densidade, calcificações associadas e localização. As lesões mais suspeitas são as irregulares, de margens microlobuladas, indistintas ou espiculadas, assim como aquelas que apresentam hiperdensidade e isodensidade em relação ao tecido fibroglandular (Figuras 3A.2 e 3A.3).

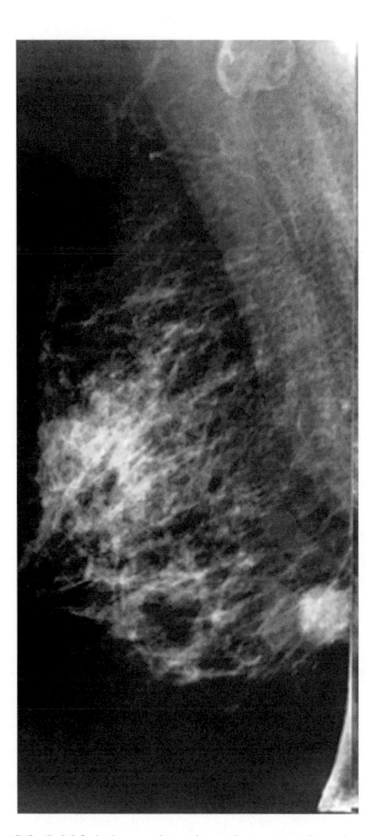

Figura 3A.2 Nódulo redondo, circunscrito, isodenso.

Calcificações

Cabe caracterizar a morfologia, a distribuição, os achados associados e a localização, com especial atenção àquelas classificações suspeitas de distribuições agrupada, linear ou segmentar (Figuras 3A.4 e 3A.5):

- Calcificação grosseira ("em pipoca") superiormente e calcificação cutânea inferiormente.
- Calcificações vasculares.

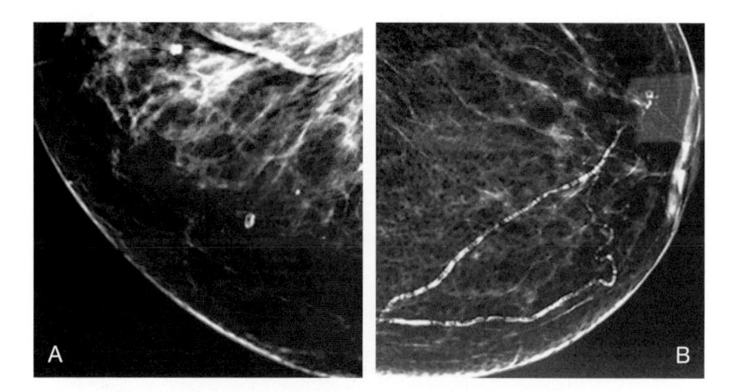

Figura 3A.4A e **B** Calcificações tipicamente benignas.

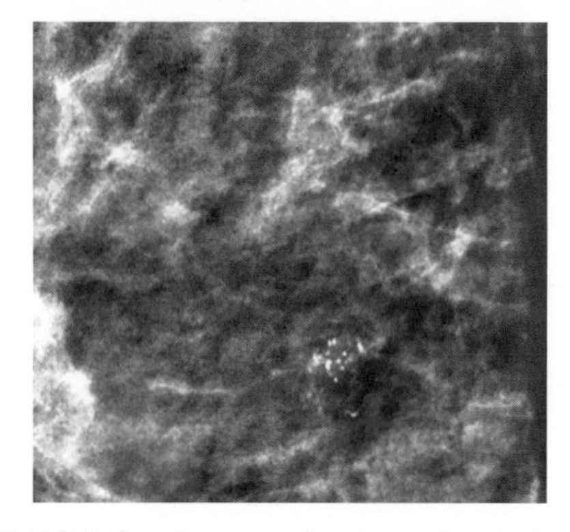

Figura 3A.5 Calcificações suspeitas (grosseiras heterogêneas).

Distorções arquiteturais

O parênquima é distorcido sem massa definida visível e inclui finas linhas ou espículas que se irradiam a partir de um ponto central e uma retração, distorção ou estiramento no parênquima anterior ou posteriormente. Convém manter-se atento a calcificações associadas, achados associados, à localização e à ausência de história de trauma local, que pode sugerir cicatriz radial ou suspeita de malignidade (Figura 3A.6).

Assimetria

Assimetria consiste em depósito fibroglandular avaliado em uma única incidência mamográfica sem conformidade com achados de nódulos. Na maioria dos casos representa achados benignos referentes à sobreposição de tecido mamário, porém a presença de calcificações associadas e a localização devem ser levadas em consideração, merecendo atenção aquelas assimetrias focais e em desenvolvimento. A comparação com exames prévios se faz necessária nesses casos (Figuras 3A.7).

Linfonodo intramamário

Raramente um linfonodo intramamário traduz achado importante e deve ser descrita sua localização. Trata-se de um nódulo circunscrito, riniforme, com hilo gorduroso, geralmente < 1cm e adjacente a um vaso (Figura 3A.8).

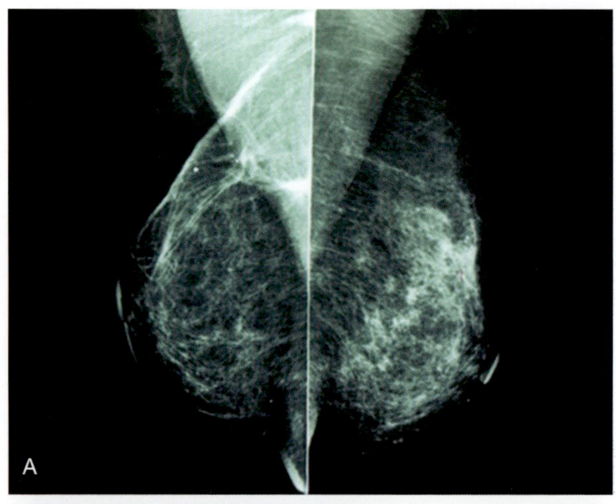

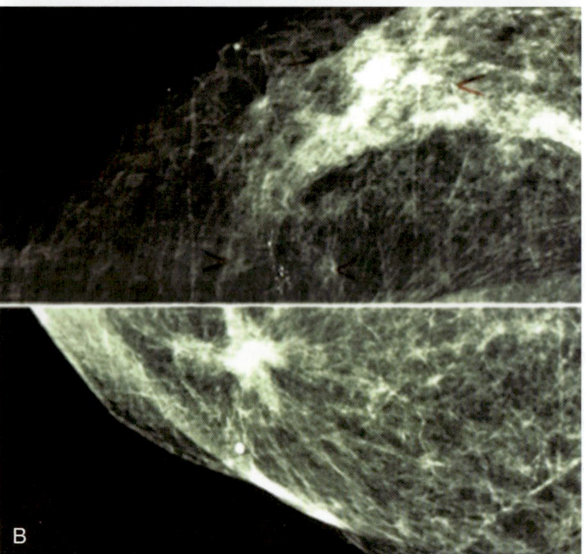

Figura 3A.7 Assimetria focal – BI-RADS 3. **A.** Microcalcificações agrupadas e assimetrias focais. **B.** Distorção arquitetural – BI-RADS 5 com anatomopatológico compatível com carcinoma de mama.

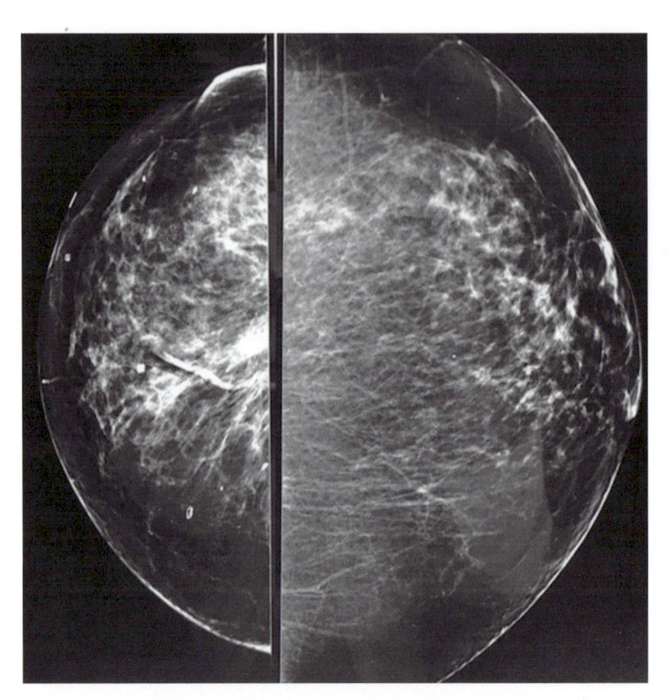

Figura 3A.6 Mamas assimétricas com presença de distorção arquitetural (secundárias a tratamento local e sistêmico para câncer de mama em quadrante medial de mama direita).

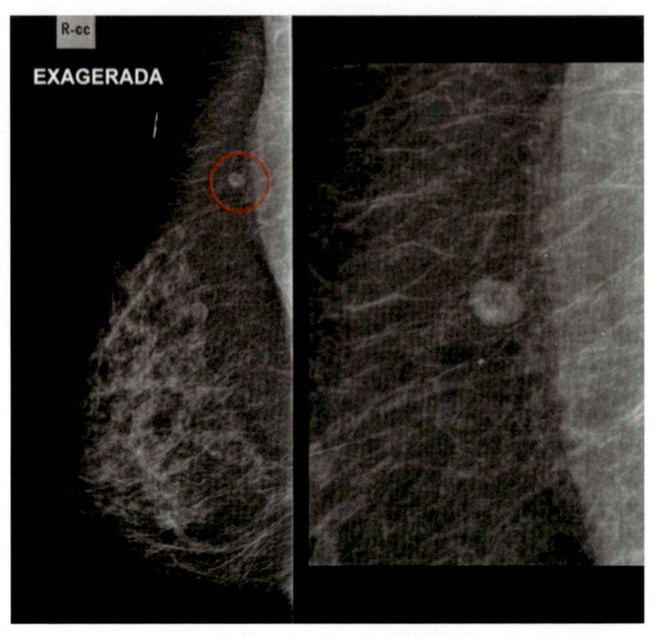

Figura 3A.8 Linfonodo intramamário.

Lesões de pele

Raramente as lesões de pele têm significado clínico importante, devendo ser descrita sua localização quando projetada sobre a mama, principalmente se em duas incidências. O uso de marcador cutâneo sobre a lesão é importante para diferenciá-la da lesão intramamária.

CLASSIFICAÇÃO E MANEJO

A categorização dos achados deve ser fundamentada em avaliação minuciosa das características dos achados mamográficos, auxiliando a conduta de acordo com o risco esperado para câncer (Quadro 3.2).

Categoria BI-RADS 2

Para essa categoria de avaliação o texto pode ser resumido como "incompleto - necessita de imagens adicionais" - ou "incompleto - necessita de comparação com exames anteriores", conforme apropriado.

Nessa categoria é necessária uma avaliação adicional de imagem (novas incidências, ultrassonografia ou ressonância mamária) ou a solicitação de exames prévios para comparação. A paciente deve ser convocada para complementação e, quando concluídos os estudos de imagem adicionais, deve ser feita uma avaliação final.

Categoria BI-RADS 1

Referente a resultado negativo. As mamas são simétricas, sem presença de massas, distorções ou calcificações.

Quadro 3.2 Categorias, manejo e risco estimado para câncer de mama de acordo com o BI-RADS

Categoria	Achado	Manejo	Risco
0	Incompleto – estudo complementar Incompleto – comparação com estudo prévio	Complementar	N/A
1	Negativo	Rotina	≅ 0
2	Achados benignos	Rotina	≅ 0
3	Achados provavelmente benignos	Seguimento 6 meses	≤ 2%
4	Suspeitos 4A – Baixa suspeição 4B – Suspeição intermediária 4C – Alta suspeição	Biópsia	 > 2 a ≤ 10% > 10 a ≤ 50% > 50 a ≤ 95%
5	Altamente sugestivo de malignidade	Biópsia	> 95%
6	Malignidade comprovada – biópsia prévia	Exérese	N/A

Vale ressaltar que achados negativos ou benignos não excluem a necessidade de dar prosseguimento à investigação anatomopatológica em pacientes com clínica suspeita.

Categoria BI-RADS 2

Como no BI-RADS 1, essa é uma avaliação normal, mas aqui o avaliador escolhe descrever um achado benigno (Quadro 3.3), não sendo necessário manejo específico com rastreamento habitual para o grupo em que a paciente se insere.

Categoria BI-RADS 3

Referente à lesão com risco de malignidade < 2% (Quadro 3.4), que merece ser acompanhada com intervalo mais curto do que o habitual para avaliação da estabilidade da lesão (6 meses por 1 a 2 anos). Após o seguimento indicado, se mantida a estabilidade, a lesão pode ser reavaliada como categoria BI-RADS 2. Caso haja alterações e suspeita de malignidade, é indicada a categoria 4, sugerindo a necessidade de prosseguimento da propedêutica adequada.

Categoria BI-RADS 4

Essa categoria é reservada para os achados (Quadro 3.5) que não apresentem as características clássicas de malignidade, mas que sejam suficientemente suspeitos para justificar a recomendação de biópsia (risco de malignidade de até 95%).

Categoria BI-RADS 5

Inclui imagens altamente sugestivas de malignidade (Quadro 3.6) com risco de câncer de mama > 95%, tornando

Quadro 3.3 Achados benignos BI-RADS 2
Fibroadenoma calcificado ("em pipoca")
Calcificações tipicamente benignas
Distorção arquitetural pós-cirurgia
Corpo estranho metálico
Implantes mamários
Espessamento de pele pós-radioterapia
Lesões de conteúdo gorduroso Cisto oleoso Lipoma Galactocele Hamartoma
Linfonodo intramamário

Quadro 3.4 Achados provavelmente benignos BI-RADS 3
Nodulo sólido circunscrito não calcificado
Assimetria focal
Grupo solitário de calcificações puntiformes

Quadro 3.5 Achados suspeitos BI-RADS 4
4A. Baixa suspeição
Nodulo sólido parcialmente circunscrito
Cisto complicado palpável
Provável abscesso
Calcificações grosseiras heterogêneas
Ducto solitário dilatado
4B. Suspeição intermediária
Agrupamento final de calcificações
Agrupamento de calcificações pleomórficas
Nodulo sólido de margens indistintas
Assimetria em desenvolvimento
Distorção arquitetural
4C. Alta suspeição
Novo nódulo sólido, irregular, margens indistintas
Novo agrupamento de calcificações finas, lineares

Quadro 3.6 Achados altamente sugestivos de malignidade BI-RADS 5
Nódulo irregular, espiculado, de alta densidade, associado a microcalcificações
Novas calcificações finas, lineares e ramificações de distribuição segmentar

discordante qualquer diagnóstico não maligno em biópsia por agulha e sendo indicada confirmação histopatológica.

Categoria BI-RADS 6

Reservada para situações específicas, quando a malignidade já foi comprovada por biópsia, mas antes da terapêutica cirúrgica, sem novas alterações.

CONSIDERAÇÕES FINAIS

O sistema BI-RADS de classificação mamográfica foi desenvolvido como ferramenta de garantia de qualidade projetada para padronizar relatórios e recomendações de manejo clínico. Quando utilizado adequadamente, reduz a confusão nas interpretações de imagens da mama, facilitando o manejo e o monitoramento de resultados e agregando valor ao rastreamento do câncer de mama.

Leitura complementar

Breast Cancer Surveillance Consortium (funded by the National Cancer Institute). Disponível em: http://breastscreening.cancer.gov (Accessed on September 30, 2017).

D'Orsi CJ, Sickles EA, Mendelson EB et al. ACR BI-RADS® Atlas, Breast Imaging Reporting and Data System, Reston VA, American College of Radiology, 2013.

Estimativa 2016: Incidência de Câncer no Brasil/ Instituto de Câncer José de Alencar Gomes Silva – Rio de Janeiro: INCA 2015.

Independent UK Panel on Breast Cancer Screening. The benefits and harms of breast cancer screening: an independent review. Lancet 2012; 380:1778.

Kerlikowske K, Hubbard RA, Miglioretti DL et al. Comparative effectiveness of digital versus film-screen mammography in community practice in the United States: a cohort study. Ann Intern Med 2011; 155(8):493.

Lewin JM, D'Orsi CJ, Hendrick RE et al. Clinical comparison of full-field digital mammography and screen-film mammography for detection of breast cancer. AJR Am J Roentgenol 2002; 179(3):671.

Pisano ED, Gatsonis C, Hendrick E et al. Diagnostic performance of digital versus film mammography for breast-cancer screening. N Engl J Med 2005; 353(17):1773.

Pisano ED, Hendrick RE, Yaffe MJ et al. Diagnostic accuracy of digital versus film mammography: exploratory analysis of selected population subgroups in DMIST. Radiology 2008; 246(2):376.

Skaane P, Hofvind S, Skjennald A. Randomized trial of screen-film versus full-field digital mammography with soft-copy reading in population-based screening program: follow-up and final results of Oslo II study. Radiology 2007; 244(3):708.

Skaane P, Skjennald A. Screen-film mammography versus full-field digital mammography with soft-copy reading: randomized trial in a population-based screening program--the Oslo II Study. Radiology 2004; 232(1):197.

Skaane P, Young K, Skjennald A. Population-based mammography screening: comparison of screen-film and full-field digital mammography with soft-copy reading- Oslo I study. Radiology 2003; 229(3): 877.

van Ravesteyn NT, Miglioretti DL, Stout NK et al. Tipping the balance of benefits and harms to favor screening mammography starting at age 40 years: a comparative modeling study of risk. Ann Intern Med 2012; 156(9):609.

Parte B

Ultrassonografia Mamária

Thaís Abreu de Castro

INTRODUÇÃO

A ultrassonografia ou ecografia tem grande aplicabilidade na propedêutica mamária por ser um método não invasivo, não ionizante, dinâmico, multiplanar, portátil e de baixo custo que consegue encontrar e caracterizar a maioria das lesões da mama, além de ser o melhor método para guiar biópsias percutâneas. Apesar disso, não é um substituto da mamografia. Durante muitos anos, o papel da ultrassonografia no rastreamento foi proscrito em razão de sua limitação em detectar calcificações que são o apanágio da expressão do carcinoma *in situ* da mama. É possível visibilizar e caracterizar calcificações ao ultrassom, desde que elas estejam sobre um fundo que lhes faça contraste – um cisto, um ducto ou uma lesão expansiva sólida. Na ausência desse cenário, a detecção de calcificações por meio da ultrassonografia é limitada e, por isso, o papel como método primário de rastreamento pertence à mamografia. Na verdade, a mamografia e a ultrassonografia não são concorrentes, mas métodos complementares por excelência.

APLICAÇÕES DA ULTRASSONOGRAFIA MAMÁRIA

Rastreamento em mamas densas

A sensibilidade da mamografia para detecção de câncer de mama na população em geral é de 85%, ao passo que em mulheres com mamas densas é de 47,8% a 64,4%. Essa redução se deve à falta de contraste entre o tecido mamário denso e o carcinoma, que também é denso ("branco sobre branco"). Mulheres com tecido mamário extremamente denso à mamografia também têm 4,7 vezes mais risco de desenvolver a doença do que aquelas com mamas lipossubstituídas. Além disso, no momento do diagnóstico, apresentam tumores maiores e linfonodos já comprometidos, e também estão mais sujeitas a apresentar carcinoma de intervalo. Mulheres com mamas densas representam o maior percentual dentro da população conhecida como "risco intermediário", ou seja, um risco de 15% a 20% de desenvolver câncer de mama ao longo da vida.

Apesar de ter sido historicamente relegada como ferramenta diagnóstica, ou seja, usada para esclarecer achados já detectados pela mamografia ou ao exame clínico, inúmeros trabalhos têm mostrado que a ultrassonografia tem papel relevante como auxiliar no rastreamento do câncer em pacientes com mamas densas (Figura 3B.1). Schaefer, em 2010, publicou o resultado de um estudo multicêntrico com 41.564 mulheres, indicando que, naquelas com densidade mamária C e D (BI-RADS 2013 – 5ª edição), a ultrassonografia realizada após mamografia negativa resultou em aumento de 15,9% na detecção, enquanto que naquelas com densidades A e B o aumento foi de apenas 8,5%. Berg concluiu, nas publicações do estudo ACRIN 6666 em 2008 e 2012, que o acréscimo da ultrassonografia à mamografia apresentou ganho de 1,1 a 7,2 casos de câncer detectados por 1.000 mulheres de alto risco e com mamas densas. Mais recentemente, Hooley e cols. e Weigert & Steenbergen, ao acrescentarem a ultrassonografia à mamografia de rastreamento, encontraram aumento de detecção de 3,2 por 1.000 em pacientes cujo único fator de risco conhecido era o fato de terem mamas densas.

Em todos os trabalhos, os casos adicionais detectados à ultrassonografia eram carcinomas invasivos com diâmetro médio < 1cm e com axila negativa. Entretanto, foram observados, também, aumento dos falso-positivos (para

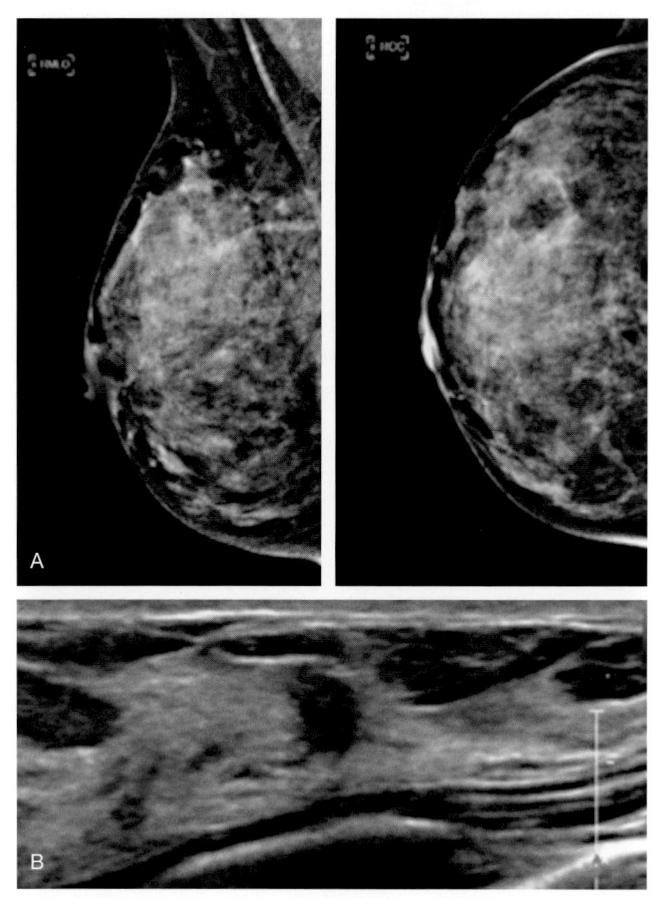

Figura 3B.1 Redução da sensibilidade da mamografia em mama densa. Paciente de 50 anos. Mamografia de rastreamento nas incidências CC e MLO da mama direita (**A**) não revelou achados significativos. À ultrassonografia foi encontrado carcinoma ductal invasor (**B**). (Caso gentilmente cedido pela Dra. Vera Lúcia Aguilar.)

biópsia ou seguimento) e redução do valor preditivo positivo (VPP). A partir de 2009, em vários estados americanos, os serviços de mamografia passaram a ser obrigados a notificar em seus resultados os casos de mulheres com mamas heterogeneamente densas e extremamente densas, alertando que elas podem se beneficiar do acréscimo da ultrassonografia ou ressonância nuclear magnética em seu rastreamento. Em alguns estados americanos, os seguros-saúde já são obrigados por lei a cobrir esse rastreamento adicional. Isso levou ao aumento da demanda da ultrassonografia das mamas e à necessidade de reduzir o tempo de realização e o custo do exame, o que incentivou o desenvolvimento e a aprovação pelo Food and Drug Administration (FDA) de equipamentos automatizados de ultrassom em que um tecnólogo faz a aquisição das imagens em cerca de 5 a 10 minutos, e essas imagens são posteriormente avaliadas em *cineloop* pelo radiologista, que, diante de um achado suspeito, pode reconvocar a paciente para estudo direcionado apenas àquele achado em questão, sem perda da acurácia nem do VPP.

AVALIAÇÃO DE ACHADOS CLÍNICOS

A ultrassonografia deve sempre fazer parte da investigação de nódulos palpáveis, dor mamária e de fluxo papilar, mesmo quando a mamografia é negativa.

Nódulo palpável

Para o estudo de uma anormalidade palpável, a varredura ecográfica deve ser combinada à palpação para a exata correlação dos achados clínicos e ultrassonográficos.

Em cinco séries em que foram estudados 1.024 nódulos palpáveis com características provavelmente benignas ao ultrassom – formato oval, margem circunscrita e orientação paralela à pele – foi encontrada apenas 1,6% de malignidade, e em todos os casos a axila estava negativa. Entretanto, o comitê do Colégio Americano de Radiologia que elaborou a quinta edição do BI-RADS considerou que os dados da literatura que sinalizavam para a segurança do acompanhamento dos nódulos palpáveis se refiriam às pacientes com menos de 40 anos.

Como a última edição do BI-RADS permite um desacoplamento entre a categoria final – com base estritamente nos critérios morfológicos do achado – e a recomendação de conduta (permeável à influência de dados clínicos), esse Comitê, em comunicação pessoal com a autora, sugeriu que para uma paciente com mais de 40 anos apresentando nódulo palpável com características provavelmente benignas a categoria deveria ser 3 (com base no critério morfológico) com recomendação de biópsia (com base no achado clínico).

Dor mamária

Dor é a queixa mais frequente relacionada com as mamas: 70% das mulheres experimentam algum grau de mastalgia ao longo da vida, cuja causa é inespecífica, benigna ou até extramamária. Apesar de a anamnese e o exame físico serem suficientes para a condução da maioria desses casos, a ultrassonografia pode fornecer informações adicionais sobre as pacientes com dor caracterizada como não cíclica e unilateral, sendo considerada o exame por imagem de primeira linha. A ultrassonografia pode revelar cistos tensos e inflamados, abscessos, hematomas e focos de esteatonecrose quando existe história de cirurgia e trauma. Em alguns tipos excepcionais de carcinoma que apresentam intenso infiltrado inflamatório peritumoral, como o carcinoma medular, e naqueles em que existe invasão perineural ou da parede torácica, a mastalgia pode ser um sintoma revelador. A mamografia só deve ser incluída na propedêutica da mastalgia nas pacientes com mais de 40 anos de idade.

Fluxo papilar

O fluxo papilar representa a terceira causa relacionada com a mama que leva uma mulher a procurar a consulta médica. Sua prevalência é de 5% a 10%. Na maioria das vezes, a origem da descarga papilar é benigna e decorrente de ectasia ductal, alteração fibrocística ou de lesões papilares intraductais benignas. Entretanto, em diferentes séries, o risco de lesão maligna, representada por carcinoma ductal *in situ*, varia de 5% a 23%.

A anamnese e o exame clínico são essenciais para orientar o algoritmo da investigação, separando a descarga papilar não espontânea, bilateral e multiorificial – geralmente benigna – daquela espontânea, cristalina, serossanguinolenta ou francamente sanguínea e uniorificial – suspeita e merecedora de aprofundamento propedêutico. No primeiro grupo não estão indicados estudos por imagem nas pacientes com menos de 40 anos. Nas com mais de 40 anos estariam indicadas mamografia e ultrassonografia diagnósticas, caso ainda não tenham sido realizadas recentemente no contexto do rastreamento. Segundo a National Comprehensive Cancer Network (NCCN) versão 1.2015, em pacientes com fluxo papilar suspeito e com menos de 30 anos, a ultrassonografia das mamas é o primeiro método de imagem indicado, seguido ou não de mamografia. Nas mulheres com mais de 30 anos estariam indicadas a mamografia e a ultrassonografia, a qual apresenta maior sensibilidade na detecção de lesões intraductais e especificidade de 75% a 85%.

O exame ecográfico para investigação de fluxo papilar pode revelar quatro cenários:

1. Presença de um ou mais ductos com diâmetro > 3 a 4mm, contendo material ecogênico que pode representar sangue ou secreção espessa. O Doppler deve ser sempre utilizado para detectar a presença de fluxo em algum ponto, o que revelaria lesão papilar (Figura 3B.2). Entretanto, a ausência de fluxo não exclui a presença de lesão expansiva intraductal. Convém ter em mente que os papilomas são lesões delicadas e com um eixo fibrovascular muito compressível. Assim, na investigação de fluxo em um ducto dilatado, deve-se evitar compressão excessiva com o transdutor (Figura 3B.3). Manobras como mudança de decúbito e compressão/descompressão alternadas com o transdutor podem mobilizar as secreções e revelar um nódulo fixo à parede do ducto.
2. Nódulo complexo sólido-cístico que traduz a presença de uma lesão expansiva dentro de um ducto dilatado e contendo líquido.

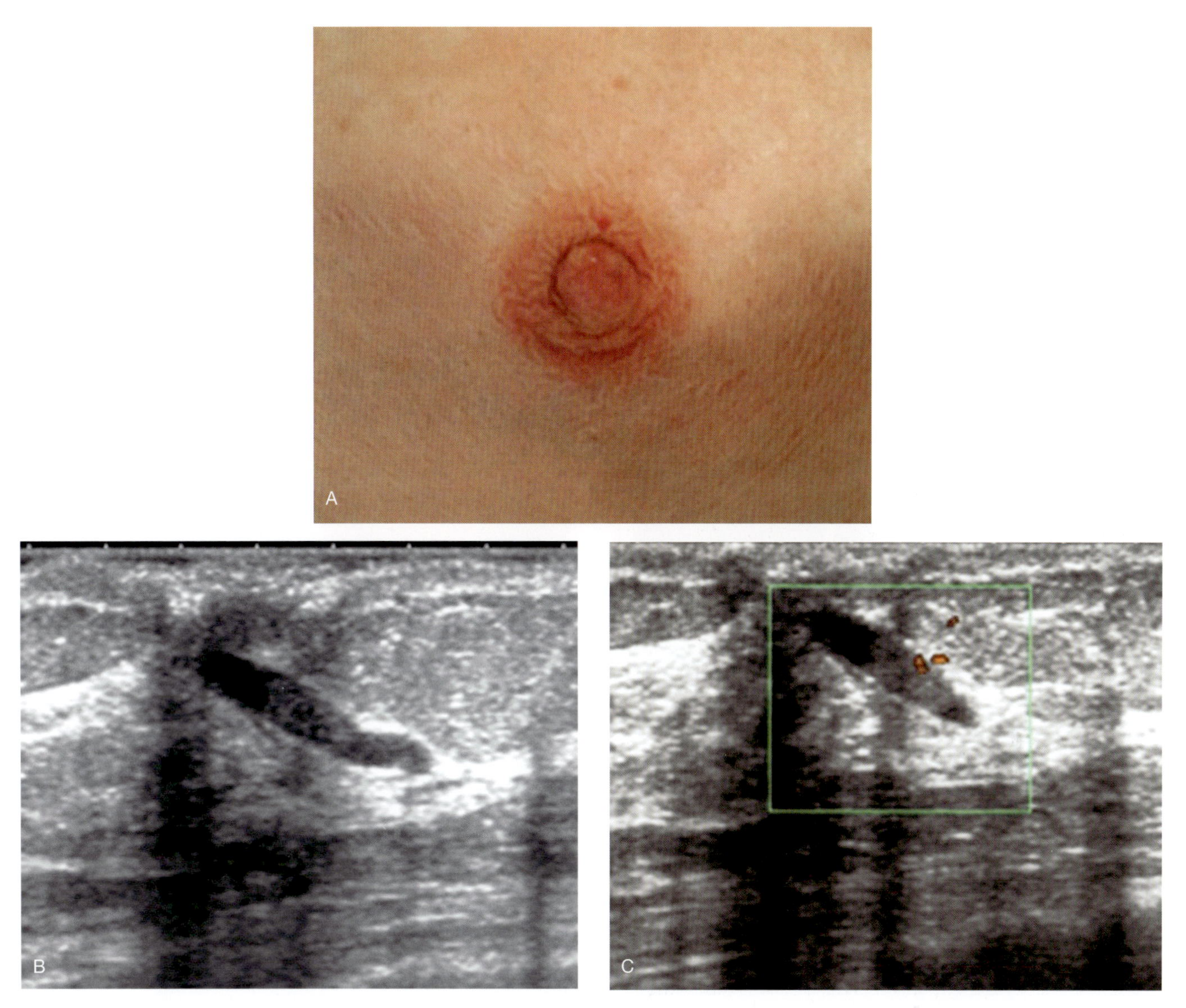

Figura 3B.2 Avaliação de fluxo papilar. Paciente apresentando descarga papilar espontânea, uniorificial, em "água de rocha" (**A**). Estudo ecográfico revelou ducto na região retroareolar contendo formação hiperecoica (**B**). Estudo com Power Doppler (**C**) mostrou fluxo. Biópsia: papiloma.

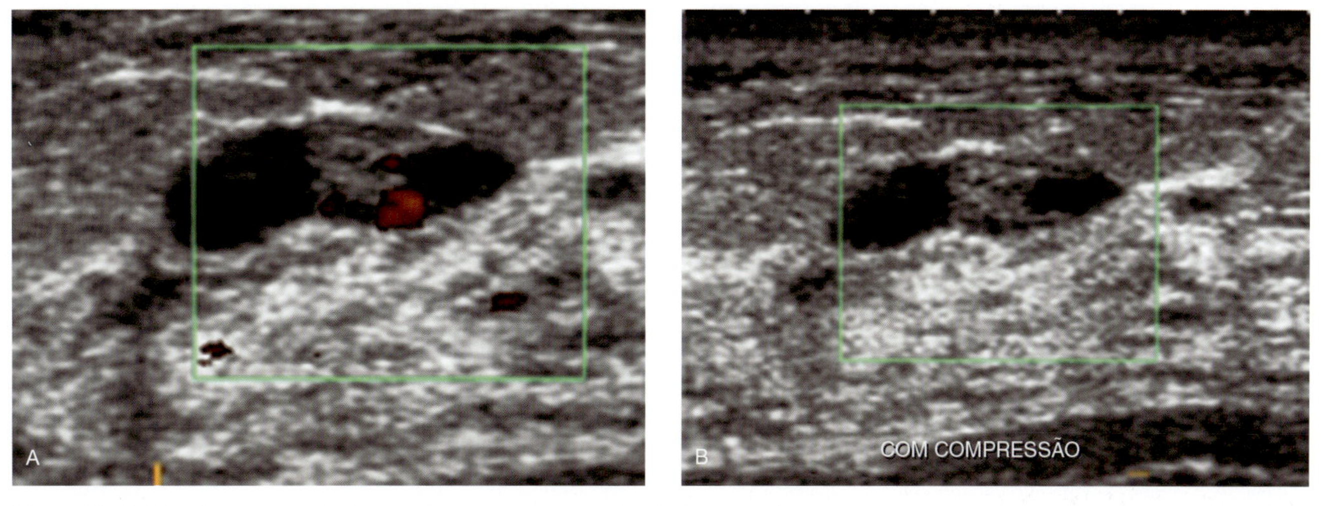

Figura 3B.3 Efeito da compressão do transdutor sobre a detecção de fluxo com Power Doppler em lesão papilar. Em **A**, corte obtido sem compressão revela o fluxo. Em **B**, corte obtido exatamente na mesma posição, porém com compressão do transdutor sobre a lesão, não demonstra o fluxo.

3. Cisto se comunicando com a árvore ductal (não necessariamente dilatada) e que representa o ponto de gatilho da descarga papilar, ou seja, a compressão desse cisto precipita o fluxo.
4. Nódulo sólido não associado a dilatação ductal, que pode ter aspecto indistinguível de um fibroadenoma. Nesse caso, o fenômeno de gatilho pode comprovar a correlação entre a clínica e o achado ecográfico.

AVALIAÇÃO DOS ACHADOS MAMOGRÁFICOS

Os achados mamográficos BI-RADS categoria 0, palpáveis ou não, representam a segunda indicação mais comum para realização de ultrassonografia mamária e podem ser, segundo o léxico, um nódulo, uma assimetria ou área de distorção arquitetural. O estudo ecográfico pode revelar inúmeras causas para justificar o achado mamográfico. Em 72% das mamografias cujos achados, antes do estudo ecográfico, preencheriam os critérios de classificação como BI-RADS categoria 3 (nódulo oval/circunscrito e assimetria focal), após a realização do ultrassom são reclassificados como BI-RADS 1 ou 2, evitando o custo financeiro e psicológico de um seguimento (Figura 3B.4). Em apenas 4% dos casos, um achado mamográfico que inicialmente seria categoria 3 vai sofrer um *upgrade* para categoria 4. Por isso, uma mamografia para rastreamento não deve ser classificada como categoria 3 antes de um estudo mais completo com incidências adicionais e estudo ecográfico.

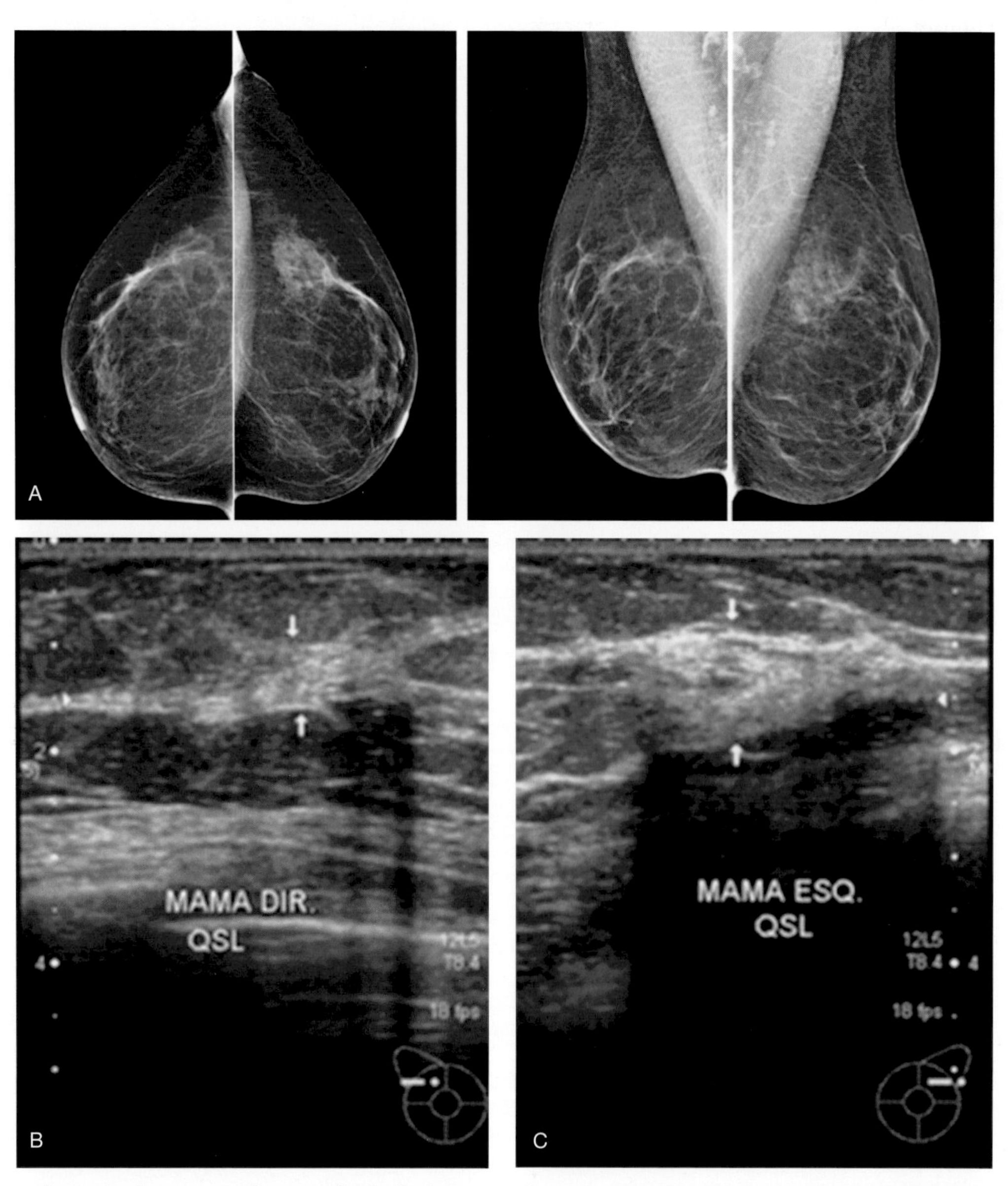

Figura 3B.4 Importância da ultrassonografia na avaliação final de um achado mamográfico. A mamografia de rastreamento nas incidências craniocaudal e mediolateral oblíqua (CC e MLO) (**A**) mostra assimetria focal no quadrante superolateral (QSL) da mama esquerda, terço posterior. A ultrassonografia mostra imagem compatível com componente fibroglandular em maior quantidade na topografia da assimetria focal em mama esquerda (**B**) quando comparado com um corte obtido na mesma topografia no QSL da mama contralateral (**C**).

Mais importante do que identificar um achado à ultrassonografia é correlacioná-lo à mamografia, seguindo o princípio de que "o achado ecográfico justifica o mamográfico". Essa correlação é feita mediante a comparação da localização, do formato, do tamanho e da característica do tecido vizinho.

Localização

A localização deve ser aproximadamente a mesma em ambos os métodos. Como se sabe, a mamografia de rastreamento é realizada nas incidências craniocaudais (CC), com o braço do mamógrafo a um ângulo de zero grau, e mediolateral oblíqua (MLO), com o ângulo de 45 graus para incluir o músculo peitoral e o prolongamento axilar da mama (Figura 3B.5*A*). Ambas não são, portanto, incidências ortogonais. Por isso, lesões situadas nos quadrantes laterais tendem a se projetar mais superiormente na MLO do que na realidade estão (Figura 3B.5*C*), enquanto lesões situadas nos quadrantes mediais se projetam mais inferiormente na MLO (Figura 3B.5*B*). Por causa desse fenômeno, muitas vezes um achado mamográfico situado no quadrante superolateral (QSL) na incidência MLO pode aparecer ao ultrassom abaixo da linha do mamilo sem que isso invalide a coincidência dos achados. Pelo mesmo princípio, lesões situadas no quadrante inferomedial (QIM) à mamografia podem estar situadas acima da linha do mamilo quando se realiza a ultrassonografia.

O perfil absoluto ou mediolateral (ML) é a incidência que reproduz de maneira precisa a localização das lesões no eixo superior-inferior e deve ser solicitado para dirimir qualquer dúvida. Cabe lembrar ainda que a mamografia é realizada com a paciente de pé, com a mama tracionada e comprimida, ao passo que a ultrassonografia é executada com a paciente em decúbito dorsal, o que faz a mama se "espalhar", levando para mais perto da parede torácica lesões que à mamografia pareceriam mais distantes (Figura 3B.6).

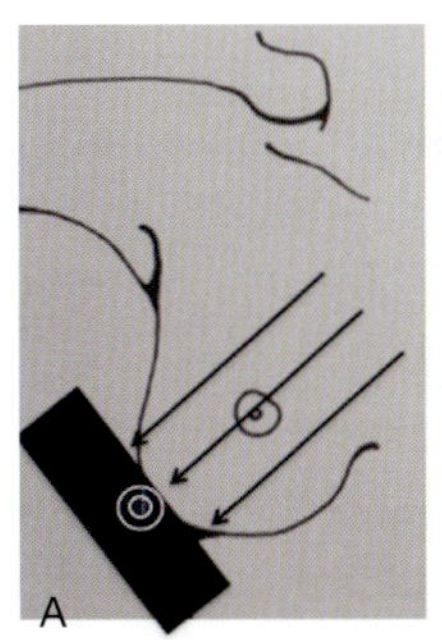

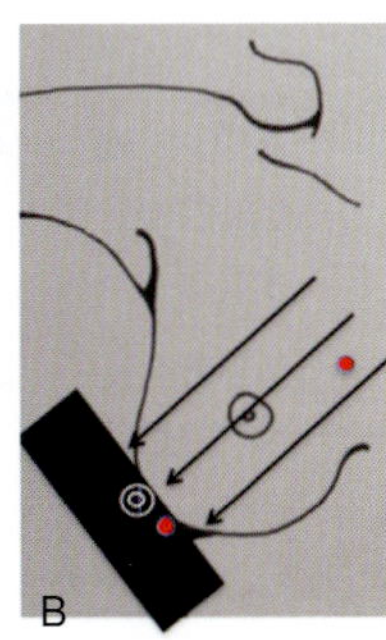

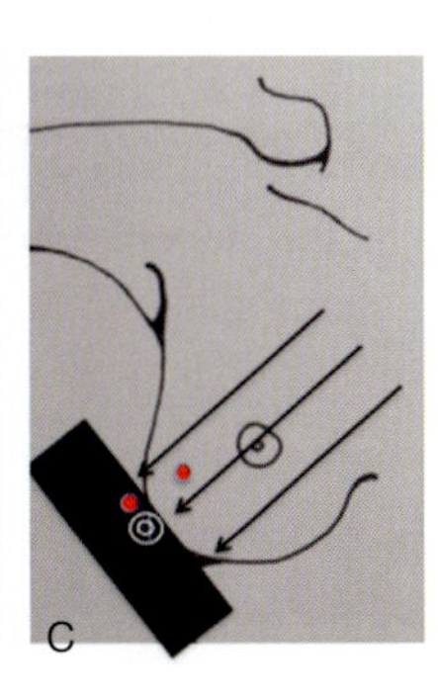

Figura 3B.5 Influência do ângulo de aquisição da incidência MLO na posição de um nódulo na imagem final. Em **A**, as setas demonstram o trajeto dos raios X atravessando a mama e formando a imagem em um receptor (*retângulo preto*) que pode ser filme (sistema tela-filme), placa de fósforo (sistema CR) ou placa de selênio amorfo (sistema DR). O mamilo está representado por círculos concêntricos. Em **B**, é possível ver como um nódulo situado no QSM acaba projetado na imagem final como se estivesse abaixo do mamilo, enquanto um nódulo situado entre a junção dos quadrantes laterais e o QIM parece estar acima do mamilo (**C**).

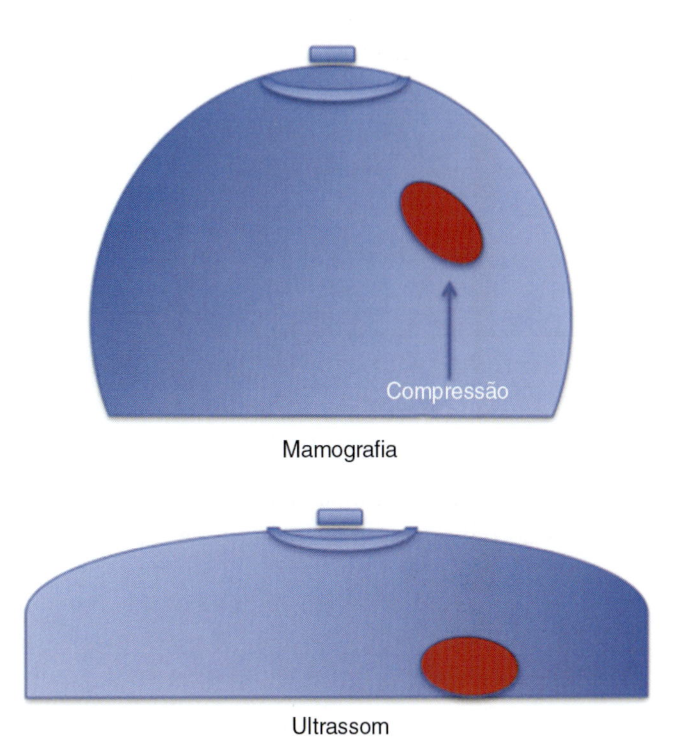

Figura 3B.6 Efeito da diferença de posição na aquisição da imagem mamográfica e ultrassonográfica, o que faz os nódulos se aproximarem mais da parede torácica no ultrassom.

Formato

O formato de um achado mamográfico deve corresponder ao visto à ultrassonografia em pelo menos um dos cortes (longitudinal/transversal ou radial/antirradial), lembrando que nódulos parcialmente compressíveis podem aparecer mais elípticos ao ultrassom e mais arredondados à mamografia em virtude da compressão.

Tamanho

A mamografia reconhece com densidade semelhante todos os tecidos que contêm água, ou seja, é limitada a distinção à mamografia do que seja um cisto e sua parede, um nódulo sólido e o componente fibroglandular normal. Por isso, para a correlação do tamanho entre um achado nos dois métodos é preciso considerar seu maior diâmetro ao ultrassom medido entre as bordas externas dessa lesão.

Características do tecido vizinho

O tipo de tecido encontrado junto a um nódulo à mamografia deve ser o mesmo visto ao ultrassom. Em outras palavras, se a superfície anterior de um nódulo "toca" a gordura subcutânea e a superfície posterior está "mergulhada" em tecido fibroglandular, é necessário encontrar a mesma relação ao ultrassom.

SEGUIMENTO DE LESÕES NÃO PALPÁVEIS

Uma vez que a ultrassonografia tenha detectado e caracterizado um achado como BI-RADS categoria 3, este tem de ser acompanhado por meio de estudos ecográficos seriados com o objetivo de provar sua estabilidade em 6, 12 e 24 meses. Se ao final de 2 anos de seguimento o achado permanecer estável, ele é reclassificado como BI-RADS categoria 2. Caso um achado diminua de volume ou desapareça durante esse período, o exame pode ser classificado como BI-RADS categoria 2 ou 1, respectivamente, antes do término do prazo de seguimento. Tanto o aumento no volume como o aparecimento de características suspeitas devem levar à recomendação de biópsia. Para o seguimento é necessário obter três medidas em dois cortes ortogonais, usando as bordas mais externas do nódulo, e calcular seu volume ou o diâmetro médio. É muito importante medir sempre da mesma maneira para evitar inconsistência entre os exames seriados. Qualquer aumento do nódulo superior a 20% é considerado significativo e aumenta a classificação para BI-RADS categoria 4 com indicação de biópsia.

Quando existem múltiplos nódulos ovais e circunscritos bilaterais, no mínimo de três no total e pelo um em uma das mamas, esse exame é classificado como BI-RADS categoria 2 e o seguimento não é necessário.

Durante o acompanhamento é possível que surja algum achado novo. Desde que esse achado novo tenha as mesmas características ecográficas daqueles que já estavam sendo acompanhados, a categoria BI-RADS é a 3 com recomendação de seguimento (comunicação pessoal com o ACR).

EXAME DIRECIONADO APÓS RESSONÂNCIA NUCLEAR MAGNÉTICA (*SECOND-LOOK*)

A ressonância nuclear magnética (RNM) das mamas é o método de imagem que apresenta maior sensibilidade para a detecção do câncer de mama, aproximando-se de 100% para carcinomas invasivos, além de ter um alto valor preditivo negativo. Mesmo assim, lesões detectadas à RNM devem ser submetidas à biópsia para confirmação diagnóstica. As biópsias de mama guiadas por RNM apresentam algumas dificuldades, como: (1) alto custo; (2) baixa disponibilidade; (3) possibilidade de falha de captação do meio de contraste pela lesão no momento da biópsia em razão do uso de placas fenestradas que comprimem a mama; (4) impossibilidade de inclusão de lesões muito posteriores e muito mediais na placa de biópsia; (5) "lavagem" muito rápida do meio de contraste por algumas lesões, não deixando tempo suficiente de visualização para a realização da biópsia; (6) tempo longo de execução; (7) as biópsias são realizadas em decúbito ventral, o que pode ser desconfortável para muitas pacientes; (8) a taxa de subestimação de diagnóstico é maior com as biópsias guiadas por RNM do que por outros métodos.

Com base nessas dificuldades, é crescente o uso da ultrassonografia para avaliação direcionada de uma lesão suspeita da RNM, mesmo que a paciente já tenha feito ultrassom anterior que não tenha revelado "espontaneamente" o achado. Em outras palavras, é dada uma segunda chance à ultrassonografia de encontrar a lesão, usando agora as informações fornecidas pela RNM. O examinador vai se concentrar apenas no(s) local(is) de interesse, o que também aumenta a chance de detecção. Em 23% a 89% dos casos o ultrassom direcionado encontra um correlato para o achado visto à RNM. Lesões do tipo massa têm mais chance de serem encontradas do que as do tipo não massa (62% contra 31%).

Quando a lesão é detectada à ultrassonografia, a chance de o achado ser maligno é maior do que quando o exame não encontra nada (43% contra 14% na série de La Trenta e 92% contra 58% na série de Sim). Mesmo assim, a possibilidade de malignidade em lesão não detectada à ultrassonografia direcionada é suficientemente alta para justificar a biópsia guiada por RNM de todas as lesões suspeitas vistas à RNM e sem achado ao ultrassom dirigido. Isso é tão importante que alguns autores recomendam que apenas serviços que disponibilizem biópsias guiadas por RNM procedam à RNM contrastada das mamas.

Outro aspecto relevante diz respeito à concordância entre a lesão suspeitada vista à RNM e aquela biopsiada sob guia ecográfica. Meissnitzer, em sua série de 519 lesões suspeitadas à RNM e "detectadas" ao ultrassom direcionado, relatou que, no seguimento de 80 lesões que haviam sido biopsiadas com resultado benigno, 10 não correspondiam de fato ao que a RNM havia descrito e, dessas, cinco eram comprovadamente malignas. Um recurso para checar a concordância consiste em deixar no local da biópsia guiada por ultrassom um clipe metálico e obter uma sequência de RNM apenas em T1, sem contraste.

PRINCIPAIS ACHADOS À ULTRASSONOGRAFIA DAS MAMAS

Nódulos

Nódulos são lesões expansivas tridimensionais. Uma vez detectados, devem ser descritos segundo o léxico BI-RADS, cujos termos remetem a diferentes graus de suspeita para câncer de mama, à semelhança do que ocorre na mamografia, como se com o uso dos termos padronizados pelo léxico fosse sendo construído um retrato falado da lesão, de modo que ao receber o relatório o médico solicitante seja capaz de formar um modelo mental e imaginar o grau de suspeição do achado antes mesmo de ver as imagens.

Formato

Quanto ao formato, um nódulo pode ser oval, redondo ou irregular. Cumpre esclarecer que *irregular* é um termo que se refere ao formato e quer dizer que um nódulo não é nem oval nem redondo (Figura 3B.7).

Margem

A margem descreve as bordas da lesão e pode ser *circunscrita*, quando é bem definida e seus limites com o parênquima adjacente são nítidos, ou *não circunscrita*. Margens não circunscritas podem ser *indistintas*, *angulares*, *microlobuladas* e *espiculadas* (Figura 3B.8). Margens nãocircunscritas têm maior valor preditivo, apesar de alguns carcinomas de alto grau se apresentarem com margens circunscritas.

Orientação

A orientação diz respeito à orientação do maior eixo do nódulo em relação à pele e pode ser *paralela* ou *não paralela* (Figura 3B.9).

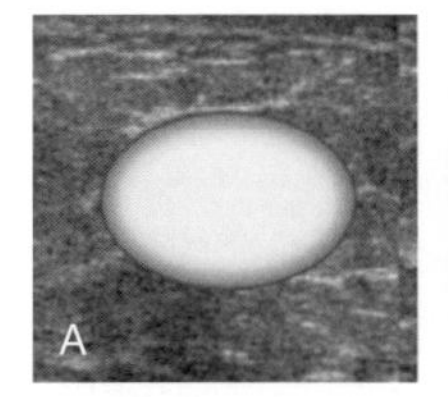

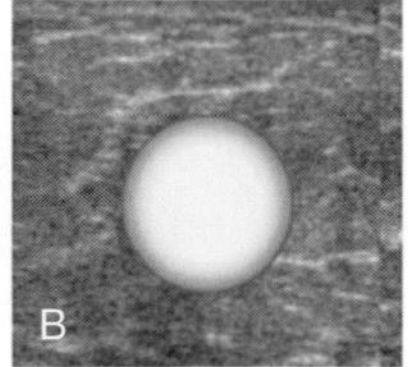

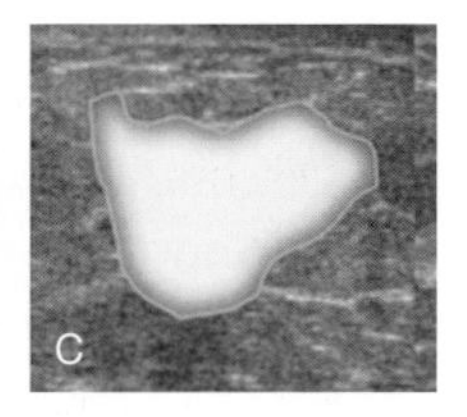

Figura 3B.7A Diagrama dos descritivos do forma/formato de um nódulo segundo o léxico do BI-RADS. Nódulo oval. **B** Nódulo redondo. **C** Nódulo irregular em ordem crescente de VPP para carcinoma.

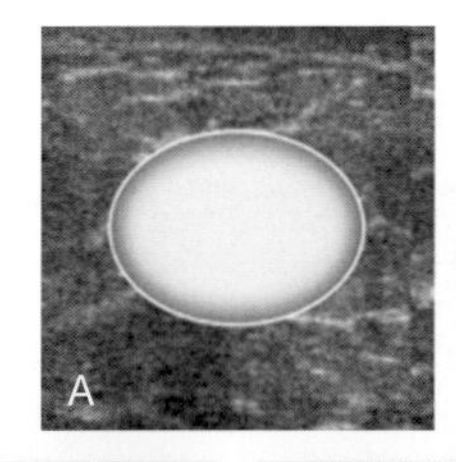

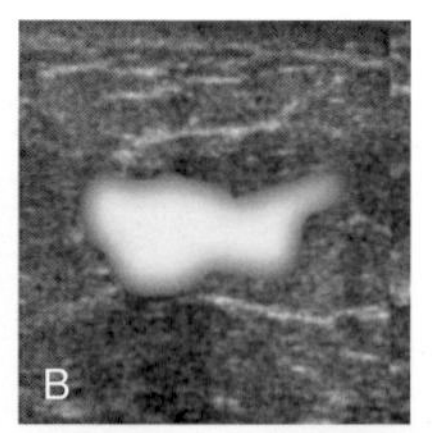

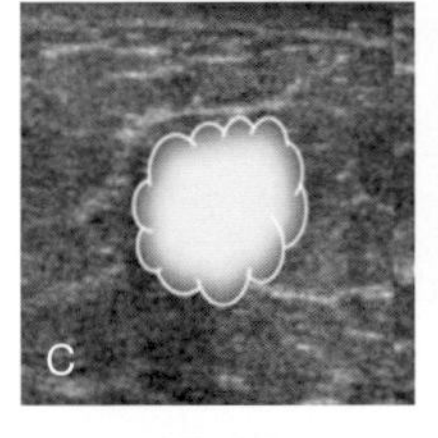

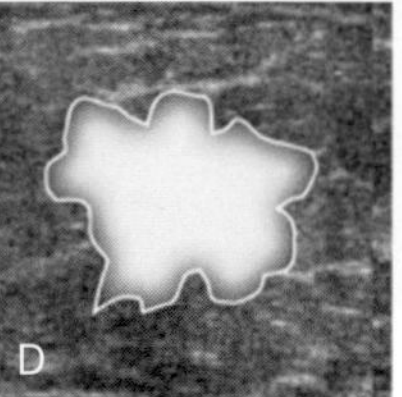

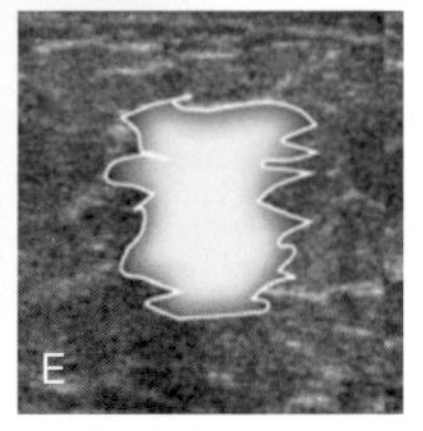

Figura 3B.8 Diagrama dos descritivos de margem segundo o léxico do BI-RADS. **A** Margem circunscrita. **B** Margem indistinta. **C** Margem microlobulada. **D** Margem angular. **E** Margem espiculada.

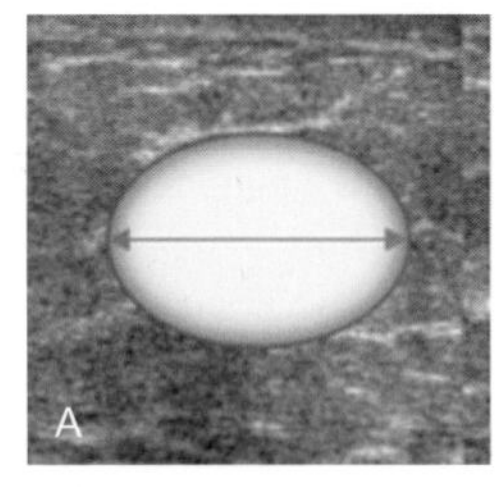

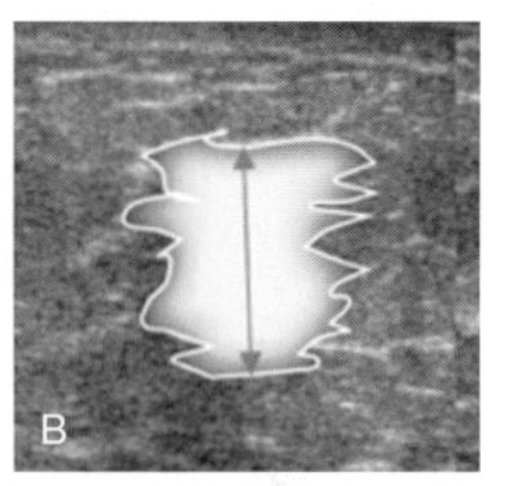

Figura 3B.9 Diagrama da orientação de um nódulo segundo o léxico do BI-RADS. Quando o maior eixo do nódulo é paralelo à pele, dizemos que é um nódulo horizontal ou paralelo (**A**). Quando o maior eixo do nódulo é perpendicular à pele, dizemos que o nódulo é vertical ou não paralelo (**B**).

Ecotextura

Para a ecotextura é usada como referência a gordura do subcutâneo da mama em estudo, sendo descritos seis padrões (Figura 3B.10):

- **Anecoico**: a lesão não tem ecos em seu interior e por isso se apresenta com a cor preta na escala de cinzas. O exemplo clássico de um nódulo anecoico é o cisto.
- **Hiperecoico**: ecotextura mais brilhante do que a gordura ou igual à do tecido fibroglandular. O exemplo mais comum é o lipoma. Lesões hiperecoicas raramente são malignas.
- **Isoecoico**: textura semelhante à da gordura da mama.
- **Hipoecoico**: a lesão apresenta ecos, mas seu aspecto é mais escuro do que o da gordura. Os exemplos típicos são o fibroadenoma e o carcinoma.
- **Heterogêneo**: apresenta diferentes padrões de ecotextura em um mesmo nódulo sólido. O exemplo mais comum é o hamartoma, que é composto por gordura e tecido fibroglandular.
- **Nódulo complexo sólido-cístico:** trata-se de um nódulo onde existem um componente anecoico (cístico) e um componente sólido organizado. Pode referir-se

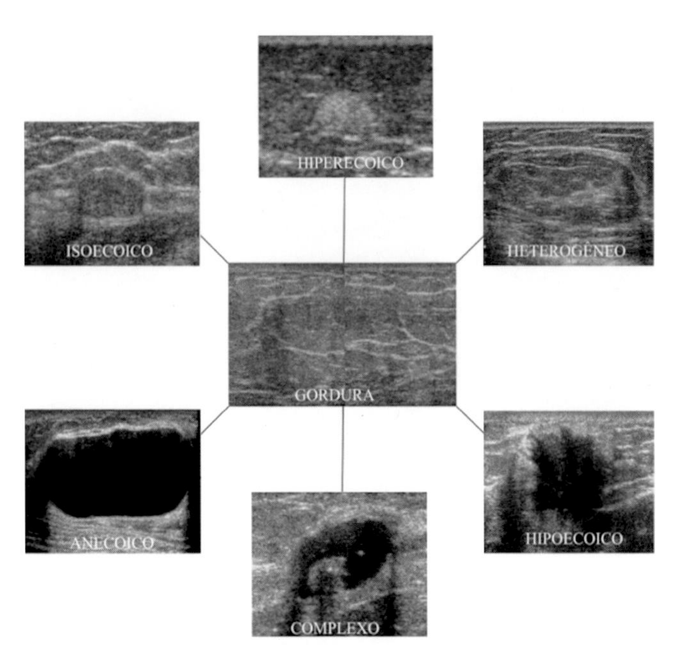

Figura 3B.10 A gordura é a referência para os descritores de composição dos nódulos da mama segundo o léxico do BI-RADS.

também a um cisto com paredes ou septos espessos e irregulares. Os exemplos mais típicos são as lesões papilares. Cabe lembrar que tumores sólidos que sofrem necrose também podem exibir esse padrão.

Efeitos acústicos posteriores

Os efeitos acústicos posteriores informam se o nódulo deixa o feixe sônico atravessá-lo com facilidade ou se provoca atenuação à sua passagem. São atributos secundários na caracterização de um nódulo, uma vez que isoladamente têm baixo valor preditivo:

- **Sem efeitos acústicos:** o nódulo não apresenta nem reforço, nem atenuação.
- **Reforço acústico:** o reforço aparece como uma coluna mais ecogênica posteriormente ao nódulo e traduz a passagem quase desimpedida do som pelo nódulo. Os cistos são o exemplo clássico. Entretanto, tumores sólidos muito celulares, como o carcinoma medular, podem apresentar reforço.
- **Atenuação acústica:** quando o nódulo atenua a passagem do som, o segmento posterior a ele fica mais escuro. A sombra acústica está associada a fibrose/desmoplasia ou calcificações. Lesões benignas, como fibroadenomas, esteatonecrose e alterações fibrocísticas, e lesões malignas, como o carcinoma, podem atenuar o som. A atenuação acústica tem mais valor quando presente do que quando ausente, pois alguns carcinomas não apresentam nenhum tipo de efeito posterior.
- **Padrão combinado:** um mesmo nódulo pode exibir reforço em um segmento e atenuação em outro. Um fibroadenoma calcificado, por exemplo, pode exibir atenuação em sua porção calcificada e reforço na não calcificada.

Casos especiais

- **Cisto simples:** nódulo cujo conteúdo é líquido, homogêneo, anecoico e revestido por parede fina. O cisto é um achado tipicamente benigno.
- **Microcistos agrupados:** são definidos como um agrupamento de nódulos anecoicos individualmente < 2 a 3mm, separados por septos finos (< 0,5mm). Em geral, representam uma unidade ductolobular terminal (UDLT) onde houve dilatação cística de alguns ácinos individualmente (Figura 3B.11). Quando não palpáveis e claramente compostos por cistos simples, são colocados na categoria BI-RADS 2 (achados benignos). Todavia, se a acurácia diagnóstica estiver comprometida pelo tamanho reduzido ou pela localização muito profunda desses microcistos, parece mais apropriada a inclusão na categoria 3 com recomendação de seguimento, quando exibem componente sólido ou fluxo ao Doppler.
- **Cisto complicado:** trata-se de um cisto, porém seu conteúdo não é anecoico homogêneo. Em outras palavras, é um cisto que contém debris. Raramente esse aspecto é resultado de uma verdadeira complicação, como hemorragia ou infecção. Os cistos, em geral, são resultado da dilatação progressiva dos ácinos que constituem um lóbulo (Figura 3B.12). Por isso, a parede de um cisto é revestida por células epiteliais com vocação secretora. Mesmo que a mama não esteja em lactação, essas células segregam água, proteínas e lipídios, inclusive cristais de colesterol. Além disso, essas células sofrem *turnover* constante, o que acrescenta restos celulares a esse "caldo" proteico, onde pode haver inclusive a precipitação de sais de cálcio. O termo *complicado* é objeto de grande controvérsia pois, segundo alguns, leva apreensão e medo às pacientes. Há que esclarecê-las sobre a natureza benigna do achado e não usar descritivos não padronizados pelo léxico do BI-RADS. Expressões como *cisto espesso* e *cisto denso* devem ser evitadas no relatório de ultrassom, pois o aspecto do conteúdo de um cisto só é conhecido quando ele é drenado. Densidade é ou o quociente de massa/volume ou a propriedade de atenuar os raios X, e nenhum dos dois se aplica ao caso.

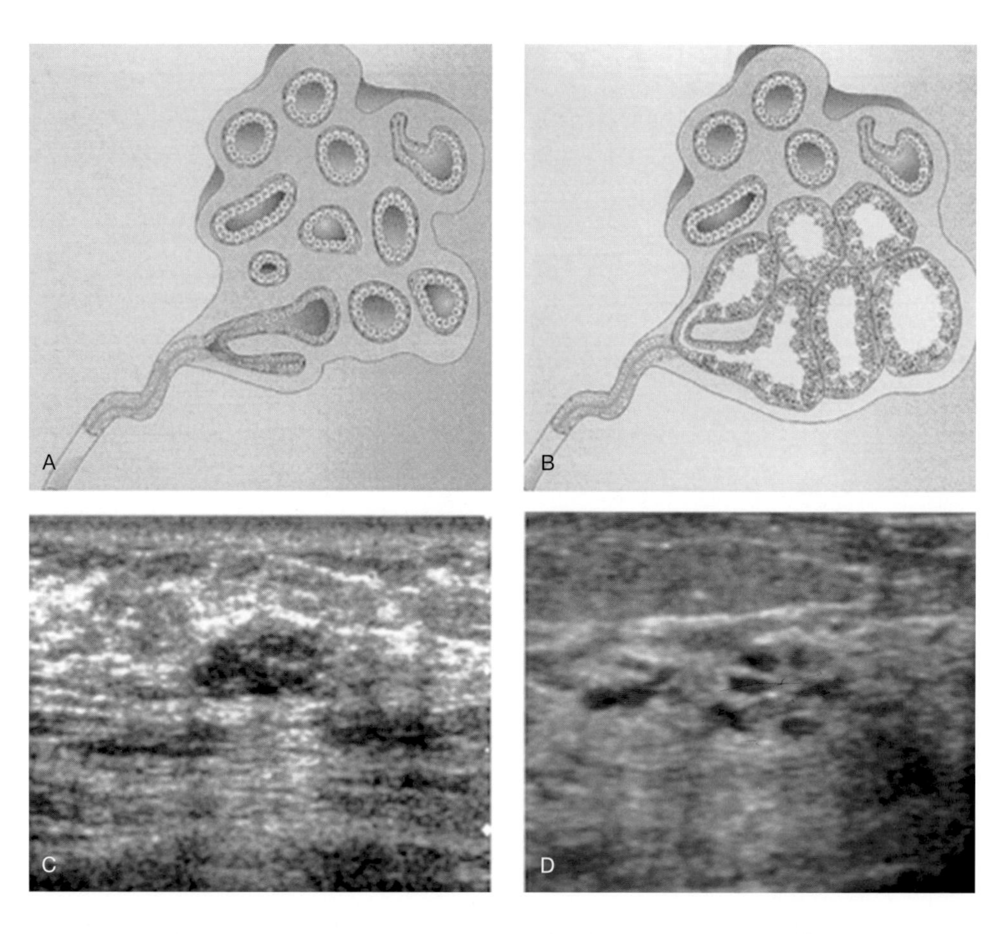

Figura 3B.11 A unidade ductolobular terminal (UDLT) é constituída por um grupo de ácinos e pela porção terminal do ducto que lhe serve (**A**). Em certas ocasiões, alguns ácinos podem dilatar-se e suas células de revestimento podem sofrer metaplasia apócrina (**B**). A manifestação ecográfica dessa dilatação é a de microcistos agrupados (**C** e **D**).

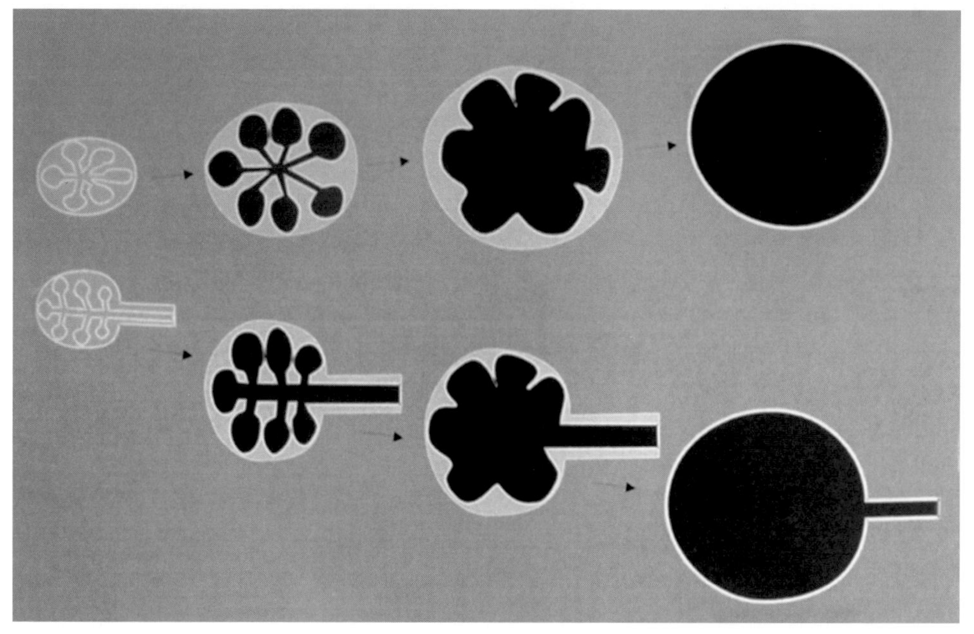

Figura 3B.12 Evolução de uma UDLT vista em cortes transversais (porção superior da figura) e longitudinais (porção inferior da figura) onde se nota o ducto terminal. Os ácinos que formam a UDLT vão se dilatando progressivamente até que o tecido conjuntivo entre eles se atrofie e se forme uma cavidade única, que é o cisto.

Os debris podem distribuir-se homogeneamente pelo cisto, conferindo-lhe um aspecto hipoecoico (Figura 3B.13*B*), que faz diagnóstico diferencial com um nódulo sólido. Estudos mostraram que em 517 nódulos descritos como cistos complicados, 64 (12%) comprovaram ser sólidos à aspiração e entre eles dois eram malignos (0,38%). Pode haver ainda a formação de nível entre líquidos de diferente composição (Figura 3B.13*C* e *D*). Em algumas ocasiões, esses debris podem formar grumos coesos que se apresentam com a aparência de um componente sólido organizado dentro do cisto.

Uma das maneiras de verificar se se trata de cisto complicado com componente hipoecoico organizado ou de um nódulo complexo é possível mediante a

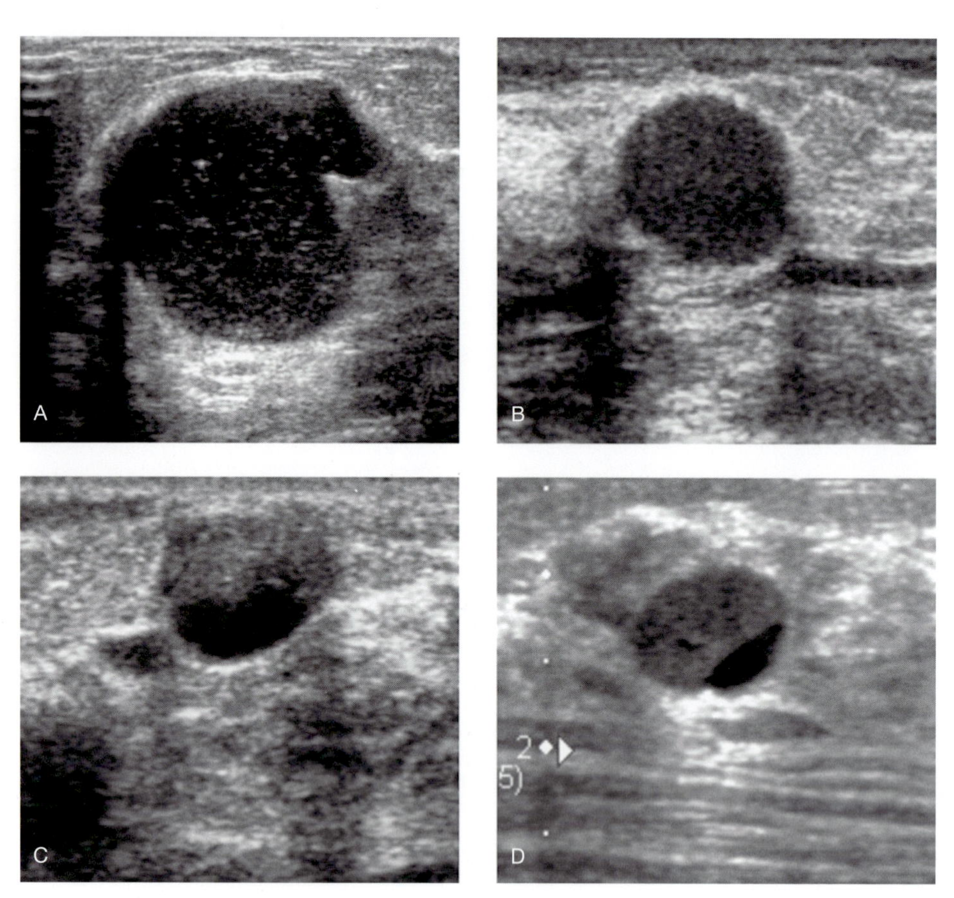

Figura 3B.13 Diversas formas de apresentação dos cistos complicados. Em **A**, observa-se a presença de ecos refringentes em suspensão. Em **B**, os ecos se distribuem de maneira difusa e homogênea, tornando difícil o diagnóstico diferencial com nódulo sólido. Em algumas ocasiões, o cisto complicado pode ser constituído por líquido de diferentes composições que não se misturam e por isso formam nível entre si, cuja linha divisória pode ser reta, como em **D**, ou ter formato de S, como em **C**.

mudança de decúbito da paciente: se houver mobilização do componente organizado, trata-se de um cisto complicado; caso permaneça fixo, consiste em um nódulo complexo sólido-cístico.

O Doppler também é de grande auxílio, pois um cisto complicado nunca apresentará fluxo (Figura 3B.14). Um cisto complicado que se apresente em um exame inicial como achado único deve ser classificado como BI-RADS categoria 3, já que a probabilidade de malignidade nesse caso é de 0,3%. Três estudos mostraram que 12% dos nódulos caracterizados como cistos complicados eram na verdade sólidos e, destes, 3,1% provaram ser malignos. Entretanto, se os cistos complicados forem múltiplos e bilaterais, são BI-RADS categoria 2. Também são considerados achados benignos os cistos complicados assintomáticos com nível líquido-debris ou com ecos internos móveis. Em uma mama com múltiplos cistos simples e complicados, o aparecimento de um novo cisto complicado deve ser encarado como um achado benigno, desde que não se trate de uma paciente em pós-menopausa. No entanto, se um cisto complicado único aparece como achado único e novo entre dois exames seriados, a classificação mais adequada é BI-RADS categoria 4.

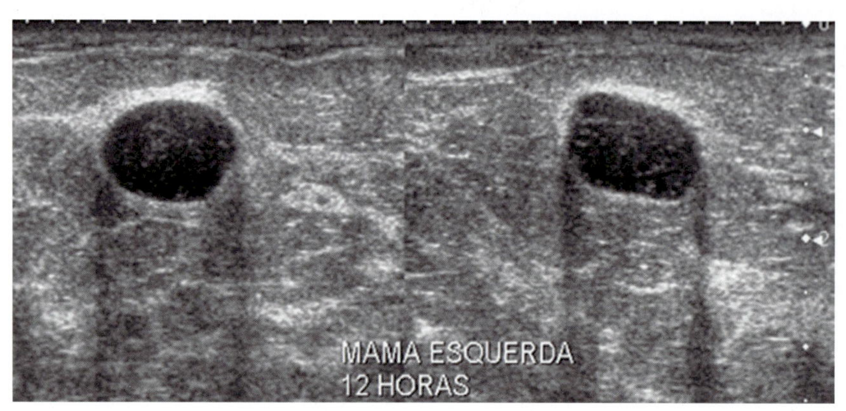

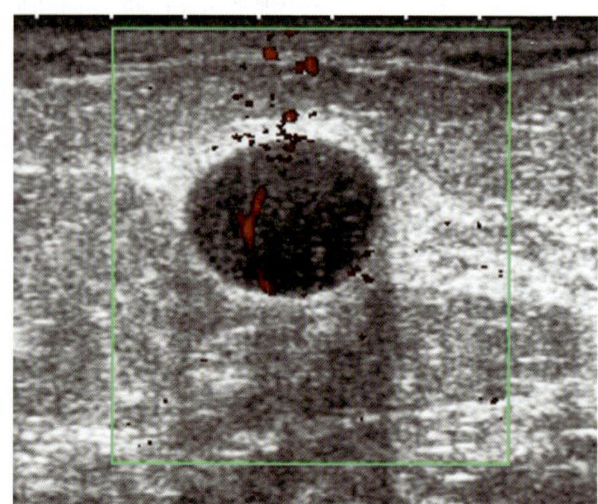

Figura 3B.14 Nódulo com aspecto sugestivo de cisto complicado, mas que apresentava fluxo ao Doppler. Biópsia provou tratar-se de um fibroadenoma.

Leitura complementar

Balleyguier C, Arfi-Rouche J et al. Breast pain and Imaging. Diagnostic and Interventional Imaging 2015; 96:1009-16.

Berg WA, Blume JD et al. Combined screening with ultrasound and mammography vs mammography alone in women at elevated risk of breast cancer. JAMA 2008; 299: 2151-63.

Berg WA, Zhang Z, Cormack JB, Mendelson EB. Multiple bilateral circumscribed masses at screening breast US: consider annual follow-up. Radiology 2013; 268(3).

Berg WA, Zhang Z et al. Detection of breast cancer with addition of annual screening ultrasound or a single screening MRI to mammography in women with elevated breast cancer risk. JAMA 2012; 307:1394-404.

Brancato B, Crocetti E, Bianchi S et al. Accuracy of needle biopsy of breast lesions visible on ultrasound: audit of fine needle versus core needle biopsy in 3233 consecutive samplings with ascertained outcomes. The Breast 2012; 21:449-54.

Brem RF, Lenihan MJ et al. Screening breast ultrasound: past, present and future. AJR Am J Roentgenol 2015; 204:234-40.

Graf O, Helbich TH et al. Follow-up of palpable circumscribed noncalcified solid breast masses at mammography and ultrasound: can biopsy be averted? Radiology 2004; 233(3):850-6.

Harvey JA, Nicholson BT et al. Short-term follow-up of palpable breast lesions with benign imaging features: evaluation of 375 lesions in 320 women. AJR Am J Roentgenol 2009; 193:1723-30.

Hooley RJ, Greenberg KL et al. Screening US in patients with mammographically dense breasts: initial experience with Connecticut Public Act 09-41. Radiology 2012; 265:59-69.

Kelly KM, Dean J et al. Breast cancer detection using automated whole breast ultrasound and mammography in radiographically dense breasts. Eur Radiol 2010; 20:734-42.

Kim EK, Ko KH et al. Clinical application of the BI-RADS final assessment to breast sonography in conjunction with mammography. AJR Am J Roentgenol 2008; 190(5):1209-15.

LaTrenta LR, Menell JH, Morris EA, Abramson AF, Dershaw DD, Liberman L. Breast lesions detected with MR imaging: utility and histopathologic importance of identification with US. Radiology 2003; 227:856-61.

Lippa N, Hurtevent-Labrot et al. Nipple discharge: the role of imaging. Diagnostic and Interventional Imaging 2015; 96:1017-32.

Mann RM, Kuhl CK, Kinkel K, Boetes C. Breast MRI: guidelines from the European Society of Breast Imaging. Eur Radiol 2008; 18(7): 1307-18.

Meissnitzer M, Dershaw D, Lee C, Morris EA. Targeted ultrasound of the breast in women with abnormal MRI findings for whom biopsy has been recommended. AJR Am J Roentgenol 2009; 193:1025-29.

Melnikow J, Fenton JJ et al. Supplemental screening for breast cancer in women with dense breasts: a systematic review for the U.S. Preventive Services Task Force. Ann Intern Med 2016; 164(4):268-78.

Mendelson EB, Böhm-Vélez M, Berg WA et al. ACR BI-RADS®. Ultrasound in ACR BI-RADS® Atlas, Breast Imaging Report and Data System. Reston,VA: American College of Radiology, 2013.

Monticciolo DL, Hajdik RL, Hicks MG, Winford JK. Six-month short-interval imaging follow-up for benign concordant core needle biopsy of the breast: outcomes in 1444 cases with long-term follow-up. AJR Am J Roentgenol 2016; 207:912-7.

Morris EA. Diagnostic breast MR imaging: current status and future directions. Radiol Clin N Am 2007; 45:863-80.

Oeffinger KC, Fontham ETH et al. Breast cancer screening for women at average risk. JAMA 2015; 314(15):1599-614.

Park HL, Kim LS. The current role of vacuum assisted breast biopsy system in breast disease. Journal of Breast Cancer 2011; 14(1):1-7.

Parker SH. Ultrasound-guided needle procedures in the breast. In: Thomas SA. Breast ultrasound. Philadelphia: Lippincott Williams & Wilkins, 2004:742-77.

Raza S, Chikarmane SA et al. BI-RADS 3, 4 and 5 lesions: value of US in management follow-up and outcome. Radiology 2008; 248(3):773-81.

Schaefer FK, Walmann A et al. Influence of additional breast ultrasound on cancer detection in a cohort study for quality assurance in breast diagnosis: analysis of 102.577 diagnostic procedures. Eur Radiol 2010; 20:1085-92.

Shin JH, Han BK et al. Probably benign breast masses diagnosed by sonography: is there a difference in the cancer rate according to palpability? AJR Am J Roentgenol 2009; 192(4):W187-W191.

Sim LS, Hendriks JH, Bult P, Fook-Chong SM. US correlation for MRI-detected breast lesions in women with familial risk of breast cancer. Clin Radiol 2005; 60:801-6.

Thomas SA. Targeted indication: mammographic abnormality. In: Thomas Sa. Breast ultrasound. Philadelphia: Lippincott Williams & Wilkins, 2004:124-46.

Trop I, Labelle M, David J, Mayrand M, Lalonde L. Second-look targeted studies after breast magnetic resonance imaging : practical tips to improve lesion identification. Curr Probl Diagn Radiol 2010; 39:200-11.

Weigert J, Steenberg S. The Connecticut experiment: the role of ultrasound in the screening of women with dense breasts. Breast J 2012; 18:517-22.

Youk JH, Kim EK, Kim MJ, Lee JY, Oh KK. Missed breast cancers at US-guided core needle biopsy: how to reduce them. RadioGraphics 2007; 27:79-94.

Parte C

Ressonância Nuclear Magnética

Thaís Paiva Moraes
Bárbara Silveira Santana

INTRODUÇÃO

O uso da ressonância nuclear magnética (RNM) em mastologia data do final da década de 1980 e início dos anos 1990, com do crescente evolução e reanálises de seu papel no diagnóstico e acompanhamento do câncer de mama.

A RNM como propedêutica em mastologia se consolidou nos últimos anos como ferramenta importante e, em alguns cenários, imprescindível para avaliação de lesões mamárias e também de mamas operadas e com implantes. As indicações e contraindicações do método serão discutidas neste capítulo.

Inicialmente, obstáculos impediram a implementação da RNM na rotina da propedêutica mamária. A inconsistência dos dados nos estudos iniciais que comprovassem a acurácia diagnóstica do método (baixa especificidade e baixo valor preditivo positivo) e a falta de protocolos definidos e de uma padronização na aquisição das imagens, além do desconhecimento de seu emprego no diagnóstico do carcinoma *in situ*, foram citados por autores como impedimentos ao uso da RNM como propedêutica mamária viável na prática clínica.

Outro ponto que limitava seu uso RNM como propedêutica no estudo da imaginologia mamária foi a falta, em estudos iniciais, de métodos de biópsia, o que incluía técnica e materiais específicos. A tecnologia foi criada sob demanda e hoje se encontra disponível um arsenal de equipamentos e técnicas bem estabelecidas para se proceder à intervenção diagnóstica em lesões identificadas apenas por RNM. Essa intervenção pode ser feita a partir de biópsia percutânea a vácuo, com aquisição de fragmentos que são enviados para estudo histológico, ou a partir de marcação pré-cirúrgica, com injeção de radiofármaco ou posicionamento de fio metálico, que funcionarão como guia para exérese da área suspeitada em um segundo tempo em centro cirúrgico (biópsia excisional, a céu aberto).

Assim, um universo de incertezas motivou a realização de vários estudos em centros de excelência espalhados pelo mundo, além do desenvolvimento de materiais e técnicas que possibilitassem a biópsia de alterações identificadas exclusivamente à RNM. Atualmente, a RNM integra o cenário da propedêutica mamária e se tornou imprescindível em várias situações.

O emprego isolado ou em conjunto dos vários métodos propedêuticos na avaliação das mamas é de escolha do profissional que atende a mulher. Conhecer esses métodos, suas indicações, limitações e contraindicações é fundamental para uma escolha que beneficie a paciente sem aumentar as taxas de falso-positivo e intervenções desnecessárias, além da ansiedade em virtude do medo do diagnóstico de malignidade.

TÉCNICA DO EXAME

Na maioria dos serviços que realizam RNM das mamas são adotados dois protocolos para a obtenção das imagens: um para detectar e caracterizar malignidade e o outro para avaliar os implantes mamários e sua integridade. O último não exige a administração de contraste intravenoso, o qual é essencial para o primeiro.

O aparelho de RNM funciona como um grande ímã que determina um campo magnético conhecido (Figura 3C.1). Os vários tecidos do corpo são compostos de quantidades diferentes de água e por isso são diferentemente estimulados pelo campo magnético. As imagens são resultantes da interação de ondas de radiofrequência com o núcleo do átomo de hidrogênio. A diferença entre a composição dos tecidos e o tempo que cada um leva para retornar ao estado inicial após ser exposto ao campo magnético os faz apresentar sinais diferentes na imagem formada pela RNM. Assim, a interpretação da imagem em RNM é descrita em termos de "intensidade do sinal" (o que equivaleria, de maneira simplista, à ecogenicidade da ecografia e à densidade dos tecidos na mamografia).

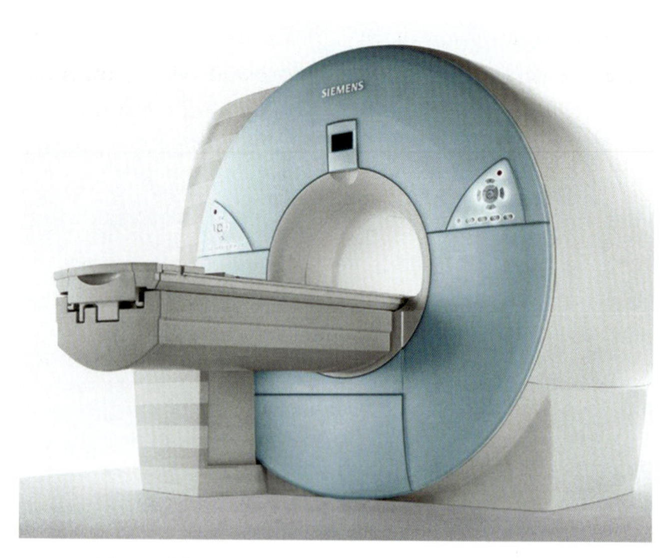

Figura 3C.1 Aparelho de RNM – Avanto SIEMENS.

Os aparelhos que fazem RNM das mamas contêm campos magnéticos variados. Especificamente para realização da ressonância mamária, espera-se um aparelho de no mínimo de 1,5T (Tesla) com bobinas dedicadas, específicas para as mamas, garantindo imagens e acurácia diagnóstica adequadas. Durante o exame, as pacientes ficam em decúbito ventral com as mamas apoiadas nessas bobinas (Figura 3C.2).

As imagens são adquiridas em várias sequências de acordo com o protocolo adotado em cada serviço. De maneira geral, as sequências identificam os elementos que constituem a mama (gordura, tecido fibroglandular,

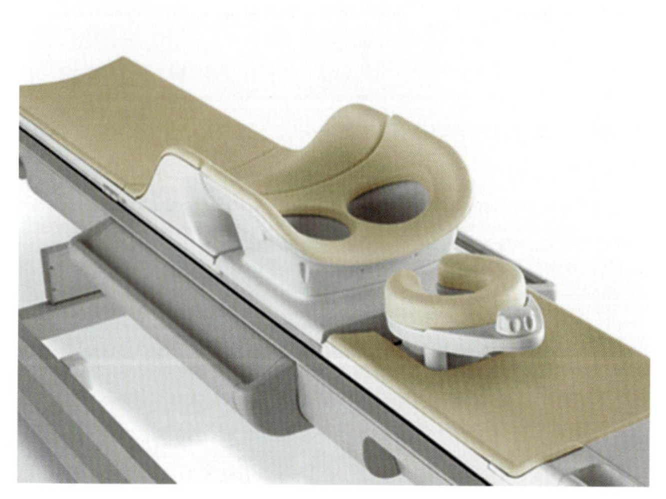
Figura 3C.2 Bobina específica para realização de ressonância das mamas.

água e, eventualmente, silicone) e os *softwares* são capazes de gerar imagens com supressão de um ou mais desses elementos para ajudar na definição diagnóstica. As aquisições são feitas em três planos (axial, sagital e coronal), incluindo a totalidade do tecido fibroglandular e axilas, além de musculatura peitoral adjacente, possibilitando o estudo tridimensional das lesões. Dessa maneira, o estudo morfológico das lesões é completo, identificando-se tamanho, intensidade do sinal, formato, margens e padrão de realce interno das lesões, sua localização e relação com tecidos adjacentes.

As imagens são adquiridas em duas fases – uma fase não contrastada, para estudo dos aspectos morfológicos, e outra com uso do contraste intravenoso, para o estudo dinâmico. O estudo dinâmico é feito com a injeção do contraste intravenoso gadolínio e aquisição de imagens sequenciais a cada minuto após a injeção (até o total de 3 ou 5 minutos, a depender do protocolo utilizado). No estudo dinâmico, as lesões mamárias são estudadas em termos de captação de contraste em relação ao tempo, além do padrão de realce interno das lesões nodulares. A captação de contraste em função do tempo forma curvas que também serão consideradas na análise desses achados.

A base fisiológica do estudo dinâmico considera que lesões suspeitas e malignas apresentam aumento da permeabilidade capilar e da neoangiogênese, o que faz com que o contraste seja captado mais rapidamente por essas lesões (em virtude do aumento da permeabilidade vascular) e também "lavado" mais rapidamente (pelo maior número de vasos neoformados). A velocidade da captação do contraste e o comportamento desse contraste em relação ao tempo formam curvas de realce pelo meio de contraste, como demonstrado na Figura 3C.3. Essas curvas são descritas como ascendentes ou persistentes (tipo 1), em platô (tipo 2) e *washout* (tipo 3).

Considerando o estudo dinâmico da RNM e o fato de o aumento da permeabilidade capilar influenciar os achados desse método, fica clara a importância de correlacionar a época do ciclo menstrual à data de realização do exame. A segunda semana do ciclo (entre o sétimo e o 14º dia), quando os níveis hormonais estão mais baixos e é menor a estimulação do parênquima por estrogênio e progesterona, havendo consequentemente menor vascularização e menos edema mamário (com menor realce funcional), seria a melhor época para RNM das mamas, melhorando a sensibilidade do exame e a acurácia diagnóstica. Seguindo esse mesmo raciocínio, a realização desse exame em pacientes gestantes estaria contraindicada, uma vez que a mama da mulher grávida já é naturalmente mais vascularizada, além de não serem conhecidos os efeitos do gadolínio sobre o feto. Outra limitação em gestantes é a necessidade de manter o decúbito ventral durante todo o tempo de exame.

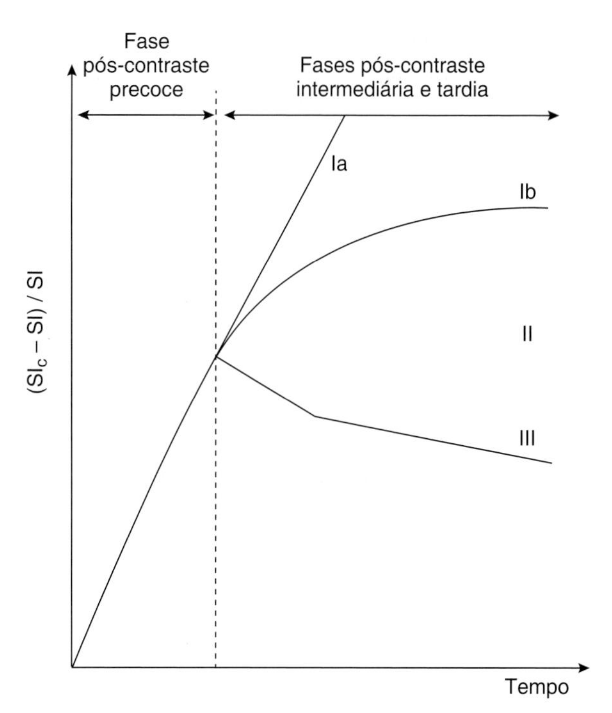

Figura 3C.3 Desenho esquemático dos tipos de curva de intensidade do sinal. (Adaptada de Kuhl CK. Radiology 1994.)

O SISTEMA BI-RADS EM RESSONÂNCIA NUCLEAR MAGNÉTICA

No que se refere à padronização da descrições dos exames de RNM das mamas, a última edição do BI-RADS dedica um capítulo inteiro a esse método propedêutico de estudo da imagem mamária. De maneira geral, a última edição do BI-RADS tenta alinhar os léxicos descritivos das imagens mamárias identificadas na mamografia, na ultrassonografia e na RNM. Na ressonância, a criação do chamado realce funcional (do inglês *background parenchimal enhancement* [BPE]) é uma importante aquisição no léxico. Essa expressão se refere ao realce "de fundo" característico da estimulação hormonal do parênquima mamário e é independente da densidade mamária. O formato e as margens das lesões nodulares seguem as descrições da mamografia e da ultrassonografia, e o realce interno (uma característica apenas da RNM) tem nessa última edição a definição de uma terminologia específica. As lesões do tipo não massa, identificadas apenas à RNM em seu estudo dinâmico, são descritas em termos de distribuição e padrão de realce interno (Figura 3C.4).

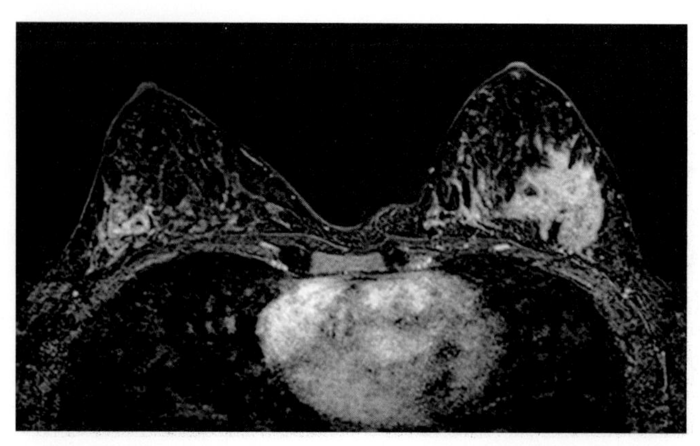

Figura 3C.4 Realce não nodular, heterogêneo, regional, na mama esquerda (não há nódulo demonstrável no estudo morfológico na RNM nem achados compatíveis em outros exames de imagem das mamas ou exame clínico). Primeira imagem pós-contraste, ponderada em T1, com supressão de gordura. Patologia: carcinoma ductal invasor.

Uma sessão de achados associados é também descrita no capítulo de ressonância do BI-RADS (quinta edição). Esses achados vão desde a invasão e o espessamento de pele e mamilos, invasão de peitoral, até adenopatia axilar. Outro aspecto em que a edição atual veio somar foi a criação de um léxico específico para descrever as mamas com implantes tanto no que se refere à topografia e às características desses implantes, como à integridade e/ou a presença de sinais específicos sugestivos de rotura. A categorização dos achados, o grau de suspeição e as recomendações de conduta seguem o mesmo padrão da mamografia e da ultrassonografia com categorias definidas, como mostra o Quadro 3.7.

LIMITAÇÕES E VANTAGENS NO EMPREGO DO MÉTODO

A RNM é um método importante e tem como vantagens o esclarecimento de imagens que geram dúvidas nos métodos de imagem rotineiros em mastologia (mamografia e ecografia) e a possibilidade de avaliação de mamas densas e mamas com próteses sem as limitações da mamografia nesses casos específicos, além de não utilizar radiação ionizante. Entretanto, como todo método de imagem, tem suas limitações, sendo as principais: necessidade de realização do exame em um período do ciclo com menor estimulação de estrogênio e progesterona (segunda semana do ciclo); dificuldade de diagnóstico de lesões pouco proliferativas, como carcinoma *in situ* de baixo grau e até mesmo carcinoma invasor bem diferenciado (pouca angiogênese, pouco realce pelo meio de contraste); falso-positivo de lesões benignas proliferativas ou muito vascularizadas, como linfonodos e hiperplasias típicas; passado recente de cirurgia ou radioterapia (pode haver realce relativo a processos inflamatórios).

INDICAÇÕES

O uso da RNM como propedêutica em mastologia tem algumas indicações já bem estabelecidas por estudos clínicos publicados e outras que ainda são fonte de pesquisas e muitas controvérsias. As principais indicações do uso da RNM como propedêutica em mastologia são mostradas no Quadro 3.8 e discutidas a seguir.

O rastreamento de pacientes de alto risco é um dos usos mais bem estabelecidos da RNM das mamas. Segundo a American Cancer Society, a ressonância deve ser utilizada anualmente, em adição à mamografia, com base em evidência científica, para pacientes com mutações conhecidas dos genes BRCA1 ou BRCA2, ou para aquelas pacientes com risco relativo ao longo da vida > 20% (calculado por modelos de cálculo de risco já validados). Algumas situações, entretanto, não apresentam evidência científica, mas são de modo geral condições em que a RNM também está indicada anualmente em adição à mamografia. São elas: pacientes submetidas

Quadro 3.7 Concordância entre categoria BI-RADS e recomendações de conduta

Categoria BI-RADS	Recomendação de conduta	Risco de malignidade
Categoria 0: incompleto – necessidade de avaliação de imagem adicional e/ou mamografia prévia	*Recall* para imagens adicionais e/ou comparação com mamografia prévia	N/A
Categoria 1: negativa	Rastreamento habitual	0%
Categoria 2: benigna	Rastreamento habitual	0%
Categoria 3: provavelmente benigna	Seguimento de curto prazo (6 meses)	≤ 2%
Categoria 4: suspeita **Categoria 4A** – baixa suspeição de malignidade **Categoria 4B** – moderada suspeição de malignidade **Categoria 4C** – alta suspeição de malignidade	Diagnóstico histopatológico	> 2% e < 95% > 2% a ≤ 10% > 10% a ≤ 50% > 50% a < 95%
Categoria 5: altamente sugestivo de malignidade	Diagnóstico histopatológico	≥ 95%
Categoria 6: malignidade comprovada por biópsia	Exérese cirúrgica quando clinicamente apropriada	N/A

Quadro 3.8 Indicações do uso de RNM das mamas com base nas recomendações da American Cancer Society

Recomendações com base em evidências
Portadoras de mutações confirmadas de BRCA
Parentes de primeiro grau não testados de indivíduo portador de mutação confirmada
Lifetime risk: 20% a 25% definido pelo BRCAPRO ou outro modelo com base em história familiar
Carcinoma oculto da mama
Discordância clínico-imaginológica com mamografia e ultrassonografia
Avaliação da integridade de implante mamário
Avaliação de resposta à quimioterapia neoadjuvante
Recomendações com base em consenso de opinião de especialistas
Radioterapia da região torácica de 10 a 30 anos
Síndrome de Li-Fraumeni e parentes de primeiro grau
Síndrome de Cowden e variações e parentes de primeiro grau
Avaliação de doença residual após biópsia
Suspeita de recidiva
Avaliação de resposta à quimioterapia neoadjuvante
Evidências insuficientes para recomendação favorável ou contrária
Lifetime risk entre 15% e 20%
Carcinoma lobular *in situ*
Hiperplasia atípica
Mamas densas à mamografia
História pregressa de carcinoma mamário *in situ* ou invasor
Planejamento cirúrgico

Quadro 3.9 Rastreamento com RNM em pacientes de alto risco

População de alto risco	Manejo
Mutação de gene BRCA ou com parente de primeiro grau com mutação comprovada	A partir dos 30 anos Anualmente
Lifetime risk ≥ 20% com base em modelos matemáticos fundamentados na história familiar	A partir do cálculo de risco ou 10 anos antes da idade do diagnóstico da paciente mais jovem* Anualmente
História de irradiação no tórax entre 10 e 30 anos de idade	A partir de 8 anos após o tratamento radioterapêutico*
Síndrome de Li-Fraumeni ou de Cowden ou com parente de primeiro grau com essas síndromes	A partir do diagnóstico*
História de neoplasia lobular (HLA e CLIS), HDA, CDIS, carcinoma invasivo de mama ou de ovário	A partir do diagnóstico*
Considerar em mulheres com diagnóstico recente de câncer de mama e com mama contralateral normal pelo métodos convencionais de imagem e exame físico	Avaliação única da mama contralateral no momento do diagnóstico

*Não antes dos 30 anos.
HLA: hiperplasia lobular atípica; CLIS: carcinoma lobular *in situ*; HDA: hiperplasia ductal atípica; CDIS: carcinoma ductal *in situ*.

a radioterapia do tórax entre 10 e 30 anos de idade (por linfomas, por exemplo) e pacientes com síndromes genéticas conhecidas que sabidamente cursam com aumento do risco de desenvolvimento de neoplasia mamária (Li-Fraumeni, Cowden).

Pacientes com diagnóstico anterior de neoplasia de mama ou aquelas com diagnóstico de lesões de alto risco e ainda as pacientes com risco relativo de desenvolvimento da doença entre 15% e 20% ao longo da vida e também pacientes com mamas extremamente densas na mamografia podem ser candidatas à RNM de mama para rastreio. Nesses casos, não há evidência contra nem a favor, ficando a critério clínico a decisão de solicitação ou não do exame. Pacientes com risco relativo de desenvolvimento de câncer de mama < 15% não têm indicação para realização do exame, o qual está contraindicado para rastreamento.

O uso da RNM para caracterização de lesões mamárias também está bem estabelecido. Achados inconclusivos ou incoerentes entre exame clínico, mamografia e ecografia mamária podem ser esclarecidos mediante a realização da RNM. Um exemplo seria a caracterização de cicatrizes em mamas já operadas, que mamo e ecograficamente podem se apresentar como suspeitas em virtude da irregularidade do contorno ou aspecto denso. Nesses casos, lesões cicatriciais, por corresponderem a fibrose, não são realçadas pelo meio de contraste, ao passo que lesões malignas apresentam realce, conforme discutido anteriormente, em razão do aumento da permeabilidade vascular e da angiogênese.

A RNM é imprescindível na avaliação de pacientes com diagnóstico de carcinoma oculto e também uma indicação clássica desse método de imagem em mastologia. A identificação de doença em linfonodos axilares sem evidência de achados em mamografia e ecografia mamária necessita de avaliação por meio de RNM para certificar-se de que não há algum achado na mama que justifique a doença axilar. É também indicada em pacientes com doença de Paget no mamilo sem outras alterações identificadas em exame físico, mamografia ou ultrassonografia.

A avaliação de doença residual após biópsia tem seu papel nos casos de exérese de lesões com estudo histológico mostrando margens exíguas na peça cirúrgica. O grande problema dessa indicação é que a ressonância de mama identifica áreas de maior realce pelo meio de contraste devido ao aumento da vascularização. Assim, em alguns casos fica limitada a distinção entre doença residual e reação inflamatória, principalmente se o realce é localizado nas bordas da loja cirúrgica. Estudos apontam um intervalo desejável de 6 meses para minimizar a reação pós-cirúrgica e melhorar a acurácia da ressonância nesse cenário.

A suspeita de recidiva da neoplasia mamária é sempre motivo de preocupação para pacientes e médicos. A RNM tem papel importante nesse cenário, uma vez que torna possível a diferenciação entre cicatriz (fibrose pós-cirúrgica) e recidiva. Isso é possível pela análise do estudo dinâmico após injeção de contraste, como explicado anteriormente. A característica da recidiva, como neovascularização no tumor primário, possibilita realce precoce e rápido do contraste já no primeiro minuto do estudo dinâmico pós-contraste, podendo esse contraste ser lavado rapidamente ou não. A fibrose cicatricial, por sua vez, não tem como característica marcante a neovascularização, principalmente quando se trata do seguimento de 1 ano ou mais. Alguns casos de falso-positivo podem ocorrer nesse contexto, principalmente quando se considera a esteatonecrose que acontece no primeiro ano de seguimento após o tratamento cirúrgico. A esteatonecrose, nesses casos, pode realçar muito precocemente e simular neoplasia, restando como alternativa o estudo histológico para estabelecer o diagnóstico diferencial.

O uso da quimioterapia neoadjuvante ou quimioterapia de indução tem sido cada vez mais empregado no tratamento multidisciplinar do câncer de mama. A quimioterapia neoadjuvante é aquela realizada antes do tratamento cirúrgico, seja para diminuir o tamanho tumoral e possibilitar o tratamento cirúrgico conservador, seja para melhorar a taxa de resposta e a sobrevida da paciente, como já demonstrado em pacientes jovens com tumores triplonegativos ou naquelas em que é possível o emprego do duplo bloqueio HER. A RNM é o método de imagem mais acurado para medir o tamanho tumoral em estudos que compararam mamografia, ecografia e RNM, tendo o tamanho tumoral da patologia como referência. Desse modo, a RNM antes do início do tratamento neoadjuvante e o uso de outras imagens após seu término tornam possível a mensuração da resposta à quimioterapia em termos quantitativos. Essa resposta, por sua vez, é importante fator preditivo de sobrevida livre de doença e sobrevida global no câncer de mama.

O uso da RNM para planejamento terapêutico do câncer de mama é um tema controverso. Alguns autores defendem seu emprego nos casos de pacientes candidatas a tratamento conservador com o objetivo de planejar a extensão da ressecção cirúrgica, além da possibilidade de avaliação da mama contralateral e o eventual diagnóstico de um carcinoma sincrônico.

É considerada nível de evidência 2B a indicação da ressonância em caso de suspeita clínica de doença mais extensa do que demonstrado pelos métodos de rotina ou naquelas em que é maior o risco de multicentricidade e bilateralidade. É considerado também 2B o rastreamento da mama contralateral no momento do diagnostico do câncer de mama. Cabe ressaltar que não foi identificada diferença de sobrevida global e recidiva local entre as pacientes submetidas e as não submetidas à RNM para a decisão acerca do tratamento local.

No cenário da radioterapia intraoperatória, por exemplo, ou nas pacientes com mamas muito densas ou portadoras de carcinoma lobular da mama, a ressonância vem se consolidando cada vez mais como rotina nos serviços em que está disponível. Entretanto, seria um pouco abusivo considerar seu uso indispensável para todas as pacientes. O estudo mais significativo a esse respeito, o COMICE, falhou em demonstrar um benefício da RNM no sentido de melhorar as taxas de reoperação em pacientes divididas em dois grupos – um que recebeu RNM no pré-operatório e outro que não recebeu. A taxa de reoperação foi semelhante entre os grupos (19%). Entretanto, o editorial do *Lancet*, assinado pela Dra. Elizabeth Morris, que comenta o artigo, conclui que a RNM é um bom método no cenário do planejamento cirúrgico, mas não seria idealmente empregado para todas as pacientes.

Assim, a ressonância estaria bem empregada em caso de suspeita clínica de doença mais extensa do que demonstrado pelos métodos de rotina ou naquelas em que é maior o risco de multicentricidade e bilateralidade, além de envolvimento neoplásico da musculatura peitoral e da parede torácica. Os autores que argumentam contra o uso no pré-operatório questionam a validade desse emprego, uma vez que ainda não foram publicados estudos prospectivos randomizados nesse sentido.

A grande questão que se coloca diz respeito à impossibilidade de realização desse tipo de estudo, uma vez que a validade da ressonância já é reconhecida por alguns grupos. A randomização seria pouco factível, uma vez que já se conhecem cenários que se beneficiam do emprego do método. A literatura lista alguns grupos como principais candidatos a esse tipo de abordagem propedêutica, a saber: pacientes com mamas mamograficamente densas (Figura 3C.5*A* e *B*), aquelas em pré-operatório para radioterapia intraoperatória, pacientes de alto risco, pacientes com discordância no tamanho tumoral/extensão da doença

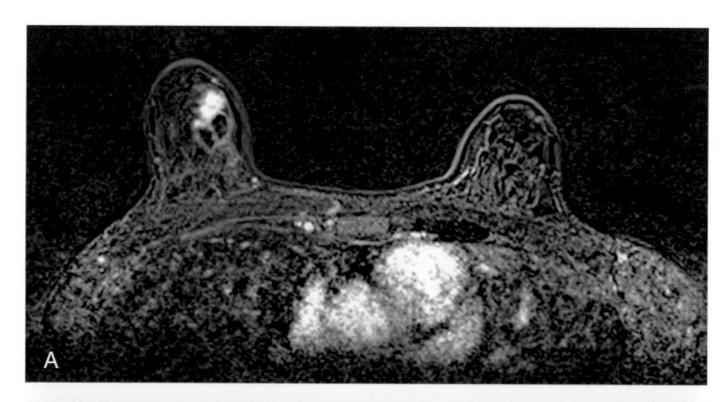

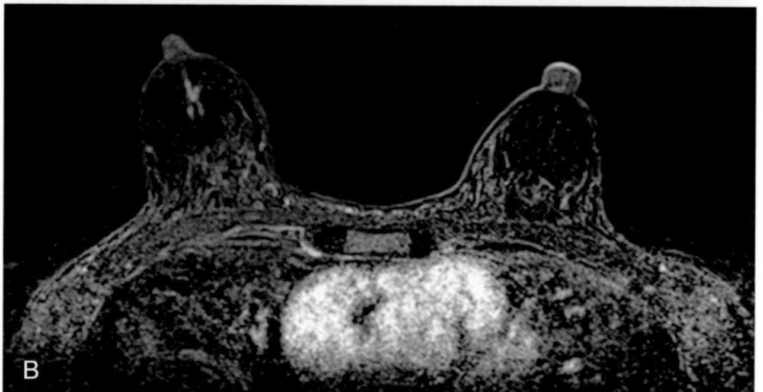

Figura 3C.5A Nódulo irregular na mama direita identificado à palpação e também na mamografia e na ecografia. Primeira imagem pós-contraste, ponderada em T1, com supressão de gordura. Patologia: carcinoma ductal invasor. **B** Realce linear, agrupado, na mama direita, adjacente ao nódulo descrito em **A**, não identificado em outros métodos de imagem, indicou ampliação de ressecção cirúrgica. Primeira imagem pós-contraste, ponderada em T1, com supressão de gordura. Patologia: carcinoma ductal *in situ*.

> 1cm na avaliação mamográfica e ecográfica, pacientes com biópsia percutânea mostrando carcinoma lobular (Figura 3C.6) e pacientes com calcificações de difícil controle na mamografia.

O que se impõe é a seleção de pacientes que se beneficiariam do uso, e isso só será possível com discussões e estudos prospectivos que analisem os grupos separadamente, sem randomização, ainda que a força de validação desse tipo de ensaio clínico seja menor.

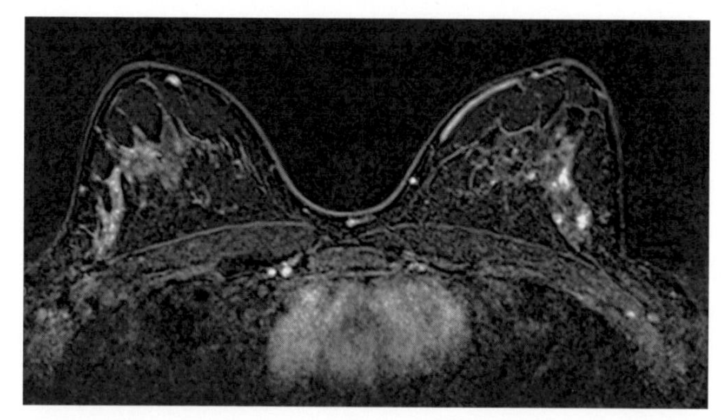

Figura 3C.6 Nódulos irregulares, não circunscritos, na mama esquerda. Primeira imagem pós-contraste, ponderada em T1, com supressão de gordura. Patologia: carcinoma lobular invasor multifocal. RNM solicitada para planejamento cirúrgico.

Um emprego bem estabelecido da RNM das mamas consiste na avaliação de pacientes que foram submetidas a mamoplastia de aumento com colocação de implantes, seja para avaliação da integridade dos implantes, seja para avaliação do parênquima mamário como estudo complementar à mamografia e à ecografia. A avaliação da integridade do implante pode ser feita mediante queixa da paciente ou periodicamente em pacientes assintomáticas. As sociedades de classe no Brasil ainda não se posicionaram em relação à recomendação para intervalo de rastreamento de roturas assintomáticas. A Sociedade Americana de Cirurgia Plástica orienta a realização de RNM 2 anos após a inserção dos implantes e depois a cada 3 anos. Sabe-se que o período médio de validade dos implantes é de 7 anos, e a RNM se impõe como o método mais sensível para identificação das roturas, principalmente as intracapsulares (Figuras 3C.7 e 3C.8).

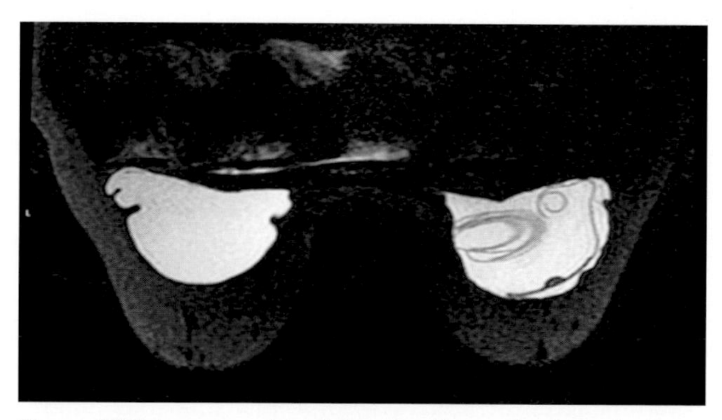

Figura 3C.7 Imagem axial seletiva de silicone, implante de lúmen único, rotura intracapsular à esquerda – sinal do linguine.

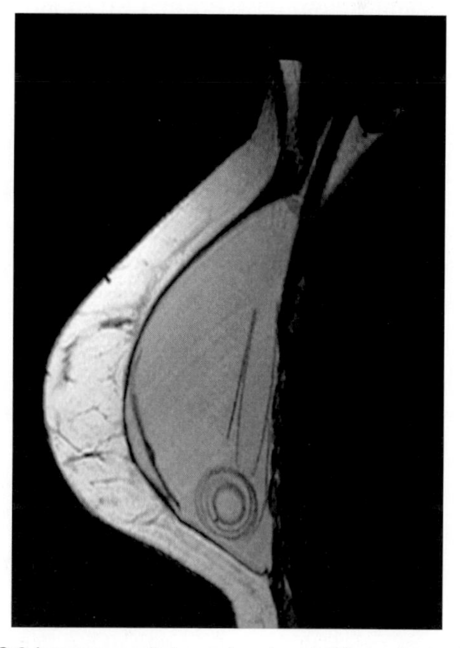

Figura 3C.8 Imagem sagital ponderada em T2, implante de lúmen único, rotura intracapsular – sinal do linguine.

Entretanto, essa prática é questionada por cirurgiões do mundo inteiro, uma vez que não se conhece a morbidade dessas pequenas roturas quando confrontadas com o custo de um rastreamento dessas pequenas alterações em pacientes assintomáticas. A decisão passa, então, a ser individual, entre cirurgião e paciente, considerando as particularidades de cada caso e seu contexto clínico-social. O estudo do tecido fibroglandular por RNM em pacientes com próteses está indicado quando há alguma dúvida ou discordância em exames de rastreamento de câncer de mama realizados em pacientes portadoras desses implantes. A ressonância inclui todo o parênquima e o implante, inclusive a parte posterior e zonas que se tornam cegas à mamografia em razão da presença desses dispositivos.

CONTRAINDICAÇÕES

As contraindicações à RNM das mamas como propedêutica em mastologia são descritas a seguir. Para rastreamento de câncer de mama, a ressonância está contraindicada em pacientes com risco relativo inferior a 15% ao longo da vida, calculado por métodos de cálculo de risco validados. A RNM funciona em uma sala com campo magnético instalado. Assim, pacientes com marca-passo cardíaco e outros dispositivos metálicos e eletrônicos implantados (clipes em aneurisma cerebral, implante coclear, objeto metálico ferromagnético na córnea) não são candidatas à realização do exame em virtude da possibilidade de deslocamento desses clipes e de alteração no funcionamento desses dispositivos implantados.

Em pacientes gestantes, do mesmo modo, os riscos suplantam os benefícios, uma vez que não é conhecida a ação do gadolínio no feto, as mamas estão muito vascularizadas pela ação hormonal e ainda em razão da impossibilidade de decúbito ventral nas pacientes com gestação avançada. Pacientes com alergia conhecida ao gadolínio também não devem fazer o exame contrastado. Cabe ressaltar que essa alergia é identificada em número pequeno de pacientes, variando em torno de 4% na literatura médica. Pacientes com insuficiência renal devem ser submetidas ao exame apenas quando realmente imprescindível, uma vez que o gadolínio é excretado por via renal e necessita que a função renal esteja preservada para ser usado.

Pacientes claustrofóbicas têm dificuldade em realizar o exame por ser executado em sala fechada, às vezes exigindo a entrada da paciente no aparelho. Essa característica pode ser minimizada mediante a realização do exame com a paciente sedada. Por último, a incompatibilidade da paciente com o aparelho, seja pelo peso, seja pelo diâmetro do tórax ou por dificuldade em manter o decúbito ventral, ou ainda pela presença de alguma agitação psicomotora, pode também ser um fator de impedimento de exame.

CONSIDERAÇÕES FINAIS

Em última análise, a RNM das mamas vem se consolidando como método propedêutico importante na mastologia, ressaltando sua importância em cenários específicos, como discutido neste texto. O papel do médico na seleção de pacientes e na indicação do exame é fundamental. Para isso, conhecer as características técnicas e suas indicações, contraindicações e limitações se torna indispensável.

Leitura complementar

American College of Radiology Practice Guidelines 2004.

Aracava MM, Chojniak R, Souza JA, Bitencourt AG, Marques EF. Identification of occult breast lesions detected by magnetic resonance imaging with targeted ultrasound: a prospective study. Eur J Radiol 2014; 83(3):516-9.

Aslan H, Pourbagher A, Colakoglu T. Idiopathic granulomatous mastitis: magnetic resonance imaging findings with diffusion MRI. Acta Radiol 2016; 57(7):796-801.

Badan GM, Piato S, Roveda D, Fleury EFC. Predictive values of BI-RADS magnetic resonance imaging (MRI) in the detection of breast ductal carcinoma in situ (DCIS). Eur J Radiol 2016; 85(10):1701-07.

Barco I, Chabrera C, García-Fernández A et al. Magnetic resonance imaging in the preoperative setting for breast cancer patients with undetected additional disease. Eur J Radiol 2016; 85(10):1786-93.

Brennan ME, McKessar M, Snook K, Burgess I, Spillane AJ. Impact of selective use of breast MRI on surgical decision-making in women with newly diagnosed operable breast cancer. Breast 2017; 32:135-43.

Chan SE, Liao CY, Wang TY et al. The diagnostic utility of preoperative breast magnetic resonance imaging (MRI) and/or intraoperative sub-nipple biopsy in nipple-sparing mastectomy. Eur J Surg Oncol 2017; 43(1):76-84.

Clauser P, Cassano E, De Nicolò A et al. Foci on breast magnetic resonance imaging in high-risk women: cancer or not. Radiol Med 2016; 121(8):611-7.

D'Orsi CI, Sickles EA, Mendelson EB, Morris EA. ACR BI-RADS Atlas, Breast Imaging Reporting and Data System. Reston, VA: American College of Radiology, 2013.

Destounis S. Breast magnetic resonance imaging indications. Top Magn Reson Imaging 2014; 23(6):329-36.

Ehsani S; Strigel RM; Pettke E et al. Screening magnetic resonance imaging recommendations and outcomes in patients at high risk for breast cancer. Breast J 2015; 21(3):246-53.

Haraldsdóttir KH, Jónsson Þ, Halldórsdóttir AB, Tranberg KG, Ásgeirsson KS. Tumor size of invasive breast cancer on magnetic resonance imaging and conventional imaging (mammogram/ultrasound): comparison with pathological size and clinical implications. Scand J Surg 2017; 106(1):68-73.

Holbrook AI, Newell MS. Magnetic Resonance Imaging of the Breast. Clinical Obstetrics & Gynecology 2016; 59(2):394-402.

Holmich LR, Vejborg I, Conrad C, Sletting S, McLaughlin JK. The diagnosis of breast implant rupture: MRI findings compared with findings at explantation. Eur J Radiol 2005; 53(2):213-25.

Houssami N, Turner RM, Morrow M. Meta-analysis of pre-operative magnetic resonance imaging (MRI) and surgical treatment for breast cancer. Breast Cancer Res Treat 2017; 165(2):273-83.

Jochelson MS, Morris EA, Morrow M. Do MRI and mammography reliably identify candidates for breast conservation after neoadjuvant chemotherapy? Ann Surg Oncol 2015; 22(5):1490-5. Epub 2015 Mar 17.

Kanal E, Barkovich JA, Sass N. ACR guidance document for safe MR practices:2007. AJR 2007; 188.

Kim YJ, Kim SH, Choi BG et al. Impact of radiotherapy on background parenchymal enhancement in breast magnetic resonance imaging. Asian Pac J Cancer Prev 2014; 15(7):2939-43.

Knuttel FM, Menezes GL, VanDen Bosch MA, Gilhujis KG, Peters NH. Current clinical indications for magnetic resonance imaging of the breast. J Surg Oncol 2014;110(1):26-31.

Kuhl CK, Mielcareck P, Klaschik S et al. Dynamic breast MR imaging: signal intensity time course data useful for differential diagnosis of enhancing lesions? Radiology 1999; 211(1):101-10.

Kuhl CK. State of art: current status of breast MR imaging – Part I. Radiology 2007; 244(2):356-78.

Kuhl CK. State of art: current status of breast MR imaging – Part II Radiology 2007; 244(2):672-91.

Lehman CD, Gatsonis C, Kuhl CK. MRI evaluation of the contralateral breast in women with recently diagnosed breast cancer, for the ACRIN Trial 6667 investigators grupo. N Engl J Med 2007; 356: 1295-303

McCarthy CM, Pusic AL, Kerrigan CL. Silicone breast implants and magnetic resonance imaging screening for rupture: do U.S. Food and Drug Administration recommendations reflect an evidence-based practice approach to patient care? Plast Reconstr Surg 2008; 121(4):1127-34.

Morris E. Editorial. The Lancet 2010; 375:528-30.

Nadrljanski MM, Milosevic ZC, Plesinac-Karapandzic E, Maksimovic R. MRI in the evaluation of breast cancer patient response to neoadjuvant chemotherapy: predictive factors for breast conservative surgery. Diagn Interv Radiol 2013; 19(6):463-70.

Pilewskie M, Morrow M. Applications for breast magnetic resonance imaging. Surg Oncol Clin N Am 2014; 23(3):431-49. Epub 2015 Apr 18.

Sardanelli F. Overview of the role of pre-operative breast MRI in the absence of evidence on patient outcomes. Breast 2010; 19(1): 3-6.

Saslow D, Boetes C, Burke W et al. American Cancer Society guidelines for breast screening with MRI as an adjunct to mammography. Ca Cancer J Clin 2007; 57(2):75-89.

Schwartz T, Cyr A, Margenthaler J. Screening breast magnetic resonance imaging in women with atypia or lobular carcinoma in situ. J Surg Res 2015; 193(2):519-22.

Scomersi S, Urbani M, Tonutti M, Zanconati F, Bortul M. Role of magnetic resonance imaging in managing selected eomwn with newly diagnosed breast cancer. Breast 2010; 19(2):115-9.

Shah M, Tanna N, Margolies L. Magnetic resonance imaging of breast implants. Top Magn Reson Imaging 2014; 23(6):345-53.

Suzuki C, Jacobsson H, Hatschek T et al. Radiologic Measurements of Tumor Response to Treatment: Practical Approaches and Limitations. Radio Graphics 2008; 28:329-44.

Taif SA. Breast magnetic resonance imaging indications in current practice. Asian Pac J Cancer Prev 2014; 15(2):569-75.

Turnbull L, Brown S, Brown J, Comparative effectiveness of MRI in breast cancer (COMICE) trial: a randomised controlled trial. Lancet 2010; 375:563-71.

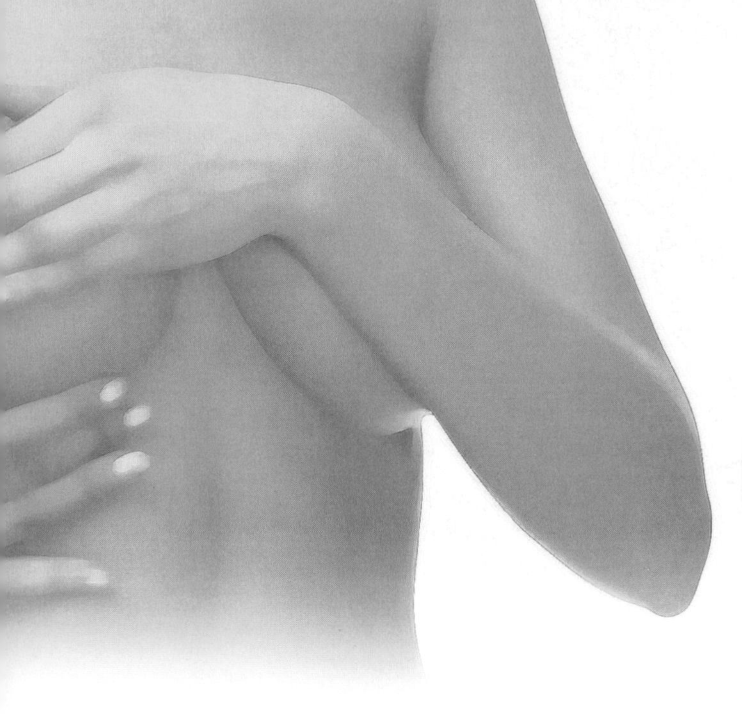

4

Propedêutica Invasiva Mamária – PAAF/Biópsia de Fragmentos

Tereza Cristina Ferreira de Oliveira Carvalho
Adriana Vianna Cançado
Angellica Pereira de Almeida
Carolina Nazareth Valadares
Henrique Lima Couto

INTRODUÇÃO

As lesões mamárias não palpáveis passaram a ser diagnosticadas a partir do uso rotineiro da mamografia e da ultrassonografia. Essas lesões podem ser benignas, malignas ou mesmo artefatos. Para isso é necessária sua diferenciação adequada, uma vez que as lesões classificadas como categoria 4 de BI-RADS (≥ 2 e < 95% de malignidade) e 5 de BI-RADS (> 95% de malignidade) precisam ser biopsiadas, enquanto as benignas podem ser acompanhadas.

As lesões provavelmente benignas – BI-RADS categoria 3 – foram introduzidas com base em estudos prévios que comprovaram risco < 2% de malignidade desse grupo. A conduta preconizada para esse grupo consiste em acompanhamento pelo método de imagem que detectou a lesão. O primeiro controle deve ocorrer 6 meses após o exame inicial, seguido do acompanhamento em 12, 24 e 36 meses. Caso a lesão permaneça inalterada após 3 anos de seguimento, passará a ser classificada como categoria 2. Se, ao contrário, a lesão apresentar modificação de suas características ou aumento de suas dimensões, será reclassificada na categoria 4 e estará indicada a biópsia.

As lesões que preenchem os critérios de classificação como categoria 3, segundo a quinta edição do BI-RADS, são:

- Pequenos grupamentos de calcificações puntiformes com distribuição arredondada (achado mamográfico).
- Nódulos redondos ou ovais, sólidos, não calcificados com margens circunscritas ou obscurecidas.
- Assimetrias focais sem calcificações e sem achados ecográficos significativos.
- Cistos complicados detectados à ecografia.

No entanto, em situações especiais, as lesões classificadas como categoria 3 podem ser biopsiadas, como em caso de:

- Passado de carcinoma mamário.
- Paciente de alto risco para câncer de mama.
- Desejo de gravidez.
- Paciente que será submetida à mamoplastia de aumento ou redução.
- Acompanhamento inviável.
- Desejo da paciente.
- Solicitação do médico assistente.

Os procedimentos diagnósticos invasivos mais utilizados na mama são a punção aspirativa por agulha fina (PAAF), as biópsias percutâneas de fragmentos com pistola automática (*core biopsy*) ou a biópsia a vácuo ("mamotomia"). Todos os procedimentos podem ser guiados por mamografia, ultrassonografia (USG) ou ressonância nuclear magnética (RNM). Cabe ao radiologista definir o procedimento mais adequado a cada caso. A preferência, em geral, é pelo método em que a lesão é mais bem identificada, mais confortável, rápido e seguro para a paciente. Por preencher esses critérios, a USG é o método de escolha na maioria dos casos.

Quando a opção é pela mamografia, os procedimentos podem ser realizados de duas maneiras: pelo método biplanar (feito de modo manual) ou pela estereotaxia, na qual o computador vai determinar as coordenadas para introdução da agulha. A biópsia por RNM é utilizada apenas quando a lesão só foi evidenciada por esse método, por ser um procedimento de alto custo e alta complexidade.

Antes de ser iniciado qualquer procedimento invasivo, é essencial a avaliação de todos os exames prévios. Incidências adicionais podem ser realizadas para diferenciar lesão verdadeira de uma sobreposição de tecidos à mamografia. É necessária a reavaliação ecográfica para confirmação da existência da lesão e planejamento do melhor acesso. Caso não se identifique a lesão que deveria ser biopsiada, por não se tratar de uma lesão verdadeira, sempre que possível o médico deverá ser contactado e um relatório por escrito entregue à paciente (Figura 4.1). Lesões não encontradas no momento da biópsia devem ser revistas em 6 meses para confirmação de sua inexistência.

É necessário o preenchimento de um consentimento pós-informado, assinado pela paciente, contendo a descrição do procedimento e suas principais complicações. Convém mencionar também a necessidade de repetição do procedimento caso o material obtido seja inadequado, subestimado ou discordante em relação aos achados de imagem ou da clínica.

MÉTODOS INVASIVOS

Punção aspirativa por agulha fina (PAAF)

Por meio da PAAF são obtidas células para análise citológica, utilizando agulhas de até 1mm de diâmetro. O procedimento pode ser realizado tanto em casos de lesões palpáveis como de não palpáveis. Trata-se de um método pouco invasivo com altas sensibilidade e especificidade para o diagnóstico de câncer. Em caso de lesões palpáveis pode ser realizada no próprio consultório e no de lesões não palpáveis pode ser guiada por USG.

Para a realização de PAAF são usadas agulhas com diâmetro externo de até 1mm e comprimento de 2,5 ou 3,0cm. A agulha acoplada à seringa é introduzida em direção à área a ser puncionada, não sendo necessária anestesia local. Caso seja necessária a utilização de agulhas mais calibrosas, como para punção de abscessos, é realizado um pequeno botão anestésico. Assim que a agulha penetra na lesão, o êmbolo da seringa é puxado para obter pressão negativa. A agulha deve ser movida

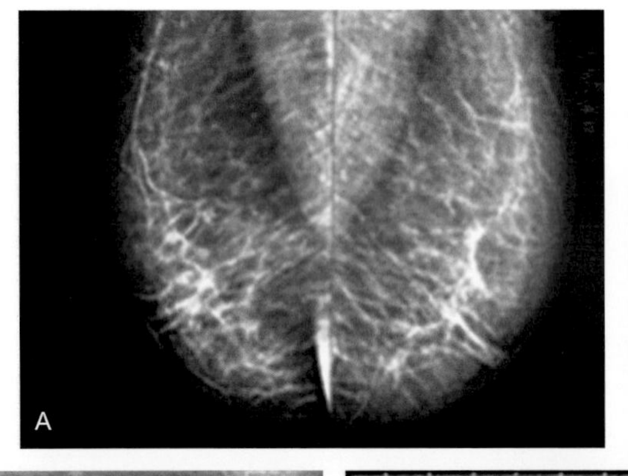

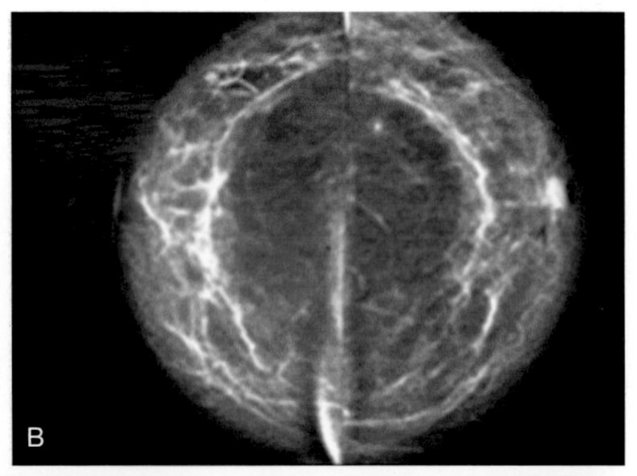

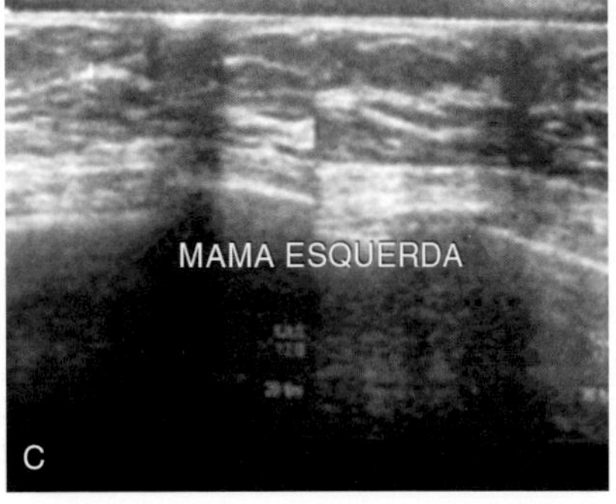

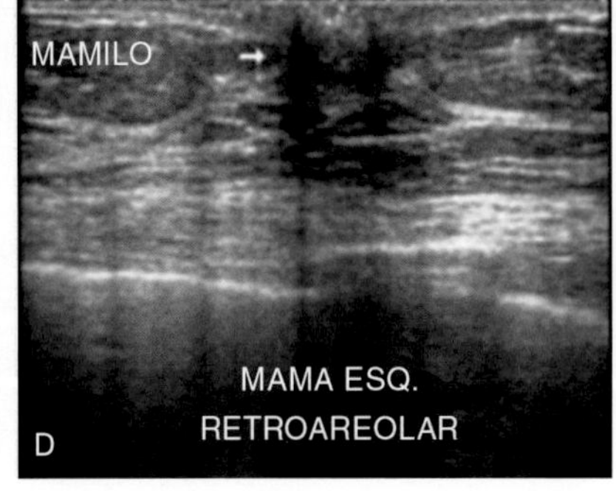

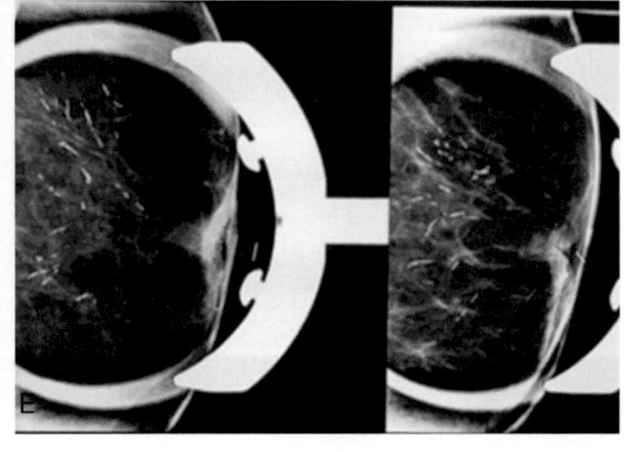

Figura 4.1 Paciente encaminhada para *core biopsy* em virtude de assimetria retroareolar em mama esquerda evidenciada à mamografia (**A** e **B**) e correspondendo à área heterogênea à ecografia (**C**). Revisão ecográfica da área retroareolar de mama esquerda não evidenciou o nódulo relatado (**D**). Colocado marcador metálico no mamilo e realizada compressão seletiva com o mamilo perfilado em CC e perfil, que mostrou que a lesão descrita à mamografia e à USG prévias correspondia ao mamilo invertido (**E**).

para a frente e para trás, com movimentos "em leque", em diferentes sentidos dentro da lesão, mantendo a pressão negativa para se obter o material para o diagnóstico. A presença de pequena quantidade de secreção na agulha é indicativa de material suficiente para a confecção de um esfregaço. Solta-se então o êmbolo para desfazer a pressão negativa, evitando que o material aspirado vá para dentro da seringa e seja perdida parte do material coletado. O esfregaço é confeccionado expelindo-se o conteúdo da luz da agulha sobre a lâmina de vidro rapidamente, evitando o ressecamento do material. Existem dispositivos criados para se adaptarem à seringa, facilitando a manutenção do vácuo, porém não há diferença significativa no número de aspirados insuficientes com seu uso quando comparado à técnica manual.

Outra técnica que pode ser utilizada é a por capilaridade, segundo a qual uma agulha fina, empunhada diretamente com os dedos polegar e indicador, é introduzida no tumor, realizando movimentos de vaivém. Quando se observa a presença de material no lúmen da agulha, esta é removida da lesão e conectada a uma seringa, expelindo o material sobre uma lâmina de vidro para a confecção do esfregaço.

A principal limitação da PAAF é a inadequação da amostra, o que acontece em número significativo de casos (o ideal é que fique em torno de 20%). Um esfregaço pode ser considerado insuficiente por vários motivos, como material acelular ou paucicelular, problemas no esfregaço, na fixação ou na coloração das lâminas, material hemorrágico ou necrótico, experiência do examinador, entre outros. Às vezes, as características da lesão, como carcinomas lobulares, alterações funcionais e tumores muito pequenos ou muito grandes e lesões fibrosas ou calcificadas, resultam em material insuficiente ou em falso-negativo. A experiência do examinador e a punção realizada por citologista podem diminuir a coleta insuficiente de material. Nos casos em que o resultado da citologia difere do obtido pelos métodos de imagem ou na presença de esfregaços suspeitos, deve-se prosseguir com a propedêutica, repetindo a PAAF ou realizando biópsias percutâneas.

A decisão terapêutica só deve ser fundamentada na PAAF cujo resultado foi positivo para malignidade nos centros com grande experiência com o método e com taxa mínima de falso-positivo. Na quinta edição do BI-RADS, a histologia é recomendada nas categorias 4 e 5 para confirmação da citologia, a qual não possibilita a diferenciação entre tumores *in situ* e tumores invasivos.

As complicações da PAAF são raras, dentre as quais os hematomas são as mais frequentes. Podem ocorrer também infecções, lipotimias e pneumotórax.

As principais indicações da PAAF são:

- **Cistos simples:** são frequentes e facilmente caracterizados pela USG, podendo aumentar ou diminuir de tamanho de acordo com a período menstrual e sendo classificados como BI-RADS categoria 2. Sua aspiração não é necessária para fins diagnósticos. A punção de alívio está indicada em caso de dor ou hipersensibilidade à palpação para aliviar a ansiedade da paciente ou ainda quando os cistos comprometem a estética da mama. O procedimento pode ser feito no consultório, nos casos em que os cistos são palpáveis, ou por meio da USG, em casos de cistos não palpáveis ou localizados profundamente no tecido mamário.
- **Cistos complicados:** também são chamados de cistos de conteúdo espesso por apresentarem debris de permeio. Na presença de debris móveis ou quando se observa um nível líquido, os cistos podem ser classificados como categoria 2, dispensando a punção-biópsia. No entanto, se os debris forem homogêneos e hipoecoicos, é difícil distingui-los dos nódulos sólidos. Nesses casos, quando múltiplos, podem ser classificados como categoria 2 ou, quando únicos, como categoria 3. Caso aumentem de tamanho ou apresentem alguma característica suspeita no acompanhamento, deverá ser considerada a biópsia. Muitas vezes, a única maneira de diferenciar um cisto complicado de um nódulo sólido é mediante a realização de punção-biópsia. Para tanto, pode ser necessária a realização de botão anestésico para introdução de uma agulha mais calibrosa (como 40 × 12G), já que a agulha fina usada habitualmente não consegue aspirar materiais mais espessos, que podem obstruí-la.
- **Cistos complexos (sólidos/císticos):** esses cistos apresentam nódulos murais, septos internos espessados ou paredes irregulares e/ou espessadas e são classificados como BI-RADS categoria 4. A PAAF não é adequada nesse tipo de lesão. Se for realizada apenas a aspiração da parte cística, a citologia pode ser falso-negativa, mesmo em casos de carcinoma intracístico. Assim, é necessária a biópsia da parte sólida da lesão, que pode ser feita por *core biopsy*, mamotomia ou exérese cirúrgica da lesão.
- **Galactoceles:** são ductos terminais dilatados preenchidos com leite e revestidos pela dupla camada normal de epitélio e miotélio da mama. Em geral, surgem após a interrupção da lactação, porém, às vezes,

podem aparecer também durante a lactação ou até mesmo no terceiro trimestre da gestação. O aspecto pode variar com o estágio de desenvolvimento e a localização. A fase aguda caracteriza-se pela presença de leite fresco que é praticamente anecoico, apresentando-se como cistos simples uni ou multiloculados. À medida que envelhecem, as lesões tendem a tornar-se mais ecogênicas e com conteúdo heterogêneo, devendo ser diferenciadas de cistos complexos.

- **Abscessos:** a USG é importante tanto no diagnóstico como no tratamento. Para esvaziamento dos abscessos são usadas agulhas mais calibrosas, após anestesia local. O aspirado obtido pode ser avaliado por Gram e cultura. Caso o abscesso esteja maduro, ou seja, se apresente liquefeito, é passível de aspiração completa e tratamento com antibióticos. Entretanto, abscessos nas fases iniciais apresentam fragmentos sólidos e várias loculações, o que impede a aspiração adequada. Nesses casos, além da antibioticoterapia, pode ser necessária a colocação de dreno ou drenagem cirúrgica, dependendo do caso.
- **Seroma:** é uma coleção líquida dentro da mama, a maioria resultante de procedimentos invasivos, como colocação de implantes e biópsias percutâneas ou cirúrgicas. A aspiração é utilizada para alívio dos sintomas.
- **Nódulo sólido:** a PAAF é utilizada preferencialmente em pacientes jovens com lesões sólidas, circunscritas, em que se espera a confirmação de um resultado benigno do tipo fibroadenoma, ou ainda em lesões nas quais, por limitação técnica, a biópsia de fragmentos não possa ser realizada e nos casos em que a PAAF é o único método disponível.
- **Linfonodos:** a USG axilar deve ser incluída no estadiamento pré-operatório de todas as pacientes com câncer de mama invasivo. São consideradas alterações morfológicas suspeitas de acometimento linfonodal:
  - Espessamento cortical > 3mm com hilo central (indeterminado).
  - Espessamento assimétrico da cortical com hilo excêntrico (suspeito).
  - Ausência de hilo ecogênico central (suspeito).
  - Linfonodos hipoecogênicos com margens irregulares ou coalescentes, com calcificações e/ou áreas císticas (suspeito).

Nota-se que a espessura cortical usada como ponto de corte para predição de doença metastática varia bastante na literatura, assim como a sensibilidade e a especificidade do exame em função do valor escolhido. Diante disso, alguns autores optam por utilizar a relação córtex/hilo em vez do valor absoluto do córtex; nesse caso, o espessamento cortical está presente quando a espessura máxima do córtex é igual ou maior que a espessura do hilo gorduroso (Quadro 4.1). A vascularização estudada pelo Doppler apresenta-se normal quando na região hilar há a presença de vaso único ou sinais dispersos no centro deste e alterada quando aparecem vasos periféricos lineares.

Em achados ecográficos sugestivos de malignidade ou indeterminados, a PAAF ou a *core biopsy* fornecem diagnósticos mais acurados. A PAAF guiada por ultrassom em casos de linfonodos indeterminados ou suspeitos é simples e minimamente invasiva. A sensibilidade observada por Krishnamurthy e cols. foi de 86,4% com especificidade de 100% e acurácia diagnóstica de 79%.

A *core biopsy* de linfonodos axilares garante alta acurácia sem complicações significativas. Além das agulhas automáticas, para maior segurança podem ser utilizadas agulhas semiautomáticas, sendo importantes o conhecimento da anatomia e a habilidade em sua realização (Figura 4.2).

Core biopsy (biópsia de fragmentos ou punção por agulha grossa)

A biópsia percutânea por agulha grossa com pistola *trucut* se utiliza de um dispositivo automático para obtenção de material histológico, contendo um conjunto de duas agulhas, sendo uma interna, que avança no tecido para obter um fragmento. Esse procedimento pode ser guiado tanto por USG como por mamografia. Na mamografia, o equipamento deve estar acoplado a um computador que calcula a localização precisa da lesão, sendo o método conhecido como estereotaxia.

A *core biopsy* é um procedimento ambulatorial de baixo custo que torna possível determinar invasão, estadiar o tumor e analisar o painel histoquímico. Suas limitações são: punções próximas ao tórax, axila, próteses e nódulos com menos de 1cm.

O procedimento é realizado nos moldes de uma pequena cirurgia, utilizando anestesia local e uma pequena incisão na pele quando se utilizam agulhas não cortantes. Na USG costumam ser usadas agulhas de 14G justapostas ao nódulo. O disparo é realizado com avanço médio de 1,5cm. A agulha interna penetra na lesão e obtém um fragmento. É importante documentar a agulha nos cortes transversal e longitudinal após o disparo, certificando-se de que a amostra obtida é realmente da lesão. A agulha é retirada da mama e o fragmento é colocado imediatamente em formol. São retirados, em média, cerca de cinco fragmentos em casos de nódulos e cerca de dez nos casos de calcificações (Figura 4.3).

Quadro 4.1 Morfologia de linfonodos axilares

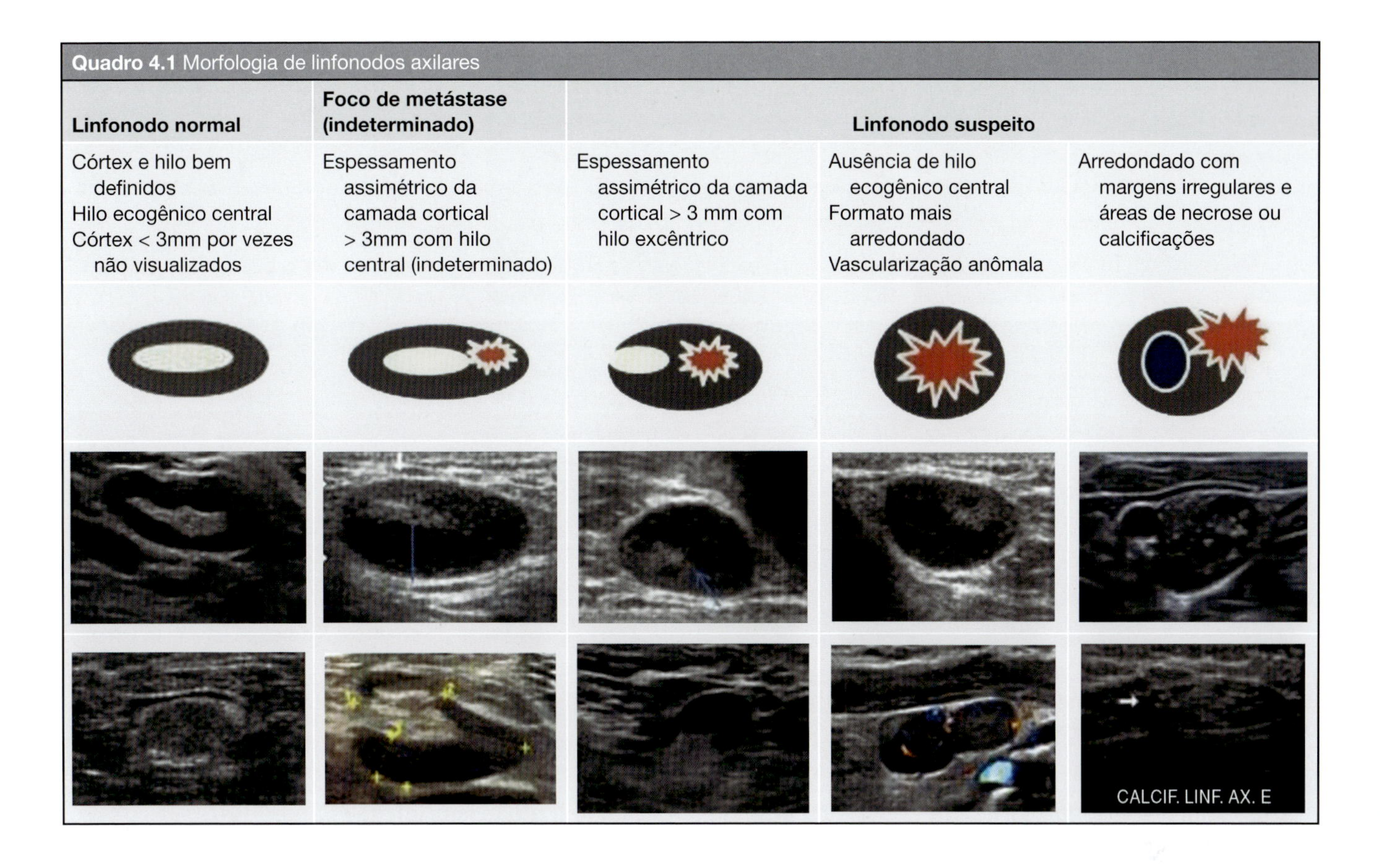

Linfonodo normal	Foco de metástase (indeterminado)	Linfonodo suspeito		
Córtex e hilo bem definidos Hilo ecogênico central Córtex < 3mm por vezes não visualizados	Espessamento assimétrico da camada cortical > 3mm com hilo central (indeterminado)	Espessamento assimétrico da camada cortical > 3 mm com hilo excêntrico	Ausência de hilo ecogênico central Formato mais arredondado Vascularização anômala	Arredondado com margens irregulares e áreas de necrose ou calcificações

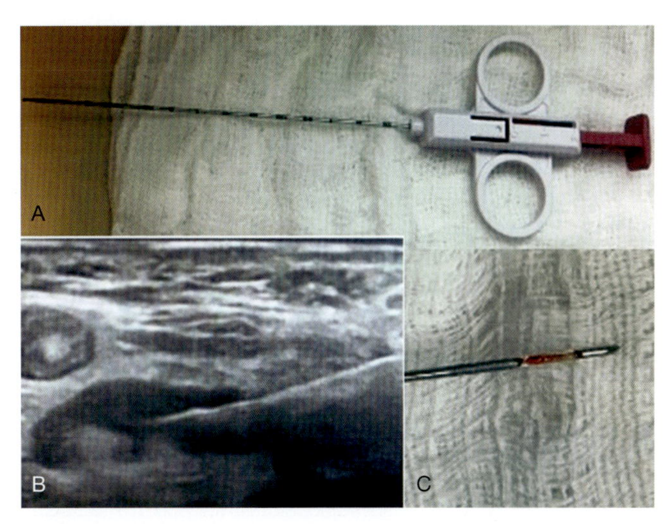

Figura 4.2 *Core biopsy* de linfonodo atípico em axila esquerda. Procedimento realizado com agulha semiautomática descartável (18G). **A** Agulha. **B** Agulha posicionada dentro de linfonodo à USG. **C** Fragmento obtido. (Anatomia patológica: câncer metastático de pulmão.)

Suas principais indicações são: substituição da biópsia cirúrgica, PAAF insuficiente ou suspeita, confirmação histológica de resultados malignos à citologia e como primeira escolha em nódulos das categorias 4 e 5. Uma grande vantagem desse tipo de biópsia é que a quantidade de material obtida é facilmente identificada a olho nu, sendo frequentemente suficiente para o diagnóstico. Comparadas à biópsia a céu aberto, a *core biopsy* e/ou a biópsia a vácuo apresentaram resultado similar com menos de 1% de complicações.

As complicações são raras. Equimoses ou hematomas são as mais frequentes, podendo, às vezes, ser evitadas com o conhecimento prévio da presença de distúrbios de coagulação ou o uso de alguns anticoagulantes. Após o procedimento, podem ser realizadas compressão local e compressas com gelo para prevenção de hematomas. Estudos recentes não recomendam a suspensão do ácido acetilsalicílico (AAS) ou de anti-inflamatórios nas biópsias percutâneas mamárias por considerá-las procedimentos com risco baixo de sangramento. No entanto, a associação do AAS ao dipiridamol tem seu efeito potencializado, devendo ser suspensa 2 dias antes e retomada imediatamente após o procedimento. Já a nova geração de agentes antitrombogênicos não conta com testes laboratoriais que possam monitorizá-los nem, muitas vezes, com drogas que possam reverter seus efeitos. Para cada anticoagulante há uma recomendação específica, e sua suspensão deve ser discutida com o cardiologista da paciente.

A possibilidade de semeadura neoplásica no trajeto da agulha parece ser uma preocupação apenas teórica, uma vez que estudos bem conduzidos não confirmam esse dado.

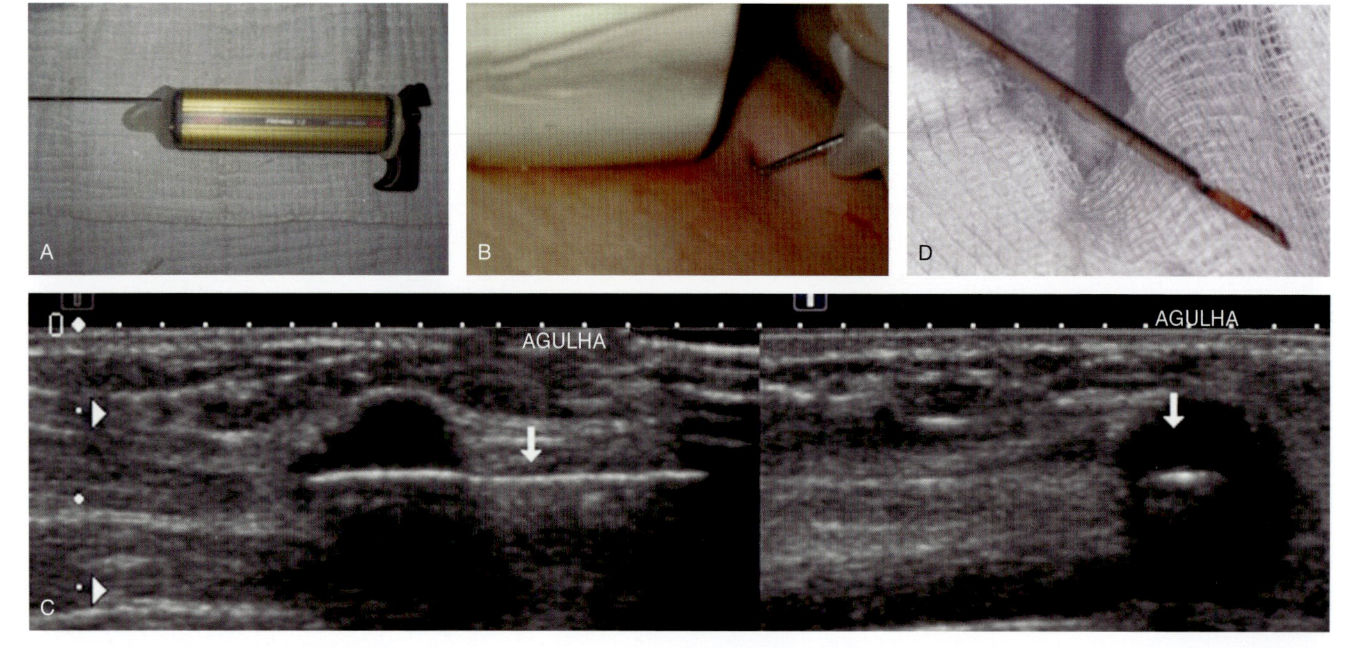

Figura 4.3A Pistola de *core biopsy*. **B** Posicionamento da agulha sob visão ecográfica. **C** Disparo realizado por *core biopsy* dentro de nódulo guiado por USG. Agulha vista nos cortes transversal e longitudinal após disparo, certificando-se de que a amostra é realmente do nódulo. **D** Fragmento obtido pelo procedimento.

Um resultado maligno torna possível a indicação da conduta definitiva. Resultados benignos concordantes com a clínica e com os exames radiológicos deverão ser controlados em 6 meses. Já os resultados benignos discordantes dos métodos de imagem ou da clínica deverão ser investigados por propedêutica complementar.

Para melhorar a acurácia do procedimento durante a coleta, devem ser considerados os aspectos a seguir: acerto preciso do nódulo-alvo, evitar áreas de necrose e áreas líquidas, retirar fragmentos de diferentes locais dentro e nas margens do nódulo, fixar imediatamente os fragmentos para evitar ressecamentos, radiografar os espécimes e separar aqueles com calcificações em frascos diferentes ou marcá-los com nanquim. Informações detalhadas a respeito da clínica e dos achados de imagem devem acompanhar o material.

O painel imuno-histoquímico pode ser realizado no material de *core biopsy*, sendo muito útil quando se vai realizar quimioterapia neoadjuvante por ser, às vezes, o único material disponível. Fragmentos bem fixados e sem artefatos de esmagamento têm boa correlação com material da peça cirúrgica para avaliação de receptores hormonais, índice proliferativo e imunoexpressão de Herb-2.

Biópsia percutânea de fragmentos a vácuo (mamotomia)

A biópsia percutânea a vácuo de lesões da mama (mamotomia) é um procedimento minimamente invasivo e que foi descrito pela primeira vez por Burbank e cols. em 1996. O primeiro mamótomo foi aprovado pelo Food and Drug Administration (FDA) em 2004. Desde então, várias pistolas com diferentes mecanismos de aspiração a vácuo e tecnologias vêm sendo desenvolvidas e comercializadas em todo o mundo.

A biópsia a vácuo (BAV) visa à obtenção de material histológico de lesões mamárias e pode ser considerada um procedimento diagnóstico ou terapêutico, dependendo da lesão.

A BAV é considerada um procedimento ambulatorial realizado sob anestesia local. O diâmetro das agulhas acopladas ao dispositivo varia de 8 a 14G. O procedimento pode ser guiado por USG, estereotaxia ou RNM (Figura 4.4). Idealmente, um clipe metálico deve ser posicionado no leito da ressecção pós-procedimento para futura identificação, caso seja necessária a ampliação cirúrgica. Em geral, é bem tolerado pelas pacientes, havendo poucos relatos de dor em estudos direcionados e alta satisfação em relação aos resultados cosméticos.

A biópsia percutânea assistida a vácuo difere da biópsia com pistola automática em virtude do maior volume de tecido coletado na amostra e por permitir que os fragmentos retirados sejam contíguos (Figura 4.5). Essa situação é mais confiável e segura para o patologista que realizará a avaliação histológica da peça.

A BAV mostra-se superior à *core biopsy* nos casos de nódulos com dimensões de até 10mm. Nos casos de

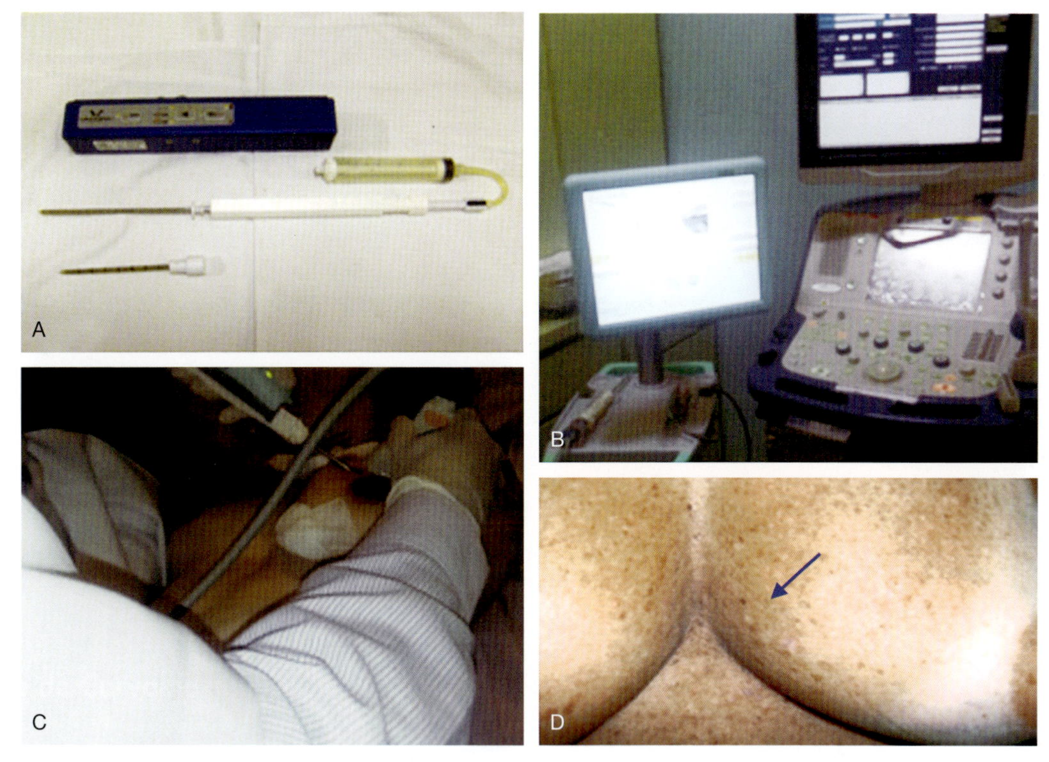

Figura 4.4A Aparelho de biópsia a vácuo, agulha, *probe* e trocarte. **B** Conjunto USG e monitor do aparelho de biópsia a vácuo. **C** Biópsia a vácuo guiada por USG. **D** Cicatriz após biopsia a vácuo.

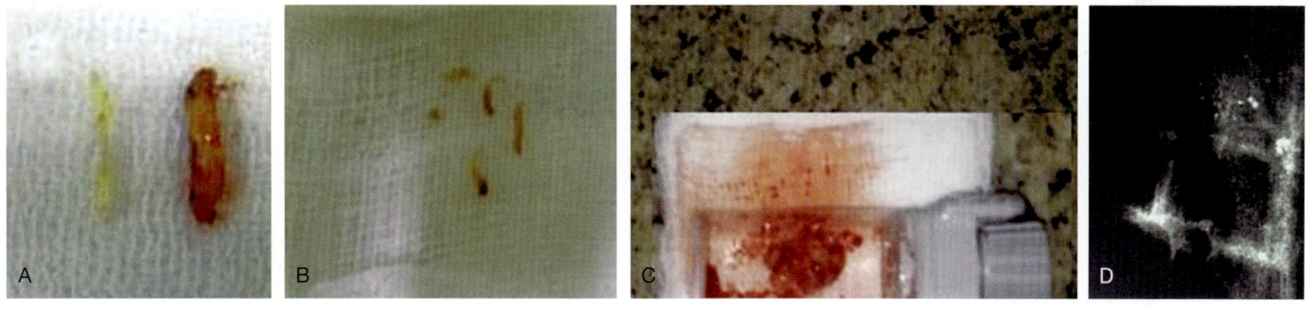

Figura 4.5A Comparação entre peça de biópsia de fragmento e BAV. **B** Fragmentos resultantes de *core biopsy*. **C** Fragmentos resultantes de mamotomia. **D** Microcalcificações agrupadas, fragmentos obtidos por mamotomia guiada por estereotaxia.

nódulos e demais lesões > 10mm, em que a *core biopsy* não foi conclusiva ou elucidativa, a mamotomia está indicada com o objetivo de evitar biópsias cirúrgicas desnecessárias.

Em casos de malignidade, a BAV fornece um diagnóstico preciso na ampla maioria das vezes, possibilitando uma abordagem cirúrgica única e evitando o sofrimento e o desconforto de cirurgias sucessivas.

A BAV guiada por estereotaxia é o método de eleição para as calcificações agrupadas, uma vez que a *core biopsy* não é considerada um método eficaz nesses casos em virtude de sua baixa sensibilidade (< 50%).

Os efeitos adversos relatados para mamotomia são os mesmos descritos para *core biopsy*. Eventualmente, podem ocorrer hematomas, sangramentos, dor, reflexo vasovagal (mais comum quando o procedimento é realizado com a paciente em posição ortostática ou sentada), pneumotórax e infecção no orifício de inserção da cânula. A taxa de hematoma parece ser um pouco maior na BAV do que na *core biopsy* (grau de evidência baixo). Complicações mais graves que necessitam de intervenção ocorrem em menos de 1% dos casos.

Uma metanálise publicada em 2014 realizou uma comparação entre complicações de biópsias a vácuo, pistolas automáticas e cirurgias abertas e os métodos apresentaram sensibilidade e especificidade estatisticamente semelhantes para diagnóstico de neoplasia maligna (> 90%). De maneira geral, a cirurgia aberta apresentou maiores taxas de complicações, quando comparada aos demais métodos (Quadro 4.1) .

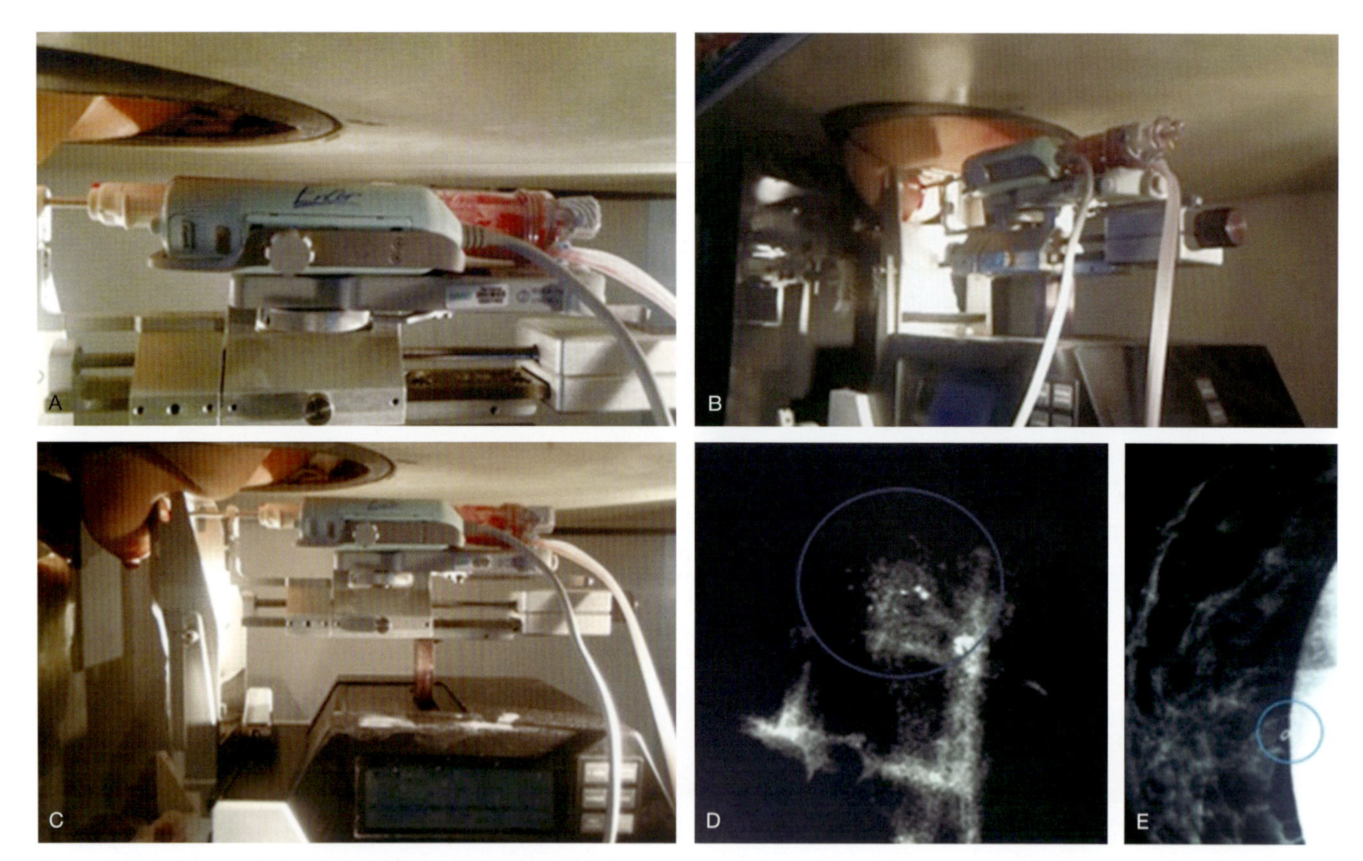

Figura 4.6A a **C** Mesa dedicada acoplada ao dispositivo de BAV. **D** Fragmento contendo calcificações obtido pela BAV guiada por estereotaxia. **E** Clipe metálico aplicado após a retirada de calcificações.

Quadro 4.1 Comparação de complicações entre procedimentos

	Mamotomia e *core biopsy*	Cirurgia aberta
Reflexo vasovagal	<5%	10,2% (durante marcação pré-cirúrgica com fio metálico)
Hematoma	<9%	2% a 10%
Sangramento	5%	Dado não fornecido
Infecção	<1%	3,8% a 6,3%
Abscesso	0%	2,1%
Necessidade de repetir procedimento	2%	4%

Manejo das principais lesões mamárias

- **Fibroadenoma:** o potencial maligno dos fibroadenomas é baixo; portanto, não há necessidade de tratamento oncológico de lesões confirmadas histologicamente. Algumas lesões podem apresentar crescimento progressivo e/ou causar desconforto e insegurança nas pacientes, sendo indicada sua exérese. A ressecção cirúrgica é bastante eficaz, mas deixa cicatrizes por vezes com resultado estético insatisfatório. Dois tipos de tratamento percutâneo foram descritos e apresentam resultados estéticos satisfatórios e eficácia nas lesões: BAV e crioablação, ambos procedimentos ecoguiados. São considerados seguros, com relatos na literatura de desaparecimento completo da lesão palpável e da imagem ultrassonográfica em até 98% dos casos 6 meses após o procedimento e recorrência menor que 3%.
- **Cistos complexos:** é controverso o manejo dos cistos complexos, os quais são classificados como categoria 4 de BI-RADS e têm na exérese cirúrgica o tratamento definitivo. Muitos estudos defendem a BAV ecoguiada para diagnóstico e remoção completa dessas lesões. Se confirmada lesão benigna sem atipias, como papiloma intraductal, é aceitável apenas o acompanhamento imaginológico, sem necessidade de ressecção cirúrgica complementar do leito cirúrgico. Um estudo canadense publicado em 2017 realizou BAV ecoguiada para diagnóstico e tratamento de lesões benignas sem atipia em 131 pacientes e não evidenciou nenhuma recidiva no leito do procedimento durante um seguimento médio de 34,9 meses. Cada caso deve ser individualizado, levando-se em consideração a correlação clínica, imaginológica e patológica do caso. Devem ser considerados o tamanho da

lesão, a história familiar, a idade, o tipo de imagem e o resultado anatomopatológico.

- **Papiloma intraductal:** consiste em uma lesão benigna da mama que necessita de confirmação histológica em razão do diagnóstico diferencial e da possível associação a neoplasia. A BAV pode ser empregada com segurança nas lesões que sugerem papiloma intraductal. Quando houver confirmação histológica de papiloma intraductal sem atipias, pode ser suficiente o controle clínico e imaginológico rigoroso. Nos casos com atipias, a ampliação cirúrgica deve ser realizada para diagnóstico e tratamento. Kibil e cols. realizaram 2.246 BAV guiadas por USG ou estereotaxia no período de 2000 a 2011. Houve confirmação diagnóstica de papiloma intraductal em 76 pacientes (3,4%). Desses casos, 60 (79%) correspondiam a papiloma intraductal sem atipias, e nenhuma abordagem cirúrgica adicional foi realizada. Não houve relato de recorrência em uma média de 5 anos de acompanhamento rigoroso. Em 21% dos casos, 16 mulheres foram submetidas às cirurgias abertas em virtude do achado de atipias na histologia e três carcinomas foram evidenciados nessas peças.
- **Cicatriz radial (lesão esclerosante complexa):** essa lesão pode ser identificada incidentalmente em análise anatomopatológica de *core biopsy* ou ser achado suspeito em mamografia (massa espiculada que simula carcinoma). Alguns estudos defendem tratar-se de uma lesão precursora de malignidade, ao passo que outros estudos a classificam como lesão marcadora de risco. A associação à malignidade varia de 0% a 25%, com a maioria dos autores defendendo um risco mediano de 10% de malignidade. A maioria dessas lesões deve ser excisada cirurgicamente, mas aquelas pequenas, detectadas por métodos de imagem, completamente removidas por BAV poderiam ser acompanhadas com exames de imagem a curtos intervalos de tempo.
- **Hiperplasia ductal atípica (HDA):** a excisão cirúrgica dessas lesões geralmente é recomendada quando não se trata de um achado incidental ou não foram retiradas por completo. Nessa situação, é considerável o risco de subdiagnóstico. Quando a lesão for pequena, completamente retirada por BAV (com desaparecimento à mamografia e à USG pós-procedimento) e houver concordância entre os métodos de imagem e o resultado anatomopatológico, a paciente poderá ser acompanhada periodicamente.
- **Calcificações:** quando classificadas como categoria 4 ou 5 de BI-RADS, devem ser biopsiadas para diagnóstico definitivo. Como descrito previamente, a BAV guiada por estereotaxia é o método de eleição para as calcificações agrupadas. Quanto à relação custo-efetividade, o custo de uma BAV para diagnóstico em calcificações é menor do que o da ressecção da lesão em centro cirúrgico pós-marcação estereotáxica com fio metálico. Um clipe metálico deve ser sempre posicionado no leito do procedimento para posterior identificação da posição da lesão para ampliação de margem, caso seja confirmado o diagnóstico de malignidade.
- **Tumor filoides:** trata-se de uma neoplasia fibroepitelial. O tratamento consiste em ressecção cirúrgica com margens livres (geralmente de 1cm). O diagnóstico pode ser realizado por *core biopsy* ou BAV, mas o tratamento cirúrgico está sempre indicado.
- **Câncer de mama:** o papel da mamotomia nas lesões neoplásicas da mama, carcinomas *in situ* e invasores, consiste em firmar o diagnóstico histológico. O tratamento local dessas lesões inclui ressecção cirúrgica com margens livres e posterior radioterapia, quando indicada. Clipes metálicos devem ser posicionados na loja após o procedimento a vácuo para facilitar a identificação para posterior ressecção caso o diagnóstico se confirme ou seja duvidoso para o patologista. De acordo com o último consenso de procedimentos percutâneos da mama, publicado pela American Society of Breast Surgeons em 2017, procedimentos percutâneos da mama (BAV, crioablação e ablação) para tratamento do câncer de mama são técnicas experimentais, ainda não aprovadas pelo FDA, que devem ser realizadas apenas em grandes centros de pesquisa com finalidade acadêmica (Quadros 4.2 e 4.3).

Marcação pré-cirúrgica de lesão mamária

A marcação pré-cirúrgica de lesão mamária é realizada em lesões não palpáveis para orientar o cirurgião na exérese de lesões mamárias, podendo ser feita por USG, mamografia ou ainda RNM. Sempre que a lesão for evidenciada pela USG, esta será o método de escolha em razão do custo baixo, da acessibilidade, da possibilidade de realização em tempo real e por ser mais confortável para a paciente. Os marcadores utilizados são injeção de carvão vegetal (pouco utilizada em nosso meio), os fios metálicos e o *Radioguided Occult Lesions Localization* (ROLL).

Antes de iniciado o procedimento, é realizada a revisão das mamografias prévias, acompanhadas de compressões localizadas, ampliação e/ou USG, quando necessária. Essa conduta possiblita, por vezes, o esclarecimento do caso, evitando biópsias desnecessárias.

Quadro 4.2 Comparação entre os métodos diagnósticos

	PAAF	*Core biopsy*	Mamotomia
Tipo de material e suas características	Estudo citológico Capaz de diferenciar lesão maligna de benigna, mas não consegue determinar invasão Avaliação de lesões sólidas e císticas	Estudo histológico Possibilita imuno-histoquímica Fragmentos pequenos Possibilita determinar invasão Avaliação de lesões sólidas	Estudo histológico Possibilita imuno-histoquímica Fragmentos grandes, maior índice de diagnóstico conclusivo Possibilita determinar invasão Avaliação de lesões sólidas, mistas e aspiração de líquidos
Características do método	Pode ser realizada em consultório Menos invasiva e mais rápida Operador-dependente e depende de citopatologista treinado Falso-positivo deve ser < 1% Útil em punção de linfonodos e punções de alívio	Mecanismo de disparo A agulha é inserida várias vezes Útil em quase todo tipo de lesão Uso limitado à USG em lesões < 1cm, lesões próximas a tórax, axilas e próteses Não conclusiva em: lesões papilíferas, cicatriz radial Pode subestimar diagnósticos de CDIS e carcinoma invasor	Mecanismo de sucção a vácuo Inserção única Pode retirar lesão por inteiro – deixar clipe metálico para orientar seguimento de lesão benigna e tratamento de lesão maligna Excelente para avaliação de calcificações Superior à *core biopsy* em lesões < 1cm e naquelas de difícil diagnóstico – lesões papilíferas – cicatriz radial Menor índice de subestimativa de diagnóstico de CDIS e carcinoma invasor

Quadro 4.3 Comparação da quantidade de material obtido por método – imagens gentilmente cedidas pelo Dr. David Campos Wanderley

Método	PAAF	*Core biopsy*	Biópsia a vácuo
Quantidade de material			
Menor aumento			
Aumento médio			
Maior aumento			

A técnica de injeção de carvão ativado consiste na introdução, no interior do nódulo e no trajeto até a pele, de uma solução de carvão a 4%. Essa introdução é simples e pode ser realizada em até 15 dias antes da cirurgia, e o carvão pode ser visualizado pelo patologista. Seu emprego é limitado pelo risco de obstrução da agulha, necessidade de retirada da pele marcada e risco de formação de granuloma no local, simulando lesões.

Para a marcação com fio metálico é utilizada uma agulha contendo o fio de aço que apresenta um gancho na ponta. A localização da lesão por meio da mamografia é feita em duas incidências ortogonais (craniocaudal e perfil de 90 graus), as quais podem ser obtidas pelo método biplanar ou estereotáxico. Pelo método biplanar, ou manual, uma vez identificada a lesão, verifica-se a melhor incidência para a introdução da agulha, escolhendo o menor trajeto entre a pele e a lesão. A mama é comprimida com uma placa de compressão fenestrada, são determinadas as coordenadas, e a agulha é introduzida. Uma vez confirmado seu posicionamento adequado, ela é retirada, deixando-se apenas o fio no local. Recomenda-se que a extremidade do fio ultrapasse a lesão em 1cm aproximadamente.

A marcação pelo método biplanar exige habilidade e prática do imaginologista mamário. A posição é desconfortável para a paciente porque a mama permanece comprimida durante todo o procedimento e há o risco de reflexo vasovagal. A entrada da agulha deve ser paralela ao tórax. As lesões próximas aos implantes e ao tórax e justapostas à pele podem apresentar dificuldades técnicas.

A estereotaxia pode ser realizada com o aparelho adaptado ao mamógrafo de maneira analógica ou digital, ambas com a mesma precisão. No sistema analógico, o tempo de exame é maior por serem necessários o processamento de imagem e a documentação em filmes. No sistema digital, a imagem é obtida em alguns segundos por detectores digitais no monitor, diminuindo o tempo do exame. A paciente pode ficar sentada ou em decúbito lateral. A estereotaxia também pode ser realizada com a mesa dedicada na qual a paciente faz o exame em decúbito ventral com a mama pêndula em um orifício. O aparelho estereotáxico é posicionado sob a mesa. A mama fica comprimida e as imagens digitais são obtidas em ângulo reto, em 15 graus positivos e 15 graus negativos. A rapidez na aquisição da imagem e o conforto da paciente tornam a estereotaxia com mesa dedicada a melhor opção. A mesa dedicada também é utilizada para biópsias minimamente invasivas (Figura 4.7).

A desvantagem da marcação com fio reside no risco de deslocamento do fio após a descompressão ou mesmo depois, com a movimentação da paciente, o que ocorre principalmente em casos de mamas adiposas. O procedimento deve ser realizado preferencialmente no mesmo dia da cirurgia ou até 24 horas antes. Pode ocorrer o seccionamento do fio durante o ato cirúrgico ou mesmo sua migração. Quando posicionado através da mamografia, o trajeto do fio na mama pode ficar longo, tornando a cirurgia mais difícil e demorada. A marcação pré-cirúrgica por mamografia fica reservada para os casos de calcificações, distorções arquiteturais e nódulos somente evidenciados por esse método (Figura 4.8). Os restantes devem ser realizados por USG.

Na USG, a lesão é avaliada em tempo real, possibilitando a introdução da agulha no menor trajeto possível. Realiza-se um botão anestésico, e a agulha é introduzida na lesão. Após ser transfixada em cerca de 1cm, verifica-se sua posição nos cortes longitudinal e transverso. A agulha é retirada, permanecendo apenas o fio no local. A confirmação com mamografia é recomendada sempre que a lesão for visível ao método. Pode ser realizada a marcação da pele com caneta sobre a topografia do nódulo. Laudo com indicação da profundidade e da distância do fio na pele também facilita o procedimento cirúrgico.

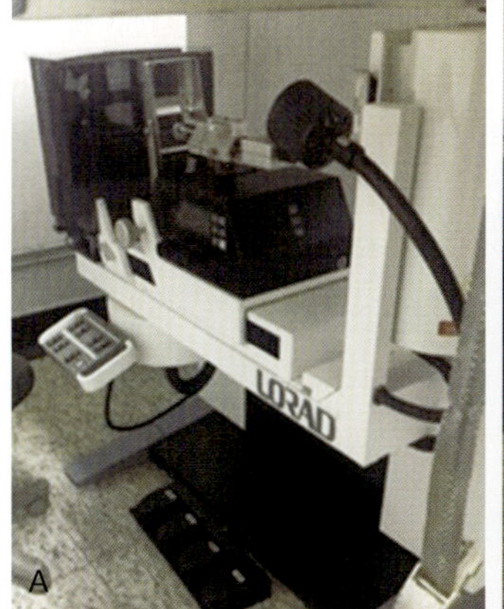

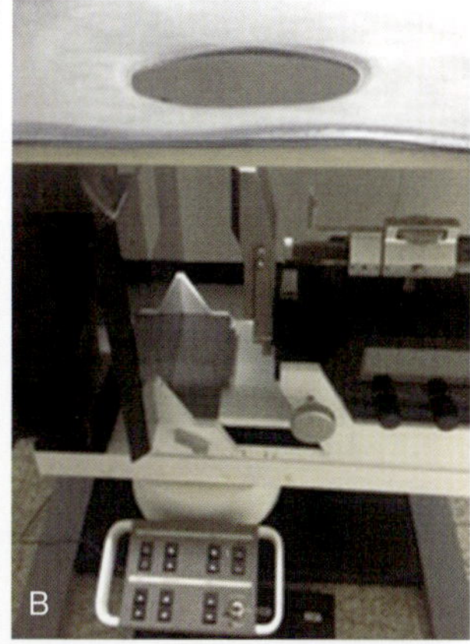

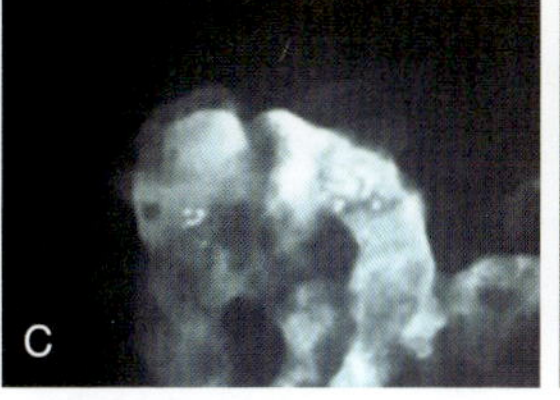

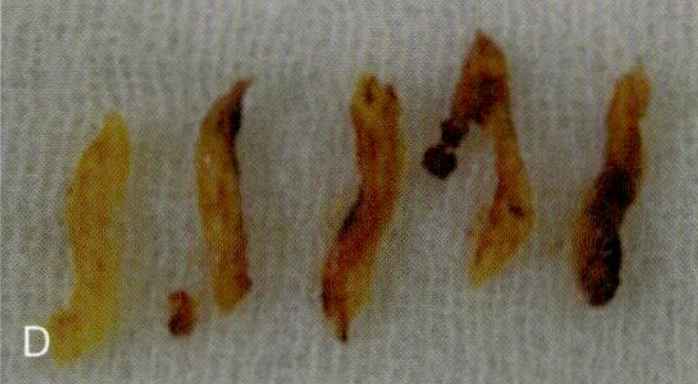

Figura 4.7A e **B** Mesa dedicada com equipamento estereotáxico para realização de procedimentos guiados por mamografia. **C** Fragmentos radiografados mostrando a presença de calcificações. **D** Fragmentos obtidos através de BAV.

O ROLL é realizado nos mesmos moldes do procedimento supradescrito, apenas substituindo o fio pela introdução do radioisótopo no centro da lesão. Após o procedimento, uma cintilografia mamária é realizada para verificar seu posicionamento. Durante o ato cirúrgico é necessária a presença do médico especializado em medicina nuclear munido do *gama probe*. Este é capaz de captar o radioisótopo no interior da lesão e transformá-lo em som, orientando o cirurgião durante sua exérese (Figura 4.9). Entre suas vantagens estão: a rapidez na realização do ato cirúrgico; a incisão pode ser feita em local mais adequado; a possibilidade de verificação das margens cirúrgicas intraoperatórias; a possibilidade de realizar concomitantemente a marcação do linfonodo sentinela. As complicações potenciais são a introdução do radioisótopo fora da lesão e sua difusão pela mama.

É indispensável a realização de radiografia da peça cirúrgica no peroperatório, em casos de retirada de

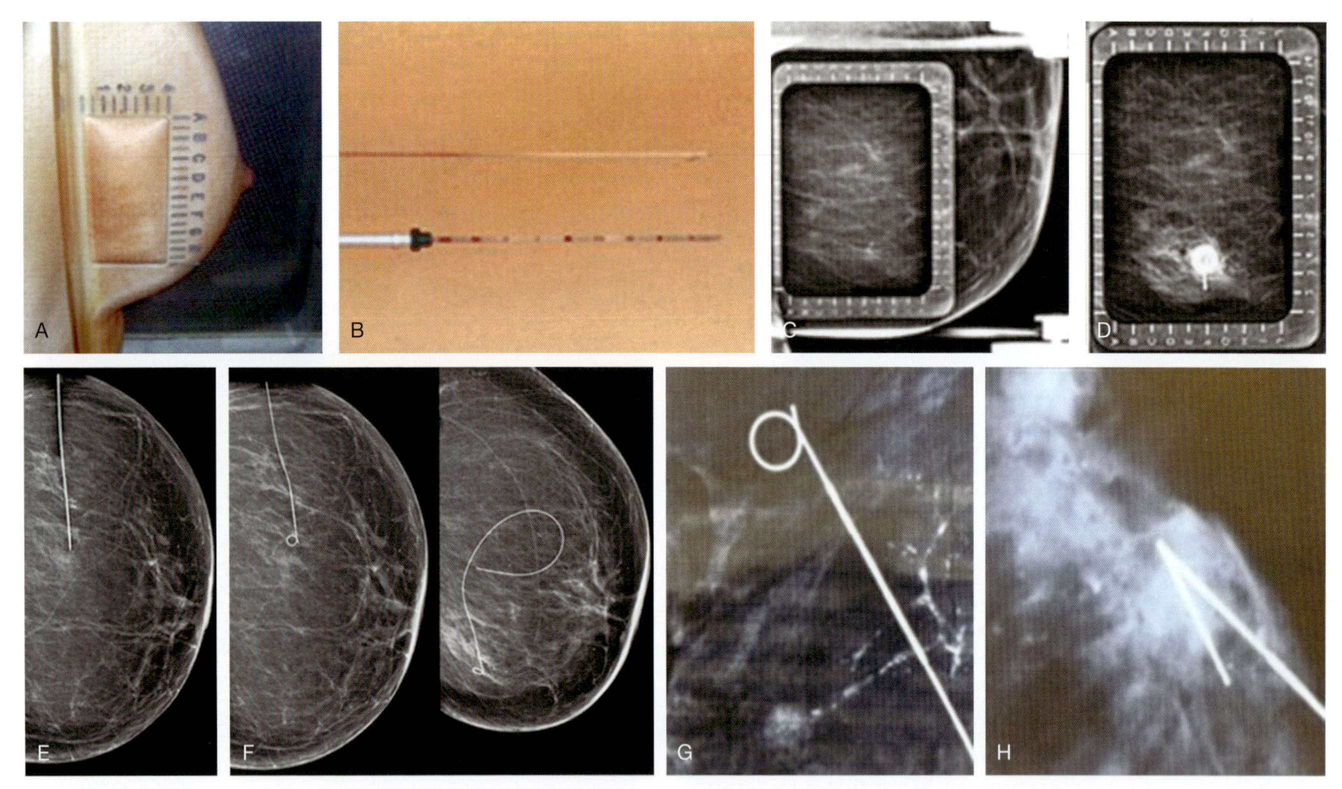

Figura 4.8A Placa fenestrada com mama comprimida. **B** Agulha e fio metálico com arpão na ponta. **C** Mamografia da placa fenestrada para cálculo das coordenadas com o objetivo de introduzir a agulha. **D** Agulha introduzida em incidência de perfil. **E** Mamografia de incidência ortogonal, CC, confirmando o adequado posicionamento da agulha. **F** Mamografia confirmando o posicionamento do fio metálico em CC e perfil. **G** e **H** Radiografia de peças cirúrgicas com fios metálicos tipo Q e Kopans confirmando a retirada das calcificações.

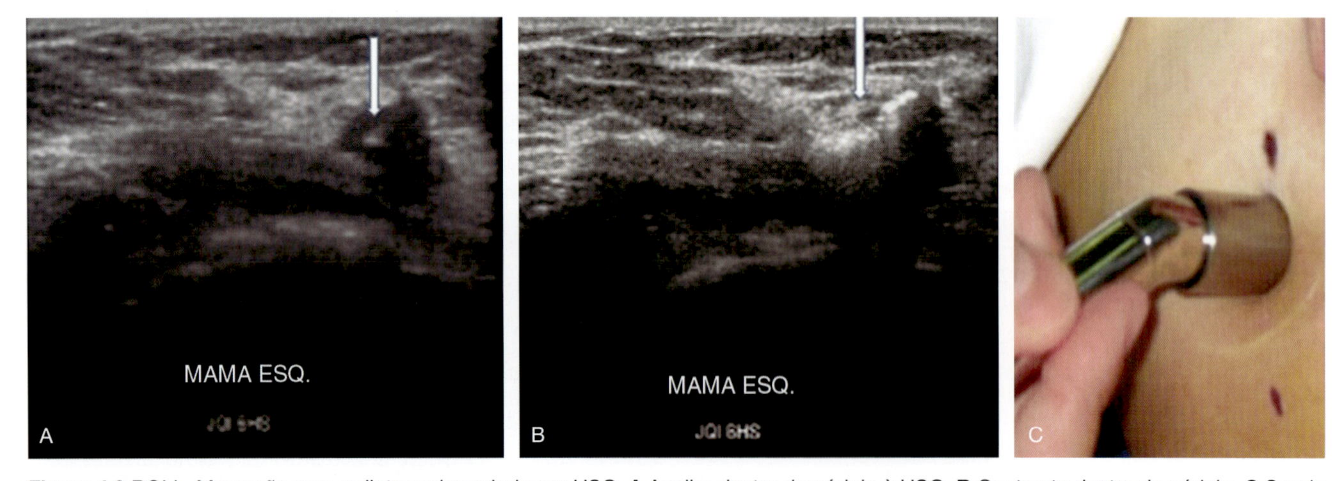

Figura 4.9 ROLL. Marcação com radiotraçador guiada por USG. **A** Agulha dentro do nódulo à USG. **B** Contraste dentro do nódulo. **C** Sonda para detecção do radiotraçador durante o ato cirúrgico.

calcificações, utilizando ampliação e compressão adequadas para certificar-se de que a lesão foi retirada, bem como para a identificação das margens (anterior, lateral, medial e posterior) de modo a orientar o patologista.

A RNM é reservada para os casos de lesões evidenciadas apenas por esse método, devendo ser usadas agulhas especiais sem propriedades ferromagnéticas e contraste paramagnético. Esse procedimento é mais desconfortável para a paciente, demorado e de alto custo.

Localização e marcação de tumores e linfonodos metastáticos pré-quimioterapia

A quimioterapia neoadjuvante (QT-NEO) é definida como o tratamento quimioterapêutico realizado inicialmente para câncer de mama, sendo a paciente submetida posteriormente aos demais tratamentos: cirurgia e radioterapia. A QT-NEO possibilita que pacientes que anteriormente seriam submetidas a tratamentos radicais e mutilantes, como mastectomia e linfadenectomia axilar, se submetam a tratamentos conservadores menos mutilantes: quadrantectomia, setorectomia e ressecção do linfonodo sentinela.

A QT-NEO pode promover resposta clínica, imaginológica e patológica completa tanto do tumor primário na mama como das metástases axilares. Entretanto, mesmo na presença de resposta clínica e imaginológica completa, a cirurgia da mama e da axila continua a ser indicada. Nesse caso, a localização da lesão se torna desafiadora, uma vez que, em virtude da resposta completa, os achados clínicos e imaginológicos desaparecem. Tendo em vista a possibilidade de resposta clínica e imaginológica completa pós-QT-NEO, a Sociedade Americana de Cirurgiões de Mama (ASBS) recomenda a clipagem do primário na mama e das metástases axilares antes do início da QT-NEO.

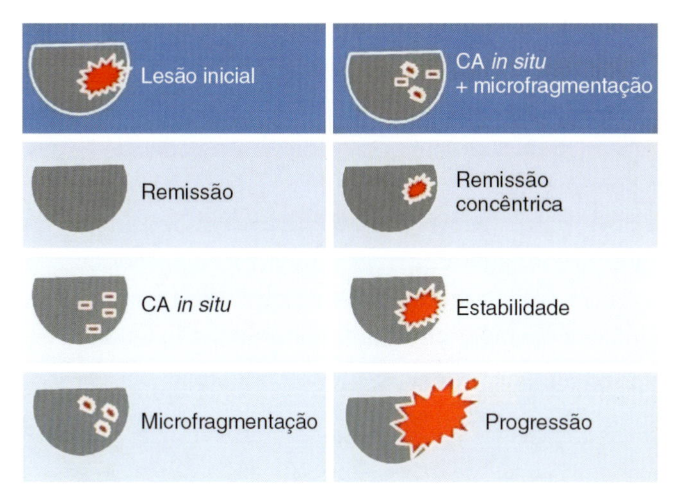

Figura 4.10 Formas de resposta à quimioterapia neoadjuvante.

Para avaliação da resposta ao tratamento quimioterapêutico são utilizados os métodos de imagem e o exame clínico, os quais, no entanto, não apresentam boa correlação com os achados patológicos (Figura 4.10). Existem várias maneiras de marcar o tumor antes de ser iniciada e durante a quimioterapia neoadjuvante. As mais comuns são fotografias, tatuagens cutâneas, clipe metálico na lesão ou material não absorvível. A presença do clipe torna possível a ressecção de menor quantidade de tecido, aumenta a segurança, documenta que o sítio tumoral e/ou o linfonodo metastático foi excisado e possibilita uma avaliação mais precisa da peça e do linfonodo pelo patologista.

As pacientes com câncer que apresentaram regressão completa do tumor na mama após terapia sistêmica neoadjuvante podem relatar melhora na qualidade de vida se o esvaziamento axilar puder ser evitado. Atualmente, o nódulo primário e os linfonodos atípicos podem ser marcados com clipes metálicos inseridos em seu interior e guiados por USG ou estereotaxia. Após a quimioterapia, mesmo que ocorra a regressão completa, esses clipes podem ser identificados e marcados pré-cirurgicamente por meio de métodos de imagem.

A identificação e a ressecção de linfonodos clipados diminuem o número de falso-negativos na cirurgia de ressecção de linfonodos sentinelas em pacientes que apresentavam linfonodos positivos para câncer (N1) e receberam QT-NEO.

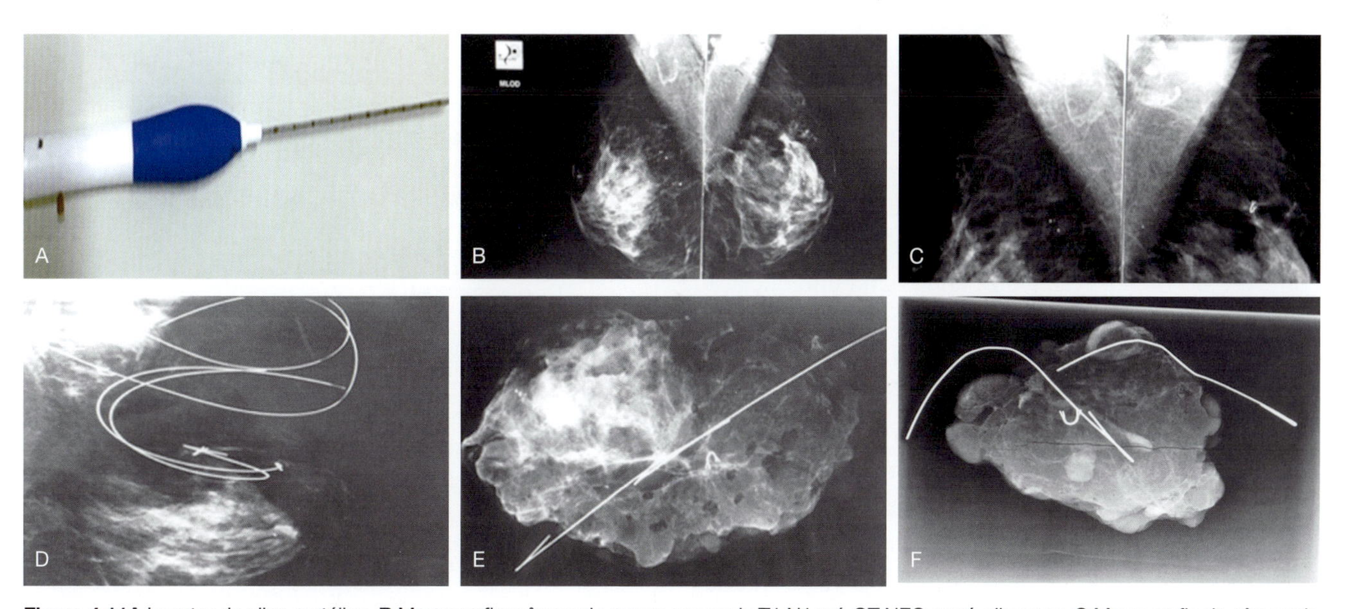

Figura 4.11A Insertor de clipe metálico. **B** Mamografia: câncer de mama esquerda T1 N1 pré-QT-NEO e pré-clipagem. **C** Mamografia de câncer de mama esquerda pós QT-NEO pós-clipagem. **D** Mamografia: estereotaxia pré-cirúrgica de mama e axila pós-QT-NEO e clipagem. **E** Radiografia de peça cirúrgica de mama esquerda – leito tumoral marcado com clipe pós-QT-NEO – resposta patológica completa. **F** Radiografia de peça cirúrgica de linfonodos sentinelas pós-QT-NEO – linfonodo metastático pré-QT-NEO marcado por fio e clipe metálico – resposta patológica completa.

CONSIDERAÇÕES FINAIS

Os objetivos das biópsias minimamente invasivas são diagnosticar com precisão doenças malignas ou lesões de mama pré-malignas, quando presentes, e evitar um procedimento cirúrgico aberto naquelas que apresentam anormalidades benignas. Estabelecer um diagnóstico de câncer antes de qualquer procedimento cirúrgico aberto é considerada a melhor medida na condução das doenças da mama.

Um diagnóstico pré-operatório preciso torna possível otimizar e planejar melhor os procedimentos cirúrgicos definitivos com melhor resultado estético, diminuir o número de intervenções e eleger aquelas pacientes que se beneficiarão das terapias neoadjuvantes. Consultas de fertilidade, estudos genéticos e painéis imuno-histoquímicos podem ser realizados antes da cirurgia final. O estadiamento axilar e a marcação pré-cirúrgica de nódulos e linfonodos aumentam a segurança e a eficácia em pacientes submetidas à QT-NEO. Com isso, o tratamento do câncer de mama pode ser personalizado e otimizado e as pacientes têm menor custo emocional e financeiro.

Diversas técnicas de diagnóstico minimamente invasivo podem ser realizadas. O método a ser escolhido depende do tipo de lesão, da disponibilidade do método, da prática do imaginologista e se há a intenção de remover toda a lesão.

Apesar de pouco invasiva, a PAAF vem sendo substituída nos últimos anos pelas biópsias percutâneas em razão de suas limitações, como material insuficiente, esfregaços suspeitos, impossibilidade de diferenciação entre carcinoma invasor e *in situ* e por não permitir a elaboração de painel imuno-histoquímico. A histologia é recomendada na quinta edição do BI-RADS para as categorias 4 e 5; assim, mesmo quando a citologia é positiva, a confirmação por histologia é necessária para o planejamento terapêutico. A PAAF pode ser usada preferencialmente em casos de nódulo sólido em pacientes jovens em que se espera a confirmação de um resultado benigno, na diferenciação de nódulos sólidos de císticos e na avaliação de linfonodos atípicos em que seu uso está comprovado.

As biópsias minimamente invasivas são preferíveis à citologia para todas as lesões mamárias por tornarem possível a histologia, caracterizar a arquitetura da lesão, realizar análise de marcadores e coloração imuno-histoquímica.

As biópsias percutâneas *core biopsy* e a vácuo muitas vezes têm as mesmas indicações. A *core biopsy* é método mais disponível, a um custo menor, e tem resultados semelhantes aos da BAV em nódulos > 1cm. No entanto, em nódulos muito pequenos, a mamotomia apresenta melhores resultados, assim como menor quantidade de resultados inadequados ou subestimados.

A marcação do local da biópsia deve ser sempre considerada após a realização de biópsias percutâneas em todas as lesões suspeitas. Isso melhora a precisão da localização futura se existe preocupação de que a lesão possa ser completamente removida ou se a paciente será submetida a terapia neoadjuvante.

Dificuldades técnicas em caso de lesões adjacentes a um implante, parede de tórax ou pele ou mesmo dificuldades inerentes à própria paciente (pacientes não cooperativas, com deficiências físicas ou mentais) podem dificultar ou impedir a realização das biópsias.

A conduta deve ser embasada na concordância entre a imagem e o resultado da biópsia, porém existe controvérsia quanto à conduta em caso de lesões consideradas de alto risco (HDA, atipia epitelial plana, neoplasia lobular, cicatriz radial, lesão esclerosante complexa, CDIS, tumor filoides e papiloma). Na presença dessas lesões, a conduta deve ser individualizada de acordo com cada caso, uma vez que o resultado pode ser subestimado nas biópsias por agulha, principalmente na *core biopsy*.

A conduta nas categorias 4 e 5 de BI-RADS após os resultados das biópsias encontra-se descrita no Quadro 4.4.

Quadro 4.4 Conduta nas categorias 4 e 5 de BI-RADS

Categoria	Resultado da *core biopsy* ou mamotomia	Análise do procedimento	Conduta
4	Benigno	Satisfatório	Controle mamográfico em 6 meses, novamente em 6 meses e outro em 1 ano
4	Benigno	Biópsia não adequada	Biópsia cirúrgica
4	Lesões inconclusivas	Biópsia adequada ou não adequada	Biópsia cirúrgica
4	Carcinoma	Biópsia adequada ou não adequada	Tratamento
5	Benigno	Biópsia adequada ou não adequada	Biópsia cirúrgica
5	Lesões inconclusivas	Biópsia adequada ou não adequada	Biópsia cirúrgica
5	Carcinoma	Biópsia adequada ou não adequada	Tratamento

As biópsias minimamente invasivas substituíram a biópsia a céu aberto (exérese de lesão não palpável por marcação estereotáxica) como método de escolha inicial para obtenção de material tecidual das lesões não palpáveis. As biópsias a céu aberto ficam reservadas para casos em que há dificuldade técnica para a realização das biópsias cutâneas, casos inconclusivos e duvidosos.

Mesmo em lesões palpáveis, as biópsias guiadas por método de imagem têm mostrado maior sensibilidade e maior valor preditivo negativo para malignidade. Algumas lesões palpáveis apresentam um tecido inflamatório reacional circundante, mas que não contém células malignas, o que pode explicar um percentual maior de falso-negativos em biópsias não guiadas, já que nesses casos não é possível confirmar que a amostra foi obtida do interior da lesão.

A biópsia percutânea por agulha representa a melhor prática e deveria ser o novo padrão-ouro para o diagnóstico inicial. Deveria substituir a biópsia aberta (exérese de lesão não palpável por marcação estereotáxica) nessa função, pois ambas têm acurácia equivalente. O índice de biópsias abertas para diagnóstico inicial deveria ser inferior a 10%.

A redução do número de biópsias abertas representa importante economia para manejo das lesões mamárias. Um estudo espanhol com 997 pacientes publicado em 2016 avaliou o custo médio e a efetividade dos procedimentos diagnósticos em casos de lesões mamárias, comparando *core biopsy*, mamotomia e biópsia cirúrgica diagnóstica. Em termos diagnósticos, o estudo demonstrou que os procedimentos por agulha têm equivalência estatística em relação às cirurgias diagnósticas. De acordo com o parâmetro de custo-efetividade, o autor do estudo em questão chegou à conclusão de que, de maneira geral, o método de escolha diagnóstica inicial para nódulos suspeitos é a *core biopsy*, e para microcalcificações, a BAV. A biópsia cirúrgica não foi considerada método de escolha inicial para o diagnóstico de lesões mamárias.

Leitura complementar

Abe H, Schmidt RA, Sennett CA, Shimauchi A, Newstead GM. US-guided core needle biopsy of axillary lymph nodes in patients with breast cancer: why and how to do it. RadioGraphics 2007; 27 Suppl 1:S91-9.

American Society of Breast Surgeons 2014. Position statement on image-guided percutaneous biopsy of palpable and nonpalpable breast lesions. Disponível em: https://www.breastsurgeons.org / new_layout/about/ statements/index.php#consensus statements.

Bauab SP, Maranhão NM. Procedimentos invasivos mamários orientados por imagem. In: Aguillar V, Bauab S, Maranhão N (eds.) Diagnóstico por imagem. Rio de Janeiro: Revinter, 2009:587-632.

Berg WA, Alan G, Sechtin AG, Marques H, Zhang Z. Cystic breast masses and the ACRIN 6666 Experience. Radiol Clin N Am 2010; 48:931-87.

BI-RADS – Sistema de Laudos e Registro de Dados de Imagem da Mama. São Paulo: Colégio Brasileiro de Radiologia, 2013.

Boughey JC, Ballman KV, Le-Petross HT et al. Identification and resection of the clipped node decreases the false negative rate of sentinel lymph node surgery in patients presenting with node positive breast cancer (T0-T4, N1-2) who receive neoadjuvant chemotherapy – results from ACOSOG Z1071 (Alliance). Ann Surg 2016; 263(4):802-7.

Boughey JC, Suman VJ, Mittendorf EA et al. Sentinel lymph node surgery after neoadjuvant chemotherapy in patients with node-positivebreast cancer: the ACOSOG Z1071 (Alliance) clinical trial. Alliance for Clinical Trials in Oncology. JAMA 2013 Oct 9; 310(14):1455-61. doi: 10.1001/jama.2013.278932.

Chesebro AL, Chikarmane SA, Ritner JA, Birdwell RL, Giess CS. Troubleshooting to overcome technical challenges in image guided breast biopsy. RadioGraphics 2017; 37:705-18.

Consensus Guideline on Concordance Assessment of Image-Guided Breast Biopsies and Management of Borderline or High-Risk Lesions – The American Society of Breast Surgeons, 2017.

Consensus Guideline on the Use of Transcutaneous and Percutaneous Methods for the Treatment of Benign and Malignant Tumors of the Breast – The American Society of Breast Surgeons, 2017.

Core Needle and Open Surgical Biopsy for Diagnosis of Breast Lesions: An Update to the 2009 Report. Comparative Effectiveness Review, Number 139. AHRQ Publication No. 14-EHC040-EF. September 2014.

Costa Vieira RA da, Matthes AGZ, Jr A Bailão et al. O valor da marcação tumoral prévia à quimioterapia neoadjuvante e sua relação com a resposta patológica e o tratamento cirúrgico do carcinoma localmente avançado. Rev Bras Mastologia 2011; 21(3):140-6.

El Hage Chehade H, Headon H et al. Is sentinel lymph node biopsy a viable alternative to complete axillary dissection following-neoadjuvant chemotherapy in women with node-positive breast cancer at diagnosis? An updated meta-analysis involving 3,398 patients. Am J Surg 2016 Nov; 212(5):969-81. doi: 10.1016/j.amjsurg.2016.07.018. Epub 2016 Aug 16. Review

Fernández-García P, Marco-Doménecha SF, Lizán-Tudelac L, Ibá-nez-Guald MV, Navarro-Ballestera A, Casanovas-Feliu E. Estudio de costo-efectividad de la biopsia mamaria asistida por vacío versus biopsia con aguja gruesa o arpón. Radiología 2017; 59(1):40-6.

Freitas Jr R, Paulinelli RR, Moreira MAR. Fatores associados ao material insuficiente em punção aspirativa por agulha fina nos nódulos sólidos da mama. RBGO 2001; 23(10):635-9.

Hari S, Kumari S, Srivastava A, Thulkar S, Mathur S, Veedu PT. Image guided versus palpation guided core needle biopsy of palpable breast masses: a prospective. Indian Journal of Medical Research 2016; 143(5):597-604.

Jaffe TA, Raiff D, Ho LM, Kim CY. Management of anticoagulant and antiplatelet medications in adults undergoing percutaneous interventions. American Journal of Roentgenology 2015; 205:421-8.

Joffily D, Pinheiro PC, Elias S, Nazário ACP. Linfonodos axilares em pacientes com câncer de mama: avaliação ultrassonográfica Radiologia Brasileira 2014; 47(4):240-4.

Kibil W, Hodorowicz-Zaniewska, Popiela TJ, Szpor J, Kulig J. Mammotome biopsy in diagnosing and treatment of intraductal papilloma of the breast. Pol Przegl Chir 2013 Apr; 85(4):210-5. doi 10.2478/ pjs-2013-0032.

Killelea BK, Yang VQ, Mougalian S et al. Neoadjuvant chemotherapy for breast cancer increases the rate of breast conservation: results from the National Cancer Database. J Am Coll Surg 2015 Jun; 220(6):1063-9. doi: 10.1016/j.jamcollsurg.2015.02.011. Epub 2015 Feb 26.

Krishnamurthy S, Sneige N, Bedi DG et al. Role of ultrasound-guided fine-needle aspiration of indeterminate and suspicious axillary lymph nodes in the initial staging of breast. Carcinoma Cancer 2002; 95(5):982-8.

Kuehn T, Bauerfeind I, Fehm Tet al. Sentinel-lymph-node biopsy in patients with breast cancer before and after neoadjuvant chemotherapy (SENTINA): a prospective, multicentre cohort study. Lancet Oncol 2013 Jun; 14(7):609-18. doi: 10.1016/S1470-2045(13)70166-9. Epub 2013 May 15.

Mariscotti G, Durando M, Robella M et al. Mammotome® and EnCor®: comparison of two systems for stereotactic vacuum assisted core biopsy in the characterisation of suspicious mammographic microcalcifications alone. Radiol Med 2015; 120:369-76. DOI 10.1007/s11547-014-0452-6 BREAST RADIOLOGY.

Michaels A, Chung CSW, Birdwell RL, Frost EP, Giess CS. Imaging and histopathologic features of BI-RADS 3 lesions upgraded during imaging surveillance. The Breast Journal 2016; 1-7.

Nijnatten TJA, Schipper RJ, Lobbes MBI, Nelemans PJ, Beets-Tan RGH, Smidt ML. The diagnostic performance of sentinel lymph node biopsy in pathologically confirmed node positive breast cancer patients after neoadjuvant systemic therapy: a systematic review and meta-analysis. Eur J Surg Oncol 2015; 41(10):1278-87.

Peek MCL, Ahmed M, Pinder SE et al. A review of ablative techniques in the treatment of breast fibroadenomata. Journal of Therapeutic Ultrasound 2016; 4:1. doi 10.1186/s40349-016-0045-z.

Quinn-Laurin V, Hogue J.C, Pinault S, Duchesne N. Vacuum-assisted complete excision of solid intraductal/intracystic masses and complex cysts: Is follow-up necessary? The Breast 2017; 35:42-7.

Seely JM, Hill F, Peddle S, Lau J. An evaluation of patient experience during percutaneous breast biopsy. Eur Radiol 2017 May 22. doi 10.1007/s00330-017-4872-2.

Sousa A, Ferreira AI, Borges S et al. Radial scar of the breast: Is it possible to avoid surgery? EJSO 2017; 43:1265e1272.

Stavros AT (ed.) Ultra-sonografia da mama. Rio de Janeiro: Editora Guanabara Koogan, 2006.

Ying-Hua Yu, Chi Liang, Xi-Zi Yuan. Diagnostic value of vacuum-assisted breast biopsy for breast carcinoma: a meta-analysis and systematic review. Breast Cancer Res Treat 2010; 120:469-79. DOI 10.1007/s10549-010-0750-1.

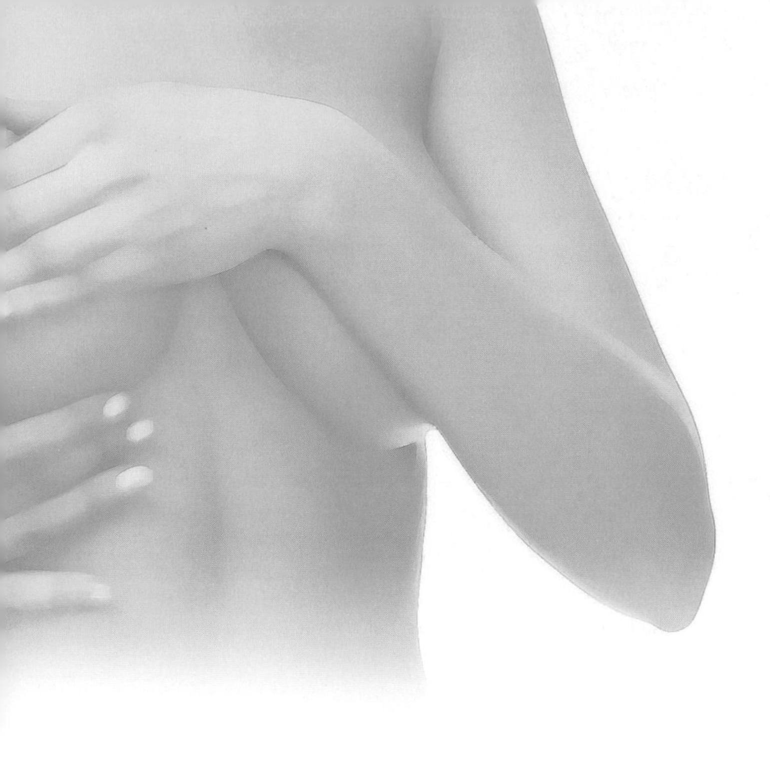

5

Novas Tecnologias em Mamografia – Em Quem e Quando Usar

Jairo Luis Coelho Junior
Maria Letícia Leone Rocha
Lucienne Lima Vianna

INTRODUÇÃO

O exame mamográfico é uma das mais importantes armas diagnósticas da medicina moderna, e sua evolução tecnológica tem sido surpreendente nas últimas décadas, possibilitando a detecção cada vez mais precoce do câncer de mama com tratamentos mais eficientes e menos agressivos.

A evolução do método possibilitou, já no início da década de 1960, a descoberta de lesões iniciais não evidenciadas pelo exame clínico. O aprimoramento dos equipamentos e o desenvolvimento de filmes cada vez mais sensíveis, até chegar ao sistema digital, propiciaram um aumento considerável no diagnóstico dessas lesões, com destaque para o carcinoma *in situ*, até então um achado raro e ocasional.

EVOLUÇÃO DA MAMOGRAFIA

Ao final da década de 1970 a mamografia já se mostrava um método com potencial para detecção de pequenos tumores não palpáveis da mama, invasivos e não invasivos. As publicações de estudos em várias partes do mundo vieram corroborar a importância desse exame de rotina em mulheres assintomáticas. Foi claramente demonstrado que o diagnóstico precoce poderia interferir na história natural da doença com a consequente diminuição da mortalidade.

A partir daí, o objetivo tem sido sempre o da maximizar os benefícios do rastreamento com a utilização de equipamentos cada vez mais eficientes, controle de qualidade dos serviços e capacitação de especialistas dedicados à imaginologia mamária.

O potencial de detecção precoce do câncer de mama por meio das várias modalidades, além de contar com cada uma dessas tecnologias e com a boa formação profissional, depende também dos diversos padrões glandulares das mamas e das diferentes formas de progressão de cada tipo de tumor. As mamas densas representam um desafio constante para o exame mamográfico, e a heterogeneidade na apresentação imaginológica e no próprio padrão evolutivo do câncer de mama limita essa eficiência diagnóstica. Por isso, a busca por métodos cada vez mais sensíveis e mais específicos tornou-se um objetivo primordial.

Em meados dos anos 1980, com o crescimento da mastologia como especialidade no Brasil, houve um interesse crescente com o consequente investimento em equipamentos de mamografia. Já existiam no mercado alguns modelos de mamógrafos convencionais, com chassis e filmes específicos, que obtinham resultados satisfatórios para a época. A xeromamografia foi introduzida posteriormente, mas a falta de investimento no método não permitiu sua evolução.

Em resposta à crescente demanda pela mamografia convencional, no início da década de 1990 surgiu a mamografia de alta resolução, com grade antidifusora móvel, e anodos e filtros especiais, o que melhorou significativamente a acurácia do método.

Em seguida, acompanhando a tendência tecnológica, teve início a era digital dos exames. No campo da mamografia surgiram equipamentos digitais CR (radiografias computadorizadas) e DR (sistema digital direto), este último sem chassis ou placas, com imagens feitas por um detector e enviadas diretamente à estação de trabalho (Figura 5.1).

Atualmente, a mamografia digital associada à tomossíntese tornou-se uma opção diagnóstica real e eficiente, e a mamografia contrastada vem apresentando resultados promissores.

TOMOSSÍNTESE

O estudo mamográfico padrão é realizado em duas incidências: a craniocaudal e a mediolateral oblíqua. Com a mama comprimida, as aquisições são feitas em duas dimensões (2D), gerando assim imagens da pele e de todos os tecidos mamários sobrepostos. O efeito indesejável mais importante dessa técnica consiste na possibilidade de não visualização de alguns tumores, particularmente em mamas densas, onde o tecido glandular pode impedir a detecção de lesões localizadas na projeção global dessas imagens, aumentando o número de casos falso-negativos.

Em outras ocasiões, a sobreposição do componente conjuntivo-glandular pode simular lesões suspeitas, o que aumenta a incidência de exames falso-positivos.

Em função das formas de aquisição e apresentação das imagens, a tomossíntese consegue aumentar tanto a sensibilidade como a especificidade da mamografia 2D por meio da visualização de toda a mama em finos cortes tomográficos com aumento significativo na acurácia do método. Esse incremento diagnóstico é especialmente demonstrado nos tumores invasivos, particularmente nos carcinomas lobulares, que frequentemente se apresentam no exame 2D como assimetrias e distorções e são por isso menos evidentes que os carcinomas ductais invasores ou *in situ*, normalmente visibilizados como massas ou calcificações. Publicações recentes demonstram incremento na detecção dos tumores invasivos de 25% a 50% com a associação da tomossíntese e quando comparada ao uso isolado da mamografia convencional.

TÉCNICA DO EXAME DE TOMOSSÍNTESE

O exame, com a mama comprimida, consiste na aquisição de múltiplas imagens de baixas doses com o tubo de raios X em movimento de arco semicircular, cuja angulação varia de acordo com o fabricante. São realizadas todas as incidências convencionais necessárias.

Por meio de um *software* específico, essas imagens são processadas e reconstruídas em cortes de 1mm de

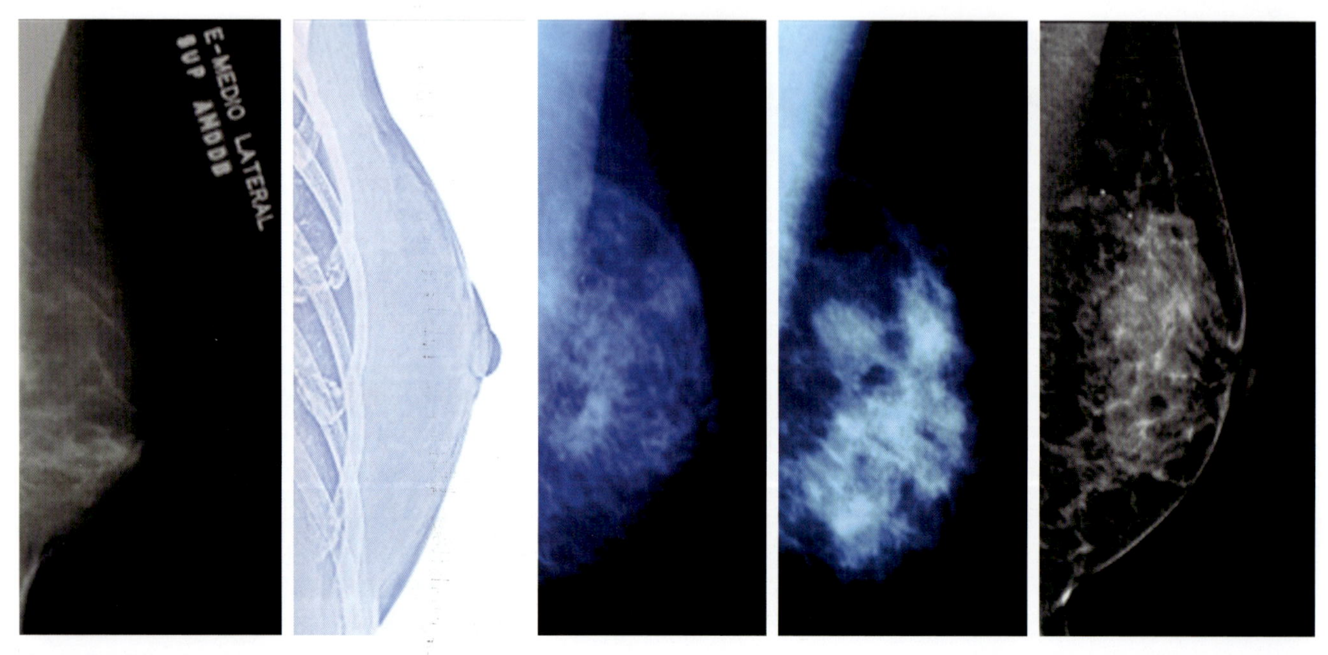

Figura 5.1 Evolução do exame mamográfico. Da esquerda para a direita: convencional, xeromamografia, alta resolução, digital CR e digital DR.

espessura. A apresentação das imagens na estação de trabalho pode ser feita de modo individual, corte por corte, ou contínuo, em formato de filme, com velocidade controlada pelo operador.

O exame é realizado em conjunto com a mamografia 2D em uma só compressão, o que aumenta em 1 a 2 minutos sua duração total. A dose de radiação dos dois exames é quase o dobro da mamografia 2D isolada, mas dentro dos padrões exigidos pelos órgãos de controle.

Na associação desses dois exames, incidências complementares, como magnificação ou compressão localizada, também podem ser evitadas, levando a importante diminuição nas taxas de reconvocação das pacientes.

A tomossíntese pode também ser feita isoladamente como complemento de uma mamografia já realizada. O equipamento executa apenas as aquisições das imagens de baixas dosagens que são processadas e reconstruídas, também em cortes de 1mm cada. Nesses casos, como não foi realizada a mamografia 2D, outro *software* específico é capaz de sintetizar uma imagem semelhante às incidências básicas da mamografia convencional a partir dos dados obtidos na tomossíntese. Essa mamografia sintetizada oferece um realce maior nas trabéculas e nas calcificações, por isso apresentando, em alguns casos, uma limitação para o diagnóstico (Figura 5.2). Entretanto, novas evoluções vêm ocorrendo e provavelmente em futuro próximo não haverá a necessidade do exame mamográfico 2D, bastando a realização da tomossíntese com a mamografia sintetizada, o que reduzirá pela metade a dose de radiação utilizada. Estudos recentes demonstram

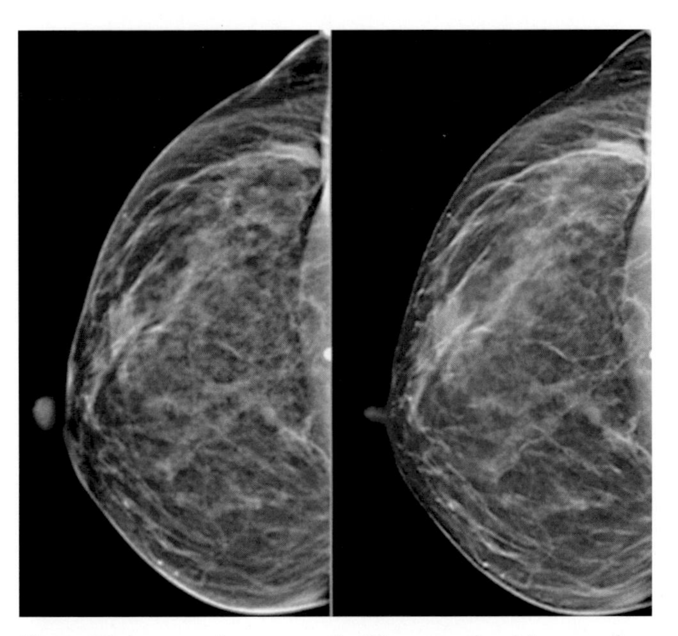

Figura 5.2 Imagem da mamografia 2D convencional à esquerda e da mamografia sintetizada à direita (reconstrução com os cortes da tomossíntese).

resultados promissores nesse sentido com equivalência diagnóstica entre essas duas modalidades distintas.

ACHADOS DA TOMOSSÍNTESE

A mamografia convencional possibilita o diagnóstico eficiente do câncer de mama a partir de sinais já bastante conhecidos, embora às vezes de difícil diferenciação ou definição. As assimetrias focais, neodensidades, distorções de arquitetura, nódulos, calcificações, dentre outros, são alguns dos achados mais comuns.

O efeito adjuvante e complementar da tomossíntese à mamografia 2D torna possível melhor visibilização dessas lesões, aumentando tanto a sensibilidade como a especificidade desse método e definindo melhor todas essas características.

Entre os sinais mamográficos mais importantes na tomossíntese estão as lesões espiculadas e as distorções de arquitetura, muitas vezes como achados isolados, sem nódulos ou calcificações (Figuras 5.3 e 5.4).

A interpretação do exame por cortes tomográficos é o principal fator na caracterização adequada dessas imagens. Essa visibilização em camadas irá também possibilitar uma definição mais eficaz do formato, contorno e tamanho das lesões, já que é eliminada grande parte dos tecidos adjacentes e sobrepostos (Figuras 5.5 e 5.6). Isso pode ajudar a definir o caráter benigno da lesão ou auxiliar o estadiamento no caso de lesões malignas. A multicentricidade e a multifocalidade também podem ser mais bem avaliadas.

A possibilidade de abordagem tridimensional de toda a mama oferece ainda algumas vantagens importantes para o examinador. Apesar de não haver ganho importante na avaliação das características das calcificações, muitos agrupamentos revelados na mamografia 2D podem ser estudados de maneira mais eficiente, demonstrando, em alguns casos, calcificações esparsas que se mostraram mais agrupadas apenas pela sobreposição na imagem convencional.

As lesões de pele, muitas vezes projetadas no corpo mamário, como calcificações ou *nevus*, poderão ter sua localização confirmada pela tomossíntese.

Como um dos raros pontos negativos da tomossíntese, a maior eficiência na visibilização e caracterização das lesões mamárias fez aumentar de maneira destacável o diagnóstico de uma lesão benigna normalmente obscurecida pelos tecidos mamários na mamografia 2D, a cicatriz radiada. Apresenta-se, muitas vezes, como uma lesão irregular e espiculada, um achado falso-positivo que algumas vezes acarreta uma abordagem terapêutica invasiva (Figura 5.7).

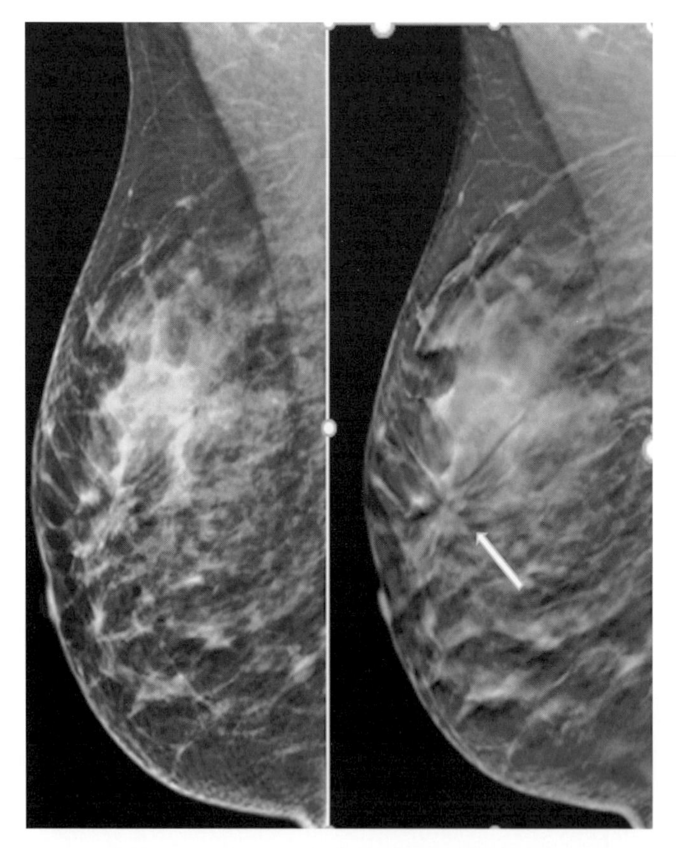

Figura 5.3 Distorção acentuada de arquitetura (*seta*) mais bem visibilizada em exame de tomossíntese (direita) do que em exame convencional (esquerda). Carcinoma lobular invasor.

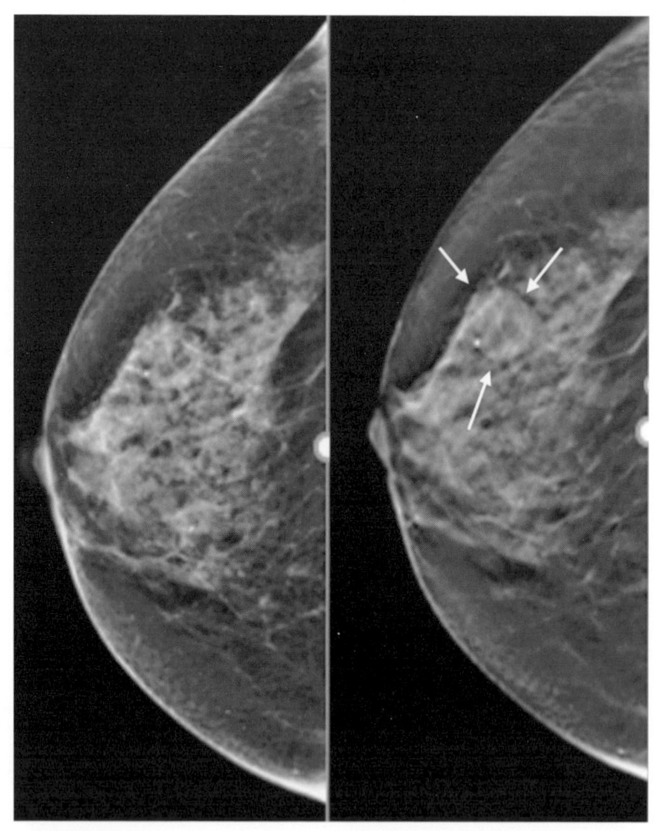

Figura 5.5 Nódulo arredondado e circunscrito (*setas*) no corte de tomossíntese em imagem à direita. A margem do nódulo é obscurecida na mamografia convencional (à esquerda). Cisto simples.

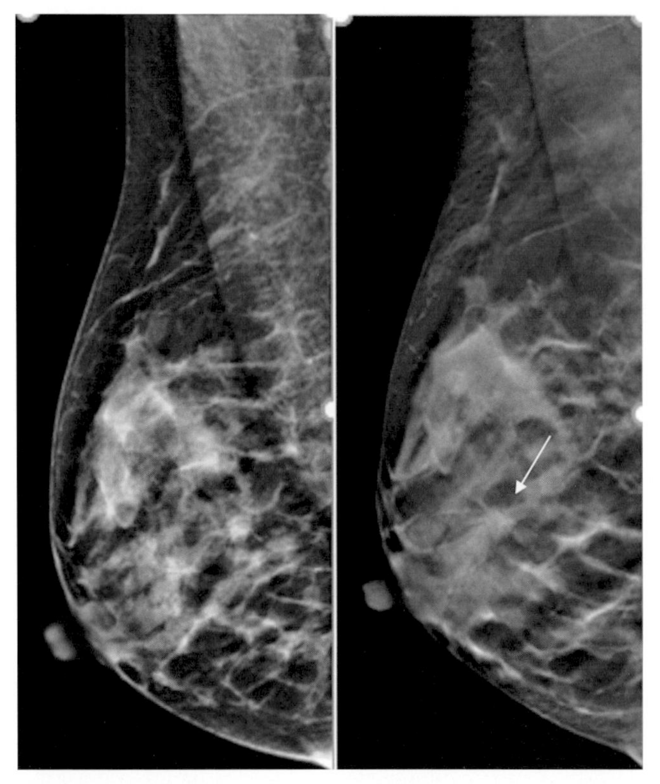

Figura 5.4 Tomossíntese com pequena lesão espiculada e distorção de arquitetura (*seta*) não visibilizada em mamografia convencional (esquerda). Carcinoma lobular invasor.

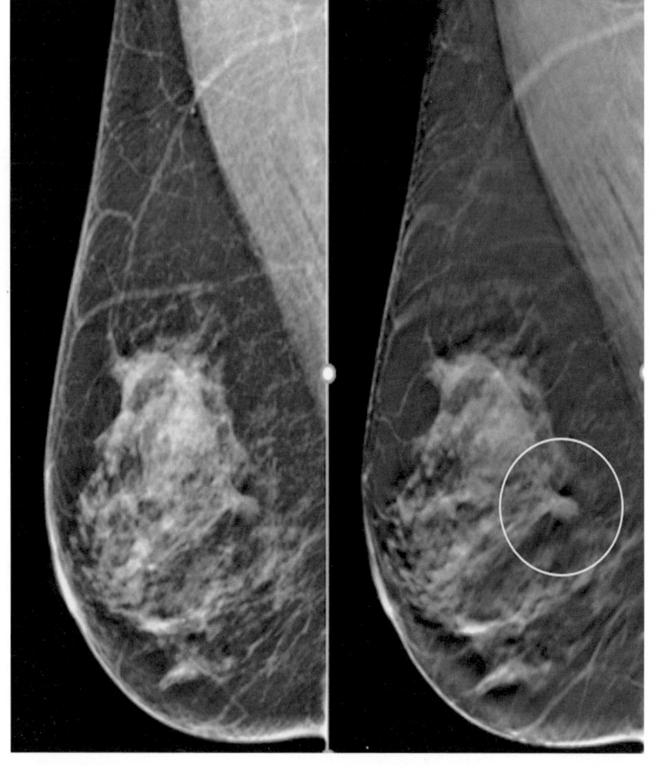

Figura 5.6 Pequeno nódulo com discreta distorção na imagem 2D à esquerda, mais bem visibilizado na imagem da tomossíntese (direita). Carcinoma ductal invasor medindo 6mm (*círculo*).

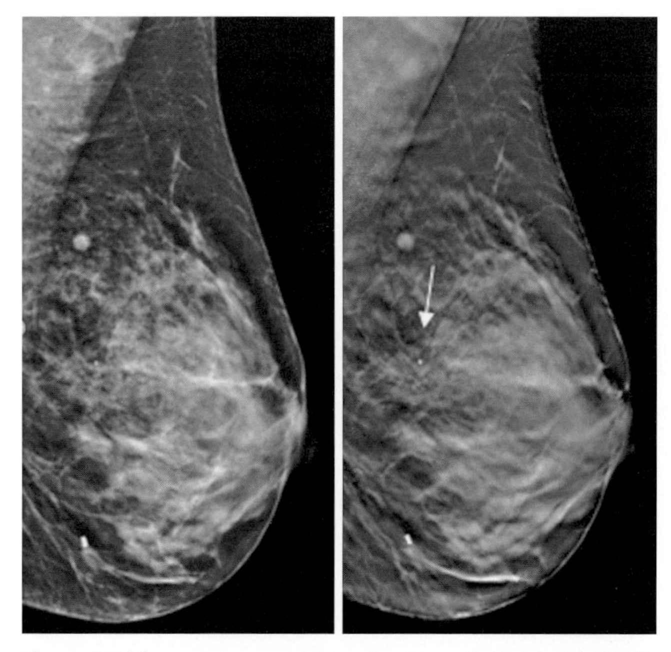

Figura 5.7 Mama densa com distorção de arquitetura (*seta*) visibilizada apenas na tomossíntese (à direita). Cicatriz radiada.

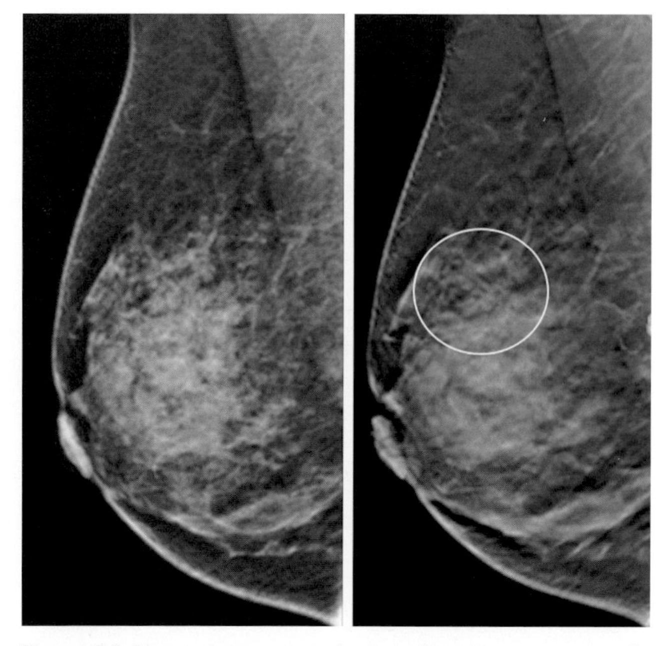

Figura 5.8 Mama densa sem achados relevantes na mamografia convencional à esquerda. Tomossíntese à direita com discreta distorção de arquitetura (*círculo*). Carcinoma lobular invasor.

INDICAÇÕES DA TOMOSSÍNTESE

A tomossíntese deve ser apresentada e oferecida, quando disponível, a todas as pacientes como opção complementar ao exame mamográfico digital de rotina, como rastreamento.

A evolução do método e sua crescente utilização em diversos centros em todo o mundo, com resultados extremamente satisfatórios, têm sugerido que em futuro próximo essa técnica estará incorporada à mamografia digital para o rastreamento do câncer de mama em mulheres assintomáticas. O aumento significativo do diagnóstico de tumores invasivos iniciais é o principal indicador nesse sentido.

Compõem um grupo com indicação específica da mamografia com tomossíntese as pacientes de alto risco, independentemente da idade ou do padrão glandular, em razão do aumento da sensibilidade, além da melhora da especificidade.

Mulheres com mamas densas, nas quais a mamografia 2D pode representar uma limitação diagnóstica importante, também integram um grupo com indicação especial. A sobreposição do tecido glandular, que pode levar a um resultado falso-negativo, é avaliada em cortes milimétricos, podendo revelar tumores ou distorções anteriormente obscurecidas, particularmente nesses tipos de padrão mamário (Figura 5.8). Isso promove a distinção das formas e margens das lesões, além de revelar eventuais tumores multicêntricos ou multifocais.

Pacientes submetidas apenas ao exame mamográfico convencional com resultados duvidosos ou suspeitos, particularmente nas assimetrias, também podem ser mais bem avaliadas pela tomossíntese complementar, diminuindo os casos de falso-positivos, o que possibilita a avaliação dessa densidade em vários níveis da imagem (Figura 5.9).

Também os procedimentos invasivos, como a marcação pré-operatória e a mamotomia, são de execução tecnicamente mais fácil e precisa quando realizados pela estereotaxia tridimensional, orientados pela tomossíntese, já que a localização das lesões se apresenta de maneira mais clara e evidente e elas podem ser abordadas com mais segurança e eficiência.

Os exames de ultrassonografia e ressonância nuclear magnética (RNM) continuam tendo papel fundamental na propedêutica mamária e, em alguns casos em que esses métodos são indicados como estudo complementar à mamografia, a tomossíntese pode ajudar no esclarecimento do diagnóstico.

Além disso, o estudo tomográfico de lesões anteriormente detectadas somente pela RNM pode revelar a presença de alguns desses achados, facilitando a abordagem intervencionista quando necessária.

MAMOGRAFIA CONTRASTADA

A mamografia com utilização de contraste já vem sendo estudada e utilizada em alguns centros. Assim como a RNM, possibilita a visibilização de determinados

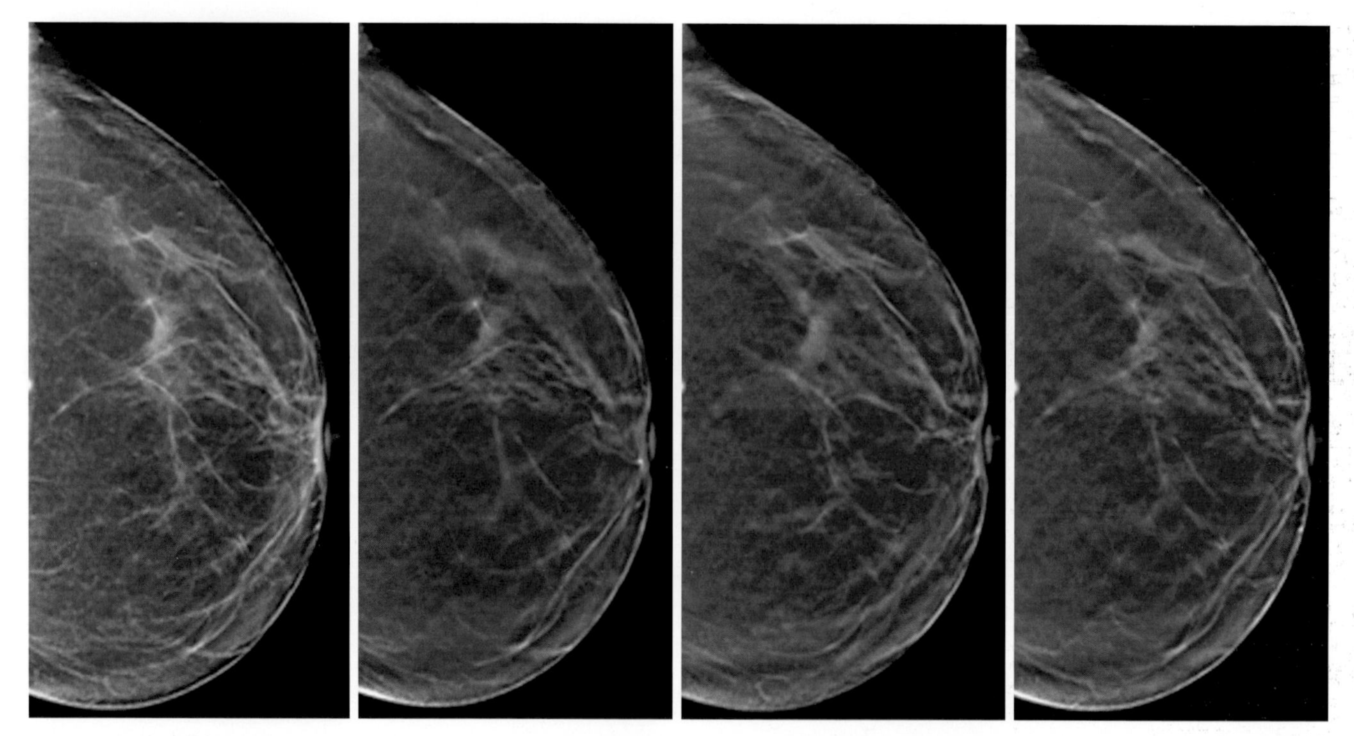

Figura 5.9 Mamografia 2D com assimetria focal em mama adiposa na figura da esquerda. As outras imagens mostram a distribuição do componente conjuntivo glandular em diferentes cortes da tomossíntese, sugerindo sobreposição de tecidos.

tipos de tumores específicos, particularmente nas mamas mais densas, e auxilia a determinação do tamanho e da extensão dessas lesões.

O exame é realizado como a mamografia convencional, mediante a aquisição de duas imagens em cada incidência, com características técnicas especiais, alguns minutos após a injeção de contraste intravenoso. A subtração dessas imagens torna possível observar apenas as áreas captantes de contraste.

Alguns estudos mostram boa sensibilidade em relação a outros métodos, surgindo como opção à RNM, principalmente em virtude do alto custo desta e das limitações em sua realização, como claustrofobia e porte de objetos metálicos ou marca-passo.

A grande desvantagem é o uso do contraste iodado, não utilizado na RNM, em razão de eventuais complicações.

Entre as principais indicações do método estão aquelas já estabelecidas para a RNM, como estudo de mulheres de alto risco, mamas densas em pacientes jovens, tumores ocultos, avaliações de multicentricidade, multifocalidade e recidivas, acompanhamento da resposta à terapia neoadjuvante, entre outras.

Apesar de muitos a considerarem promissora e alguns serviços já utilizarem a mamografia contrastada, estudos populacionais de grande vulto continuam sendo necessários para confirmar os bons resultados e validar seu uso como rotina ou opção à RNM das mamas.

Leitura complementar

Alshafeiy TI, Wadih A, Nicholson BT et al. Comparison between digital and synthetic 2D mammograms in breast density interpretation. AJR Am J Roentgenol 2017; 209(1):W36-41.

Chamming's F, Kao E, Aldis A et al. Imaging features and conspicuity of invasive lobular carcinomas on digital breast tomosynthesis. Br J Radiol 2017; 90(1073).

Conant EF, Beaber EF, Sprague BL et al. Breast cancer screening using tomosynthesis in combination with digital mammography compared to digital mammography alone: a cohort study within the PROSPR consortium. Breast Cancer Res Treat 2016; 156: 109-16.

Conant EF. Clinical implementation of digital breast tomosynthesis. Radiol Clin N Am 2014; 52:499-518.

Dromain C, Thibault F, Diekmann F et al. Dual-energy contrast-enhanced digital mammography: initial clinical results of a multireader, multicase study. Breast Cancer Res 2012; 14(3):R94.

Helal MH, Mansour SM, Zaglol M et al. Staging of breast cancer and the advanced applications of digital mammogram: what the physician needs to know? Br J Radiol 2017; 90(1071).

Lee-Felker SA, Tekchandani L, Thomas M et al. Newly diagnosed breast cancer: comparison of contrast-enhanced spectral mammography and breast MR imaging in the evaluation of extent of disease. Radiology 2017; 26:1-12.

Lobbes MB, Lalji U, Houwers J et al. Contrast-enhanced spectral mammography in patients referred from the breast cancer screening programme. Eur Radiol 2014; 24(7):1668-76.

Mariscotti G, Houssami N, Durando M et al. Digital Breast Tomosynthesis (DBT) to characterize MRI-detected additional lesions unidentified at targeted ultrasound in newly diagnosed breast cancer patients. Eur Radiol 2015; 25(9):2673-81.

Omofoye TS, Martaindale S, Teichgraeber DC et al. Implementation of upright digital breast tomosynthesis-guided stereotactic biopsy. Acad Radiol 2017; S1076-6332(17).

Rafferty EA, Rose SL, Miller DP et al. Effect of age on breast cancer screening using tomosynthesis in combination with digital mammography. Breast Cancer Res Treat 2017; 164(3):659-66.

Tabár L, Vitak B, Chen TH et al. Swedish two-country trial: impact of mammographic screening on breast cancer mortality during 3 decades. Radiology 2011; 260(3):658-63.

Taskin F, Durum Y, Soyder A et al. Review and management of breast lesions detected with breast tomosynthesis but not visible on mammography and ultrasonography. Acta Radiol 2017; 1(0):1-6.

Urban LABD, Chala LF, Bauab SP et al. Recomendações do Colégio Brasileiro de Radiologia e Diagnóstico por Imagem, da Sociedade Brasileira de Mastologia e da Federação Brasileira das Associações de Ginecologia e Obstetrícia para o rastreamento do câncer de mama. Radiol Bras 2017 Jul/Ago; 50(4).

Yun SJ, Ryu CW, Rhee SJ, Ryu JK, Oh JY. Benefit of adding breast tomosynthesis to digital mammography for breast cancer screening focused on cancer characteristics: a meta-analysis. Breast Cancer Res Treat 2017; 164(3):557-69.

6

Rastreamento do Câncer de Mama

Ruffo de Freitas Júnior
Leonardo Ribeiro Soares

INTRODUÇÃO

Segundo a Organização Mundial da Saúde, a detecção precoce do câncer de mama inclui dois componentes primordiais: o rastreamento populacional e o diagnóstico precoce da doença. O objetivo dessa estratégia é reduzir a mortalidade pela doença por meio da identificação de lesões pré-malignas e/ou neoplasias ainda confinadas ao órgão de origem e antes que ocorra a invasão de órgãos adjacentes ou à distância. Os objetivos secundários do rastreamento incluem o aumento da sobrevida pela doença, a realização de cirurgias mais conservadoras e a redução da necessidade de quimioterapia. Nas últimas décadas, essa estratégia contribuiu para a melhoria dos desfechos oncológicos relacionados com a neoplasia mamária tanto em países desenvolvidos como naqueles em desenvolvimento.

Nesse contexto, o rastreamento envolve a aplicação sistemática de um teste de triagem em uma população assintomática a fim de detectar e tratar a neoplasia no estágio pré-clínico. Os indivíduos com exames de rastreio alterados precisam confirmar ou descartar o diagnóstico por meio de exames confirmatórios.

Já o diagnóstico precoce da doença envolve a identificação de sinais e sintomas precoces do câncer pela própria paciente ou por algum profissional da área da saúde. Esse reconhecimento clínico possibilita o diagnóstico antes que a doença se torne avançada e geralmente se associa a maior sobrevida e melhor qualidade de vida.

RASTREAMENTO DO CÂNCER DE MAMA

A possibilidade de rastreamento do câncer de mama se baseia em critérios pré-definidos para identificação de situações adequadas para essa prática. Nesse contexto, destaca-se que o câncer de mama é um problema de saúde pública em escala global, justificando os esforços para sua detecção precoce. Em relação aos critérios biológicos, há uma fase assintomática geralmente longa o suficiente para que a lesão seja detectável durante esse período e ainda uma proporção significativa de lesões precoces que progrediriam para lesões com significado clínico. Após o diagnóstico precoce, estão disponíveis opções terapêuticas efetivas, as quais podem alterar a história natural da doença e melhorar o prognóstico da paciente afetada. Por fim, o teste de rastreamento que diagnostica o câncer de mama precocemente – a mamografia – é aceita pelas pacientes e está disponível a um custo razoável.

MODELOS DE RASTREAMENTO

Os principais benefícios relacionados com os programas de rastreamento estão diretamente associados à sua extensão temporal e à adesão da população-alvo às suas recomendações, tendo sido estabelecidos dois modelos principais de rastreamento: organizado e oportunístico. Na prática diária, a realização de um programa de rastreamento sistemático populacional ou oportunístico depende da capacidade do sistema de saúde para oferecer exames de boa qualidade e de maneira universal, bem como propiciar seguimento ativo na investigação e no tratamento dos indivíduos com exames alterados.

Rastreamento organizado

Trata-se do rastreamento populacional de modo organizado e sistemático, por meio de um programa estruturado de diagnóstico, tratamento e seguimento clínico em longo prazo. Esse programa deve ser oferecido a todas as pessoas consideradas de risco, identificadas por gênero, idade, histórico familiar ou critérios clínicos específicos para cada neoplasia. Não obstante, para ser considerado efetivo o programa deve incluir mais de 70% da população-alvo.

Rastreamento oportunístico

Trata-se da realização dos exames de rastreamento de maneira não sistemática. No Brasil, geralmente envolve as ações comunitárias de saúde implementadas de modo pontual e aleatório em determinada região e população-alvo e a solicitação dos exames de rastreio durante uma consulta médica de rotina ou por outro motivo clínico.

MÉTODOS DE RASTREAMENTO

Exame clínico e autoexame das mamas

O exame clínico e o autoexame das mamas consistem na palpação bilateral das mamas, efetuada por algum profissional da área da saúde (exame físico) ou pela própria paciente (autoexame). Em ambas as situações, deve-se destacar a necessidade de treinamento prévio e de informações específicas relacionadas com os achados clínicos da prática. Na ausência de treinamento prévio, a palpação aleatória das mamas pode causar mais ansiedade e levar à solicitação de exames complementares desnecessários.

Em estudos clássicos, a sensibilidade do exame clínico das mamas variou entre 34% e 88% para lesões com tamanho inferior ou superior a 1cm, respectivamente. Já a especificidade varia de 78% a 96%, seguindo as descrições para suspeição de malignidade apresentadas no Quadro 6.1. Nos países em desenvolvimento, mesmo em centros de referência em saúde, cerca de dois terços das neoplasias mamárias são diagnosticados por meio do autoexame das mamas. Entretanto, não se observou redução da mortalidade por câncer de mama por meio dessas práticas, embora sejam consideradas estratégias importantes para o diagnóstico da doença em regiões geográficas com recursos financeiros limitados. No Brasil, o Ministério da Saúde não recomenda o autoexame das mamas como o método de rastreamento do câncer de mama. Já o exame clínico das mamas é recomendado anualmente pela Sociedade Brasileira de Mastologia (SBM) para as mulheres com mais de 40 anos de idade.

Quadro 6.1 Características para suspeição de malignidade no rastreamento do câncer de mama por meio do exame clínico

Inspeção	Edema, eritema e/ou espessamento cutâneo com infiltração localizada ou difusa da pele Lesões papilares ou areolares, unilaterais, de aspecto descamativo e eczematosas Retração da pele e/ou do mamilo à inspeção estática ou dinâmica; mamilo invertido de maneira progressiva e recente
Palpação	Nódulo endurecido, fixo, maldefinido e/ou irregular Linfonodos axilares, infra ou supra-axilares, de aspecto endurecido e pouco móveis
Expressão papilar	Descarga papilar unilateral, uniductal, espontânea, de coloração cristalina ou sanguinolenta

Fonte: Stein e cols. (2009); Ministério da Saúde (2015).

Mamografia

A mamografia consiste no único método para rastreamento do câncer de mama com redução de mortalidade observada em ensaios clínicos randomizados, os quais foram conduzidos entre as décadas de 1960 e 1990. As metanálises desses ensaios clínicos demonstraram redução de 16% a 36% no risco relativo de morte por câncer de mama com benefício variável entre os diferentes grupos etários submetidos ao rastreamento. Apesar das críticas quanto à metodologia desses ensaios clínicos e à qualidade das evidências geradas, eles apresentam os melhores dados disponíveis do ponto de vista científico.

A idade ideal para o início do rastreamento mamográfico permanece incerta em decorrência de algumas características inerentes ao exame e à biologia tumoral. Nesse contexto, observou-se que a sensibilidade da mamografia aumenta com a idade, variando de 76% a 90% entre os grupos de 40 a 49 e de 60 a 69 anos, respectivamente. Não obstante, o câncer de mama geralmente se apresenta com biologia tumoral mais agressiva em mulheres com menos de 50 anos, determinando uma redução no período em que a doença é assintomática, mas detectável à mamografia. Desse modo, diversas instituições internacionais e o próprio Instituto Nacional de

Câncer, no Brasil, recomendam o início do rastreamento mamográfico aos 50 anos de idade.

Nos países em desenvolvimento, entretanto, devem ser consideradas as desigualdades socioeconômicas e as dificuldades de acesso aos serviços de saúde. Do mesmo modo, deve ser considerado o perfil epidemiológico da neoplasia em cada região geográfica. Em Goiânia, por exemplo, um estudo conduzido pelo Registro de Base Populacional observou que 27% das neoplasias mamárias diagnosticadas entre 1989 e 2003 ocorreram em mulheres com idade entre 41 e 50 anos. Nesse contexto, o rastreamento mamográfico anual a partir dos 40 anos de idade permanece como recomendação formal, da Sociedade Brasileira de Radiologia (SBR) e da Federação Brasileira das Sociedades de Ginecologia e Obstetrícia (FEBRASGO).

Em relação à duração do rastreamento, a maioria dos programas e instituições internacionais estabelece como recomendação a faixa etária entre 50 e 69 anos. Nesse grupo específico, um número menor de mulheres precisa ser rastreado para que seja evitada uma morte pela doença. Ademais, observou-se redução de 20% a 35% na mortalidade por câncer de mama com menores taxas de efeitos adversos do rastreamento. Já para as mulheres com mais de 70 anos de idade, os dados disponíveis são insuficientes para conclusões definitivas. De modo geral, o rastreamento deve ser analisado de modo individual e oferecido de acordo com a saúde global e a expectativa de vida da paciente. Caso a expectativa de vida seja menor do que 7 anos ou a saúde global da paciente não permita que ela se candidate ao tratamento da neoplasia, o rastreamento deve ser interrompido.

Recentemente, diversos estudos questionaram os benefícios do rastreamento mamográfico em decorrência do sobrediagnóstico do câncer de mama, o qual consistiria no diagnóstico de lesões precursoras ou tumores indolentes, geralmente pequenos e de bom prognóstico, que não se tornariam clinicamente importantes. Na Dinamarca, um estudo de coorte observou taxas de sobrediagnóstico variando entre 14,7% e 48,3%. Desse modo, o diagnóstico dessas lesões ocasiona também o tratamento de mulheres saudáveis que não seriam diagnosticadas na ausência da triagem. Já em metanálise conduzida pela Cochrane, foram observadas taxas de falso-positivos entre 20% e 60%, as quais estariam associadas a impacto psicológico negativo nessa população. Entretanto, convém ressaltar que até a presente data não é possível predizer a evolução individual de cada tumor e, portanto, o benefício do diagnóstico precoce minimiza as críticas ao sobrediagnóstico. Ainda assim, o esclarecimento adequado acerca da propedêutica diagnóstica e o apoio psicológico durante os exames podem auxiliar a tomada de decisões e reduzir a ansiedade desencadeada pelo rastreamento. Outro aspecto que aumenta a discussão sobre o benefício do rastreamento por meio da mamografia diz respeito à radiação desprendida para o tecido mamário ao longo da vida da mulher. Em estudo conduzido pela Rede Goiana de Pesquisa em Mastologia, concluiu-se que a possibilidade da carcinogênese de mama radioinduzida varia entre três e cinco casos por milhão de mulheres rastreadas, número esse que está muito aquém do benefício relacionado com a redução da mortalidade e mesmo com o aumento da sobrevida de mulheres que são submetidas ao rastreamento sequencial entre 40 e 70 anos.

Em relação ao diagnóstico do câncer de mama, deve-se refletir também sobre a cobertura mamográfica e o controle de qualidade das mamografias na interpretação dos resultados desfavoráveis à realização do rastreamento. No Brasil, observam-se a distribuição heterogênea dos mamógrafos e a desigualdade no desempenho dos centros de diagnóstico no que se refere à classificação dos laudos dos exames de mamografia, fatores que também podem contribuir para a redução dos benefícios associados ao rastreamento populacional.

Ultrassonografia e ressonância nuclear magnética

As limitações diagnósticas da mamografia no rastreamento do câncer de mama motivaram a avaliação de outros métodos complementares, como a ultrassonografia e a ressonância nuclear magnética (RNM), em associação ou como estratégia isolada. Entretanto, a realização de ensaios clínicos randomizados nesse contexto é limitada em decorrência dos padrões éticos e metodológicos atuais. Portanto, não existem dados acerca da adição desses exames na mortalidade por câncer de mama na população geral.

Em estudos clássicos que avaliaram o desempenho da RNM na detecção do câncer de mama foram observadas sensibilidade alta e especificidade muito variável, de 37% a 97%. No entanto, em situações de rastreamento populacional, ainda não foi comprovada a redução da mortalidade pela doença. Do mesmo modo, mantém-se a controvérsia acerca do desempenho da ultrassonografia no rastreamento populacional. Entre as limitações do método, destacam-se a dependência do operador e a inadequada avaliação de microcalcificações. No estudo

ACRIN 6666, conduzido pelo American College of Radiology Imaging Network, o acréscimo da ultrassonografia ao rastreamento mamográfico aumentou a acurácia diagnóstica de 78% para 91%, ao custo de um aumento significativo na taxa de falso-positivos.

Considerando a avaliação de nódulos sólidos diagnosticados à ultrassonografia, observou-se que a utilização do modelo SONOBREAST pode auxiliar a predição individualizada do risco de malignidade. Trata-se de um programa disponível *online*, o qual associa variáveis morfológicas da lesão a características clínicas da paciente (idade e histórico familiar de câncer de mama). Em estudo recente que avaliou o SONOBREAST, observou-se um valor preditivo negativo de 98%, o que pode contribuir para a redução das indicações de biópsias desnecessárias.

Em mulheres portadoras de mamas densas, a utilização complementar da ultrassonografia mamária também pode auxiliar a detecção e a investigação de lesões palpáveis e não palpáveis. Não obstante, ainda mantém altas taxas de falso-positivos e falso-negativos, propiciando biópsias desnecessárias e tumores de intervalo. Em mulheres com mamas densas, outros estudos também avaliaram a utilização da RNM e da tomossíntese com resultados controversos. Na prática clínica, o rastreamento do câncer de mama por meio desses métodos ainda não foi avaliado em ensaios clínicos randomizados, o que limita sua indicação nesse grupo populacional.

RASTREAMENTO EM SITUAÇÕES DE ALTO RISCO

A definição de alto risco para câncer de mama inclui mulheres portadoras de mutações genéticas de alta penetrância, incluindo aquelas que ocorrem nos genes *BRCA1*, *BRCA2* e *TP53*, portadoras de lesões proliferativas específicas, como hiperplasia ductal atípica e neoplasia lobular *in situ*, e mulheres com histórico de câncer de mama em familiares de primeiro grau, entre outras situações. Nesse contexto, diversos modelos estatísticos podem ser utilizados para calcular o risco individual para câncer de mama, sendo considerados de risco baixo, intermediário e alto os casos < 15%, 15% a 20% e > 20%, respectivamente.

No estudo ACRIN 6666, observou-se um aumento na detecção da neoplasia de 4,2 a cada 1.000 mulheres mediante a combinação de mamografia e ultrassonografia. No entanto, observou-se baixo valor preditivo positivo para a indicação de biópsia, variando de 8,9% com ultrassonografia isolada para 11,2% com a combinação dos métodos e para 22,6% com a mamografia exclusiva. Assim, a utilização da ecografia mamária no rastreamento populacional deveria ser reservada a casos selecionados, como mulheres portadoras de mamas densas ou de alto risco para a neoplasia.

Quadro 6.2 Recomendações para rastreamento com RNM em mulheres consideradas de alto risco para câncer de mama

Situação de risco	Recomendação
Mutação pessoal ou familiar em genes relacionados com o câncer de mama (*BRCA1*, *BRCA2*, *TP53*, entre outros)	Anualmente, a partir dos 30 anos de idade ou a partir da confirmação da mutação genética (não antes dos 30 anos)
Risco ≥ 20% ao longo da vida com base em um dos modelos matemáticos	Anualmente, a partir do cálculo de risco ou 10 anos antes da idade em que o familiar mais jovem diagnosticou a doença (não antes dos 30 anos)
Histórico de irradiação torácica entre os 10 e os 30 anos de idade	Anualmente, a partir de 8 anos após o tratamento radioterapêutico (não antes dos 30 anos)
Histórico pessoal de neoplasia lobular (HLA e CLIS), HDA, CDIS, carcinoma invasor de mama ou de ovário	Anualmente, partir do diagnóstico (não antes dos 30 anos)

Fonte: Urban e cols. (2017).

Segundo as recomendações atuais da SBM, da SBR e da FEBRASGO, a RNM deveria ser utilizada na maioria das situações de rastreamento em mulheres com grande risco de apresentar câncer de mama (Quadro 6.2). Já a ultrassonografia deveria ser realizada nas situações em que a RNM não se encontra disponível e naquelas mulheres com mamas densas. Em mulheres portadoras de próteses ou implantes mamários ou com histórico prévio de mamoplastia redutora ou de câncer de mama, a ultrassonografia mamária também pode ser utilizada como método complementar à mamografia no rastreamento da neoplasia.

CONSIDERAÇÕES FINAIS

O rastreamento sequencial com mamografia reduziu a mortalidade por câncer de mama em diversos grupos populacionais. Não obstante, a detecção precoce da doença possibilita a adoção de terapias mais conservadoras, reduz os custos finais do tratamento e aumenta a sobrevida dessas mulheres. Já em populações de alto risco para câncer de mama ou portadoras de mamas densas, recomenda-se a complementação com RNM ou com ultrassonografia mamária, conforme protocolos específicos.

Leitura complementar

Allemani C, Weir HK, Carreira H et al; CONCORD Working Group. Global surveillance of cancer survival 1995-2009: analysis of individual data for 25,676,887 patients from 279 population-based registries in 67 countries (CONCORD-2). Lancet 2015 Mar 14; 385(9972):977-1010. Erratum in: Lancet 2015 Mar 14; 385(9972):946.

Bauab SP, Aguillar VLN. Situações especiais do rastreamento mamário. In: Frasson A, Millen EC, Novita G et al. (eds.) Doenças da mama: guia prático baseado em evidências. São Paulo, SP: Editora Atheneu, 2013:69-80.

Berg WA, Blume JD, Cormack JB et al; ACRIN 6666 Investigators. Combined screening with ultrasound and mammography vs mammography alone in women at elevated risk of breast cancer. JAMA 2008; 299(18):2151-63.

Berg WA, Zhang Z, Lehrer D et al; ACRIN 6666 Investigators. Detection of breast cancer with addition of annual screening ultrasound or a single screening MRI to mammography in women with elevated breast cancer risk. JAMA 2012; 307(13):1394-404.

Brasil. Ministério da Saúde. Instituto Nacional de Câncer. Parâmetros técnicos para o rastreamento do câncer de mama: recomendações para gestores estaduais e municipais. Rio de Janeiro, RJ: INCA, 2009.

Chala LF, Shimizu C, Moraes PC. Rastreamento mamário na população geral. In: Frasson A, Millen EC, Novita G et al. (eds.) Doenças da mama: guia prático baseado em evidências. São Paulo, SP: Editora Atheneu, 2013:61-7.

Coldman A, Phillips N, Wilson C et al. Pan-Canadian study of mammography screening and mortality from breast cancer. J Natl Cancer Inst 2014; 106(11).

Corrêa R S, Freitas-Júnior R, Peixoto JE et al. Estimated mammogram coverage in Goiás State, Brazil. Cad Saude Publica 2011; 27(9):1757-67.

García-León FJ, Llanos-Méndez A, Isabel-Gómez R. Digital tomosynthesis in breast cancer: a systematic review. Radiologia 2015; 57(4):333-43.

Gøtzsche PC, Jørgensen KJ. Screening for breast cancer with mammography. Cochrane Database Syst Rev 2013; (6):CD001877.

Humphrey LL, Helfand M, Chan BK et al. Breast cancer screening: a summary of the evidence for the U.S. Preventive Services Task Force. Ann Intern Med 2002; 137(5 Part 1):347-60.

Jørgensen KJ, Gøtzsche PC, Kalager M, Zahl PH. Breast cancer screening in Denmark: a cohort study of tumor size and overdiagnosis. Ann Intern Med 2017; 166(5):313-23.

Kohler RE, Miller AR, Gutnik L, Lee CN, Gopal S. Experiences and perceptions regarding clinical breast exam screening by trained laywomen in Malawi. Cancer Causes Control 2017; 28(2):137-43.

Lee CH, Dershaw DD, Kopans D et al. Breast cancer screening with imaging: recommendations from the Society of Breast Imaging and the ACR on the use of mammography, breast MRI, breast ultrasound, and other technologies for the detection of clinically occult breast cancer. J Am Coll Radiol 2010 Jan; 7(1):18-27.

Leon-Rodriguez E, Molina-Calzada C, Rivera-Franco MM, Campos-Castro A. Breast self-exam and patient interval associate with advanced breast cancer and treatment delay in Mexican women. Clin Transl Oncol 2017 Apr 25. doi: 10.1007/s12094-017-1666-6. [Epub ahead of print] Disponível em: https://www.ncbi.nlm.nih.gov/pubmed/28444642.

Martins E, Freitas-Junior R, Curado MP et al. Evolução temporal dos estádios do câncer de mama ao diagnóstico em um registro de base populacional no Brasil Central. Rev Bras Ginecol Obstet 2009; 31:219-23.

Miller AB, Wall C, Baines CJ, Sun P, To T, Narod SA. Twenty five year follow-up for breast cancer incidence and mortality of the Canadian National Breast Screening Study: randomised screening trial. BMJ 2014; 348:g366.

Ministério da Saúde. Diretrizes para a detecção precoce do câncer de mama no Brasil/Instituto Nacional de Câncer José Alencar Gomes da Silva - Rio de Janeiro: INCA, 2015.

Nelson HD, Cantor A, Humphrey L et al. Screening for breast cancer: a systematic review to update the 2009 U.S. Preventive Services Task Force Recommendation. Rockville (MD): Agency for Healthcare Research and Quality (US), 2016 Jan.

Nelson HD, Pappas M, Cantor A, Griffin J, Daeges M, Humphrey L. Harms of breast cancer screening: systematic review to update the 2009 U.S. Preventive Services Task Force Recommendation. Ann Intern Med 2016; 164(4):256-67.

Olivotto IA, Kan L, d'Yachkova Y et al. Ten years of breast screening in the Screening Mammography program of British Columbia, 1988-97. J Med Screen 2000; 7(3):152-9.

Paulinelli RR, Freitas-Junior R, de Lucena CÊ et al. Sonobreast: predicting individualized probabilities of malignancy in solid breast masses with echographic expression. Breast J 2011; 17(2):152-9.

Paulinelli RR, Oliveira LF, Freitas-Junior R, Soares LR. The accuracy of the SONOBREAST statistical model in comparison to BI-RADS for the prediction of malignancy in solid breast nodules detected at ultrasonography. Eur J Obstet Gynecol Reprod Biol 2016; 196:1-5.

Rodrigues DCN, Freitas-Junior R, Corrêa RS, Peixoto JE, Tomazelli JG, Rahal RMS. Performance of diagnostic centers in the classification of opportunistic screening mammograms from the Brazilian public health system (SUS). Radiol Bras 2013; 46:149-55.

Sanvido VM, Watanabe AY, Neto JTA, Elias S, Facina G, Nazário ACP. Evaluation of the efficacy of clinical breast examination gloves in the diagnosis of breast lumps. J Clin Diagn Res 2017; 11(6):XC01-XC05.

Shapiro S. Evidence on screening for breast cancer from a randomized trial. Cancer 1977; 39(6 Suppl):2772-82.

Smith RA, Duffy SW, Gabe R et al. The randomized trails of breast cancer screening: what have we learned? Radiol Clin North Am 2004; 42:793-806.

Soares LR, Freitas-Junior R, Oliveira JC. A detecção precoce do câncer de mama e o impacto do rastreamento mamográfico nas taxas de sobrevida. Cien Saude Colet 2015; 20(10):3285-6.

Stein AT, Zelmanowicz AM, Zerwes FP, Biazus JVN, Lázaro L, Franco LR. Rastreamento do câncer de mama: recomendações baseadas em evidências. Rev AMRIGS 2009; 53(4):438-46.

Teh W, Wilson AR. The role of ultrasound in breast cancer screening. A consensus statement by the European Group for Breast Cancer Screening. Eur J Cancer 1998; 34(4):449-50.

Urban LABD, Chala LF, Bauab SDP et al. Breast cancer screening: updated recommendations of the Brazilian College of Radiology and Diagnostic Imaging, Brazilian Breast Disease Society, and Brazilian Federation of Gynecological and Obstetrical Associations. Radiol Bras 2017; 50(4):244-9.

Weinreb JC, Newstead G. MR imaging of the breast. Radiology 1995; 196(3):593-610.

World Health Organization. Early detection. Cancer control: knowledge into action: WHO guide for effective programmes; module 3. Geneva: WHO Press, 2007. Disponível em: http://www.who.int/cancer/modules/en/. Acesso em agosto de 2017.

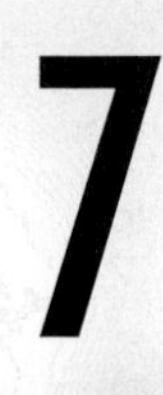

Aconselhamento Genético e Seguimento da Mulher de Alto Risco para Câncer de Mama

Anisse Marques Chami Ferraz
Renata Capanema de Mello Franco Saliba
Henrique Galvão

INTRODUÇÃO

A avaliação de fatores genéticos, familiares e pessoais favorece a identificação de um grupo de mulheres de maior risco para neoplasia das mamas, o que é fundamental para a prevenção e a redução do risco da doença.

Estima-se que apenas 5% a 7% dos casos de câncer de mama tenham um padrão hereditário. Isso significa que a predisposição ou o alto risco para desenvolver o câncer ao longo da vida estaria associado a uma mutação patogênica presente em um gene do DNA constitucional e que, consequentemente, pode segregar em gerações de uma mesma família. Esses pacientes apresentariam, portanto, um risco consideravelmente maior para desenvolver não somente o câncer de mama, mas também outras neoplasias, por se tratar de um quadro sindrômico.

Embora os casos com padrão hereditário representem a menor parte, cerca de 30% dos casos de câncer de mama teriam um padrão familiar, no qual se observam um ou dois parentes de primeiro ou segundo grau com câncer de mama. É importante considerar esse tipo de câncer como parte do espectro de uma doença complexa ou heterogênea do ponto de vista genético. Assim, fatores genéticos inerentes ao DNA, assim como mutações adquiridas ao longo da vida e fatores epigenéticos e ambientais, levariam a uma expressão da doença de maneira muito variada entre os indivíduos, até mesmo dentro de uma mesma família.

Considerando a possibilidade de identificar mutações em genes de alta penetrância, como, por exemplo, os genes *BRCA1, BRCA2, TP53, PTEN, CDH1*, e guiar de maneira mais específica medidas de redução de risco, há alguns critérios para a escolha das pacientes que se beneficiariam de uma avaliação genética e de testes genéticos. De acordo com a *National Comprehensive Cancer Network Clinical Practice Guideline in Oncology – Familial High Risk Assessment: Breast and Ovarian Cancer Version 1.2018*, devem ser encaminhadas para aconselhamento genético todas as mulheres com caso de mutação genética na família com suscetibilidade para câncer de mama ou com pelo menos dois tipos de neoplasia primária em um mesmo parente, dois ou mais casos de neoplasia mamária, sendo um deles antes dos 50 anos de idade, casos de neoplasia ovariana ou peritoneal, câncer de mama masculino ou em parente de primeiro ou segundo grau até os 45 anos de idade. Aquelas com três ou mais casos de neoplasia mamária, pancreática, de próstata, melanoma, sarcoma, carcinoma adrenocortical, tumor cerebral, leucemia, câncer gástrico, de cólon, de endométrio, da tireoide ou renal na família ou com manifestações dermatológicas, macrocefalia e pólipos gastrointestinais também devem passar por avaliação especializada.

O histórico familiar apenas de câncer de mama por si só influencia a estimativa do risco. Existem alguns aplicativos digitais disponíveis para o cálculo desse risco que oferecem como ferramenta adicional a possibilidade de estimativa da probabilidade de indivíduos serem portadores de mutações para alguns genes. Os modelos de cálculo de risco são BOADICEA, BRCAPRO, IBIS, PennII, dentre outros. Esse parâmetro é útil para indicação de um teste molecular preditivo. Todavia, a solicitação do exame deve considerar aspectos mais abrangentes da história clínica, psicossocial, educacional, econômica e mesmo religiosa dos consulentes e de seus familiares para a tomada de decisão responsável e compartilhada. Por isso, as diretrizes especializadas são unânimes em considerar fundamental a realização de aconselhamento genético pré-teste (NCCN, USPS Task Force, NICE, ANS).

A abordagem da mulher com alto risco para câncer de mama deve iniciar com a identificação desse grupo de mulheres. As recomendações de mudanças no estilo de vida, rastreamento diferenciado de neoplasias, avaliação e discussão sobre quimioprofilaxia e cirurgias redutoras de risco (mastectomia e salpingooforectomia bilaterais) e métodos reprodutivos são feitas de maneira multidisciplinar. Todos esses aspectos serão descritos neste capítulo.

SÍNDROMES GENÉTICAS DE PREDISPOSIÇÃO AO CÂNCER DE MAMA E ACONSELHAMENTO GENÉTICO

A síndrome dos cânceres de mama e ovários hereditária (*Hereditary Breast and Ovarian Cancer Syndrome – HBOC*) é a síndrome que mais comumente determina predisposição ao câncer de mama, ovários (tubas uterinas e peritônio) e outros tipos (melanoma, pâncreas, câncer de mama masculino) e está associada a mutações patogênicas nos genes *BRCA1* e *BRCA2*. A prevalência da mutação na população em geral varia de acordo com dados na literatura e é estimada em 1 a cada 400 a 500, excluindo judeus Ashkenazi. Há uma variação considerável nos riscos estimados para portadores de mutações nesses genes de acordo com estudos publicados na literatura. Para o *BRCA1* o risco médio cumulativo aos 80 anos de idade para câncer de mama e de ovários é de 67% e 45%, respectivamente; para os portadores de mutações no gene *BRCA2*, o risco é de 66% para câncer de mama e de 12% para câncer de ovários.

O padrão histopatológico do carcinoma de mama varia de acordo com o gene mutado. Mais de 75% dos tumores que se desenvolvem em portadoras de mutação no gene *BRCA1* são receptores estrogênicos negativos de alto grau e 69% são receptores de estrogênio (RE), progesterona (RP) e para fator de crescimento epidérmico humano (HER2) negativos, ou seja, tumores triplo-negativos. Para os portadores de mutação no gene *BRCA2*, o padrão imuno-histoquímico assemelha-se ao dos tumores mais comumente identificados na população em geral (esporádicos), com 77% dos tumores sendo RE-positivos e apenas 16% triplo-negativos. O tipo histológico mais associado ao câncer de ovário é o tipo epitelial seroso, tanto para o *BRCA1* como para o *BRCA2*.

Cabe lembrar que o risco de câncer de mama entre os homens também está aumentado em portadores de mutação nesses genes, principalmente no *BRCA2*, de aproximadamente 7%, enquanto para o *BRCA1* o risco é de 1%. A estimativa de risco para homens na população em geral é de aproximadamente 0,1%.

O risco de câncer de mama, ovários ou mesmo de outros tipos de neoplasia é maior entre os portadores de mutações com história familiar positiva do que negativa presumivelmente por influência de fatores genéticos poligênicos e mesmo multifatoriais. Assim, os principais estudos se voltam para o questionamento sobre os modificadores do risco genético em portadores de mutações a fim de estabelecer medidas melhores e mais específicas de redução de risco para os pacientes.

Outra síndrome genética autossômica dominante associada a mutação patogênica em um gene de alta penetrância para câncer de mama é a *síndrome de Li-Fraumeni*. O gene *TP53* é o único a estabelecer associação com a síndrome. Indivíduos portadores da mutação têm risco elevado de desenvolver vários tipos de neoplasia, como sarcoma de partes moles, osteossarcoma, câncer de mama pré-menopausa, tumores no sistema nervoso central, carcinoma adrenocortical, leucemia e uma variedade de outros tipos de câncer. Em geral, a idade de manifestação é bastante precoce, incluindo crianças e adultos jovens, os quais também apresentam risco elevado para múltiplos tumores primários.

Em 1988, Li e cols. descreveram o diagnóstico clínico da síndrome de Li-Fraumeni, definindo-a a partir da presença de três critérios:

- Um probando com sarcoma diagnosticado com menos de 45 anos de idade.
- Um parente de primeiro grau com qualquer tipo de câncer antes dos 45 anos.

- Um parente de primeiro ou segundo grau com qualquer tipo de câncer aos 45 anos ou sarcoma em qualquer idade.

A síndrome também deve ser suspeitada quando o paciente preenche os critérios clínicos de Chompret (Quadro 7.1). Estima-se que 20% dos pacientes que preenchem esses critérios têm mutação identificável no gene *TP53*.

A prevalência da mutação na população é muito variável e ainda sim se trata de uma síndrome considerada globalmente rara. Nas regiões Sul e Sudeste, estima-se uma prevalência de 0,3% para uma mutação específica (mutação p.Arg337His no éxon 10 de *TP53*) em virtude de um efeito fundador.

Mulheres com a síndrome têm risco aumentado de desenvolver câncer de mama na pré-menopausa com média de idade de 33 anos ao diagnóstico. Dados sugerem que os carcinomas assumem um padrão imuno-histoquímico predominantemente triplo-positivo para receptores hormonais e FISH para *Her2*. O risco de câncer na mama contralateral chega a 31%. Tendo em vista a tendência de desenvolvimento de segundo tumor primário em campo irradiado, recomenda-se, quando possível, evitar a radioterapia nessas pacientes, dando preferência à realização de mastectomia total para o tratamento de câncer detectado.

Outras síndromes ainda mais raras de predisposição ao câncer de mama, porém com marcantes fenótipos para o reconhecimento clínico, são:

- **Síndrome de Cowden:** síndrome de herança autossômica dominante associada à mutação no gene *PTEN* e caracterizada por múltiplos hamartomas, conferindo alto risco para neoplasias malignas, como câncer de tireoide (35%), predominantemente folicular, câncer de mama (85%), de endométrio (28%) e carcinoma renal de células claras (35%). Os indivíduos afetados geralmente apresentam macrocrania, papilomas na região da face e orais, tricoepiteliomas e queratose palmar e plantar, que se manifestam até a terceira década de vida. A média de idade ao diagnóstico do câncer de mama situa-se entre 38 e 46 anos, e 67% das mulheres apresentam risco de neoplasias benignas das mamas.
- **Síndrome do câncer gástrico difuso hereditário:** síndrome autossômica dominante de suscetibilidade a esse tipo de adenocarcinoma gástrico. A idade de manifestação desse tumor é precoce (38 anos em média, mas pode variar de 14 a 69 anos). A maioria dos pacientes afetados tem uma variante patogênicas no gene *CDH1*, e o risco cumulativo para o câncer gástrico é de 80%. As mulheres portadoras de mutação em *CDH1* apresentam risco importante de câncer de mama tipo lobular, variando de 39% a 52%.
- **Síndrome de Peutz-Jeghers:** síndrome autossômica dominante associada à mutação no gene *STK11* e caracterizada por um conjunto de manifestações clínicas, como pólipos no trato gastrointestinal (e extraintestinais) tipo Peutz-Jeghers, que podem ocasionar obstrução, sangramento e anemia recorrentes; hiperpigmentação mucocutânea, que pode desaparecer após a puberdade e na idade adulta; e risco aumentado para neoplasias malignas (colorretal, gástrica, pancreática, de mama e ovários). O risco estimado para carcinoma de mama em mulheres é de 32% a 54%, com média de idade variando entre 37% e 59% anos.
- **Neurofibromatose tipo 1:** síndrome autossômica dominante de expressão fenotípica amplamente variável associada ao gene NF1 e caracterizada por múltiplas manchas café com leite, *freckling* axilar, neurofibroma cutâneo e nódulos de Lisch. Outras manifestações podem estar presentes, como déficit intelectual, neurofibroma plexiforme cutâneo e glioma óptico. Uma variedade de outros tumores pode ser encontrada em pacientes com a doença, e mulheres apresentam aumento considerável do risco de câncer de mama antes dos 50 anos de idade.

Quadro 7.1 Critérios de Chompret

Probando com um tumor pertencente ao espectro do tumor SLF (por exemplo, sarcoma de tecido mole, osteossarcoma, tumor cerebral, câncer de mama pré-menopausa, carcinoma adrenocortical, leucemia, câncer broncoalveolar pulmonar) antes dos 46 anos E pelo menos um primeiro ou segundo grau relativo com um tumor de SLF (exceto câncer de mama, se o probando tiver câncer de mama) antes dos 56 anos ou com múltiplos tumores OU
Probando com tumores múltiplos (exceto múltiplos tumores de mama), dois dos quais pertencem ao espectro tumoral do SLF e o primeiro ocorreu antes dos 46 anos de idade OU
Probando com carcinoma adrenocortical ou tumor do plexo coroide, independentemente do histórico da família

SLF: síndrome de Li-Fraumeni.

Mutações patogênicas em outros genes também estão associadas a aumento moderado do risco de câncer de mama, de duas a cinco vezes em relação ao encontrado na população em geral, como *ATM, CHEK2, PALB2* e *NBN*. Atualmente, com o advento da tecnologia de sequenciamento de nova geração e dos painéis multigenes, tornou-se mais acessível o rastreamento de mutações nesses genes. Entretanto, nem sempre as decisões sobre o manejo clínico para a redução do risco são impactadas pela presença de mutação desses genes, uma vez que o risco empírico fundamentado apenas no histórico familiar detalhado já definiria tal manejo.

Por isso, o processo de aconselhamento genético, além de proporcionar a estimativa do risco genético para o câncer de mama, visa prestar esclarecimento sobre os testes genéticos, devendo ser realizado antes e depois desses testes (aconselhamento pré e pós-teste). De acordo com a National Society of Genetic Counseler's Definition Task Force (2006), define-se o aconselhamento genético como o processo que auxilia pessoas a entenderem e se adaptarem às questões médicas, psicológicas e familiares diante da contribuição que a genética oferece em relação às doenças. Esse processo se baseia:

- Na interpretação da história médica e familiar a fim de avaliar as chances de ocorrência e recorrência das doenças.
- Na orientação educacional sobre os padrões de herança, testes genéticos, manejo, prevenção e acesso a recursos e pesquisas.
- No oferecimento de escolhas informadas e adaptadas às condições genéticas, aos riscos ou às chances de ocorrência dessas doenças.

Os aspectos bioéticos guiam questões complexas associadas aos testes genéticos, devendo ser ressaltado que os princípios da beneficência, da não maleficência, da autonomia e da justiça integram as ferramentas necessárias para equilibrar os potenciais conflitos relacionados com o suporte clínico oferecido. Além disso, princípios relacionados com a privacidade e a confidencialidade são discutidos para que se possa lidar com as informações obtidas no processo de aconselhamento pré e pós-teste. No contexto da avaliação de risco para câncer de mama, em síntese, o aconselhamento genético faz parte de um processo multidisciplinar que visa auxiliar a definição de um diagnóstico mais preciso para guiar o manejo de redução do risco dessas pacientes.

OUTRAS SITUAÇÕES DE ALTO RISCO PARA CÂNCER DE MAMA

Além das síndromes genéticas, outros fatores aumentam o risco de câncer de mama e devem ser investigados na história clínica da paciente, a saber:

- Mulheres com história prévia de câncer de mama tratado.
- Mulheres submetidas à irradiação da parede torácica entre os 10 e os 30 anos de idade.
- História pessoal de carcinoma lobular *in situ*, hiperplasia lobular atípica e hiperplasia ductal atípica.

No caso de radioterapia prévia, o risco de neoplasia mamária é influenciado pela dose de radiação recebida, pelos campos irradiados e pela idade da paciente durante o tratamento, sendo comparável aos casos de mutação *BRCA1/2*. As lesões da mama com atipia e o carcinoma lobular *in situ* implicam risco cumulativo de desenvolvimento de neoplasia maligna de 1% a 2% ao ano.

RASTREAMENTO DAS MULHERES DE ALTO RISCO PARA CÂNCER DE MAMA

O exame físico das mamas é fundamental para o rastreamento do câncer de mama em pacientes de alto risco, sendo recomendado a partir dos 25 anos de idade, semestralmente, podendo ser realizado pelo mesmo médico ou intercalado entre os diferentes especialistas que cuidam da saúde da mulher (ginecologista e mastologista, por exemplo). Devem ser examinadas as regiões das mamas e das axilas e as fossas supra e infraclaviculares.

As mulheres devem ser orientadas e incentivadas a observar as próprias mamas de modo a perceber com facilidade qualquer alteração suspeita.

Com base nas recomendações do Colégio Brasileiro de Radiologia e Diagnóstico por Imagem (CBR), da Sociedade Brasileira de Mastologia (SBM) e da Federação Brasileira das Associações de Ginecologia e Obstetrícia (FEBRASGO), o rastreamento por exames de imagem na população de alto risco para câncer de mama é diferenciado (Quadro 7.2).

O início do rastreamento é antecipado e a ressonância nuclear magnética (RNM) deve ser incorporada para avaliação das mamas. A ultrassonografia apresenta indicação limitada, substituindo a RNM quando não houver a possibilidade de realização desse exame.

A mamografia se mantém como importante exame de imagem para rastreamento em mulheres de alto risco para câncer de mama, apresentando menor sensibilidade no caso de mamas densas. Quando disponível, a tomossíntese pode ser associada à mamografia.

A RNM não é recomendada de rotina para seguimento de pacientes com história de neoplasia invasora ou carcinoma ductal *in situ* da mama, embora esse grupo de mulheres seja considerado de alto risco.

O rastreamento por exames de imagem das mamas após os 74 anos de idade deve ser realizado até que a expectativa de vida da mulher seja de no mínimo 7 anos.

Quadro 7.2 Rastreamento das mulheres de alto risco para câncer de mama segundo a CBR, a SBM e a FEBRASGO

Classificação de risco	Mamografia	Ressonância nuclear magnética
Mulheres com mutação dos genes *BRCA1/2* ou de outras síndromes genéticas que aumentam o risco de câncer de mama ou com parentes de primeiro grau com mutação comprovada	Anual, a partir dos 30 anos de idade	Anual, a partir dos 25 anos de idade
Mulheres com risco ≥ 20% ao longo da vida (conforme modelos matemáticos fundamentados na história familiar)	Anual, iniciando 10 anos antes da idade do diagnóstico do parente mais jovem (não antes dos 30 anos)	Anual, iniciando 10 anos antes da idade do diagnóstico do parente mais jovem (não antes dos 25 anos)
Mulheres com história pessoal de hiperplasia lobular atípica, carcinoma lobular *in situ*, hiperplasia ductal atípica, carcinoma ductal *in situ* e carcinoma invasor de mama	Anual, a partir do diagnóstico	Anual, a partir do diagnóstico
Mulheres com história de radioterapia no tórax entre os 10 e os 30 anos de idade	Anual, a partir do oitavo ano após radioterapia (não antes dos 30 anos)	Anual, a partir do oitavo ano após radioterapia (não antes dos 30 anos)

QUIMIOPROFILAXIA

Para a indicação de medicamentos para redução do risco de câncer de mama devem ser considerados o *status* menopausal, a história patológica pregressa e as comorbidades da paciente. Apesar de reduzir a incidência da doença, seu impacto na mortalidade ainda é incerto. A quimioprofilaxia não deve ser recomendada para mulheres com menos de 35 anos de idade, estando contraindicada a reposição hormonal concomitante para sintomas climatéricos. A melhor relação risco/benefício é esperada para mulheres na pré-menopausa. É necessária a avaliação ginecológica antes do início do tratamento. A densitometria óssea é recomendada para as mulheres após a menopausa.

Os inibidores seletivos do receptor de estrogênio são capazes de reduzir o risco de neoplasia mamária receptor hormonal-positiva com benefício persistente por pelo menos 10 anos após o término do tratamento. Segundo o *NCCN Breast Cancer Risk Reduction 1.2017*, o efeito dessa classe medicamentosa não está bem estabelecido em mulheres com mutação genética *BRCA1/2* ou com história prévia de irradiação da parede torácica. São contraindicados em mulheres com história prévia de eventos tromboembólicos.

O tamoxifeno é a única medicação para mulheres na pré-menopausa com alto risco familiar ou história de carcinoma lobular *in situ*. Quando utilizado na adjuvância, é capaz de reduzir em até 50% a incidência de segunda neoplasia primária da mama. Estudos indicam redução de 49% no risco de câncer de mama naquelas pacientes com alto risco familiar e de até 86% naquelas com história prévia de hiperplasia atípica da mama. A dose diária indicada é de 20mg pelo período de 5 anos, sendo controverso seu uso além desse período. O tamoxifeno está contraindicado para gestantes ou mulheres em idade fértil sem método contraceptivo não hormonal seguro.

O raloxifeno é opção de quimioprevenção para mulheres após a menopausa, apresentando menos efeitos adversos se comparado ao tamoxifeno. É capaz de reduzir em 39% o risco de câncer de mama. A dosagem habitual é de 60mg diários, podendo ser utilizado por mais de 5 anos em pacientes com osteoporose associada.

Os inibidores da aromatase (Exemestano®, Anastrozol®) têm indicação restrita apenas a protocolos de pesquisa ou casos individualizados.

Diversos agentes encontram-se em estudo para a redução do risco de neoplasia mamária receptor hormonal-negativa. Destacam-se os retinoides, os inibidores da cicloxigenase, as estatinas e a metformina, mas ainda sem indicação formal de uso.

CIRURGIAS REDUTORAS DE RISCO

Mastectomia

A mastectomia bilateral deve ser considerada em mulheres com diagnóstico de mutação genética de alto risco para neoplasia mamária, história familiar sugestiva ou radioterapia torácica anterior aos 30 anos de idade. Deve ser considerada uma opção para mulheres sem acesso visível ao rastreamento adequado ou para aquelas nas quais estejam contraindicadas as medidas farmacológicas. Não é a conduta preferencial para os casos de carcinoma lobular *in situ* ou lesões atípicas da mama, mas deve ser discutida com a paciente.

A redução do risco de câncer de mama após a cirurgia é de cerca de 96%. A importância da cirurgia redutora de riscos é maior para as mulheres com maior expectativa de vida. Uma mulher aos 25 anos de idade pode aumentar sua expectativa de vida em 3,3 anos com a mastectomia bilateral, sendo esse benefício reduzido para 1,5 ano quando a cirurgia é adiada até os 40 anos de idade. A decisão pela mastectomia bilateral é pessoal, mas raramente oferecida às mulheres com mais de 60 anos de idade.

Os benefícios da cirurgia vão além dos ganhos na expectativa de vida e incluem, principalmente, a redução da ansiedade associada ao risco do câncer de mama e do estresse gerado pelos exames de rastreamento. O aconselhamento psicológico é etapa importante para a decisão quanto ao procedimento, com benefícios estendidos para o pós-operatório e a aceitação das limitações e morbidades ocasionadas pela cirurgia.

Faz-se necessário estudo imaginológico das mamas no pré-operatório, seguido de biópsia de qualquer área com suspeita de malignidade. A técnica cirúrgica deve ser discutida e definida com a paciente, e devem ser considerados os riscos e benefícios da mastectomia com preservação de mamilo e aréola, bem como a reconstrução imediata. Convém atentar para a ressecção apropriada de todo o tecido glandular mamário. Não há indicação da biópsia do linfonodo sentinela nesses casos.

Salpingooforectomia bilateral

A indicação da salpingooforectomia bilateral é limitada às mulheres com mutação nos genes *BRCA1/2*. A cirurgia promove benefícios especialmente na mutação *BRCA2* com redução do risco de neoplasia mamária de até 72%. Na mutação *BRCA1*, esse benefício é menor (cerca de 39%).

A escolha do momento da cirurgia depende da prole definida, sendo idealmente realizada entre os 35 e os 40 anos de idade. No caso de mutação *BRCA2*, a neoplasia ovariana costuma acontecer em idade mais avançada, possibilitando a cirurgia redutora de risco até os 45 anos.

A reposição hormonal após a cirurgia pode estar indicada em casos de pacientes com menos de 50 anos de idade e por curto intervalo de tempo.

OUTRAS MEDIDAS DE REDUÇÃO DO RISCO DE CÂNCER DE MAMA

As mulheres com alto risco para câncer de mama devem ser orientadas acerca dos fatores de risco modificáveis, devendo ser estimuladas medidas como amamentação, atividade física regular, limitação da ingestão de bebidas alcoólicas, prevenção e combate à obesidade na pós-menopausa e limitação do uso de reposição hormonal para sintomas do climatério.

A associação da dieta à tumorigênese é cada vez mais estudada. Alimentos ricos em flavonoides, carotenoides (com destaque para o licopeno), ômega 3, vitamina D, cúrcuma e resveratrol podem ser associados à prevenção de neoplasias.

CONSIDERAÇÕES FINAIS

A mulher com alto risco para câncer de mama deve ser informada dos potenciais benefícios, riscos e limitações do rastreamento. Principalmente nos casos de avaliação de mulheres de alto risco por suspeita de síndrome de predisposição hereditária, o aconselhamento genético complementa a assistência à saúde da mulher. A decisão acerca das medidas farmacológicas e cirúrgicas para a redução do risco de neoplasias deve ser individualizada e compartilhada com a paciente, e suas preferências pessoais devem ser levadas em consideração.

Leitura complementar

Agência Nacional de Saúde Suplementar (Brasil). Rol de procedimentos e eventos em saúde 2016 [recurso eletrônico]/Agência Nacional de Saúde Suplementar. Rio de Janeiro: ANS, 2016.

Anglian Breast Cancer Study Group. Prevalence and penetrance of BRCA1 and BRCA2 mutations in a population-based series of breast cancer cases. Br J Cancer 2000; 83:1301-8.

Chlebowski RT, Hendrix SL, Langer RD et al. Influence of estrogen plus progestin on breast cancer and mammography in healthy postmenopausal women: the Women's Health Initiative Randomized Trial. JAMA 2003; 289(24):3243-53.

Chompret A, Abel A, Stoppa-Lyonnet D et al. Sensitivity and predictive value of criteria for p53 germline mutation screening. J Med Genet 2001; 38:43-7.

Daly MB, Pilarski R, Berry M et al. NCCN Guidelines Insights: Genetic/Familial High-Risk Assessment: Breast and Ovarian, Version 2.2017. J Natl Compr Canc Netw 2017; 15(1):9-20.

Edwards BK, Howe HL, Ries LA et al. Annual report to the nation on the status of cancer, 1973-1999, featuring implications of age and aging on U.S. cancer burden. Cancer 2002; 94:2766-92.

Eng C. PTEN Hamartoma Tumor Syndrome. Genereviwes®. Disponível em: https://www.ncbi.nlm.nih.gov/books/NBK1488/. Acesso em outubro de 2017.

Fisher B, Costantino JP, Wickerham DL et al. Tamoxifen for prevention of breast cancer: report of the National Surgical Adjuvant Breast and Bowel Project P-1 Study. J Natl Cancer Inst 1998; 90(18):1371-88.

Giannakeas V, Narod SA. The expected benefit of preventive mastectomy on breast cancer incidence and mortality in BRCA mutation carriers, by age at mastectomy. Breast Cancer Res Treat (in press) 2017.

Gradishar WJ, Anderson BO, Balassanian R et al. NCCN Guidelines Insights: Breast Cancer, Version 1.2017. J Natl Compr Canc Netw 2017; 15(4):433-51.

Gullett NP, Ruhul Amin AR, Bayraktar S et al. Cancer prevention with natural compounds. Semin Oncol 2010; 37(3):258-81.

Hartmann LC, Lindor NM. The role of risk reduction surgery in hereditary breast and ovarian cancer. N Engl J Med 2016; 375(5); 454-68.

Heymann S, Delaloge S, Rahal A et al: Radio-induced malignancies after breast cancer postoperative radiotherapy in patients with Li-Fraumeni syndrome. Radiat Oncol 2010; 5:104.

Kauff ND, Domchek SM, Friebel TM et al. Risk-reducing salpingo-oophorectomy for the prevention of BRCA1- and BRCA2-associated breast and gynecologic cancer: a multicenter, prospective study. J Clin Oncol 2008; 26(8):1331-7.

Kaurah P, Huntsman DG. Hereditary diffuse gastric cancer. Genereviwes®. Disponível em: https://www.ncbi.nlm.nih.gov/books/NBK1139/. Acesso em outubro de 2017.

Masciari S, Dillon DA, Rath M, Robson M et al. Breast cancer phenotype in women with TP53 germline mutations: a Li-Fraumeni syndrome consortium effort. Breast Cancer Res Treat 2012; 133:1125-30.

Matthijs G, Souche E, Alders M et al. Guidelines for diagnostic next-generation sequencing. Eur J Hum Genet 2016 Oct; 24(10):1515.

Mavaddat N, Barrowdale D, Andrulis IL et al. Pathology of breast and ovarian cancer among BRCA1 and BRCA2 mutation carries: results from the Consortium of Investigators of Modifiers of BRCA1 e BRCA2 (CIMBA). Cancer Epidemiol Biomarkers Prev 2012; 21:134-47.

Maxwell KN, Domcheck SM. Familial breast cancer risk. Current Breast Cancer Reports 2013; 5:170-82.

McGarrity JT, Cristopher IA, Baker MJ. Peutz-Jeghers syndrome. Genereviwes®. Disponível em: https://www.ncbi.nlm.nih.gov/books/NBK1266/. Acesso em outubro de 2017.

Melhem-Bertrandt A, Bojadzieva J, Ready KJ et al. Early onset HER-2-positive breast cancer is associated with germline TP53 mutations. Cancer 2012; 118:908-13.

Michailidou K, Beesley J, Lindstrom S et al. Genome-wide association analysis of more than 120,000 individuals identifies 15 new susceptibility loci for breast cancer. Nat Gene 2015; 47: 373-80.

National Collaborating Centre for Cancer (UK). Familial Breast Cancer: Classification and Care of People at Risk of Familial Breast Cancer and Management of Breast Cancer and Related Risks in People with a Family History of Breast Cancer. Cardiff (UK): National Collaborating Centre for Cancer (UK); 2013 Jun.

National Comprehensive Cancer Network Clinical Practice Guideline in Oncology – Familial High Risk Assesment: Breast and Ovarian Cancer Version 1.2018.

National Comprehensive Cancer Network Clinical Practice Guideline in Oncology – Breast Cancer Risk Reduction Version 1.2017.

Olopade OI, Grushko TA, Nanda R, Huo D. Advances in breast cancer: pathways to personalized medicine. Clin Cancer Res 2008; 14(24):7988-99.

Pinto EM, Billerbeck AE, Villares MC, Domenice S, Mendonça BB, Latronico AC. Founder effect for the highly prevalent R337H mutation of tumor suppressor p53 in Brazilian patients with adrenocortical tumors. Arq Bras Endocrinol Metabol 2004 Oct; 48(5):647-50.

Rebbeck TR, Mitra N, Wan F et al. Association of type and location of BRCA1 and BRCA2 mutations with risk of breast and ovarian cancer. JAMA 2015; 313:1347-61.

Reis-Filho JS, Pinder SE. Non-operative breast pathology: lobular neoplasia. J Clin Pathol 2007; 60(12):1321-7.

Resta R, Biesecker BB, Bennett RL et al. A new definition of genetic counseling: National Society of Genetic Counselors' Task Force Report. Journ of Gene Counsl 2006; 2(15):77-83.

Scharl A, Thomssen C, Harbeck N. AGO Recommendations for Diagnosis and Treatment of Patients with Early and Metastatic Breast Cancer: Update 2012. Breast Care (Basel) 2012 Aug; 7(4):322-35.

Scneider K, Zelley K, Nichols EK, Garber J. Li-Fraumeni syndrome. Genereviwes®. Disponível em: https://www.ncbi.nlm.nih.gov/books/NBK1311/. Acesso em outubro de 2017.

Tai YC, Domchek S, Parmigiani G, Chen S. Breast cancer risk among male BRCA1 and BRCA2 mutation carriers. J Natl Cancer Inst 2007; 99:1811-4.

U.S. Preventive Services Task Force. Risk Assessment, Genetic Counseling, and Genetic Testing for BRCA-Related Cancer in Women: Recommendation Statement. Am Fam Physician 2015 Jan 15; 91(2).

Uray IP, Brown PH. Chemoprevention of hormone receptor-negative breast cancer: new approaches needed. Recent Results Cancer Res 2011; 188:147-62.

Urban L, Chala LF, Bauab SDP et al. Breast cancer screening: updated recommendations of the Brazilian College of Radiology and Diagnostic Imaging, Brazilian Breast Disease Society, and Brazilian Federation of Gynecological and Obstetrical Associations. Radiol Bras 2017; 50(4):244-9

Visvanathan K, Hurley P, Bantug E et al. Use of pharmacologic interventions for breast cancer risk reduction: American Society of Clinical Oncology clinical practice guideline. J Clin Oncol 2013; 31(23):2942-62.

Walker L, Thompson D, Easton D, Ponder B, Ponder M, Frayling I, Baralle D. A prospective study of neurofibromatosis type 1 cancer incidence in the UK. Br J Cancer 2006; 95:233-8.

Weitzel J. The genetics of breast cancer. What the surgical oncologist needs to know. Surg Oncol N Am 2015; 24:705-32.

Whittemore AS, Gong G, Jonh EM et al. Prevalence of BRCA1 mutation carriers among U.S. non-Hispanic whites. Cancer Epidemiol Biomarkes Prev 2004b; 13:2078-83.

Wilson JR, Bateman AC, Hanson H et al. A novel HER2-positive breast cancer phenotype arising from TP53 germline mutations. J Med Genet 2010; 47:771-4.

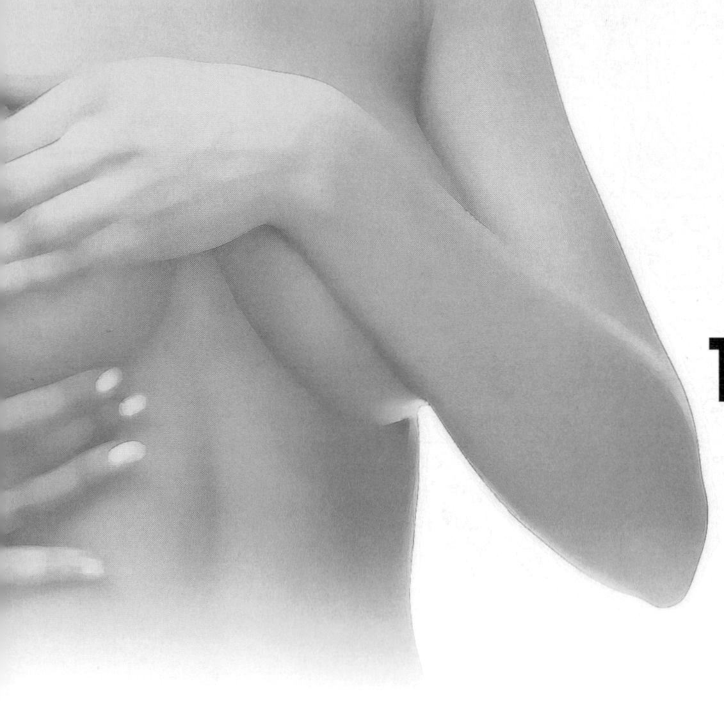

8

Terapia de Reposição Hormonal e Câncer de Mama

Waldeir José de Almeida Júnior
Ricardo Mello Marinho
Renata Capanema de Mello Franco Saliba

INTRODUÇÃO

A síndrome do climatério, determinada pela falência da função folicular ovariana, pode afetar negativamente a vida das mulheres em diversos aspectos. Instabilidade vasomotora (fogachos, sudorese noturna), alterações no humor, sintomas geniturinários (atrofia, redução da lubrificação vaginal e consequente dispareunia, urgência e incontinência urinária), disfunção sexual, deficiências cognitivas, risco aumentado de osteoporose e aumento do risco de doença coronariana destacam-se como principais consequências do hipoestrogenismo. Os sintomas vasomotores, considerados marcadores clínicos da deficiência estrogênica, podem ser intensos e interferir no sono, no estado psíquico e na qualidade de vida. Soma-se a isso o fato de algumas medicações para o tratamento do câncer também poderem desencadear sintomas semelhantes ou agravar os preexistentes.

PRINCÍPIOS BÁSICOS PARA A ESCOLHA DO TRATAMENTO DO CLIMATÉRIO

- A abordagem da paciente no climatério deve ser direcionada para suas demandas físicas, emocionais, sociais e psicológicas.
- A terapia hormonal (TH) pós-menopausa com estrogênio atua na melhora dos sintomas vasomotores e da atrofia urogenital, além de ser adotada para tratamento da osteopenia e prevenção da osteoporose. Apesar dos efeitos de proteção cardiovascular quando iniciada precocemente no climatério, a TH não está indicada para prevenção de doença cardiovascular.
- A TH deve ser iniciada no período da menopausa. O risco-benefício da TH é individualizado e os benefícios sofrem redução com o tempo de menopausa.
- Para aquelas mulheres submetidas à histerectomia não é necessária a associação da progesterona, que é utilizada somente para proteção endometrial.
- A via de administração é individualizada, e a dosagem deve ser limitada à necessária para o controle dos sintomas.
- Os tratamentos de reposição androgênica não estão bem estabelecidos.
- Não há na literatura atual evidência de que os fitoestrogênios sejam eficazes no tratamento dos sintomas vasomotores ou na prevenção das sequelas da deficiência estrogênica.

A preocupação com a segurança e com os efeitos colaterais da TH é frequentemente usada como justificativa para evitar o uso dessa terapêutica, com destaque para o aumento do risco de câncer de mama associado ao uso da TH. Considerando a etiologia multifatorial do câncer de mama, são fortes as evidências de sua relação com o *status* hormonal ovariano, o que justifica as discussões sobre a relação entre o efeito da TH e o câncer de mama. O papel exercido pelo estrogênio na gênese do câncer de mama não está associado à mutação no DNA celular, mas à promoção da neoplasia, estimulando a proliferação de células previamente mutadas.

A TH como fator de risco para o câncer foi descrita em diferentes estudos, sendo os principais deles listados neste capítulo.

WOMEN'S HEALTH INITIATIVE (WHI)

- Estudo prospectivo que visou à prevenção de doença coronariana, câncer de mama e colorretal e fraturas por osteoporose em mulheres na pós-menopausa (50 a 79 anos de idade) com a inclusão de 161.808 mulheres. Utilização de estrogênio conjugado (0,625mg) associado à medroxiprogesterona (2,5mg) diariamente ou estrogênio conjugado isolado em pacientes histerectomizadas.
- O estudo foi encerrado precocemente após 5,2 anos de seguimento em razão do número elevado de casos de câncer de mama (HR 1,26; IC 95%: 1,00 a 1,59) associado à TH, após 5 anos de utilização diária de estrogênio e progesterona. Risco absoluto de aumento de 8 casos a cada 10.000 mulheres/ano.
- Houve aumento de 50% nas mamografias anormais que exigiram seguimento e de 33% no aumento de biópsias mamárias.
- Questionamentos posteriores ao estudo com TH combinada, pois a reanálise dos dados mostrou média de idade elevada (63 anos) e com poucas mulheres sintomáticas, o que dificultou o uso dos resultados em pacientes mais jovens logo após a menopausa, as quais provavelmente utilizarão a TH, além de 16% em pacientes desse grupo apresentarem história familiar positiva para o câncer de mama.
- O aumento do risco com o uso de estrogênio e progesterona corresponde ao aumento do risco de uma mulher com menopausa tardia (após 55 anos).
- A TH com estrogênio isolado revelou redução na incidência de câncer de mama (HR 0,77; IC 95%: 0,62 a 0,95): redução de seis casos a cada 10.000 mulheres/ano, mas sem significado estatístico.
- Questionamentos em relação ao grupo com estrogênio isolado em virtude de o estudo ter como objetivo primário a avaliação do risco de doenças cardiovasculares, podendo comprometer os resultados relacionados com o câncer de mama (efeito do acaso).
- Em seguimento de 78% das usuárias de estrogênio isolado por 10,7 anos após a intervenção, ocorreram "aumento" do risco (HR 0,80; IC 95%: 0,58 a 1,11) e alargamento do intervalo de confiança.
- Após seguimento de 13 anos, a redução do risco de câncer de mama tornou-se significativa (HR 0,80; IC 95%: 0,58 a 1,11).
- Houve redução estatisticamente significativa no WHI nas mulheres que usaram o estrogênio pelo menos 80% do tempo (HR 0,67; IC 95%).
- O aumento do risco associado à TH combinada (estrogênio e progesterona) foi confirmado em estudos *in vitro* com variações de acordo com o tipo de progestogênio e o esquema utilizado.

MILLION WOMEN STUDY

- Estudo que incluiu aproximadamente 1,3 milhão de mulheres de 50 a 64 anos de idade no Reino Unido para avaliar a associação entre TH e risco de câncer de mama.
- Vários questionamentos quanto aos métodos estatísticos foram associados ao estudo, apesar da magnitude do número de participantes.
- O aumento do risco de câncer de mama variou conforme o esquema de TH utilizado:
  - Estrogênio isolado: RR 1,30 (IC 95%: 1,21 a 1,40), $p<0,0001$.
  - Associação de estrogênio e progesterona: RR 2,00 (IC 95%: 1,88 a 2,12), $p<0,0001$.
  - Tibolona: RR 1,45 (IC 95%: 1,25 a 1,68), $p<0,0001$.
  - Aumento do risco para mulheres em uso da TH e maior com o tempo de uso, iniciando após 5 anos de uso. Redução do risco após cessar a TH.
  - Variação de risco com o tipo histológico de câncer (maior em carcinoma lobular), tipo de TH (maior em TH combinada) e índice de massa corporal (alto índice = baixo risco).

NURSES' HEALTH STUDY

- Estudo que envolveu a aplicação de questionários com informações sobre *status* menopausal, uso de TH e qualquer diagnóstico de câncer de mama invasor, a cada 2 anos, para as pacientes incluídas, com seguimento total de 725.550 pessoas-ano.
- Demonstrou que o uso de TH combinada está associado ao risco de câncer de mama e que esse risco é proporcional ao tempo de uso.

- O uso de estrogênio isolado por menos de 10 anos em pacientes na pós-menopausa não foi associado ao aumento do risco de neoplasia mamária (RR 0,87; IC 95%: 0,71 a 1,07).

DADOS DO *NATIONAL CANCER INSTITUTE'S SURVEILLANCE, EPIDEMIOLOGY AND END RESULTS* (NCI-SEER)

- Estudo observacional com dados coletados de nove centros de registros de câncer, representando 9% da população dos EUA. Demonstrou redução de 6,7% na incidência de câncer de mama no ano de 2003.
- Redução mais evidente em tumores receptores hormonais-positivos (14,7%) do que em negativos (1,7%) e nos tumores primários da mama, não sendo significativa para recidivas.
- A diminuição no uso de TH após a publicação do estudo WHI foi relatada pelos autores como provável causa da redução na incidência do câncer de mama por afetar o crescimento de tumores ocultos, especialmente receptores hormonais-positivos.
- O rápido declínio na incidência após os dados do WHI sugere que tumores de mama podem parar de progredir com o término da TH.
- Questionamentos foram feitos em relação a esse estudo com nível de evidência II. Discussões sobre os motivos de não ter ocorrido alteração na incidência do câncer de mama em outros países onde também houve redução na prescrição de TH e as taxas de incidência não terem seguido a mesma proporção de redução nos anos seguintes, assim como de outras variáveis, como mudanças no rastreamento mamográfico, alterações demográficas, estilo de vida e subgrupo da população estudada, podem levar a mudanças na incidência do câncer de mama.

CHANGING CONCEPTS

- A TH continua sendo usada por milhões de mulheres em todo o mundo. O uso de estrogênio para alívio dos sintomas de menopausa teve início na década de 1940. As informações sobre sua associação ao câncer de mama foram estabelecidas por relatos de casos e estudos retrospectivos com informações lentas e controversas. Estudos observacionais prospectivos em larga escala foram iniciados em 1980. Após os resultados do estudo WHI, publicados em 2002, os resultados foram incorporados à compreensão da relação entre TH e câncer de mama, ocorrendo consideráveis mudanças nos conceitos sobre esse tópico nas últimas décadas, e seus mecanismos permanecem não totalmente esclarecidos.
- O uso de TH combinada (estrogênio e progesterona) aumenta o risco de câncer de mama, principalmente quando iniciado precocemente, mais perto da menopausa; o risco não se limita aos carcinomas receptores hormonais-positivos; ocorre interferência na detecção de cânceres diagnosticados por rastreamento mamográfico, resultando em estádios mais avançados e em aumento da mortalidade.
- O uso de estrogênio isolado reduz a incidência de câncer de mama e não interfere na detecção pelo rastreamento mamográfico.
- Estudos randomizados revelaram redução de 65% (p=0,02) na incidência de câncer de mama com o uso de inibidores da aromatase e consequente redução estrogênica (*Trial MAP3*). Esse paradoxo na redução da incidência com o uso de estrogênio isolado e também com o inibidor da aromatase é consistente quando se analisam os estudos pré-clínicos, os quais demonstraram que o estrogênio estimula a proliferação celular e inibe a apoptose, mas, após um período de privação estrogênica, a administração desse hormônio induz a apoptose.

BODY MASS META ANALISYS

- Reanálise de 89 estudos publicados.
- O aumento do risco de câncer de mama associado à obesidade foi limitado às mulheres que nunca realizaram TH com estrogênio e progesterona, com RR 1,42 (IC 95%: 1,30 a 1,55); nas não usuárias, RR 1,18 (IC 95%: 0,98 a 1,42).
- Dados contestados por reavaliações do WHI, onde não foram encontradas relações com significado estatístico entre TH e índice de massa corporal, raça ou etnia.

HORMÔNIOS BIOIDÊNTICOS E CÂNCER DE MAMA

- O uso de hormônios bioidênticos (substâncias hormonais que contêm exatamente a mesma estrutura química e molecular encontrada nos hormônios produzidos no corpo humano) na TH pós-menopausa foi uma alternativa que demonstrou maior segurança. Os estudos publicados apresentam diferentes tipos de hormônios e dosagens, o que dificulta uma avaliação homogênea, assim como na TH convencional.
- Cuidado deve ser tomado na conceituação de hormônios bioidênticos. O 17β-estradiol e a progesterona são os hormônios produzidos pelos ovarios da mulher

e estão disponíveis em apresentações comerciais. Produtos manipulados de origem desconhecida, chamados bioidênticos por alguns, não são recomendados pelo Food and Drug Administration (FDA) e pela Sociedade Norte-Americana de Menopausa. Esses órgãos alertam que não devem ser realizadas dosagens plasmáticas e salivárias desses hormônios para o ajuste de dose, tendo em vista sua flutuação ao longo do dia.

- Estudo que comparou o uso de TH com estrogênio conjugado associado à medroxiprogesterona via oral e TH com estradiol sob a forma de gel percutâneo associado à progesterona micronizada bioidêntica por via oral revelou aumento maior da densidade mamária nas mamografias de usuárias de hormônio não bioidêntico (18,9%), além de aumento da proliferação celular mamária (p=0,003) e na expressão de Ki-67 e PgRB.

DOPS STUDY (DANISH OSTEOPOROSIS PREVENTION STUDY)

- Estudo randomizado com estradiol bioidêntico, mas utilizando um progestogênio não bioidêntico (acetato de noretisterona). Média de idade das pacientes: 50 anos; tempo médio de menopausa para início da TH: 0,7 ano.
- Após os resultados do WHI em 2002, a randomização de pacientes foi descontinuada, conseguindo um seguimento médio de 15,2 anos.
- A incidência de câncer de mama não apresentou diferenças estatísticas entre o grupo controle (26 casos) e o grupo tratado (24 casos) (HR 0,90; IC 95%: 0,52 a 1,57, p = 0,72).
- Mulheres histerectomizadas com uso de 17β-estradiol isolado apresentaram redução do risco de câncer de mama (HR 0,42), mas, em virtude do número reduzido de pacientes, o dado encontrado não tem força estatística.
- Foi encontrada relação significativa entre a idade de início da TH e o risco de câncer de mama. Quanto mais nova a mulher em uso de TH (> 50 anos), menor o risco (p=0,015), mas sem consistência estatística.

TERAPIA DE REPOSIÇÃO HORMONAL EM PACIENTES COM CÂNCER DE MAMA NA PÓS-MENOPAUSA

A crescente incidência de câncer de mama associada a melhores taxas de sobrevida pela doença tem como consequência uma população de mulheres que convivem por muitos anos com os efeitos do tratamento. O dano às células germinativas causado pela quimioterapia é irreversível e há risco de falência ovariana precoce. Esse risco é ainda mais pronunciado nas mulheres com mais de 40 anos, as quais já contam com uma reserva folicular reduzida pela idade. É significativo o número de mulheres com amenorreia definitiva, bem como o de mulheres que, apesar da manutenção de ciclos menstruais ao final da quimioterapia, desenvolvem menopausa precoce.

A quimioterapia induz amenorreia por um período de 6 meses em 41% das mulheres em tratamento para câncer de mama. Esse risco é muito maior em pacientes com mais de 40 anos de idade em comparação com aquelas com menos de 35 anos (aproximadamente 11% dos casos, independentemente da medicação). O retorno da menstruação é maior quando são utilizados os regimes de tratamento com doxorrubicina e ciclofosfamida (AC) ou doxorrubicina com ciclofosfamida seguidos por paclitaxel ou docetaxel (AC-T), em comparação com ciclofosfamida, metotrexato e 5-fluorouracil (CMF). Após amenorreia de 24 meses, os ciclos menstruais retornam espontaneamente em apenas 10% das mulheres.

A menopausa induzida pelo tratamento oncológico do câncer de mama cursa com sintomas climatéricos mais intensos em razão do hipoestrogenismo abrupto e dos efeitos associados da quimioterapia e da hormonoterapia. A TH está contraindicada nesse grupo de pacientes.

Os sintomas do climatério devem ser sempre abordados, uma vez que definem também a qualidade de vida da mulher tratada de câncer de mama.

SEGURANÇA ONCOLÓGICA

Os principais estudos de TH em pacientes tratadas de câncer de mama – *Hormonal replacement therapy after breast cancer – is it safe?* (HABITS) e *Stockholm Trial* – apresentaram resultados conflitantes. Ambos foram encerrados antes da data prevista em razão da segurança do tratamento proposto, o que limitou o significado estatístico. Cada estudo seguiu regime de TH específico, o que não possibilita conclusões acerca da diferença dos resultados.

O estudo HABITS demonstrou que a TH aumentou em três vezes o risco de novo tumor primário ou recidiva da neoplasia mamária (HR 3,5; IC 95%: 1,5 a 7,4), e esse risco se manteve elevado mesmo após 4 anos de seguimento (HR 2,4; IC 95%: 1,3 a 4,2).

O *Stockholm Trial*, por sua vez, não demonstrou aumento do risco após 4 anos de TH (HR 0,82; IC 95%:

0,35 a 1,9), e esse resultado foi corroborado em análise posterior com seguimento médio de 10,8 anos (HR 1,3; IC 95%: 0,9 a 1,9). Não há informações acerca da mortalidade por câncer de mama.

A divergência dos resultados entre os dois estudos pode ter ocorrido em razão da significativa heterogeneidade encontrada entre eles ou mesmo de um efeito decorrente do número reduzido de participantes nesses estudos.

Avaliando o uso da tibolona (esteroide sintético) em mulheres com câncer de mama, o *Livial Intervention following Breast cancer: Efficacy, Recurrence, And Tolerability Endpoints trial* (LIBERATE) demonstrou aumento do risco de recidiva com a medicação. Apesar de menor efeito sobre as mamas em comparação com a TH e de melhora dos sintomas vasomotores, esse esquema é contraindicado para esse grupo de mulheres.

Pacientes com história de câncer de mama não devem, a princípio, fazer uso de TH. Terapias alternativas, medicamentosas ou não, podem ser empregadas para melhora dos sintomas.

TRATAMENTO DOS SINTOMAS CLIMATÉRICOS EM PACIENTES COM CÂNCER DE MAMA

Osteoporose

O estrogênio é importante regulador da reabsorção óssea. O hipoestrogenismo causado pela menopausa aumenta o risco de osteoporose e de fraturas ósseas. Em relação aos medicamentos usados no tratamento do câncer de mama, o tamoxifeno e o raloxifeno têm agonismo estrogênico em órgãos-alvo (atuando como moduladores seletivos dos receptores de estrogênio [SERM]), como ossos e fígado, e antagonismo nas mamas. O tamoxifeno tem aproximadamente 70% de ação estrogênica em termos de aumento da massa óssea.

Um estudo multicêntrico com 10.101 mulheres na pós-menopausa mostrou que o raloxifeno pode diminuir a incidência de fraturas da coluna, mas não a incidência de fraturas de quadril.

Por sua vez, os inibidores da aromatase (IA) reduzem o nível de estrogênio além do esperado na menopausa natural, intensificando a perda óssea em duas a quatro vezes com consequente risco de fratura de cerca de 10%.

A densitometria óssea é importante instrumento diagnóstico recomendado no início da hormonoterapia com IA e a intervalos anuais. Os fatores de risco clínicos para osteoporose devem ser também investigados (Quadro 8.1). A revisão laboratorial com níveis séricos de cálcio, fosfato, 25-hidroxivitamina D, proteína C reativa, TSH, gamaglutamil transferase, hemograma completo, *clearance* de creatinina e eletroforese de proteínas é necessária para afastar causas secundárias.

Quadro 8.1 Fatores de risco para osteoporose (nível de evidência IA)
Tabagismo
Uso de corticoide oral por > 6 meses
Artrite reumatoide
História familiar de fratura de fêmur
História pessoal de fratura por fragilidade óssea após os 50 anos

Atualmente, os agentes de escolha para prevenção de perda óssea secundária ao tratamento de câncer de mama são o denosumabe (60mg a cada 6 meses) e o zoledronato intravenoso (4mg a cada 6 meses). O risedronato 35mg/semana é o bisfosfonato oral de preferência. A dose diária recomendada de cálcio é de 1.200mg e a de vitamina D, 800 a 1.000UI, podendo ser modificada de acordo com as comorbidades e os hábitos de vida da paciente.

O tratamento com medicamentos antirreabsortivos deve ser mantido pelo mesmo período do IA (5 a 10 anos). O denosumabe e o zoledronato são os únicos fármacos com eficácia e segurança comprovadas a longo prazo em ensaios clínicos randomizados. Para a escolha do medicamento devem ser considerados também os efeitos colaterais e a preferência da paciente.

Sintomas vasomotores

Os sintomas vasomotores costumam acontecer como fogachos, ondas de calor na face, na nuca, no tórax superior e suor. Podem ser acompanhados de pressão na cabeça ou provocar o despertar do sono. Nesse caso, pioram a qualidade do sono com redução da fase REM e com consequentes irritabilidade e dificuldade cognitiva. Acometem a grande maioria das mulheres na pós-menopausa (cerca de 80%) com impacto na qualidade de vida em 20% dos casos.

A abordagem é ampla, e para bons resultados são necessárias mudanças de hábitos de vida, associadas ou não a medicamentos e terapias alternativas.

Mudanças no estilo de vida

- Álcool, alimentos apimentados, bebidas quentes e cafeína podem ser desencadeadores e devem ser evitados.
- Como os sintomas costumam ser piores em mulheres obesas e tabagistas, são essenciais uma alimentação rica em vegetais, o controle do peso e a cessação do tabagismo.

- Usar roupas de tecidos naturais que possam absorver a umidade da pele e manter o corpo fresco.
- Dormir em ambientes ventilados e evitar fontes de calor externas (uso de secador de cabelos).
- Atividade física regular, apesar de evidência insuficiente de sua eficácia no controle dos sintomas vasomotores, melhora a artralgia secundária à hormonoterapia, reduz o risco de osteoporose e auxilia o controle do peso.

Tratamento medicamentoso

- Estão contraindicados a TH e o uso de tibolona.
- O tratamento farmacológico não hormonal baseia-se em inibidores seletivos da recaptação da serotonina (ISRS), inibidores seletivos da recaptação de serotonina e noradrenalina (ISRSN), gabapentina e clonidina. Todos esses medicamentos reduzem a intensidade e a frequência dos sintomas vasomotores (Quadro 8.2).
- Os ISRS interferem na metabolização do tamoxifeno e, portanto, não devem ser utilizados concomitantemente.
- Os efeitos colaterais dos ISRS e ISRSN incluem cefaleia, náusea, boca seca e insônia.
- A clonidina, agonista alfa-adrenérgico, pode causar constipação intestinal, boca seca, sonolência e hipotensão postural. É utilizada como tratamento de cefaleia, sendo a escolha para as mulheres com fogachos e cefaleia na síndrome do climatério.
- Como efeitos adversos, a gabapentina apresenta sonolência, tontura e palpitações. Indicada também como tratamento de dor neuropática, deve ser prescrita nos casos de dor crônica associada aos sintomas vasomotores.

Quadro 8.2 Terapia farmacológica para sintomas vasomotores

Fármaco	Dose recomendada (mg/dia)	Redução dos sintomas vasomotores (%)
Inibidores seletivos da recaptação de serotonina		
Paroxetina	7,5 a 25	40 a 67
Citalopram	10 a 20	50 a 60
Escitalopram	10 a 20	50 a 60
Fluoxetina	20 a 40	40 a 50
Sertralina	50 a 100	50
Inibidores seletivos da recaptação de serotonina e noradrenalina		
Venlafaxina	37,5 a 150	37 a 61
Desvenlafaxina	100 a 150	65
Anticonvulsivante		
Gabapentina	900 a 2.400	50
Anti-hipertensivo		
Clonidina	0,1 a 0,2	65

Quadro 8.3 Estrogênios vaginais

Estrogênio	Concentração
Promestrieno (creme vaginal)	10mg/1g
Promestrieno (cápsula vaginal)	10mg/cápsula

Terapias alternativas

- As evidências científicas atuais não demonstram segurança no uso de fitoestrogênios em pacientes com câncer de mama. Além disso, são limitados os efeitos dessas substâncias no controle dos sintomas de hipoestrogenismo.
- A acupuntura mostrou-se eficaz no controle dos sintomas vasomotores em alguns estudos.

Sintomas urogenitais

A atrofia vaginal causada pelo hipoestrogenismo é responsável por queixas de dispareunia, disúria, infecções urinárias de repetição, irritação vulvovaginal, incontinência urinária e demais sintomas urogenitais. As medidas não hormonais são a primeira escolha para mulheres durante ou após o tratamento de câncer de mama.

Opções de tratamento

- Lubrificantes vaginais têm efeito imediato e temporário e são indicados antes e durante as relações sexuais.
- Hidratantes vaginais à base de ácido poliacrílico e hialuronato de sódio promovem a correção prolongada dos sintomas de ressecamento vaginal. A acidez do gel ajuda a diminuir o pH vaginal para o nível encontrado na pré-menopausa.
- O uso de estrogênios vaginais deve ser reservado apenas para aquelas mulheres que não obtiveram melhora com as medidas não hormonais e cujos sintomas urogenitais estejam afetando significativamente a qualidade de vida. Não há na literatura atual dados que demonstrem aumento do risco de recidiva da neoplasia com o uso de estrogênios vaginais (Quadro 8.3).

PERSPECTIVAS

- A criopreservação do tecido ovariano está em fase experimental. A possibilidade de um tratamento mais contínuo e fisiológico do que a reposição hormonal é promissora, mas necessita de mais estudos.
- Técnicas de rejuvenescimento genital com *laser* de CO_2 se baseiam na indução da produção de colágeno e na melhora da atrofia vulvovaginal. Ainda não há dados robustos sobre as vantagens dessa modalidade terapêutica, mas trata-se de uma perspectiva em estudo.

- Quanto ao uso da bazedoxifene (BZA), um SERM com estudos em fase 3 – *Selective Estrogen Menopause and Response to Therapy (SMART) trial* – ainda não foram encontrados efeitos em mama, no útero e nos ovários.

CONSIDERAÇÕES FINAIS

Riscos potenciais diferentes são encontrados quando se usa estrogênio apenas ou uma combinação de estrogênio e progestogênio, diferentes tipos de progestogênio, período de início, dose e duração do uso. As pacientes no climatério merecem uma consulta demorada com boa investigação dos sintomas, de seu impacto na qualidade de vida, comorbidades e riscos preexistentes. A paciente deve ser esclarecida de que mesmo a terapia estroprogestativa combinada adiciona um risco para câncer de mama semelhante ao associado a outros fatores, como obesidade, sedentarismo, nuliparidade ou uma pequena dose diária de bebida alcoólica.

A divulgação e a interpretação inadequada do risco absoluto individual para câncer de mama após o estudo WHI levaram a uma queda drástica da prescrição da TH e têm deixado sem tratamento um número considerável de mulheres muito sintomáticas. No entanto, convém destacar os dados da última metanálise do WHI (setembro de 2017) com seguimento de 18 anos das pacientes que receberam TH, os quais não demonstraram diferenças significativas na mortalidade por todas as causas em usuárias de TH por 5 a 7 anos com tendência a aumento no risco de morte por câncer de mama, sem significado estatístico, em usuárias de TH combinada (estrogênio e progesterona). Nas mulheres submetidas a TH com estrogênio isolado houve redução significativa do risco de morte por câncer de mama (HR 0,55, p=0,2).

A prescrição da TH deve ser decidida em conjunto com a paciente, após análise cuidadosa de todos os riscos e benefícios.

Leitura complementar

Alipour S, Jafari-Adli S, Eskandari A. Benefits and harms of phytoestrogen consumption in breast cancer survivors. Asian Pac J Cancer Prev 2015; 16(8):3091-396. Disponível em: <https://www.ncbi.nlm.nih.gov/pubmed/25921102>.

Almodin CG, Radaelli MR, Almodin PM. Será possível preservar tecido ovariano para tratar sintomas do climatério? In: MARINHO RM (ed.) Preservação da fertilidade – uma nova fronteira em medicina reprodutiva e oncologia. 1. Rio de Janeiro: MedBook, 2015: 263-8.

Beral V, Collaborators MWS. Breast cancer and hormone-replacement therapy in the Million Women Study. Lancet Aug 2003; 362(9382):419-27. Disponível em: <https://www.ncbi.nlm.nih.gov/pubmed/12927427 >.

Bhupathiraju SN et al. Exogenous hormone use: oral contraceptives, postmenopausal hormone therapy, and health outcomes in the Nurses' Health Study. Am J Public Health Sep 2016; 106(9):1631-7.

Chlebowski R, Anderson GL. Changing concepts: menopausal hormone therapy and breast cancer. J Natl Cancer Inst Mar 2016; 104:517-27.

Chlebowski RT et al. Breast cancer and menopausal hormone therapy by race/ethnicity and body mass index. J Natl Cancer Inst Feb 2016; 108:327.

Daley A et al. Exercise for vasomotor menopausal symptoms. Cochrane Database Syst Rev Nov 2014; 11:CD006108. Disponível em: <https://www.ncbi.nlm.nih.gov/pubmed/25431132>.

Early Breast Cancer Trialists' Collaborative Group (EBCTCG). Aromatase inhibitors versus tamoxifen in early breast cancer: patient-level meta-analysis of the randomised trials. THE LANCET Oct 2015; 386:1341-52.

Eden J. Endocrine DILEMMA: managing menopausal symptoms after breast cancer. Eur J Endocrinol Mar 2016; 174(3):R71-7. Disponível em: <https://www.ncbi.nlm.nih.gov/pubmed/26466611>.

Ensrud KE. Effects of raloxifene on fracture risk in postmenopausal women: the Raloxifene Use for the Heart Trial. J Bone Miner Res Jan 2008; 23:112-20.

Fahlén M et al. Hormone replacement therapy after breast cancer: 10 year follow up of the Stockholm randomised trial. Eur J Cancer Jan 2013; 49(1):52-9. Disponível em: <https://www.ncbi.nlm.nih.gov/pubmed/22892060>.

Farrell R. ACOG Committee Opinion No. 659: The use of vaginal estrogen in women with a history of estrogen-dependent breast cancer. Obstet Gynecol Mar 2016; 127(3):e93-6. Disponível em: <https://www.ncbi.nlm.nih.gov/pubmed/26901334>.

Gambacciani M et al. Rationale and design for the Vaginal Erbium Laser Academy Study (VELAS): an international multicenter observational study on genitourinary syndrome of menopause and stress urinary incontinence. Climacteric 2015; 18 Suppl 1:43-8. Disponível em: < https://www.ncbi.nlm.nih.gov/pubmed/26366800 >.

Garrido Oyarzún MF, Castelo-Branco C. Use of hormone therapy for menopausal symptoms and quality of life in breast cancer survivors. Safe and ethical? Gynecol Endocrinol Jan 2017; 33(1):10-5. ISSN 1473-0766. Disponível em: <https://www.ncbi.nlm.nih.gov/pubmed/27898259>.

Goss PE et al; Exemestane for breast-cancer prevention in postmenopausal women. N Engl J Med Jun 2011; 364(25):2381-91.

Hadji P et al. Management of Aromatase Inhibitor-Associated Bone Loss (AIBL) in postmenopausal women with hormone sensitive breast cancer: Joint position statement of the IOF, CABS, ECTS, IEG, ESCEO IMS, and SIOG. J Bone Oncol Jun 2017; 7:1-12. Disponível em: <https://www.ncbi.nlm.nih.gov/pubmed/28413771>.

Holmberg L et al. Increased risk of recurrence after hormone replacement therapy in breast cancer survivors. J Natl Cancer Inst Apr 2008; 100(7):475-82. Disponível em: < Https://www.ncbi.nlm.nih.gov/pubmed/18364505>.

Jones ME et al. Menopausal hormone therapy and breast cancer: what is the true size of the increased risk? Br J Cancer Aug 2016; 115(5):607-15. Disponível em: <https://www.ncbi.nlm.nih.gov/pubmed/27467055>.

Kenemans P et al. Safety and efficacy of tibolone in breast-cancer patients with vasomotor symptoms: a double-blind, randomised, non-inferiority trial. Lancet Oncol Feb 2009; 10(2):135-46.

Kuhle CL et al. Menopausal hormone therapy in cancer survivors: A narrative review of the literature. Maturitas Oct 2016; 92:86-96. Disponível em: <https://www.ncbi.nlm.nih.gov/pubmed/27621244>.

Lacroix AZ, Chlebowski RT et al. Health outcomes after stopping conjugated equine estrogens among postmenopausal women with prior hysterectomy: a randomized controlled trial. JAMA Jun 2011; 305(13):1305-14.

Lesi G et al. Acupuncture as an integrative approach for the treatment of hot flashes in women with breast cancer: a prospective multicenter randomized controlled trial (AcCliMaT). J Clin Oncol May 2016; 34(15):1795-802. Disponível em: <https://www.ncbi.nlm.nih.gov/pubmed/27022113>.

Love MD et al. Effects of tamoxifen on bone mineral density in postmenopausal women with breast cancer. N Engl J Med Mar 1992; 326:852-6.

Manson JE et al. Menopausal hormone therapy and long-term all-cause and cause-specific mortality. The Women's Health Initiative randomized trials. JAMA Sept 2017; 318(10):927-38.

Manson JE, Kaunitz AM. Menopause management — Getting Clinical Care Back on Track. N Engl J Med March 3 2016; 374:803-6. DOI: 10.1056/NEJMp151424.

Munsell MF et al. Body mass index and breast cancer risk according to postmenopausal estrogen-progestin use and hormone receptor status. Epidem Rev Aug 2014; 36:114-36.

Murkes D et al. Percutaneous estradiol/oral micronized progesterone has less-adverse effects and different gene regulations than oral conjugated equine estrogens/medroxyprogesterone acetate in the breasts of healthy women in vivo. Gynecol Endocrinol Epub Jul 2012. 28 Suppl 2:12-5.

Petrek JA et al. Incidence, time course, and determinants of menstrual bleeding after breast cancer treatment: a prospective study. J Clin Oncol Mar 2006; 24(7):1045-51. Disponível em: <https://www.ncbi.nlm.nih.gov/pubmed/16476708>.

Ravdin PM. The increase in breast cancer in 2003 in United States. New Engl J Med Apr 2007; 356:1670-4.

Richard JS et al. Managing menopausal symptoms and associated clinical issues in breast cancer survivors. The Journal of Clinical Endocrinology & Metabolism, jc.2017-01138,

Rossouw JE et al. Writing Group for the Women's Health Initiative Investigators. Risks and benefits of estrogen plus progestin in healthy postmenopausal women: principal results from the Women's Health Initiative randomized controlled trial. JAMA Jul 2002; 288(3):321-33.

Schierbeck LL. Effect of hormone replacement therapy on cardiovascular events in recently postmenopausal women: randomised trial. BMJ Oct 2012; 345:e6409. doi: 10.1136/bmj.e6409.

SOBRAC. Consenso de terapia hormonal e câncer de mama. Rio de Janeiro: DOC, 2013:52.

Stefanick ML et al. Effects of conjugaded equine estrogens on breast cancer and mammography screening in post menopausal women with hysterectomy. JAMA Apr 2006; 295(14):1647-57.

Stute P. Is breast cancer risk the same for all progestogens? Arch Gynecol Obstet 2014 Aug; 290(2):207-9.

Sukumvanich P et al. Incidence and time course of bleeding after long-term amenorrhea after breast cancer treatment: a prospective study. Cancer Jul 2010; 116(13):3102-11. Disponível em: <https://www.ncbi.nlm.nih.gov/pubmed/20564648>.

Taylor HS et al. Update in hormone therapy use in menopause. J Clin Endocrinol Metab Feb 2011; 96(2):255-64.

Taylor HS et al. Using bazedoxifene plus conjugated estrogens for treating postmenopausal women: a comprehensive review. Menopause Apr 2012; 19(4):479-85.

The 2017 hormone therapy position statement of The North American Menopause Society Menopause. 2017 Jul; 24(7):728-753. doi: 10.1097/GME.0000000000000921.

Thomson CA et al. Toxicity of extended adjuvant therapy with aromatase inhibitors in early breast cancer: a systematic review and meta-analysis JNCI Aug 4 2017; 110(1).

Von Schoultz E et al. Stockholm Breast Cancer Study Group. Menopausal hormone therapy after breast cancer: the Stockholm randomized trial. J Natl Cancer Inst 97(7):533-5.

Xu B et al. Differential effects of progestogens, by type and regimen, on estrogen-metabolizing enzymes in human breast cancer cells. MATURITAS Feb 2007; 56(2):142-52.

9

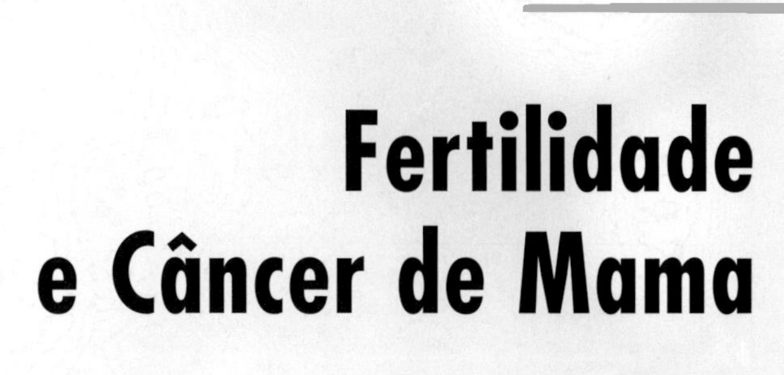

Fertilidade e Câncer de Mama

Claudia Navarro Carvalho Duarte Lemos
Inês Katerina Damasceno Cavallo Cruzeiro
Júlia Alves Dias

INTRODUÇÃO

O câncer de mama é considerado a neoplasia mais comum entre as mulheres em idade reprodutiva, afetando uma a cada oito mulheres nos países desenvolvidos, com recente aumento de incidência também nos países em desenvolvimento. Cerca de 2% dos casos ocorrem em mulheres jovens entre 20 e 34 anos de idade e 11% entre aquelas de 35 a 44 anos de idade. Apesar de sua alta prevalência, no período de 2007 a 2013, nos EUA, a sobrevida superou os 89%. Muitas mulheres não têm sua vida reprodutiva definida no momento do diagnóstico, e várias medicações usadas no tratamento do câncer de mama podem prejudicar a função dos ovários e aumentar o risco de infertilidade e insuficiência ovariana. Além disso, o tempo necessário para o tratamento quimioterapêutico do câncer de mama, somado ao período de uso de agentes antiestrogênicos muitas vezes necessário durante o tratamento do câncer, pode inviabilizar uma futura gravidez em função da idade da paciente.

Cabe salientar também que mulheres submetidas à quimioterapia (QT) têm chance maior de apresentar má resposta ovariana à estimulação com gonadotrofinas e risco maior de possíveis alterações cromossômicas no concepto com risco de abortamento e malformações. Portanto, não é aconselhável a coleta de óvulos para preservação de fertilidade em pacientes submetidas à QT há menos de 6 meses (tempo de maturação oocitária humana). Diante disso, a preservação da fertilidade das mulheres acometidas por câncer de mama torna-se assunto cada dia mais relevante e deve ser oferecida a todas as pacientes antes de iniciar um tratamento.

PAPEL DA QUIMIOTERAPIA

A toxicidade gonadal provocada pelos medicamentos utilizados na QT varia dependendo da idade da paciente, do tipo de agente, do número de ciclos e da dose cumulativa (Quadro 9.1). A QT promove o esgotamento do *pool* de folículos primordiais, sendo esse efeito fármaco e dose-dependente. O grupo mais citotóxico para as gônadas femininas inclui agentes alquilantes, como a ciclofosfamida, atualmente muito utilizados para o tratamento de câncer de mama. Embora a maioria dos agentes quimioterapêuticos aponte para células em divisão, a ciclofosfamida não é específica do ciclo celular e pode danificar os folículos primordiais em repouso que compõem a reserva ovariana.

As taxas de amenorreia após QT variam com o tipo de medicamento e a idade/reserva folicular da paciente no momento do tratamento. Por exemplo, no protocolo que inclui ciclofosfamida, metotrexato e 5-fluorouracil, 20% a

Quadro 9.1 Risco de amenorreia em virtude do tratamento quimioterapêutico para o câncer de mama

Risco de amenorreia	Tipo de tratamento
Alto risco (> 80%)	CMF, CEF, CAF, TAC × 6 ciclos em mulheres ≥ 40 anos
Risco intermediário (40% a 60%)	CMF, CEF, CAF, TAC × 6 ciclos em mulheres de 30 a 39 anos AC × 4 ciclos em mulheres ≥ 40 anos FEC × 6 ciclos ddFEC × 6 ciclos AC × 4 ciclos → T × 4 ciclos EC ou FEC × 4 ciclos → P × 4 ciclos ddEC ou ddFEC × 4 ciclos → ddP × 4 ciclos
Baixo risco (< 20%)	CMF, CEF, CAF, TAC × 6 ciclos em mulheres ≤ 30 anos AC × 4 ciclos em mulheres ≤ 40 anos
Risco muito baixo ou ausência de risco	Metotrexato 5-fluorouracil Tamoxifeno Trastuzumabe (?)
Risco desconhecido	Pertuzumabe, lapatinibe, T-DM1, bevacizumabe, everolimus, inibidores de CDK4/6, inibidores de PARP

AC: doxorrubicina/ciclofosfamida; CAF: ciclofosfamida/doxorrubicina/5-fluorouracil; CEF: ciclofosfamida/epirrubicina/fluorouracil; CMF: ciclofosfamida/metotrexato/5-fluorouracil; dd: dose densa; EC: epirrubicina/ciclofosfamida; P: paclitaxel; T: docetaxel; TAC: docetaxel/doxorrubicina/ciclofosfamida.
Fonte: Lambertini M et al. Controversies about fertility and pregnancy issues in young breast cancer patients: current state of the art. Curr Opin Oncol Jul 2017.

70% das mulheres com menos de 40 anos de idade evoluem com amenorreia, mas esse percentual pode chegar a 100% em mulheres com idade mais avançada. Os regimes de QT adjuvante, como antraciclina e ciclofosfamida, parecem apresentar menor incidência de amenorreia. Esse fato pode estar relacionado com menor dose cumulativa de ciclofosfamida alcançada com esse protocolo, embora os dados ainda não sejam conclusivos.

Os regimes à base de antraciclina apresentam também incidência variável de amenorreia, de zero a 96%, dependendo de as pacientes serem mais jovens ou com mais de 30 anos, respectivamente. A adição de taxanos aos regimes de antraciclina para o tratamento de câncer de mama em estágio inicial não demonstrou aumento no risco de amenorreia quando o paclitaxel foi utilizado, mas em protocolos incluindo docetaxel, doxorrubicina e ciclofosfamida esse risco aumentou de 33% para 51% .

Técnicas disponíveis para preservação da fertilidade

Atualmente, algumas das opções para preservação da fertilidade para as pacientes com diagnóstico de câncer de mama incluem o uso de análogos de GnRH, estimulação ovariana controlada com criopreservação de oócitos maduros ou embriões, criopreservação de oócitos imaturos e maturação *in vitro* e criopreservação de tecido ovariano. As opções adicionais incluem fertilização *in vitro* (FIV) com óvulo de doadora ou adoção (Figura 9.1).

Criopreservação de embriões

A criopreservação de embriões já é uma técnica bem estabelecida e é considerada um dos métodos de escolha para preservação da fertilidade se houver tempo adequado para estimulação ovariana e se um parceiro ou sêmen de doador estiver disponível. Atualmente, com o aprimoramento das técnicas de congelamento de óvulos, a criopreservação de embriões vem sendo menos utilizada por questões éticas relacionadas com o descarte de embriões em situações específicas, como em caso de divórcio, doença grave e/ou falecimento de um dos cônjuges.

O processo de criopreservação de embriões exige a estimulação ovariana, a coleta de oócitos e a realização da FIV, o que normalmente leva de 2 a 3 semanas. Pode não ser aplicável a todas as pacientes com câncer, especialmente àquelas que necessitam de tratamento imediato. Além disso, a exposição a um nível elevado de estrogênio durante a hiperestimulação ovariana controlada (HOC) com gonadotrofinas poderia não ser segura para mulheres com câncer de mama receptor estrogênio-positivo em virtude do potencial de crescimento acelerado do tumor observado em estudos com animais.

No entanto, há um debate em curso sobre se realmente esse aumento dos níveis séricos de estrogênio, durante curto período de tempo, como resultado da HOC, levaria ou não ao aumento no risco dessas pacientes. Revisão publicada em 2017 mostrou que a HOC com a coadministração de letrozol não causa deterioração, a curto prazo, no prognóstico do câncer e reduz as concentrações de estradiol sem diminuir substancialmente o rendimento de oócitos totais ou maduros. O letrozol é um inibidor da aromatase que atua em células positivas ao receptor de estrogênio, suprimindo sua produção.

Entretanto, os dados disponíveis até o momento sobre preservação da fertilidade em mulheres com câncer de mama são limitados por sua natureza observacional, pequeno número de pacientes e duração relativamente curta de seguimento. As informações atuais sugerem que uma abordagem prudente para a HOC em uma mulher com câncer de mama consiste na administração de letrozol (5mg/dia) a partir do segundo dia de estimulação

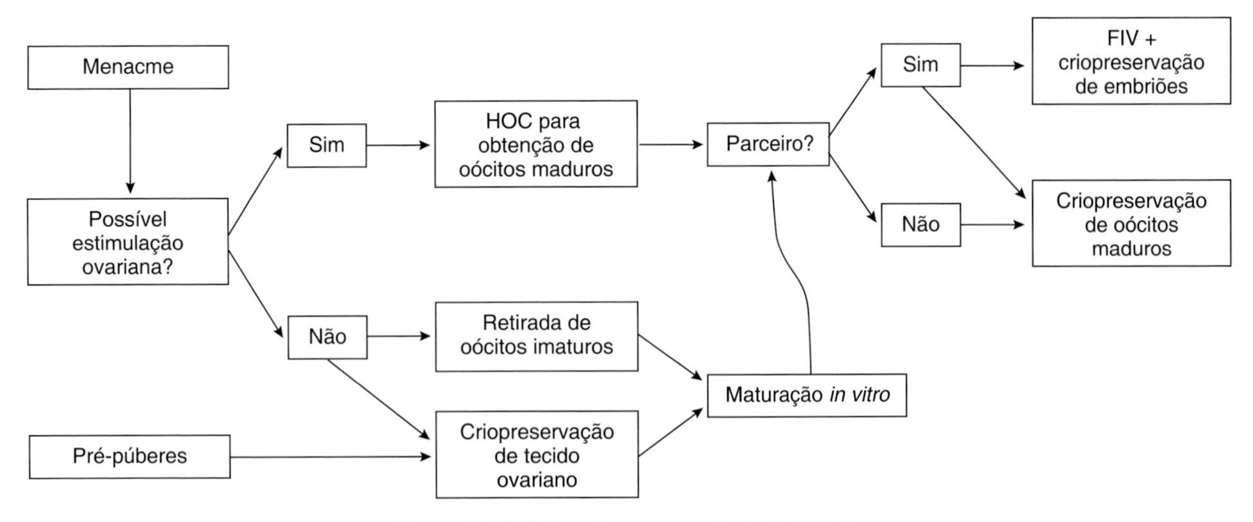

Figura 9.1 Técnicas de preservação da fertilidade.

com as gonadotrofinas. A administração de tamoxifeno, modulador seletivo dos receptores de estrogênio, durante a HOC também pode ser benéfica, mas a base de evidências é menos robusta. Mesmo mulheres com câncer de mama receptor de estrogênio-negativo também poderiam se beneficiar desse regime de tratamento para diminuir os níveis séricos circulantes de estrogênio.

Criopreservação de oócitos maduros

A criopreservação de oócitos é uma excelente alternativa ao armazenamento de embriões e ideal para mulheres que não têm parceiros. Além disso, é mais bem aceita eticamente, pois não existem empecilhos éticos e legais para o descarte de oócitos após o congelamento a qualquer momento que a paciente desejar.

Além disso, a melhora nas técnicas de congelamento e os resultados atualmente muito semelhantes aos obtidos com o congelamento de embriões e os procedimentos de FIV realizados com óocitos frescos têm tornado essa técnica a primeira opção na maioria dos centros, pois preserva a fertilidade da mulher, independentemente de ter ou não parceiro.

Para esse procedimento a paciente é submetida à HOC e à coleta de oócitos, mesmo processo utilizado para a criopreservação embrionária. Entretanto, para a criopreservação de oócitos não é necessária a FIV, e pode ser prevenida a produção de embriões desnecessários. Esse processo, porém, também exige de 2 a 3 semanas para que seja concluído, não sendo indicado nos casos em que a QT deva ser iniciada imediatamente. A paciente pode iniciar a estimulação ovariana para criopreservação dos óvulos independentemente da fase do ciclo em que se encontra, e o uso concomitante de medicamentos para diminuir os níveis séricos de estrogênio, como o letrozol, está sempre indicado durante a HOC. Após a indução ovariana, a paciente é submetida à coleta dos oócitos em ambiente cirúrgico, via vaginal, sob sedação. Os oócitos humanos são então criopreservados, em geral na fase de metáfase II, pois são estes que estão aptos a receber os espermatozoides posteriormente e gerar embriões saudáveis no processo de FIV.

Criopreservação de oócitos imaturos

Uma opção para pacientes que não podem ou não desejam ser submetidas à estimulação ovariana seria a criopreservação de oócitos imaturos para posterior maturação *in vitro*. Entretanto, essa técnica ainda é considerada experimental e precisa ser otimizada, embora esse método já tenha resultado em nascimentos vivos. Mais estudos são necessários para que se torne um procedimento oferecido rotineiramente. A vantagem desse procedimento seria a não necessidade de estimulação ovariana, sem os possíveis efeitos deletérios do estrogênio nessas mulheres, além de ser procedimento rápido, sem a necessidade de adiamento do início do tratamento oncológico da paciente.

Os oócitos imaturos podem ser obtidos mediante punção ovariana ou a partir de tecido ovariano retirado cirurgicamente. A seguir são submetidos à maturação *in vitro* em culturas contendo hormônio folículo-estimulante (FSH) e gonadotrofina coriônica humana (HCG). Após o amadurecimento, esses oócitos podem ser fertilizados com sucesso ou criopreservados. Entretanto, estudos têm demonstrado que os oócitos imaturos sobrevivem melhor à criopreservação do que os oócitos maduros.

Criopreservação de tecido ovariano

A criopreservação do ovário se tornou uma tecnologia indispensável para a preservação da fertilidade, pois pode ser uma opção para pacientes com câncer de mama que precisam de tratamento imediatamente (como o crescimento rápido de tumor) ou que não estão dispostas a se submeter à estimulação ovariana. É também uma alternativa possível para aquelas mulheres que foram expostas recentemente à QT, pois preserva os folículos primordiais, que não são atingidos pelos efeitos deletérios dos agentes quimioterapêuticos, como os folículos maduros ou em crescimento, além de ser a única opção para meninas que ainda não entraram na puberdade.

O processo consiste na exérese de fragmentos de tecido ovariano obtidos por laparoscopia, seguida de congelamento de fatias finas do córtex para uso futuro. O córtex ovariano é composto principalmente de folículos primordiais que são relativamente resistentes à lesão por congelamento (cerca de 70% a 80% de sobrevivência). O autotransplante desse tecido ovariano posteriormente pode ser ortotópico (na pelve) ou heterotópico (fora da pelve), mas a concepção natural pode ser esperada somente com o transplante ortotópico. Para o transplante ortotópico, o tecido ovariano pode ser transplantado para o ovário restante após a QT, na fossa ovariana, com resultados mais prováveis de concepção natural. Entretanto, o transplante não deve ser realizado quando o ovário é muito pequeno em razão de atrofia. O transplante heterotópico é uma alternativa atraente ao transplante ortotópico, pois pode evitar procedimentos invasivos e facilitar a recuperação dos oócitos. É prático e econômico, mas transplantes adicionais podem ser necessários por causa da redução da vida útil dos enxertos ovarianos.

O transplante para o sítio heterotópico pode ser vantajoso quando o ambiente pélvico é hostil para a implantação do tecido ovariano em razão da radiação anterior ou de aderências importantes. O lugar ideal para o transplante heterotópico ainda é desconhecido. Já foi realizado no tecido subcutâneo do antebraço, no espaço entre a bainha e o músculo reto abdominal e no tecido mamário. O restabelecimento das funções endócrinas e a coleta de oócitos após o transplante heterotópico de tecido ovariano humano já foram demonstrados por vários pesquisadores. No entanto, o futuro desse procedimento ainda é incerto tanto em relação à sua eficácia como à segurança.

Apesar do relato de várias gravidezes após o transplante de ovário, ainda se trata de técnica experimental. Sua segurança em pacientes portadoras de câncer não pode ser bem estabelecida em virtude do pequeno número de casos. Essa técnica particular deve ser evitada em portadoras de mutação do *BRCA* em razão do risco de desenvolvimento de um câncer de ovário.

Agonistas do hormônio liberador de gonadotrofinas

O uso de agonistas do hormônio liberador de gonadotrofinas (GnRHa) durante a QT no intuito de proteger os ovários dos efeitos gonadotóxicos ainda é controverso.

Em 2015, após a publicação dos resultados do estudo POEMS-SWOG, as diretrizes da National Comprehensive Cancer Network (NCCN) e as recomendações feitas pelo Painel do Consenso Internacional de Peritos de St. Gallen foram atualizadas para apoiar o uso temporário de GnRHa para supressão ovariana durante a QT em pacientes com câncer de mama com receptor hormonal negativo. Nesse estudo, 257 pacientes com doença receptora hormonal negativa foram alocadas aleatoriamente para receber QT contendo ciclofosfamida com ou sem GnRHa. A supressão temporária do ovário com GnRHa durante a QT foi associada a redução significativa de insuficiência ovariana prematura induzida pelo tratamento (8% contra 22%, OR 0,30; IC 95%: 0,09 a 0,97; P = 0,04) e aumento do número de pacientes com gravidez subsequente (22 *vs.* 12; OR 2,45; IC 95%: 1,09 a 5,51; P = 0,03).

Já no final de 2015, o ensaio PROMISE apresentou dados de acompanhamento em longo prazo. Nesse estudo, 80% das 281 pacientes com câncer de mama que foram randomizadas para receber QT com ou sem GnRHa apresentavam doença positiva para o receptor hormonal. Assim como no estudo POEMS-SWOG, a supressão temporária do ovário com GnRHa durante a QT foi associada a redução significativa de insuficiência ovariana prematura induzida pelo tratamento (8,9% *versus* 25,9%, OR 0,28; IC 95%: 0,14 a 0,59; P <0,001). O número de pacientes tratadas com QT associada aos GnRHa que tiveram uma gravidez subsequente foi maior do que o de pacientes que receberam terapia citotóxica isolada, embora a diferença não tenha sido estatisticamente significativa (8% *vs.* 3%; IC 95%: 0,62 a 9,22; P = 0,20).

Entretanto, apesar de os vários estudos mostrarem efeito benéfico dos GnRHa sobre a função ovariana, ainda se trata de ensaios não randomizados com amostras de número reduzido ou sem seguimento em longo prazo. Portanto, a supressão temporária do ovário com GnRHa durante a QT não deve ser considerada uma alternativa à criopreservação de embriões/oócitos, que continua a ser a primeira opção a ser proposta. A supressão temporária dos ovários com GnRHa durante a QT deve ser considerada em pacientes interessadas apenas na preservação da função ovariana (ou seja, em mulheres preocupadas com o risco de desenvolver insuficiência ovariana prematura induzida pelo tratamento, mas não em ter uma gravidez subsequente) e também naquelas interessadas na preservação da fertilidade após procedimentos de criopreservação ou quando essas estratégias estão contraindicadas ou não estão disponíveis.

GRAVIDEZ APÓS CÂNCER DE MAMA

A gravidez após o câncer de mama não parece aumentar o risco de recorrência ou afetar negativamente o desfecho materno. Além disso, não foi relatado risco aumentado de malformações congênitas em crianças concebidas após a conclusão da QT. No entanto, as sobreviventes de câncer de mama que ficam grávidas podem constituir um grupo selecionado e não representativo da população, pois aquelas que apresentam alto risco de recorrência tumoral podem ter escolhido não engravidar.

O momento ideal para uma gravidez após um diagnóstico de câncer de mama também é uma questão controversa, mas, em geral, as pacientes são aconselhadas a evitar uma gestação por pelo menos 2 anos após o diagnóstico, principalmente porque o risco de recorrência é maior durante esse período. Para aquelas em uso de tamoxifeno, a gravidez geralmente é considerada segura após a conclusão do período de tratamento de 5 anos. O tamoxifeno tem uma estrutura similar ao dietilbestrol, e a gestação durante o tratamento com esse medicamento é desencorajada em razão dos potenciais efeitos teratogênicos dessa droga.

Quanto à hereditariedade do câncer de mama, a maioria dos casos é atribuída a mutações dos genes *BRCA1* e *BRCA2*, e esse grupo de pacientes representa até 10% das mulheres com câncer de mama. Às portadoras do *BRCA1*, em virtude do alto risco de desenvolvimento de câncer de mama ao longo da vida (50% a 80%), inclusive bilateral em idade jovem, e também de câncer de ovário (40% a 60%), são oferecidas mastectomias profiláticas bilaterais e salpingooforectomia bilateral em torno dos 40 anos de idade, após terem prole definida. Consequentemente, a presença de uma mutação do gene *BRCA* em uma paciente com câncer de mama interessada na preservação da fertilidade é uma questão complexa. A investigação de tratamentos para a infertilidade em uma grande série populacional de portadoras de mutação *BRCA* não revelou associação entre o risco de câncer de mama e a exposição a drogas de fertilidade. Por outro lado, em estudos recentes sobre pacientes com câncer de mama submetidas à estimulação ovariana para preservação da fertilidade, a presença de uma mutação *BRCA1* foi associada a resposta significativamente menor à estimulação, insuficiência ovariana primária oculta e menores níveis de hormônio antimülleriano, o que pode se refletir em menor chance de gravidez. Pacientes com câncer de mama com mutações *BRCA* submetidas à preservação da fertilidade podem transmitir risco aumentado de câncer para sua prole. Nesse caso, o diagnóstico genético pré-implantacional (PGD) nos embriões que serão utilizados pode ser útil à seleção adequada para a transferência após descongelamento, visando reduzir os riscos para a prole.

Leitura complementar

Chung K et al. Emergency IVF versus ovarian tissue cryopreservation: decision making in fertility preservation for female cancer patients. Fertil Steril May 2013; 99(6):1534-42. Disponível em: <https://www.ncbi.nlm.nih.gov/pubmed/23517859>.

Cobo A, Diaz C. Clinical application of oocyte vitrification: a systematic review and meta-analysis of randomized controlled trials. Fertil Steril Aug 2011; 96(2):277-85. Disponível em: <https://www.ncbi.nlm.nih.gov/pubmed/21718983>.

De Pedro M, Otero B, Martín B. Fertility preservation and breast cancer: a review. Ecancermedicalscience 2015; 9:503. Disponível em: <https://www.ncbi.nlm.nih.gov/pubmed/25729416>.

Giordano S et al. Association of BRCA1 Mutations with Impaired Ovarian Reserve: Connection Between Infertility and Breast/Ovarian Cancer Risk. J Adolesc Young Adult Oncol Dec 2016; 5(4)337-43. Disponível em: <https://www.ncbi.nlm.nih.gov/pubmed/27513691>.

Gorman JR et al. Developing a post-treatment survivorship care plan to help breast cancer survivors understand their fertility. Support Care Cancer Sep 2017. Disponível em: <https://www.ncbi.nlm.nih.gov/pubmed/28913697>.

Kim SS, Klemp J, Fabian C. Breast cancer and fertility preservation. Fertil Steril Apr 2011; 95(5):1535-43. Disponível em: < https://www.ncbi.nlm.nih.gov/pubmed/21272867 >.

Kotsopoulos J et al. Infertility, treatment of infertility, and the risk of breast cancer among women with BRCA1 and BRCA2 mutations: a case-control study. Cancer Causes Control Dec 2008; 19(10):1111-9. Disponível em: <https://www.ncbi.nlm.nih.gov/pubmed/18509731>.

Lambertini M et al. Controversies about fertility and pregnancy issues in young breast cancer patients: current state of the art. Curr Opin Oncol Jul 2017; 29(4):243-52. Disponível em: <https://www.ncbi.nlm.nih.gov/pubmed/28463857>.

Oktay K et al. Association of BRCA1 mutations with occult primary ovarian insufficiency: a possible explanation for the link between infertility and breast/ovarian cancer risks. J Clin Oncol Jan 2010; 28(2):240-4. Disponível em: <https://www.ncbi.nlm.nih.gov/pubmed/19996028>

Oktay K, Rodriguez-Wallberg KA. Fertility preservation in women with breast cancer. Clin Obstet Gynecol Dec 2010; 53(4):753-62. Disponível em: <https://www.ncbi.nlm.nih.gov/pubmed/21048442>.

Prasath EB et al. First pregnancy and live birth resulting from cryopreserved embryos obtained from in vitro matured oocytes after oophorectomy in an ovarian cancer patient. Hum Reprod Feb 2014; 29(2):276-8. Disponível em: <https://www.ncbi.nlm.nih.gov/pubmed/24327539>.

Rodgers RJ et al. The safety and efficacy of controlled ovarian hyperstimulation for fertility preservation in women with early breast cancer: a systematic review. Hum Reprod May 2017; 32(5):1033-45. Disponível em: <https://www.ncbi.nlm.nih.gov/pubmed/28333356>.

The Surveillance, Epidemiology and End Results (SEER) Program of the National Cancer Institute. National Cancer Institute. Disponível em: https://seer.cancer.gov/statfacts/html/breast.html.

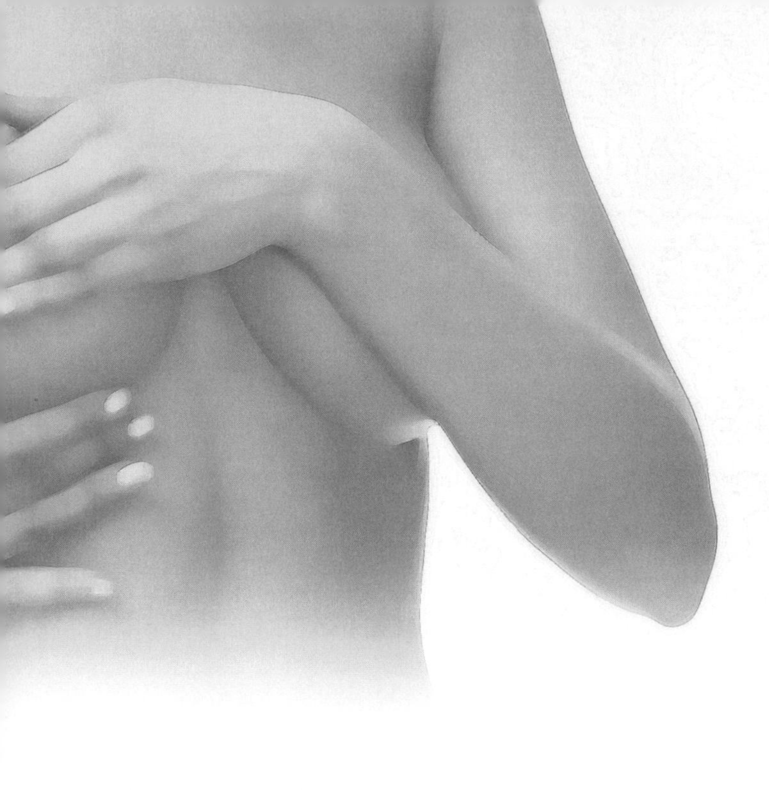

10

Gravidez e Câncer de Mama

Carlos Henrique Mascarenhas Silva
José Tadeu Campos de Avelar
Mariana Mitraud Ottoni Guedes
Anna Dias Salvador
Bárbara Silveira Santana
Marcos Faria

INTRODUÇÃO

O câncer de mama associado à gestação é definido como o aparecimento da doença durante a gravidez ou até 1 ano após o parto, representando um grande desafio na prática médica seu diagnóstico, tratamento e abordagem, visando ao bem-estar materno-fetal. Poucas situações suscitam tantos dilemas médicos, éticos, religiosos e sociais.

Como até o presente momento não existem grandes estudos clínicos randomizados com esse grupo de pacientes, a grande maioria dos dados disponíveis na literatura é obtida a partir de estudos retrospectivos e de casos-controle.

EPIDEMIOLOGIA

O câncer de mama é o que mais acomete mulheres em todo o mundo. Dependendo do país estudado, é o tipo de câncer mais comum na gestação e ocorre em uma relação de 1 a cada 3.000 a 10.000 gestações.

Para o Brasil, em 2016, eram esperados 57.960 casos novos com risco estimado de 56,20 casos a cada 100.000 mulheres.

A média de idade das pacientes no momento do diagnóstico está situada entre 33 e 38 anos, sendo a maioria dos casos diagnosticada no primeiro ano de pós-parto. É provável que a incidência esteja aumentando em virtude da tendência global dos casais de adiarem a gestação.

FISIOPATOLOGIA

Aparentemente, as características biológicas estão mais relacionadas com a idade jovem da paciente do que com a própria gestação. Os tumores são, em sua maioria, mais agressivos, sendo os carcinomas ductais invasivos o tipo histológico mais comum (71% a 100%). Esses estão ainda associados a piores características tumorais, como tumores de alto grau, tumores negativos para receptores hormonais, maior acometimento linfonodal e risco maior de metástases. A baixa expressão de receptores de estrogênio e progesterona e a fraca diferenciação observada nesses tipos de tumores também contribuem para um prognóstico desfavorável. Woo e cols., em revisão recente, encontraram receptores para estrogênio negativos em 138 de 235 gestantes estudadas, o que correspondeu a 59% dos casos. Já a proporção de expressão do HER-2 é similar à encontrada em mulheres não grávidas. Em geral, essa proteína está presente em cerca de 10% a 25% dos carcinomas de mama e em 25% a 50% dos que afetam especificamente mulheres com menos de 35 anos de idade.

DIAGNÓSTICO E APRESENTAÇÃO

Mais de 80% das lesões mamárias que ocorrem no parto e no puerpério são benignas. As principais apresentações clínicas do câncer de mama na gravidez são nódulo ou massa palpável (90%), espessamento mamário e descarga papilar patológica.

O diagnóstico é fundamentado em um tripé que envolve exame clínico, exames de imagem e biópsia. Em caso de suspeita da doença, mesmo que a biópsia seja negativa, a investigação deve continuar.

De modo geral, o exame das mamas não é realizado de rotina nas consultas do pré-natal ou do puerpério, o que leva a um diagnóstico tardio e em estádios mais avançados da doença. Estudos publicados demonstraram um atraso de 5 a 18 meses no diagnóstico.

Portanto, toda grávida deve ser submetida ao exame clínico das mamas na consulta pré-gestacional, na primeira consulta de pré-natal, no segundo e terceiro trimestres, no puerpério imediato e 45 dias após o parto.

Outros dois importantes fatores de atraso no diagnóstico são a confusão ocasionada pelas modificações fisiológicas da gestação, o que resulta em uma mama mais ingurgitada e por isso mesmo dificulta a palpação de nódulos, e a tendência de se suspeitar de inflamação ou mastite diante de uma massa mamária palpável, relutando em realizar biópsia e exames de imagem ante a suspeita clínica.

A cada mês de atraso no diagnóstico, a chance de comprometimento linfonodal aumenta em 1% a 2%, e alguns estudos mostram que 80% das gestantes já apresentam comprometimento linfonodal no momento do diagnóstico.

A ultrassonografia é o primeiro exame de imagem para investigação diagnóstica, apresentando sensibilidade de cerca de 93%. A mamografia, por sua vez, não está contraindicada, sendo necessária quando a neoplasia foi confirmada para que seja possível avaliar a extensão da doença e o acometimento da mama contralateral, recomendando-se, nesses casos, a blindagem abdominal para evitar a exposição fetal.

Cabe sempre lembrar que os períodos de implantação do embrião e da organogênese são altamente sensíveis à exposição aos agentes ionizantes na maioria dos exames de imagem, devendo ser pesados os riscos e benefícios dessas técnicas durante a avaliação da gestante com suspeita de câncer de mama. Sabe-se que até a oitava semana de gestação a exposição à radiação que exceda a doses de 0,05Gy pode levar a malformações fetais, como microcefalia, restrição do crescimento fetal e retardo mental. As doses entre 0,06 e 0,31Gy são prejudiciais para o desenvolvimento cerebral até a 15ª semana e, dessa idade gestacional até a 25ª semana, as doses > 0,28Gy podem levar ainda ao desenvolvimento de retardo mental.

Quando esses níveis são considerados, a mamografia digital 2D é segura, pois expõe o feto à radiação de somente 0,04Gy; no entanto, a alta densidade mamária característica dessas mulheres torna o método limitado, apresentando sensibilidade abaixo de 70%. Apesar da sensibilidade diagnóstica mais baixa na gestação e na lactação, dados sugerem que a mamografia é suficientemente sensível para diagnosticar câncer de mama nessas pacientes.

A ressonância nuclear magnética pode ser usada, preferencialmente após o primeiro trimestre, evitando-se o uso de gadolínio, o qual atravessa a barreira placentária e pode causar danos ao feto. Esse contraste pode ser usado no pós-parto, durante a lactação, caso seja necessário para complementação da propedêutica realizada (ultrassonografia e mamografia).

A biópsia por agulha grossa da lesão suspeitada para obtenção de material para histologia é considerada o padrão-ouro para confirmação diagnóstica. A punção por agulha fina (PAAF) deve ser evitada em virtude das altas taxas de falso-negativos ou por falhas no estudo citológico em razão da hipercelularidade da mama.

	(até 8 semanas)	8 semanas – 15 semanas	15 semanas – 25 semanas	(após 25 semanas)
	0,05Gy	0,06 a 0,31Gy	0,28Gy	
Exames de imagem permitidos	Radiografia de tórax Tomografia de abdome superior Mamografia Ultrassonografia	Radiografia de tórax Tomografia de abdome superior Mamografia Ultrassonografia	Radiografia de tórax Tomografia de abdome superior Mamografia Ultrassonografia	Radiografia de tórax Tomografia de abdome superior Mamografia Ultrassonografia
Exames de imagem proibidos	Tomografia de abdome inferior	Tomografia de abdome inferior	Tomografia de abdome inferior	Tomografia de abdome inferior

Figura 10.1 Dose de ionização e exames de imagem permitidos e proibidos na gestação. (Navrozoglou et al. Breast cancer during pregnancy: a mini-review. EJSO 2008; 34:837-43.)

A pesquisa de metástases deve ser realizada somente quando é grande a suspeição clínica, devendo ser incluídas a radiografia de tórax e a ultrassonografia abdominal para avaliação de metástases hepáticas. Os marcadores tumorais, como CA15-3, CEA e CA-125, não são utilizados nos casos de câncer de mama precoces, podendo ainda apresentar resultados duvidosos durante a gravidez, e por isso não são recomendados.

A cintilografia e a tomografia computadorizada devem ser substituídas pela ressonância nuclear magnética sem contraste.

Em caso de suspeita de linfonodo acometido, também deve ser realizada a biópsia aspirativa desse linfonodo.

PROGNÓSTICO

O prognóstico para as mulheres com câncer de mama diagnosticadas na gravidez parece ser igual ao das pacientes de mesma faixa etária, mas não grávidas. No entanto, como tradicionalmente acomete uma população mais jovem, as características biológicas tumorais apresentam pior prognóstico.

Embora tenha sido demonstrado que as alterações hormonais e imunológicas associadas à gravidez possam criar um clima favorável ao crescimento do câncer, não existe evidência definitiva a favor dessa hipótese.

Alguns estudos sugerem que as pacientes que desenvolvem câncer de mama podem ter pior prognóstico quando comparadas a não grávidas, principalmente as que engravidaram após o câncer. Em recente estudo multicêntrico europeu, apresentado durante o encontro anual da American Society of Clinical Oncology (ASCO, 2017), Lambertini e cols. avaliaram 1.207 mulheres (333 grávidas × 874 não grávidas) com seguimento médio de 12 anos. Nesse estudo não houve diferença estatisticamente significativa na sobrevida global e na sobrevida livre da doença entre o grupo de grávidas e o de não grávidas. Cinquenta e sete por cento das pacientes apresentaram tumores receptores de estrogênio-positivos. Os autores descreveram também maior sobrevida global nas pacientes com tumores receptores hormonais-negativos, podendo a gestação ter um efeito protetor nessas pacientes por meio de mecanismos hormonais e imunológicos.

TRATAMENTO

O tratamento da paciente grávida deve seguir as diretrizes adotadas para as pacientes não grávidas. O objetivo sempre será o controle da doença ou até mesmo a cura, mas com algumas modificações para a proteção do concepto.

Convém ressaltar que o tratamento não deve ser adiado por causa da gestação, sendo importante orientar o casal sobre a terapia adequada e obter, ao final dos esclarecimentos, o termo de consentimento livre e esclarecido.

Apesar de a interrupção da gestação poder ser considerada durante o tratamento, esta não parece melhorar o prognóstico da doença e deve ser reservada para alguns casos específicos.

Em linhas gerais, a conduta padronizada pela National Comprehensive Cancer Network (NCCN) depende da idade gestacional em que a paciente se encontra (Figura 10.2).

Em resumo, no primeiro trimestre as grávidas devem ser orientadas sobre seu desejo de manter ou interromper a gestação. Caso elas optem pela continuação, a abordagem cirúrgica segue os princípios oncológicos habituais com a escolha recaindo entre a cirurgia conservadora e a mastectomia, além da quimioterapia, quando necessária. Independentemente do tempo de gestação,

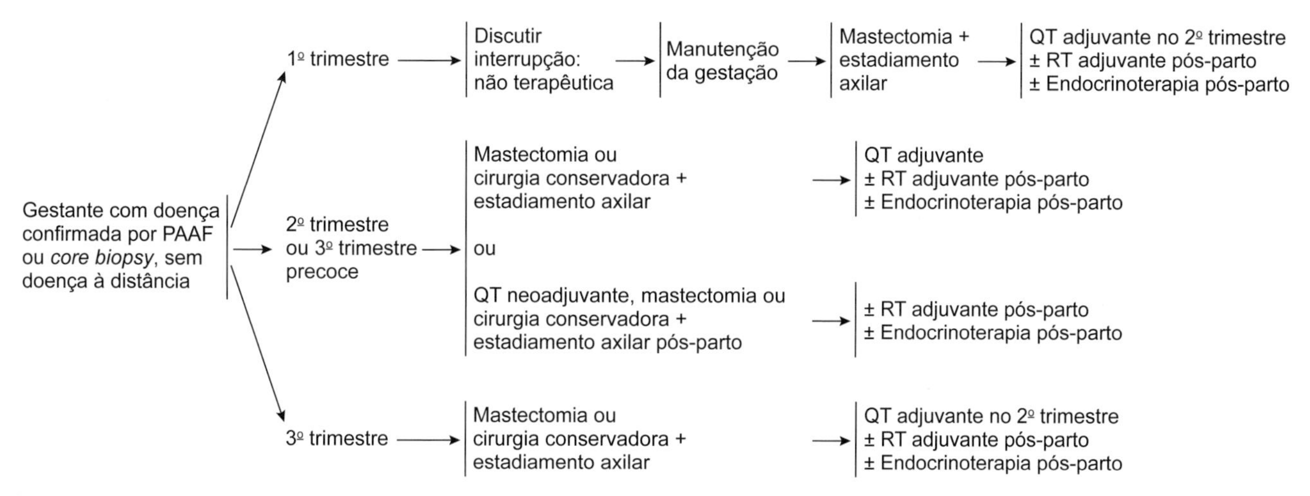

Figura 10.2 *NCCN Guideline* – Manejo do câncer de mama durante a gestação. (NCCN Clinical Practice Guidelines in Oncology – Breast Cancer. Version 2.2017 – April 6.)

quando indicadas, a radioterapia e a endocrinoterapia adjuvantes devem ser postergadas para o pós-parto.

A abordagem cirúrgica da(s) mama(s) e da(s) axila(s) é mantida como tratamento local definitivo associado a risco fetal mínimo.

A equivalência terapêutica entre mastectomia e cirurgia conservadora demonstrada em pacientes não grávidas é estendida às pacientes gestantes. A abordagem cirúrgica conservadora pode ser adotada com eficácia e segurança durante a gravidez sem impactos adversos ou aumento das taxas de recorrência ou complicações, desde que a quimioterapia adjuvante seja necessária. Quando não houver indicações de quimioterapia e a gravidez ainda estiver no primeiro ou segundo trimestre, o tratamento cirúrgico de escolha deverá ser a mastectomia. As reconstruções mamárias com implantes podem ser utilizadas, sempre lembrando as modificações teciduais gestacionais e as condições clínicas da paciente.

O manejo da axila é um ponto importante na terapia do câncer de mama. A determinação do *status* nodal promove informações quanto ao prognóstico e à seleção da terapia adjuvante a ser implantada. O uso da técnica de linfonodo sentinela com radiocoloide (tecnécio 99m) é segura e eficiente durante a gestação.

O tratamento sistêmico com alguns agentes quimioterapêuticos nessas pacientes se mostra seguro, resultando em partos com baixa morbidade para o recém-nascido. Assim como na não gestante, o subtipo tumoral é fator determinante para a escolha do cronograma terapêutico. O tempo de gestação também deve ser considerado, visto que as alterações fisiológicas do organismo materno em cada etapa da gestação podem modificar a farmacocinética dos medicamentos ministrados, além de ser maior o risco de alterações específicas em determinados momentos da gravidez.

Durante o primeiro trimestre, por exemplo, é maior o risco de malformações, anomalias cromossômicas, abortamento e natimorto, alterações menos comuns quando a quimioterapia é iniciada no segundo ou terceiro trimestre. Nessa época, estão mais associadas a alterações no crescimento e desenvolvimento intrauterino, parto prematuro e baixo peso ao nascer.

A quimioterapia deve ser iniciada o mais cedo possível, levando em consideração os riscos e benefícios maternos e/ou fetais. Em mulheres com pior prognóstico, atrasos desnecessários na quimioterapia estão associados a piores taxas de sobrevida livre de doença e aumento do risco de metástase de 5% a 10% a cada 3 a 6 meses de atraso.

Apesar de ser importante para otimizar o controle local, a radioterapia é normalmente contraindicada durante a gravidez e deve ser adiada para o pós-parto. A radioterapia é usada de rotina no manejo das pacientes com câncer de mama a fim de otimizar o controle local nas mulheres submetidas a cirurgia mamária conservadora, podendo melhorar as taxas de sobrevida em mulheres de alto risco tratadas com a mastectomia. O emprego da radiação na gestação é geralmente evitado e deve ser atrasado até o pós-parto em virtude do risco de perda gestacional, malformações fetais, distúrbios de crescimento e desenvolvimento fetal e alterações carcinogênicas que pode ocasionar no feto, quando usada durante a gravidez.

Entretanto, em algumas situações seu uso será indispensável durante a gestação, como em caso de necessidade de tratamento oncológico adequado ou por risco de morte da gestante. Nesses casos, é indispensável que a paciente, o cônjuge e os familiares estejam cientes dos riscos e benefícios e sempre participem da escolha do tratamento mais adequado em conjunto com a equipe multidisciplinar.

O uso de moduladores seletivos dos receptores de estrogênio (SERM), na endocrinoterapia, deve ser evitado durante a gestação por estar associado a sangramento vaginal, abortamento, malformações congênitas e morte fetal, além de poder estar associado ao aumento do risco de cânceres ginecológicos nas filhas das pacientes tratadas por longo prazo.

O momento de interrupção da gestação deve ser individualizado e fundamentado na clínica e no desejo da paciente, levando em consideração fatores relacionados com o tratamento sistêmico, o estadiamento, o prognóstico e a capacidade de cuidar da prole, além do efeito do tratamento do câncer de mama na fertilidade futura. Interrupções precoces não melhoram os desfechos da doença nessas pacientes e devem ser evitadas. Quando se opta pelo seguimento da gestação, deve-se buscar o termo, dando preferência à idade fetal de mais de 35 semanas. Antes da interrupção, é importante avaliar a contagem de leucócitos e plaquetas nas pacientes em vigência de quimioterapia para redução dos riscos de infecção e sangramento. Idealmente, suspende-se o tratamento sistêmico entre 3 e 4 semanas antes do parto de modo a reduzir os riscos maternos e o risco de mielossupressão neonatal transitória.

A amamentação parece ser segura e viável após o tratamento, sendo mais bem-sucedida na mama contralateral nas mulheres submetidas à cirurgia conservadora. Convém, portanto, manter-se atento àquelas submetidas à radioterapia em razão de mastite de difícil manejo, não sendo aconselhada a amamentação na mama afetada. Durante o tratamento sistêmico não é indicado aleitamento, especialmente quando em uso de transtuzumabe, lapatinibe e endocrinoterapia, uma vez que essas drogas são excretadas pelo leite materno.

Mulheres com história de câncer de mama gestacional devem ser submetidas ao mesmo seguimento pós-tratamento oferecido às outras pacientes.

ACOMPANHAMENTO PRÉ-NATAL

O acompanhamento pré-natal das pacientes que apresentam câncer de mama associado à gestação deve ocorrer em intervalos semelhantes ao habitual.

A vitalidade e o crescimento fetal devem ser avaliados mediante a realização do Doppler e do perfil biofísico fetal a cada 3 a 4 semanas, assim como antes de cada ciclo de quimioterapia. Nos casos em que há restrição do crescimento fetal, recomenda-se que o intervalo de acompanhamento seja reduzido e realizados exames mais específicos para avaliação do líquido amniótico.

Embora não haja relato de casos de doença metastática da mama acometendo o feto, a doença pode atingir a placenta, sendo importante sua avaliação anatomopatológica após o parto.

O momento do nascimento deve ser considerado com base no bem-estar materno e fetal. A quimioterapia, quando possível, deve ser interrompida próximo à 36ª semana de gestação para que o parto não aconteça em um estado materno e fetal de leucopenia. O atraso do nascimento em cerca de 3 semanas após o término da quimioterapia possibilita que a placenta excrete os agentes farmacológicos presentes no feto, melhorando seu prognóstico. Nos casos em que se assegura boa vitalidade fetal, o parto deve ocorrer ao termo, sendo a indução do trabalho de parto considerada em três situações:

1. Quando há sofrimento fetal agudo ou crônico com risco de óbito em um feto viável.
2. Quando a mãe se recusa à ser submetida à quimioterapia; nesses casos, o parto deve ser induzido entre a 32ª e a 34ª semana de gestação de modo a diminuir o atraso terapêutico.
3. Nas pacientes cuja quimioterapia se estende até os últimos meses da gestação; nesses casos, é preferível que o feto nasça após a 34ª ou 35ª semana.

A via de parto é sempre obstétrica, priorizando o parto vaginal, exceto nos casos em que há indicação materna de cesariana ou sofrimento fetal.

A amamentação não deve ser realizada durante o período de quimioterapia no puerpério nem durante os ciclos de radioterapia, já que as drogas administradas estão presentes no leite materno, sendo sua toxicidade dependente da dose e do tempo de exposição. A amamentação é permitida apenas 4 semanas após o último ciclo de quimioterapia.

GRAVIDEZ APÓS O CÂNCER DE MAMA

Estima-se que menos de 10% das mulheres que apresentaram câncer de mama associado à gestação evoluam para uma segunda gravidez após o tratamento.

Naturalmente, existe um risco maior de recorrência do câncer de mama em até 2 anos após sua remissão, sendo um consenso a solicitação de que as pacientes não engravidem novamente nesse intervalo de tempo. Nos casos em que o diagnóstico da doença é estabelecido em estádios mais avançados, esse período pode ser prolongado. Nas pacientes com estádio IV, uma gravidez futura deve ser evitada.

No entanto, vale lembrar que não existem estudos com evidências científicas robustas que sustentem a tese de que uma gestação após o câncer de mama afetaria o prognóstico de sobrevida dessas pacientes.

A quimioterapia pode ocasionar infertilidade, afetando seriamente o prognóstico reprodutivo das mulheres tratadas para o câncer de mama. Por isso, é imprescindível, antes do início do tratamento, o aconselhamento com especialista em reprodução com o objetivo de tentar a preservação da fertilidade.

CONSIDERAÇÕES FINAIS

As mudanças observadas no estilo de vida das mulheres tem ocasionado um adiamento natural da gravidez, muitas vezes até a terceira e/ou quarta década da vida. Em virtude da coincidência entre esse adiamento e a idade em que é maior a incidência do câncer de mama, observa-se aumento na incidência de gestantes e puérperas com câncer de mama.

O médico pré-natalista precisa manter-se atento aos sinais e sintomas dessa doença, evitando um diagnóstico tardio. A gestação não deve ser considerada um agravante do câncer de mama, tendo em vista que estudos mostram prognóstico semelhante ao das pacientes não grávidas, e a gravidez após o câncer de mama é considerada segura e não deve ser desencorajada.

Ao longo dos últimos anos ocorreram mudanças importantes na prevalência e no manejo do câncer de mama em gestantes. Complicações obstétricas, teratogenicidade relacionada com agentes antitumorais e a importância da amamentação são aspectos que merecem discussão. O tratamento ideal é aquele que envolve uma equipe multidisciplinar e visa ao bem-estar materno-fetal com comunicação eficaz entre oncologistas, mastologistas e o especialista em medicina fetal. A quimioterapia é segura após 14 semanas de gestação e não deve ser adiada, ao passo que a radioterapia, a hormonoterapia e as terapias com anticorpos monoclonais devem ser postergadas para o pós-parto. O momento ideal para o parto é o termo, preferencialmente após a 35ª semana, a fim de se evitar prematuridade, com via de parto obedecendo estritamente à indicação obstétrica.

Leitura complementar

Amant F, Deckers S, Van Calsteren K et al. Breast cancer in pregnancy: recommendations of an international consensus meeting. Eur J Cancer 2010; 46(18):3158.

Amant F, Van Calsteren K, Halaska MJ et al. Long-term cognitive and cardiac outcomes after prenatal exposure to chemotherapy in children aged 18 months or older: an observational study. Lancet Oncol 2012; 13:256-64.

Annane K, Bellocq JP, Brettes JP, Mathelin C. Infiltrative breast cancer during pregnancy and conservative surgery. Fetal Diagn Ther 2005; 20(5):442.

Azim HA Jr, Botteri E, Renne G et al. The biological features and prognosis of breast cancer diagnosed during pregnancy: a case-control study. Acta Oncol 2012; 51:653-61.

Bland K. Copeland E M. The breast. Comprehensive management of benign and malignant diseases. 4. ed. Editora Saunders Elsevier, 2009.

Bland K, Copeland EM. The breast. Compreensive management of benign and malignant diseases, 4. ed. Editora Sauders Elsevier, 2009.

Byrd BF Jr, Bayers DS, Robertson JC, Stephenson SE Jr. Treatment of breast tumors associated with pregnancy and lactation. Ann Surg 1962; 155:940.

Dominici LS, Kuerer HM, Babiera G et al. Wound complications from surgery in pregnancy-associated breast cancer (PABC). Breast Dis 2010; 31(1):1.

Ebert U, Löffler H, Kirch W. Cytotoxic therapy and pregnancy. Pharmacol Ther 1997; 74(2):207.

Filippakis GM, Zografos G. Contraindications of sentinel lymph node biopsy: are there any really? World J Surg Oncol 2007; 5:10. Epub 2007 Jan 29.

Gentilini O, Cremonesi M, Trifirò G et al. Safety of sentinel node biopsy in pregnant patients with breast cancer. Ann Oncol 2004; 15(9):1348.

Gianopoulos JG. Establishing the criteria for anesthesia and other precautions for surgery during pregnancy. Surg Clin North Am 1995; 75(1):33.

Greskovich JF Jr, Macklis RM. Radiation therapy in pregnancy: risk calculation and risk minimization. Semin Oncol 2000; 27(6):633.

Kal HB, Struikmans H. Radiotherapy during pregnancy: fact and fiction. Lancet Oncol 2005; 6(5):328.

Keleher A, Wendt R 3rd, Delpassand E, Stachowiak AM, Kuerer HM. The safety of lymphatic mapping in pregnant breast cancer patients using Tc-99m sulfur colloid.

Khera SY, Kiluk JV, Hasson DM et al. Pregnancy-associated breast cancer patients can safely undergo lymphatic mapping. Breast J 2008; 14(3):250.

Kuerer HM, Gwyn K, Ames FC, Theriault RL. Conservative surgery and chemotherapy for breast carcinoma during pregnancy. Surgery 2002; 131(1):108.

Kuerer HM, Cunningham JD, Bleiweiss IJ et al. Conservative surgery for breast carcinoma associated with pregnancy. Breast J 1998; 4:171.

Lambertini M, Kroman N, Ameye L et al. Safety of pregnancy in patients (pts) with history of estrogen receptor positive (ER+) breast cancer (BC): long-term follow-up analysis from a multicenter study. Journal of Clinical Oncology 2017, 35:18_suppl, LBA10066-LBA10066.

Lee Y, Roberts C, Dobbins T et al. Incidence and outcomes of pregnancy-associated cancer in Australia, 1994–2008: a population-based linkage study. BJOG 2012; 119:1572-82.

Lyman GH, Giuliano AE, Somerfield MR et al. American Society of Clinical Oncology guideline recommendations for sentinel lymph node biopsy in early-stage breast cancer. J Clin Oncol 2005; 23(30):7703.

Mazze RI, Källén B. Reproductive outcome after anesthesia and operation during pregnancy: a registry study of 5405 cases. Am J Obstet Gynecol 1989; 161(5):1178.

Mondi MM, Cuenca RE, Ollila DW, Stewart JH 4th, Levine EA. Sentinel lymph node biopsy during pregnancy: initial clinical experience. Ann Surg Oncol 2007; 14(1):218. Epub 2006 Oct 25.

Navrozoglou et al. Breast cancer during pregnancy: a mini-review. EJSO 2008; 34:837-43.

Schwartz GF, Giuliano AE, Veronesi U, Consensus Conference Committee. Proceedings of the consensus conference on the role of sentinel lymph node biopsy in carcinoma of the breast, April 19-22, 2001, Philadelphia, Pennsylvania. Cancer 2002; 94(10):2542.

Van Calsteren K, Heyns L, De Smet F et al. Cancer during pregnancy: an analysis of 215 patients emphasizing the obstetrical and the neonatal outcomes. J Clin Oncol 2010; 28:683-9.

Woo JC, Yu T, Hurd TC. Breast cancer in pregnancy: a literature review. Arch Surg 2003; 138(1):91.

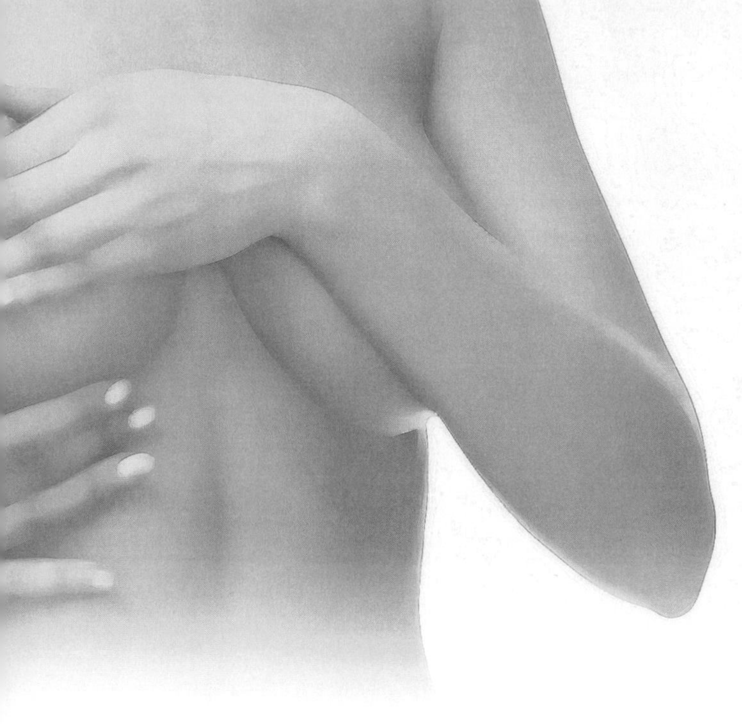

11

Mamas na Gravidez e na Lactação – Manejo Clínico e Complicações

Cássio Furtini Haddad
Cristóvão Pinheiro Barros

INTRODUÇÃO

A mama é um órgão dinâmico que sofre intensas modificações ao longo da vida da mulher. Desde seu desenvolvimento na vida embrionária, passando pela puberdade e a vida reprodutiva, estímulos hormonais se fazem presentes continuamente sobre as mamas. Durante a gravidez e a lactação, a mama experimenta diversas alterações fisiológicas. Essas alterações se devem, também, a uma vasta ação hormonal dos mesmos hormônios que a formaram estruturalmente e que agora atuam com o objetivo primário e nobre de propiciar a amamentação.

As doenças que afetam as mamas na gravidez e na amamentação são geralmente as mesmas observadas em mulheres não grávidas; entretanto, algumas desordens são encontradas apenas nesse período. Apesar de a maioria das afecções encontradas ser benigna, o carcinoma de mama associado à gravidez pode estar presente e representa situação dramática, muitas vezes com dificuldade diagnóstica, tanto clínica como radiograficamente, em virtude das notáveis mudanças hormônio-induzidas no tecido mamário.

Toda alteração mamária encontrada no período gravídico-lactacional deve ser cuidadosamente avaliada. Nesse período, a ultrassonografia representa o método de imagem mais apropriado e efetivo, especialmente na avaliação de nódulos ou massas.

O manejo clínico das mamas no período da gravidez e lactação exige o conhecimento das alterações fisiológicas características desse período, assim como as corretas identificação e abordagem das possíveis e não infrequentes complicações.

ALTERAÇÕES FISIOLÓGICAS DURANTE A GRAVIDEZ E A LACTAÇÃO

Na gestação, intensas alterações preparam as mamas para a amamentação. Essas mudanças ocorrem em resposta a um aumento significativo de hormônios circulantes, especialmente estrogênio, progesterona e prolactina. Atuam, ainda, hormônios tireoidianos, gonadotrofina coriônica humana (HCG), hormônio lactogênio placentário (HPL) e insulina, que juntos contribuem para o desenvolvimento e a maturação plena da mama.

Na terceira e quarta semanas de gestação já se percebem modificações na glândula mamária, inicialmente sob influência predominantemente estrogênica, as quais se caracterizam por importante proliferação dos dúctulos com discreta ramificação e crescimento lobular, involução da gordura estromal e aumento da vascularização glandular. Ainda no primeiro trimestre, ocorrem aumento de volume mamário, dilatação das veias superficiais e aumento gradual da pigmentação do complexo areolomamilar.

O segundo e terceiro trimestres são caracterizados por notável crescimento lobular e significativa proliferação celular. Essa proliferação epitelial mostra grande hipertrofia das células com fortes alterações citológicas, mais notadas na unidade lobular e causadas, especialmente, por estímulo da progesterona. Continua a proliferação ductoalveolar e se inicia o processo de secreção, evidenciado pela presença de colostro nos alvéolos. O aumento de volume da mama a partir da 20ª semana de gravidez resulta da dilatação dos alvéolos e da hipertrofia do tecido conjuntivo e gorduroso. No terceiro trimestre, os fenômenos secretórios se intensificam ainda mais, havendo acúmulo de lipoproteínas e ácidos graxos. O fluxo sanguíneo mamário aumenta em até duas vezes, ocorrendo edema extracelular e maior volume das mamas.

Todas essas alterações são mais evidentes durante a lactação, período no qual o citoplasma das células lobulares se torna vacuolizado e a secreção progressivamente se acumula e distende os lóbulos. Esse processo é resultante de altos níveis de prolactina, secundário à rápida queda de progesterona que ocorre subitamente após o parto. A prolactina, em conjunto com outras substâncias, como insulina, hormônios tireoidianos, hormônio do crescimento e corticoides, induz a formação de gordura, lactose e proteínas, que constituem os nutrientes básicos do leite.

Durante a gravidez, os níveis de prolactina aumentam gradualmente, auxiliando os estrogênios e a progesterona na diferenciação ductal e na secreção alveolar. Os níveis altos de estrogênios e progesterona durante a gestação diminuem os receptores de prolactina, bloqueando seu efeito nos alvéolos e inibindo a produção do leite. O HPL, de modo semelhante, na gravidez auxilia mais o desenvolvimento da mama do que a lactogênese, além de também bloquear os receptores da prolactina. Assim, durante a gestação há apenas a produção de colostro, composto por epitélio descamado e transudato. Após o parto, com a súbita queda desses hormônios, a prolactina passa a agir em seus receptores celulares gradativamente livres.

Enquanto a produção de colostro durante a gravidez (lactogênese I) e a do leite materno propriamente dito após o parto (lactogênese II) são processos controlados pelos estímulos hormonais, a manutenção da produção do leite durante a amamentação (lactogênese III) é determinada pelo sistema autócrino, um mecanismo neuroendócrino fundamentalmente embasado na liberação de prolactina e ocitocina pela hipófise estimulada pela própria amamentação (sucção). Esse mecanismo, assim como o comportamento hormonal do ciclo gravídico-lactacional, explica o fato de nos casos de desejo de suspensão da amamentação medidas físicas, como cessar o estímulo de sucção e eventualmente o enfaixamento mamário, serem suficientes para inibir a lactação, sem a necessidade de utilização dos inibidores farmacológicos.

O processo de involução das alterações mamárias ocorre em um período de cerca de 3 meses após cessada a lactação e é caracterizado por marcante atrofia lobular.

AVALIAÇÃO RADIOLÓGICA DAS MAMAS DURANTE A GRAVIDEZ E A LACTAÇÃO

As alterações fisiológicas induzidas pela gravidez e a lactação levam, geralmente, a aumento difuso e importante na densidade do parênquima mamário. À mamografia, o tecido glandular apresenta-se bastante denso, heterogêneo, nodular e confluente, associado a importante diminuição do tecido adiposo. Essas características, associadas à já frequente alta densidade mamária encontrada em mulheres jovens, reduzem severamente a sensibilidade da mamografia. Desse modo, o exame mamográfico tem indicação restrita a situações nas quais há suspeita de malignidade.

O impacto da exposição pré-natal à radiação ionizante depende de três fatores: dose de radiação, distribuição anatômica da radiação e estágio de desenvolvimento fetal no momento da exposição. É bem estabelecido que o feto durante o período da organogênese é mais suscetível às malformações induzidas pela radiação, que incluem lesões congênitas, restrição de crescimento, morte perinatal e potencial para desenvolvimento pós-natal de neoplasias. Acredita-se que essas malformações ocorram com exposições > 0,05Gy. A mamografia habitual em duas incidências, com utilização do protetor abdominal, expõe o feto a uma dose de radiação de apenas 0,004Gy. Assim, ao contrário do que propaga popularmente, a mamografia com blindagem abdominal pode ser realizada durante a gravidez, se necessária, com mínimo ou nenhum risco para o feto, sendo, no entanto, reservada para situações específicas.

A ultrassonografia constitui, assim, o método radiológico mais apropriado para avaliação das desordens mamárias durante a gravidez e a amamentação. Apresenta sensibilidade maior que a mamografia e auxilia facilmente a definição se uma área palpável representa um nódulo verdadeiro ou o parênquima normal, devendo ser considerada o método de imagem inicial para mulheres grávidas ou lactantes sintomáticas.

O uso rotineiro da ressonância nuclear magnética (RNM) em mulheres grávidas não está indicado, devendo ser evitado o uso do contraste gadolínio durante a gestação. Da mesma maneira, a avaliação pela RNM é controversa durante a lactação e pode ser dificultada pelas alterações parenquimatosas típicas desse período. O aleitamento materno, quando da necessidade de realização do exame, não necessita ser interrompido após a administração do gadolínio.

COMPLICAÇÕES

Galactocele

A galactocele representa a lesão benigna mamária mais comum na mulher lactante, apesar de a maioria dos casos ocorrer depois de cessada a amamentação, quando o leite fica retido e estagnado no interior da mama. Caracteriza-se por formação nodular, dolorosa ou não, de conteúdo líquido, provocada por acúmulo de leite, normalmente acompanhado por debris inflamatórios ou necróticos. A aspiração do conteúdo da lesão é diagnóstica e terapêutica, encontrando-se leite mais fluido quando realizada no período de amamentação e leite mais espesso quando obtido de lesões mais antigas, após encerrada a amamentação.

Gigantomastia

Condição bastante rara que complica cerca de 1 a cada 100.000 gestações, a gigantomastia é caracterizada por grande aumento de volume das mamas, podendo levar a necrose tecidual, ulceração, infecção e hemorragia, complicações que podem ser fatais em casos extremos. Apesar de sua etiologia incerta, a gigantomastia parece representar uma resposta anormal ao estímulo hormonal durante a gravidez. O diagnóstico é eminentemente clínico. Seu tratamento é consiste no uso de agonistas dopaminérgicos (bromocriptina, cabergolina), além de boa sustentação das mamas, hidratação e cuidados com a pele. Em casos de evolução progressiva, pode ser necessário o tratamento cirúrgico (mamoplastia redutora ou mastectomia simples com reconstrução posterior).

Ingurgitamento mamário

O ingurgitamento mamário ocorre quando o leite não é retirado em quantidade suficiente, ocasionando estase do fluxo lácteo na mama. Pode ser uni ou bilateral. Caracteriza-se por aumento de volume e compactação da mama acometida, dor local e dificuldade de esvaziamento mamário à expressão manual. Pode haver aumento da temperatura local e corporal, geralmente por menos de 24 horas, a conhecida febre do leite. A conduta consiste em manter o aleitamento sob livre demanda, corrigir a pega e a posição do bebê durante a amamentação, uso de compressas frias, ordenha e massagem mamária para evitar a estase láctea.

Ducto lactífero bloqueado

O acúmulo e o espessamento do leite em um segmento mamário podem bloquear o ducto lactífero e causar estase láctea secundária. Consiste em intercorrência normalmente tardia da amamentação. O quadro é de dor localizada com formação de uma área mais endurecida e hiperemiada. O tratamento consiste em massagear a área afetada para fluidificar o leite e permitir seu fluxo em direção à papila.

Trauma mamilar

O trauma mamilar ocorre no pós-parto imediato por pega ou posicionamento inadequados. Para o posicionamento correto, a mãe pode estar sentada, de pé ou deitada, e o bebê pode permanecer sentado ou deitado. O fundamental é que ambos estejam em posição confortável e relaxados. Há quatro sinais indicativos da posição correta do bebê: seu corpo e sua cabeça devem estar alinhados, evitando a necessidade de virar a cabeça para pegar a mama; o corpo do bebê deve estar encostado ao da mãe com seu abdome em contato com o abdome materno (posição "barriga com barriga"); seu queixo deve estar tocando a mama; e o bebê deve ser apoiado pelo braço da mãe, que envolve a cabeça, o pescoço e a parte superior de seu tronco.

Na pega adequada, para que haja sucção efetiva, o bebê deve abocanhar não só o mamilo, mas uma grande porção da aréola. Em caso de pega apenas no mamilo, pode haver erosão e/ou fissuras mamilares por fricção continuada. As fissuras podem ser uni ou bilaterais e causam dor mamilar intensa, por vezes lancinante, representando a principal causa de desmame precoce. A prevenção inicia-se pela educação sobre a técnica de amamentação. Não existe tratamento específico para a dor mamilar. As inadequações devem ser corrigidas por meio de recomendações como uso local de lanolina e possibilitar que o leite seque nos mamilos após cada mamada.

Mastite puerperal

A infecção mamária é incomum durante a gravidez, mas ocorre com relativa frequência durante a amamentação.

O microrganismo que mais frequentemente causa o quadro infecioso é o *Staphylococcus aureus*, seguido pelo *Streptococcus*. Ocorre mais comumente entre a segunda e a quarta semana após o parto. Quanto à localização, a infecção pode ser classificada como lobar (acomete uma região ou lóbulo e é o tipo mais frequente), ampolar (acomete parte ou toda a aréola) ou glandular (toda a glândula mamária é afetada).

O quadro clínico consiste em hiperemia, calor, dor, aumento de volume e ingurgitamento mamário, podendo ou não evoluir para formação de abscessos e, eventualmente, com repercussões sistêmicas importantes (febre, calafrios, anorexia, adinamia e, raramente, sepse). Linfadenomegalia axilar reacional é achado comum, e é frequente a história de fissuras mamilares. A estase láctea é um importante fator de risco.

A principal via de transmissão é a transpapilar por contaminação da orofaringe do recém-nascido. A infecção se dá pela rotura da integridade epitelial do complexo areolopapilar com disseminação retrógrada dos microrganismos. Infecções por *S. aureus* tendem a ser mais localizadas e invasivas desde o início com a formação de abscessos ocorrendo mais frequentemente mesmo com o uso de antibioticoterapia. Por outro lado, infecções por *Streptococcus* costumam manifestar-se por mastite difusa com a formação de abscessos ocorrendo apenas em estádios mais avançados.

Os tipos principais de mastite são:

- **Epidêmicas:** causada por cepas altamente virulentas de *S. aureus* produtoras de penicilinase, que aparecem até o quarto dia pós-parto e estão relacionadas com piodermites do recém-nascido que contaminam a puérpera por contato direto. Trata-se de entidade rara e está relacionada com controle de infecção hospitalar. Exige tratamento em regime de internação hospitalar com antibioticoterapia intravenosa até o resultado de cultura com antibiograma. Opções terapêuticas: clindamicina 600mg a cada 6 horas; cefazolina 2g a cada 8 horas + metronidazol 500mg a cada 8 horas, e a duração do tratamento é de 7 a 10 dias.
- **Endêmica (não epidêmica ou esporádica):** representa a grande maioria dos casos de mastite puerperal. O *S. aureus* é o principal agente etiológico, presente em mais de 60% dos casos, mas é possível encontrar *S. epidermidis*, *Streptococcus* do grupo B (ligado à mastite bilateral), *Escherichia coli*, *Pseudomonas*, *Serratia* e *Enterobacter*. Ocorre frequentemente na segunda semana de puerpério e no desmame.

O tratamento da mastite puerperal consiste na tríade esvaziamento mamário, administração de compressas frias e antibioticoterapia. Assim, a amamentação deverá ser mantida e estimulada sempre que possível. Quando não for suficiente, o esvaziamento manual deve ser utilizado de modo complementar. O aleitamento materno não é prejudicial ao recém-nascido quando é introduzida a antibioticoterapia adequada. O uso de compressas frias auxilia a redução do metabolismo mamário, ajuda em seu esvaziamento e facilita a resolução do quadro. As compressas quentes devem ser evitadas por agirem negativamente, aumentando o metabolismo local, e por provocarem lesões e queimadura na pele mamária. O uso de antibióticos, iniciado em estágios precoces, geralmente controla a infecção e evita a formação de abscessos.

Nos casos em que o tratamento da mastite puerperal não surte efeito, ou quando a paciente procura assistência tardiamente, pode ocorrer a formação de abscessos mamários, os quais podem ser superficiais ou profundos. Quando superficiais, são mais facilmente identificados pela delimitação de uma área de flutuação com pele descamativa e brilhante suprajacente. Além da antibioticoterapia e de medicações sintomáticas, os abscessos são tratados com drenagem cirúrgica, preferencialmente sob anestesia geral, para exploração adequada das lojas ou das loculações, e lavagem rigorosa com soro fisiológico. A ultrassonografia tem grande valor nos casos de mastite puerperal de difícil resolução, na avaliação e localização de abscessos e para guiar punções diagnósticas e terapêuticas. Para lesões localizadas e bem delimitadas a punção aspirativa é uma alternativa, de preferência orientada pelo ultrassom, até o total esvaziamento da lesão.

A mastite constitui uma importante complicação no período puerperal por sua morbidade e por frequentemente provocar a interrupção do aleitamento materno. Nesse contexto, assumem extrema relevância o conhecimento e a abordagem apropriada da equipe de saúde em relação às mamas e tem grande importância o papel dos bancos de leite humano, cuja função não é apenas a de doação de leite materno, mas orientação, estímulo e apoio à amamentação, prevenindo, identificando e sanando as afecções mamárias relacionadas com o aleitamento.

Os esquemas terapêuticos frequentemente utilizados na mastite endêmica consistem em: cefalexina 500mg – um comprimido a cada 6 horas; cefadroxila 500mg – um comprimido a cada 12 horas; amoxicilina 500mg + clavulanato 125mg – um comprimido a cada 8 horas. O tratamento tem a duração de 7 a 14 dias.

Monilíase mamilar

Trata-se de complicação não muito rara que ocasiona mamilos e aréolas avermelhados e com placas brancas, descamativas, associadas a dor penetrante, ardor e prurido local. Ocorre por infecção fúngica dos mamilos por contaminação da mãe ou do bebê. É importante o tratamento da mãe e do bebê de modo a evitar um ciclo vicioso da monilíase entre eles.

O tratamento materno é feito com creme fungicida (nistatina, miconazol ou cetoconazol), espalhando uma fina camada nos mamilos durante o intervalo das mamadas, de três a quatro vezes ao dia, até o desaparecimento das lesões.

Nos casos resistentes ou recorrentes usa-se o fluconazol oral e em casos extremos pode ser usada a violeta de genciana em solução a 0,5% ou 1%, aplicada nos mamilos, uma vez ao dia, por 3 a 5 dias. Apesar de eficaz, seu uso é restrito por provocar com frequência um excesso de higiene local, induzido pela fixação prolongada do pigmento à pele na tentativa de retirar a coloração violácea, o que poderia até agravar a lesão.

Além disso, os mamilos devem ser deixados em contato com o ar e expostos ao sol para ajudar a cicatrização. Na vigência de infecção vulvovaginal materna concomitante, esta também deverá ser tratada adequadamente.

Adenoma da lactação

O adenoma da lactação é um tumor benigno supostamente decorrente das mudanças fisiológicas que caracterizam a gravidez e a lactação. A real natureza da lesão, entretanto, permanece controversa. Alguns autores sugerem tratar-se simplesmente de uma variante do fibroadenoma, enquanto outros acreditam que seja uma hiperplasia lobular que sofreu alterações histológicas em virtude do estado fisiológico da gestação e lactação. A lesão caracteristicamente regride de modo espontâneo após a gestação e a amamentação. O adenoma é bem circunscrito, mas não encapsulado. A hiperplasia secretória da lesão é histologicamente semelhante às alterações fisiológicas encontradas no parênquima adjacente. Radiologicamente, manifesta-se por nódulos de características benignas e de difícil distinção dos fibroadenomas. Um sinal útil para a diferenciação diagnóstica consiste na presença de áreas hiperecogênicas representando o conteúdo gorduroso do leite secundário à hiperplasia lactacional vista à ultrassonografia. Em alguns casos, porém, o tumor pode apresentar características suspeitas de malignidade, como contornos irregulares, microlobulações, sombra acústica posterior, hipoecogenicidade intensa e estrutura heterogênea. Alguns desses fatores de confusão se devem a áreas de infarto, assim como ocorre nos fibroadenomas.

Fibroadenomas na gravidez e na lactação

O fibroadenoma é o tumor mamário mais frequentemente encontrado na gravidez e na lactação. Sabe-se que a maioria das lesões já existia previamente, mas não era detectada por não ser palpável ou por não serem realizados rotineiramente exames de rastreamento em mulheres jovens. Como se trata de tumores benignos hormônio-sensíveis, o aumento dos níveis hormonais durante esse período da vida da mulher pode induzir seu crescimento, o que explica o fato de muitos fibroadenomas, preexistentes e desconhecidos serem descobertos em mulheres grávidas.

O aspecto radiológico benigno do fibroadenoma durante a gestação não difere de sua aparência fora do período da gravidez. Cistos de maior diâmetro, ductos proeminentes e aumento da vascularização são às vezes encontrados em fibroadenomas gravídicos, assemelhando-se às características do fibroadenoma complexo.

Os fibroadenomas, assim como os adenomas da lactação, podem desenvolver focos de infarto durante a gravidez, especialmente aqueles que apresentam crescimento. Esse fenômeno é geralmente encontrado no terceiro trimestre ou após o parto e pode ser suspeitado caso ocorra dor súbita em um fibroadenoma previamente indolor. Seu aspecto arquitetural e patológico varia de acordo com a intensidade do infarto. Podem ocorrer, então, mudanças no aspecto imaginológico da lesão e, em grandes infartos, o nódulo pode apresentar achados suspeitos e necessitar de análise histológica.

Mastite granulomatosa

A mastite granulomatosa é uma doença crônica, benigna, sem causa conhecida, rara, associada à gravidez e à lactação, que afeta geralmente mulheres jovens, podendo surgir meses ou anos após o ciclo gravídico-puerperal.

Sua origem é provavelmente idiopática, embora seja aventada a hipótese de ser causada por *Corynebacterium*. Considera-se também que uma reação autoimune à secreção ductal possa estar relacionada e que o parto, a lactação e o uso de anticoncepcionais orais tenham um papel relevante no desenvolvimento da doença.

Comumente se manifesta por alterações clínicas e radiológicas sugestivas de carcinoma inflamatório e de abscesso mamário. Por este motivo, e também em razão da tendência à recorrência e à resolução lenta, o diagnóstico histopatológico é indispensável e é necessário seguimento prolongado. Linfadenomegalia axilar está presente em 15% dos casos.

A mastite granulomatosa é um diagnóstico de exclusão. O exame histopatológico geralmente revela reação inflamatória granulomatosa, indicando a necessidade de exclusão de outras doenças, como tuberculose, infecções fúngicas, sarcoidose, granulomatose de Wegener, além de reações granulomatosas encontradas em carcinomas. A aparência da imagem pode ser variável e, às vezes, sugestiva de malignidade. Na mamografia pode não ser detectada nenhuma anormalidade ou podem ser vistas imagens inespecíficas, como massa única ou múltipla, área de distorção arquitetural, assimetria focal, calcificações ou espessamento da pele. A correlação da imagem ao exame histopatológico é fundamental, tendo em vista a possibilidade de associação a carcinoma, sobretudo quando não há resposta à corticoterapia.

ANÁLISE CITO E HISTOLÓGICA DAS LESÕES MAMÁRIAS

Quando necessária, a investigação diagnóstica cito e histológica de lesões mamárias durante o período da gravidez e lactação deve considerar as características peculiares encontradas em toda a mama nesse período. Como mencionado, diversas alterações celulares ocorrem normalmente no epitélio mamário de mulheres grávidas e lactantes. Muitas dessas mudanças são tão marcantes que podem levar a resultados falso-positivos de carcinoma. Assim, o diagnóstico citológico de lesões mamárias deve ser realizado com muita cautela.

A *core biopsy* representa, então, o método padrão para avaliação de nódulos mamários na gravidez e amamentação, sendo mandatória em casos de suspeita de malignidade. Trata-se de procedimento seguro, efetivo, de fácil realização, possibilitando um diagnóstico preciso e evitando ainda a indicação da biópsia cirúrgica. Há, entretanto, risco discretamente maior de sangramento durante esse período, em função do aumento da vascularização mamária, e de infecção, em razão da dilatação ductal e da produção de leite, podendo haver, ainda, a formação de fístulas lácteas. Esses riscos são minimizados quando a paciente é orientada a interromper temporariamente a amamentação antes de realizar a biópsia, atentando para a necessidade de controle da hemostasia e realizando o procedimento sob assepsia rigorosa.

CONSIDERAÇÕES FINAIS

O manejo das mamas no período da gravidez e lactação exige, em primeiro lugar, a adequada compreensão das alterações fisiológicas desse período. A identificação clínica e radiológica de possíveis desordens pode ser dificultada em razão das intensas modificações sofridas pela glândula mamária. Apesar de a grande maioria das complicações encontradas nesse período ser benigna, o diagnóstico diferencial com câncer de mama necessita ser prontamente estabelecido em determinadas situações, impedindo que sua detecção seja postergada e a doença progrida.

Saber reconhecer as alterações naturais, assim como as apresentações típicas e atípicas das lesões nesse subgrupo de mulheres, é essencial para a apropriada assistência a ser prestada. O diagnóstico correto propicia, assim, a pronta resolução das frequentes complicações que acometem e afligem gestantes e lactantes com o objetivo de assegurar a real natureza de eventuais lesões e garantir a manutenção do aleitamento materno, quando este estiver comprometido.

Leitura complementar

Ahn BY, Kim HH, Moon WK et al. Pregnancy- and lactation-associated breast cancer: mammographic and sonographic findings. J Ultrasound Med 2003; 22:491-8.

Baker TP, Lenert JT, Parker J et al. Lactating adenoma: a diagnosis of exclusion. Breast J 2001; 7:354-7.

Espinosa LA, Daniel BL, Vidarsson L, Zakhour M, Ikeda DM, Herfkens RJ. The lactating breast: contrast-enhanced MR imaging of normal tissue and cancer. Radiology 2005; 237:429-36.

Fahrni M, Schwarz EI, Stadlmann S, Singer G, Hauser N, Kubik-Huch RA. Breast abscesses: diagnosis, treatment and outcome. Breast Care 2012; 7:32-8.

Gomez A, Mata JM, Donoso L, Rams A. Galactocele: three distinctive radiographic appearances. Radiology 1986; 158:43-4.

Goulart APS, Silva RS, Volbrecht B et al. Mastite granulomatosa lobular idiopática: relato de caso. Rev Bras Mastologia 2011; 21:46-9.

Greskovich JF Jr, Macklis RM. Radiation therapy in pregnancy: risk calculation and risk minimization. Semin Oncol 2000; 27:633-45.

Hur SM, Cho DH, Lee SK et al. Experience of treatment of patients with granulomatous lobular mastitis. J Korean Surg Soc 2013; 85:1-6.

Joshi S, Dialani V, Marotti J, et al. Breast disease in the pregnant and lactating patient: radiological-pathological correlation. Insights Imaging 2013; 4:527-38.

Liberman L, Giess CS, Dershaw DD, Deutch BM, Petrek JA. Imaging of pregnancy-associated breast cancer. Radiology 1994; 191: 245-8.

Majmudar B, Rosales-Quintana S. Infarction of breast fibroadenomas during pregnancy. JAMA 1975; 231:963-4.

Marchant DJ. Inflammation of the breast. Obstet Gynecol Clin North Am 2002; 29:89-102.

Menke CH, Biazus JV, Xavier NL et al. Processos inflamatórios da mama. In: Rotinas em mastologia. 2. ed. Porto Alegre (RS): Artmed, 2006.

Nascimento MS, Aquino MMA, Souza GN. Principais intercorrências maternas locais. In: Neto CM. Manual de aleitamento materno 3. ed. São Paulo (SP): Federação Brasileira das Associações de Ginecologia e Obstetrícia (FEBRASGO), 2015:45-55.

Neville MC. Anatomy and physiology of lactation. Pediatr Clin North Am 2001; 48:13-34.

Rosen PP. Anatomic and physiologic morphology. In: Rosen PP, ed. Rosen's breast pathology. 2. ed. Philadelphia, Pa: Lippincott-Raven, 2001:1-21.

Rosen PP. Fibroepithelial neoplasms. In: Rosen PP (ed.) Rosen's breast pathology. 2. ed. Philadelphia, Pa: Lippincott-Raven, 2001:163-200.

Rosen PP. Inflammatory and reactive tumors. In: Rosen PP (ed.) Rosen's breast pathology. 2. ed. Philadelphia, Pa: Lippincott-Raven, 2001:29-63.

Sabate JM, Clotet M, Torrubia S et al. Radiologic evaluation of breasts disorders related to pregnancy and lactation. RadioGraphics 2007; 27:121-4.

Saglam A, Can B. Coexistence of lactating adenoma and invasive ductal adenocarcinoma of the breast in a pregnant woman. J Clin Pathol 2005; 58:87-9.

Schackmuth EM, Harlow CL, Norton LW. Milk fistula: a complication after core breast biopsy. AJR Am J Roentgenol 1993; 161:961-2.

Swelstad MR, Swelstad BB, Rao VK, Gutowski KA. Management of gestational gigantomastia. Plast Reconstr Surg 2006; 118: 840-8.

Ulitzsch D, Nyman MKG, Carlson RA. Breast abscess in lactating women: US-guided treatment. Radiology 2004; 232:904-9.

Vashi R, Hooley R, Butler R, Geisel J, Philpotts L. Breast imaging of the pregnant and lactating patient: imaging modalities and pregnancy associated breast cancer. AJR 2013; 200:321-8.

Wolf Y, Pauzner D, Groutz A, Walman I, David MP. Gigantomastia complicating pregnancy: case report and review of the literature. Acta Obstet Gynecol Scand 1995; 74:159-63.

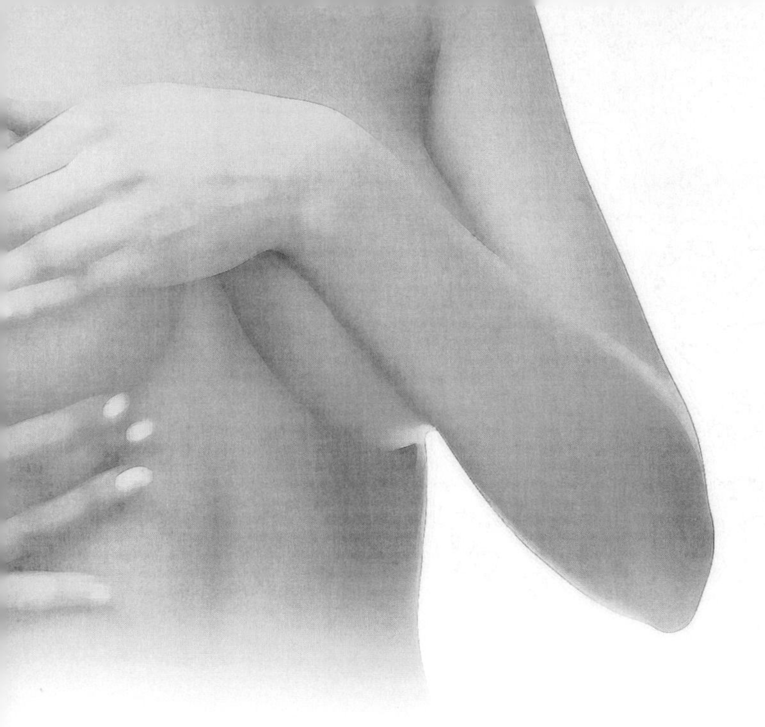

12

Dor Mamária

Gabriel de Almeida Silva Jr.
Annamaria Massahud Rodrigues dos Santos

INTRODUÇÃO

Um dos sintomas mais comuns nas mulheres, a dor nas mamas (mastalgia) é queixa frequente durante consultas tanto nas Unidades Básicas de Saúde como em ambulatórios especializados. A principal preocupação das mulheres que procuram atendimento em razão da mastalgia é o medo de câncer. Apesar de a dor mamária representar, na maioria dos casos, uma condição autolimitada e não exigir nenhum tipo de tratamento, trata-se de um sintoma de difícil manejo desde o diagnóstico até o tratamento. Sintoma mais referido pelas pacientes em serviços especializados em Mastologia, pode surgir como um leve desconforto ou como uma dor intensa que interfere na qualidade de vida, sendo necessário o conhecimento da história natural da doença para o aconselhamento e a definição do tratamento.

A mastalgia é considerada fator independente para desconforto à realização da mamografia. Além disso, na apresentação cíclica, a dor mamária pode representar um marcador de aumento de risco de câncer de mama.

A melhor abordagem terapêutica desse sintoma precisa ser definida, uma vez que as respostas aos tratamentos medicamentosos são insatisfatórias, principalmente no caso da mastalgia acíclica, considerando a ocorrência de efeitos colaterais. Em 60% a 85% dos casos há melhora da mastalgia, cíclica ou acíclica, apenas com a orientação.

PREVALÊNCIA

De modo geral, a prevalência da mastalgia é variável nas diferentes populações estudadas. Cerca de 70% das mulheres ocidentais a apresentam em algum período da vida. Por outro lado, em culturas asiáticas, esse sintoma afeta apenas 5% das mulheres.

Barros e cols., em estudo de avaliação de 1.079 estudantes universitárias no Brasil mediante o preenchimento de questionário, revelaram uma prevalência de 66,2% de dor mamária. Estudo transversal de base populacional também realizado no Brasil, avaliando 1.935 mulheres em relação à síndrome pré-menstrual, revelou prevalência de 51,7% da mastalgia. Estudo realizado no Instituto de Previdência dos Servidores do Estado de Minas Gerais relatou a prevalência de mastalgia como única queixa em 3% das consultas ao mastologista.

ETIOLOGIA E CLASSIFICAÇÃO

Para melhor abordagem desse problema, as pacientes com mastalgia têm sido subdivididas em pacientes com mastalgia cíclica, mastalgia acíclica e mastalgia musculoesquelética. Entretanto, a etiologia da dor mamária permanece controversa.

A avaliação adequada das pacientes com mastalgia exige o entendimento sobre anatomia e fisiologia mamárias. A glândula mamária feminina passa por modificações decorrentes do ciclo endócrino ovariano. Está envolvido um processo fisiológico bioquímico, molecular e celular. A proliferação de ductos e alvéolos é associada à fase estrogênica. O pico de proliferação epitelial, por volta do 25º dia do ciclo, ocorre na fase lútea, no auge da produção de estradiol e progesterona. A progesterona facilita a passagem de líquido para o espaço intersticial, em razão do aumento da permeabilidade vascular, ocasioando o aumento do volume das mamas. Desse modo, podem surgir desconforto e sensação de peso ou distensão das mamas. A presença de edema e desconforto mamários de 1 a 3 dias no período pré-menstrual é considerada normal; entretanto, algumas mulheres experimentam dor moderada ou intensa por mais de 5 dias nesse período.

A distinção entre a mastalgia cíclica e a acíclica tem relevância para a indicação do tratamento e a avaliação da resposta, tendo em vista que a mastalgia acíclica é mais resistente ao tratamento. Para melhor abordagem terapêutica é de suma importância caracterizar a dor como cíclica, acíclica (por exemplo, decorrente de ectasia ductal) ou extramamária, musculoesquelética. Essa classificação clínica baseia-se nas características da dor, sugerindo a distinção da etiologia de cada tipo. A apresentação cíclica, recorrente, ocorre na menacme e está relacionada com o ciclo menstrual. Na forma atípica de mastalgia cíclica, a dor é constante, sem previsão dos dias de atenuação, e geralmente mais resistente aos tratamentos. Embora a etiologia da mastalgia não esteja bem elucidada, há evidência de sua associação a níveis altos de estrogênio e baixos de progesterona ou à alteração no equilíbrio desses hormônios. No entanto, a diferença na intensidade da dor em cada mama, na mastalgia cíclica, sugere a presença de um componente local, além do hormonal. Além disso, algumas mulheres que apresentam mastalgia cíclica intensa mantêm a dor mesmo no período pós-menstrual.

Khan e Apkarian relataram prevalência semelhante de mastalgia cíclica e acíclica em mulheres sem câncer de mama atendidas em centro de referência americano de cuidados da mama, sendo a média de idade das pacientes com mastalgia acíclica uma década acima das que apresentavam dor cíclica (50 anos *versus* 41 anos). Por outro lado, Gateley e cols., ao avaliarem 17 anos de experiência em clínica de dor mamária no Reino Unido, referem que 70% das pacientes que procuram uma clínica de mastalgia apresentam dor com características cíclicas.

A mastalgia acíclica, apesar de menos frequente que a cíclica, muitas vezes se associa à maior intensidade de dor, interferindo, portanto, nas atividades da vida diária da mulher. Por isso, a mastalgia acíclica impele as mulheres a procurarem tratamento. Em alguns casos, a causa da dor mamária pode ser óbvia (cistos, mastite, câncer avançado etc.), mas, na maioria das vezes, não se percebe patologia presente no exame clínico e nas avaliações complementares (mamografia, ultrassonografia, punção etc.), sugerindo sua associação a fatores fisiológicos e psíquicos.

MASTALGIA CÍCLICA

A mastalgia cíclica pré-menstrual é definida como dor mamária cíclica, na menacme, sem associação a causa orgânica, que surge no período pré-menstrual, sendo mais intensa do 20º ao 28º dia do ciclo menstrual, com duração de 6 a 10 dias, e que desaparece nos primeiros dias da menstruação. Sua incidência diminui na pré-menopausa e é nula na menopausa. Algumas mulheres, entretanto, referem-se a ela como intumescimento ou inchaço pré-menstrual que não consideram normal. Existe variação cíclica na intensidade da dor.

A etiologia da mastalgia cíclica não está bem estabelecida. Alguns autores referem aumento na prolactina em resposta à alteração no hormônio liberador de tireotrofina; outros relacionam a dor mamária com anormalidade na relação estrogênio/progesterona, e há aqueles que sugerem relação da dor com o metabolismo anormal dos ácidos graxos essenciais. Além disso, há evidências de que a deficiência de fatores neuroendócrinos, como serotonina e endorfina, possa gerar uma resposta álgica exagerada a partir de níveis hormonais normais. Mulheres com doença fibrocística, que pode estar associada à dor mamária, apresentam maior resposta ao estímulo com hormônio liberador da tireotrofina, correlacionada ao aumento dos níveis de prolactina sérica. Isso indica que uma alta proporção de pacientes com doença fibrocística exibe aumento na secreção diária da prolactina. A presença de edema tissular mamário, ao ultrassom, é observada em quase metade das pacientes com mastalgia cíclica.

A sintomatologia cíclica geralmente surge nos primeiros ou nos últimos anos da menacme. A maioria das pacientes que referem mastalgia cíclica apresenta também outros sintomas da síndrome pré-menstrual (SPM).

Contudo, as pacientes que apresentam dor mais intensa (cerca de 12% dos casos) relatam sintomas mínimos da SPM associados.

A avaliação subjetiva da dor mamária cíclica deve ser preferencialmente prospectiva, ou seja, deve-se solicitar à mulher a avaliação diária da dor por pelo menos dois ciclos menstruais consecutivos antes de se instituir a terapêutica e acompanhá-la posteriormente, após o tratamento, por pelo menos mais dois ciclos. Sivini e cols. observaram que em cerca de 90% das vezes a graduação subjetiva da dor pela paciente corresponde à da escala visual analógica da dor, que pode, então, ser dispensada.

MASTALGIA ACÍCLICA

A mastalgia acíclica envolve dor constante ou intermitente não associada ao ciclo menstrual, ocorre em faixa etária maior que a cíclica e deve ser diferenciada da dor musculoesquelética. Tende a ser unilateral e localizada, mas pode ser difusa e irradiar-se para a axila. Associa-se à nodularidade mamária em cerca de 50% dos casos.

A dor acíclica pode resultar de gravidez, mastite, tromboflebite, macrocistos, tumores benignos ou câncer, porém na minoria dos casos é encontrado um fator etiológico definido. Provavelmente sua etiologia esteja relacionada com fatores anatômicos. O uso de medicamentos também pode causar a dor mamária. Mulheres na pós-menopausa são afetadas pela mastalgia acíclica, independentemente de eventos hormonais.

A terapia hormonal pós-menopausa, independentemente do progestogênio usado, pode ocasionar mastalgia acíclica. Mais de 70% das mulheres que estão em uso de terapia hormonal contínua na pós-menopausa (estrogênios equinos conjugados associados à medroxiprogesterona) apresentam mastalgia, além de aumento na densidade mamária à mamografia, possivelmente relacionados com o estímulo à proliferação de células mamárias.

Outra provável etiologia apontada para a dor acíclica é a ectasia ductal. Cerca de 80% das pacientes com mastalgia acíclica apresentam ectasia ductal na área apontada como dolorosa. A intensidade da dor mamária excede significativamente à da dor cíclica e está diretamente relacionada com o calibre do ducto mamário. Os avanços tecnológicos em ultrassonografia têm aumentado a especificidade na avaliação de doenças mamárias benignas. De modo geral, não há variação no diâmetro ductal, avaliado por ultrassom, durante o ciclo menstrual. Mulheres com mastalgia, principalmente acíclica, apresentam maior dilatação de ductos mamários em relação às assintomáticas.

O impacto da dor acíclica na qualidade de vida é determinado pela necessidade de uso de analgésicos, pela concomitância de outras dores e pelo tamanho da mama dolorosa.

As pacientes com dor mamária acíclica podem estar realmente apresentando dor extramamária com sensibilidade costal.

DOR EXTRAMAMÁRIA

Além da dor mamária não cíclica, é importante o manejo da dor extramamária. A sensibilidade lateral na parede torácica é referida, na maioria das vezes, quando há queixa de dor acíclica. Sua etiologia é desconhecida, mas geralmente se associa à fibromialgia. Costocondrite e síndrome de Tietze também são condições relacionadas com a dor extramamária. A síndrome de Tietze tem etiologia desconhecida, porém o fato de ser rara em homens sugere alguma associação à presença das mamas femininas, mais volumosas e desenvolvidas que as masculinas. A ausência de um evento precipitante evidente aumenta a preocupação da paciente com relação à possível natureza maligna da dor.

A dor musculoesquelética na parede torácica lateral é caracterizada por localizar-se geralmente próximo à axila, ao longo da borda lateral da mama, na linha axilar anterior. Dor semelhante também pode ocorrer medialmente na própria mama. Para avaliação desse tipo de dor, o exame clínico é crucial. A paciente deve ser examinada em decúbito lateral, a 90 graus, apoiada sobre o lado contralateral à mama dolorosa e com a mão atrás da cabeça. Desse modo, facilita-se a avaliação da parede torácica lateral e é possível reproduzir a dor relatada à palpação da área afetada. Essa dor se apresenta unilateral em 90% dos casos e com irradiação para a axila em mais da metade das pacientes. Em cerca de 90% das vezes não é percebida nodularidade à palpação.

Menos de 10% dos casos de dor mamária intensa e persistente após orientação verbal podem ser atribuídos a causas fora da região mamária, como, por exemplo, hérnia de hiato, colelitíase, isquemia miocárdica ou tuberculose pulmonar. Além disso, o trauma cirúrgico ou não, nem sempre associado a fato recente, pode ocasionar dor relacionada com a alteração da arquitetura local.

CARACTERÍSTICAS PSICOLÓGICAS DAS PACIENTES COM MASTALGIA

Os primeiros estudos sobre dor mamária relatavam que a maioria das pacientes com mastalgia tinha uma base psicológica para seus sintomas.

A mastalgia tem sido associada a ansiedade, depressão e somatização, além de altos níveis de estresse. Também há forte associação, sem se afirmar causalidade, da dor mamária ao consumo excessivo de álcool e a desordens alimentares, violência doméstica e síndromes dolorosas. Fibromialgia, síndrome do intestino irritável e dor pélvica crônica estão fortemente associadas à frequência da mastalgia e podem indicar exposição a experiências traumáticas de vida.

Entretanto, a dor mamária não deve ser tratada como doença puramente psíquica. Na grande maioria dos casos há um processo fisiológico ou patológico subjacente. O aparecimento súbito de dor mamária intensa e unilateral, com remissão espontânea, não corrobora a ideia de base somente psíquica da mastalgia.

A relação entre mastalgia e alterações psíquicas tem sido pesquisada, porém não há consenso ao se avaliar a relação entre dor mamária e ansiedade ou depressão. Mulheres com mastalgia aguda podem apresentar maior ansiedade e depressão, e o grau desses distúrbios é diretamente associado à intensidade da dor. Pacientes com mastalgia persistente apresentam características de componentes da personalidade semelhantes aos de pacientes "psiconeuróticas" no que se refere à ansiedade e à depressão. Entretanto, de modo geral, as pacientes com dor mamária não são mais "neuróticas" do que as pacientes com veias varicosas, por exemplo, e diferem grandemente das reconhecidamente psiconeuróticas, embora as emoções possam atuar como fatores agravantes da dor.

A autopercepção da intensidade da dor pode estar relacionada com sua duração, e fatores emocionais podem aumentar essa percepção. Logo, mulheres ansiosas e com mastalgia tendem a procurar ajuda médica mais frequentemente do que outras e a realizar mais exames complementares. Mulheres com menos de 35 anos de idade com mastalgia têm 2,6 mais chance de realizarem mamografia do que as sem o sintoma e 4,7 vezes mais caso a dor apresente maior intensidade e, com maior duração no ciclo menstrual. Essas mulheres também têm maior chance de realizarem o autoexame.

Várias pacientes com mastalgia se encontram ansiosas e com medo de estar com câncer. Essa apreensão da mulher em relação ao câncer de mama pode ser vista como fator etiológico da mastalgia, porém tal preocupação pode ter surgido após o episódio e representar uma consequência da dor. Diante de uma paciente com mastalgia e ansiedade ou depressão, convém ter em mente que o tratamento convencional da dor pode ter efeito menor. A orientação verbal, com garantias de benignidade do sintoma, o cuidado individualizado e a atenção à paciente contribuem para a resposta ao tratamento.

MASTALGIA E CÂNCER DE MAMA

A dor é um sintoma pouco frequente do câncer de mama, mas pode ocorrer até mesmo com a irradiação para a axila ipsilateral. O câncer de mama pode ser diagnosticado no mesmo sítio da dor em mulheres com mastalgia como único sintoma. Geralmente se diz que a presença de dor exclui o diagnóstico de câncer de mama. Contudo, a mastalgia tem sido referida em 5% a 18% dos casos de câncer de mama.

As evidências em relação à ligação entre a mastalgia e o risco de câncer de mama são inconclusivas e conflitantes. A ciclicidade e a intensidade da dor, além da localização e do tempo de duração, parecem relevantes na avaliação de sua associação ao risco de câncer de mama. Um estudo populacional americano refere redução do risco de câncer de mama em mulheres com mastalgia (OR = 0,63; IC 95%: 0,49 a 0,79). Na faixa etária de 30 a 44 anos, em que é maior a prevalência de mastalgia cíclica, a chance de câncer foi reduzida à metade (OR = 0,5), mas nesse estudo não houve nem distinção entre as pacientes com dor cíclica ou acíclica nem definição quanto ao tempo de dor mamária mensal. Um estudo francês, por outro lado, refere que a mastalgia cíclica pode representar um fator independente como marcador de aumento do risco de câncer de mama. Esse risco aumenta diretamente com a duração da mastalgia em mulheres não usuárias de hormonoterapia. Exceto por meio de estudo prospectivo, não há como saber se a história pregressa de mastalgia é relevante para o aumento do risco de câncer de mama, já que as mulheres na pós-menopausa não apresentam a dor cíclica.

As explicações sobre a natureza da dor e as garantias referentes à benignidade do sintoma fornecidas às mulheres com dor mamária baseiam-se na exclusão de câncer, após exame clínico das mamas com eventuais exames complementares, dependendo da idade da paciente. As queixas da paciente devem ser avaliadas cuidadosamente.

AVALIAÇÃO CLÍNICA E DEFINIÇÃO DO TRATAMENTO

O diagnóstico da dor geralmente é clínico e baseia-se em anamnese e exame clínico minuciosos das mamas. A avaliação sobre as características da dor, dados menstruais, risco de câncer de mama, uso de medicamentos e realização de atividades físicas e laborativas é primordial. O exame físico deve contemplar a avaliação das mamas e da parede torácica, incluindo as fossas supra e infraclaviculares e as axilas. A palpação é realizada na paciente em diversas posições: sentada e deitada em decúbito dorsal e em decúbito lateral. Anormalidades ao exame merecem avaliação complementar. A realização de exames diagnósticos visa afastar a presença de doenças mamárias. Sua indicação deve ser guiada pela idade da paciente, pelo tipo de dor mamária, pela presença de anormalidades ao exame clínico e pelo risco de câncer de mama. A mamografia tem sido indicada nas pacientes com mais de 35 anos de idade. As mulheres com mastalgia prévia podem apresentar desconforto três vezes mais acentuado durante o exame em relação às mulheres que não apresentam a mastalgia. Desse modo, devem ser tentadas ações para diminuir a dor e o desconforto ao exame nessas pacientes. Mulheres com menos de 35 anos ou que apresentem mastalgia acíclica localizada e persistente têm indicação de ultrassonografia com ênfase na área dolorosa.

Como são conhecidos vários tipos de dor mamária, presume-se que não haja uma fórmula única para seu tratamento. A diferenciação da mastalgia em cíclica e acíclica, além da determinação da frequência da dor, pode ajudar a determinar quais mulheres se beneficiarão das intervenções psicológicas.

A remissão espontânea da dor acíclica pode ocorrer, mas geralmente após longo tempo de evolução, afetando a qualidade de vida da mulher. Maddox e cols. observaram alívio espontâneo de mastalgia acíclica em 90% das pacientes após tempo médio de acompanhamento de 27 meses. A resposta do placebo no controle da mastalgia tem sido identificada em 19% a 49% dos pacientes. Com base na eficácia do placebo, o tratamento da dor mamária cíclica pode ser sintomático e barato.

O tratamento medicamentoso da mastalgia cíclica pré-menstrual é diversificado e alguns dos medicamentos têm custo elevado e geralmente apresentam efeitos colaterais. Além disso, não têm uso embasado na fisiologia da dor. A melhora da dor com diversos tratamentos é conseguida em até 70% dos casos.

Não se verifica maior grau de depressão entre as mulheres com mastalgia; entretanto, a ansiedade parece ser mais frequente naquelas com dor cíclica. Assim, as intervenções não medicamentosas são alternativas a serem sugeridas inicialmente, pois se mostram eficazes.

Várias mulheres que procuram consulta médica em razão da mastalgia realmente têm medo de estar com câncer de mama e toleram melhor a dor após avaliação adequada e garantias quanto à benignidade do sintoma. Entretanto, em uma parcela delas o sintoma interfere na qualidade de vida e, nesses casos, há necessidade de tratamento.

Cerca de 4% das mulheres com dor mamária não apresentam melhora do sintoma após diversos tratamentos. A terapêutica para a mastalgia persistente, após investigação complementar e orientação da paciente, não está bem estabelecida. Há controvérsias sobre a eficácia e a segurança do uso dos medicamentos.

INTERVENÇÕES NÃO FARMACOLÓGICAS

Primeira linha de tratamento

Orientação verbal

A orientação verbal (*reassurance*) em relação à mastalgia consiste em explicar de modo convincente à paciente as possíveis causas e a evolução da dor, garantindo a benignidade e afastando a natureza neoplásica do sintoma, além de assegurar a não elevação do risco de malignidade futura. Essa intervenção é mais eficaz nas mulheres com mais de 40 anos de idade com mastalgia cíclica.

Em 60% a 85% dos casos há melhora da mastalgia, cíclica ou acíclica, apenas com a orientação verbal e as garantias quanto à benignidade do sintoma.

Mais da metade das mulheres com mastalgia cíclica apresenta o sintoma por mais de 12 meses. Esse grupo de mulheres geralmente responde menos à orientação verbal, porém sem diferença estatística comprovada. Blommers e cols. demonstram melhora de mastalgia cíclica e acíclica no grupo de controle (não tratado) em 46% e 17% das pacientes, respectivamente, mesmo em uma população em que 72,5% de mulheres apresentavam queixas de dor havia mais de 5 anos.

Uso adequado do sutiã

Várias atividades da vida diária, incluindo exercícios físicos, costumam resultar na movimentação das mamas. Esses movimentos podem ocasionar mastalgia, principalmente em mulheres com mamas volumosas. O uso adequado de sutiã, com bom suporte para as mamas, é eficaz no alívio da dor mamária em até 85% dos casos. Inicialmente, pode haver a sensação de piora dos sintomas, mas, a longo prazo, esse procedimento se mostra bem tolerado. A adequação do sutiã deve ser enfatizada para o controle da dor mamária cíclica ou acíclica.

Técnicas de relaxamento

Técnicas de relaxamento levam à redução na intensidade e nos dias de dor em 60% dos casos, principalmente nas mulheres com dor cíclica, além de favorecerem a diminuição dos níveis de ansiedade da paciente. A redução da ansiedade pode aumentar o limiar ou alterar a percepção sensorial da dor por mecanismo psicológico ou por liberação de endorfinas.

Alterações dietéticas

Mudanças dietéticas têm sido propostas para prevenção e tratamento de diversas doenças. Entretanto, não há consenso em relação às intervenções dietéticas para o controle da mastalgia. A redução do consumo de gorduras a um nível muito baixo, bem como da ingestão de cafeína, parece reduzir a dor mamária, porém não há evidência consistente para indicá-la como parte do tratamento da mastalgia. A vitamina E, bem como as vitaminas B1 e B6, não têm efeito no tratamento da dor mamária.

O ácido gamalinoleico (GLA) geralmente é administrado como suplemento nutricional de óleo de prímula da noite. A dose usada para mastalgia, em pesquisas, tem sido de 3.000mg ao dia (equivalentes a 240mg de GLA), durante 3 a 6 meses. Apesar de o uso de óleo de prímula para o tratamento da mastalgia geralmente ser bem tolerado com efeitos adversos leves, como empachamento abdominal em 4% das pacientes, atualmente não há evidência suficiente para sua recomendação no tratamento da dor mamária.

Fitoestrogênios

Isoflavonas

Para o tratamento da dor, em virtude da benignidade do sintoma, há tentativas de identificação de compostos com menos efeitos colaterais. As isoflavonas, encontradas em altas concentrações na soja, têm efeitos estrogênicos ou antiestrogênicos, dependendo dos níveis dos hormônios endógenos. Exercem efeito modulador no metabolismo e na função do estrogênio endógeno, podendo influenciar a regulação do ciclo menstrual.

Não há evidência comprovada a respeito do uso de proteína de soja para alívio da mastalgia. Entretanto, preparações com isoflavonas derivadas do *trifolium pratense*, na dose de 40mg ao dia, podem produzir a melhora da dor.

Vitex agnus castus (chasteberry)

Existe evidência de que pacientes com mastalgia cíclica apresentem hiperprolactinemia latente induzida por estresse. O *vitex agnus castus* (VAC) é utilizado no tratamento da mastalgia com base em seus efeitos dopaminérgicos com consequente inibição da secreção da prolactina. O extrato de VAC inibe a liberação da prolactina ao estimular seletivamente os receptores hipofisários de dopamina. Ele parece também apresentar ligação competitiva com receptores estrogênicos alfa e beta, exercendo atividade antiestrogênica. Além disso, há evidência de sua ação estimulando a expressão dos receptores de progesterona.

O tratamento da mastalgia deve ser bem tolerado, pois costuma ser necessário longo tempo de uso da medicação para que ocorra a melhora. O uso da fitoterapia promove redução da dor mamária cíclica com menos efeitos colaterais que a bromocriptina, ocasionando maior adesão ao tratamento. O VAC é recomendado no tratamento de mastalgia cíclica persistente após insucesso com a orientação verbal.

A mastalgia intensa pode ser tratada com medicação de VAC por 3 meses, antes de ser considerado o uso de um fármaco que apresente altas taxas de efeitos colaterais. O VAC tem reduzido a intensidade da mastalgia com excelente tolerabilidade e efeitos adversos raros e leves, não superiores aos do placebo. Os efeitos adversos mais frequentes, moderados e reversíveis, com o VAC são náusea, cefaleia, distúrbios gastrointestinais, alterações menstruais, acne, prurido e *rash* eritematoso. Mais de 90% das pacientes toleram bem esse medicamento.

Linhaça (flaxseed)

A linhaça e seus derivados (semente e óleo) são fontes de ácido graxo essencial alfalinolênico, precursor do ácido graxo ômega-3, bem como do ácido eicosapentanoico.

Um estudo prospectivo canadense, placebo-controlado, demonstrou alívio de mastalgia cíclica intensa com o uso de bolo com 25g de semente de linhaça ao dia por 3 meses. O provável efeito da linhaça na mastalgia se deve à sua ação antiestrogênica. Esse estudo deve ser aprofundado, tendo em vista o benefício promissor da linhaça no tratamento da mastalgia, sem efeitos adversos significativos.

Anti-inflamatórios não esteroides

Os anti-inflamatórios não esteroides (AINE) em gel são utilizados localmente em casos de dores e contusões com efeito sob a região da pele em que são aplicados. Os efeitos colaterais mais comuns são reações locais, como irritação e erupção, com raros efeitos sistêmicos adversos. O uso desses fármacos no tratamento da mastalgia tem sido pouco investigado.

Um estudo prospectivo, randomizado, cego, placebo-controlado, utilizando diclofenaco em gel, demonstrou redução significativa da dor em caso de mastalgias cíclicas e acíclicas, indistintamente, após 6 meses de tratamento, sem efeitos colaterais relevantes. O uso de AINE tópico no tratamento da mastalgia promove melhora em até 81% nos casos de dor cíclica e 72% na acíclica, resultados comparáveis aos do ácido gamalinoleico e de agentes hormonais.

Deve ser considerado o uso de AINE na forma de gel para controle da mastalgia localizada, mas são necessárias mais investigações, tendo em vista que estudos com ibuprofeno tópico e naproxeno por via oral não demonstraram efeitos benéficos significativos no tratamento da mastalgia acíclica.

Intervenções medicamentosas hormonais

O tratamento mais eficaz para os casos de mastalgia cíclica consiste na supressão ou eliminação dos ciclos menstruais, que poderia ser obtida mediante a retirada cirúrgica dos ovários. Essa conduta, no entanto, é exageradamente invasiva e ocasiona efeitos colaterais inaceitáveis.

Gateley e cols. avaliaram por um período de 17 anos 490 pacientes atendidas em uma clínica especializada em mastalgia no País de Gales. Dessas, 414 completaram todo o tratamento medicamentoso, que incluiu danazol, bromocriptina e óleo de prímula da noite, isolada ou consecutivamente, em caso de não resposta. Trezentas e vinte e quatro pacientes apresentavam mastalgia cíclica e cerca de 70% obtiveram melhora após o uso de um único agente, e mais de 90% daquelas com mastalgia apresentaram redução da dor após o uso das três medicações usualmente prescritas naquela clínica. Onze dentre as 90 pacientes com dor acíclica não apresentaram resposta a nenhum dos tratamentos propostos usados sequencialmente.

A resposta da mastalgia acíclica a 6 meses de tratamento hormonal ocorre em mais de 60% dos casos, excluídas as pacientes com dor musculoesquelética.

Os medicamentos hormonais usualmente utilizados em mastalgia são o danazol, a bromocriptina, o tamoxifeno e os análogos de LHRH.

Danazol

O danazol, um esteroide sintético derivado da 17-α-etiniltestosterona com atividade antiestrogênica e antigonadotrófica, tem sido utilizado com sucesso no tratamento da mastalgia. Sua ação consiste em suprimir a ovulação e o ciclo menstrual. Contudo, seus efeitos androgênicos, como ganho de peso, hirsutismo, alteração no timbre da voz e dislipidemia, podem ser significativos. Cerca de 15% das mulheres que fazem uso do danazol chegam a suspendê-lo por causa dos efeitos adversos, como ganho de peso, irregularidade menstrual, cefaleia, náusea e vômito. O danazol também se associa a acne, perda de cabelo, alteração na libido e dores musculares.

Mesmo sem ação efetiva na síndrome pré-menstrual, o danazol, usado apenas na fase lútea, leva à redução significativa da dor mamária, em comparação com o placebo, sem aumento de efeitos adversos, mas com 3% de abandono do tratamento.

Os efeitos adversos do danazol também podem ser minimizados mediante a redução de sua dose diária à metade (100mg/dia) ou com o uso de 200mg em dias alternados ou, ainda, somente na fase lútea do ciclo menstrual.

Agonistas da dopamina

A bromocriptina, 2,5mg duas vezes ao dia, demonstrou ser eficaz no tratamento da mastalgia cíclica, levando à redução nos níveis de prolactina, efeito não acarretado pelo danazol.

As mulheres submetidas a tratamento sequencial com bromocripina e danazol apresentam mais efeitos adversos com o danazol. Efeitos colaterais, como náusea, vômito, cefaleia e hipotensão postural, ocorrem em 35% das usuárias de bromocriptina. Uma metanálise de ensaios clínicos randomizados demonstrou que a bromocriptina oferece alívio significativo da mastalgia cíclica, apesar de seus consideráveis efeitos adversos levarem à suspensão do tratamento. Na atualidade, não existem estudos clínicos sobre o uso da bromocriptina para o tratamento da mastalgia. Uma diretriz canadense cita sua eficácia, mas não a recomenda para o tratamento da mastalgia.

Moduladores seletivos do receptor de estrogênio (SERM)

O tamoxifeno é um fármaco utilizado na atualidade para tratamento e prevenção do câncer de mama. Na dosagem de 10mg ao dia, é tão eficaz para o controle da mastalgia, principalmente do tipo cíclico, quanto na dose de 20mg, e se associa a menos efeitos adversos, como fogachos, amenorreia e náuseas. A prorrogação do tratamento com tamoxifeno de 3 para 6 meses, apesar de não aumentar os efeitos colaterais, não melhora a resposta nem diminui a recidiva da dor, que acontece em metade dos casos ao término do uso.

A segurança do uso prolongado do tamoxifeno na mastalgia é questionada. O protocolo NSABP P01 demonstrou aumento dos casos de câncer de útero, episódios de tromboembolismo e desenvolvimento de catarata, além de fogachos, nas usuárias de tamoxifeno para prevenção do câncer de mama em comparação com o grupo placebo. No entanto, em caso de indicação de tratamento hormonal para o manejo da mastalgia, o tamoxifeno deveria ser considerado a primeira escolha por apresentar menos efeitos colaterais que a bromocriptina e o danazol.

O ormeloxifeno (centchroman) é um SERM pesquisado recentemente para o tratamento da mastalgia e usado como contraceptivo oral hormonal na Índia. Seu efeito na redução da mastalgia é maior do que o do óleo de prímula e comparável ao do tamoxifeno e do danazol, mas se associa a efeitos colaterais, como irregularidade menstrual e formação de cistos de ovários. Esse medicamento não se encontra disponível no Brasil, e são necessários mais estudos para a definição de seu uso no tratamento da dor mamária.

CONSIDERAÇÕES SOBRE CIRURGIA EM CASOS DE MASTALGIA

As pacientes que apresentam mastalgia refratária ao tratamento medicamentoso e que se mostram angustiadas e depressivas, com alteração na qualidade de vida, têm sido submetidas à mastectomia subcutânea ou à quadrantectomia. Contudo, o risco de insucesso e de complicações pós-operatórias no tratamento cirúrgico da dor mamária deve ser muito bem avaliado, tendo em vista que a mastalgia é uma doença benigna que não ameaça a vida. Essa decisão não deve ser tomada sem que antes seja feita uma avaliação psiquiátrica da paciente e sem uma seleção cuidadosa, uma vez que a intervenção cirúrgica pode causar danos à imagem corporal sem conseguir o alívio da dor.

Um estudo retrospectivo com 1.055 mulheres atendidas em uma clínica com queixa de mastalgia, de 1973 a 1997, avaliou as 12 pacientes submetidas a operações mamárias em decorrência da dor. Foram pesquisadas as taxas de sucesso, complicações e satisfação da paciente. Todas as pacientes operadas apresentavam mastalgia acíclica resistente ao tratamento medicamentoso e haviam solicitado o procedimento cirúrgico. A dor na parede torácica persistiu em 50% das pacientes que se submeteram à mastectomia. As duas pacientes que se submeteram à quadrantectomia permaneceram com mastalgia. Como complicações, contratura capsular ocorreu em 30% dos casos de reconstrução e infecção com deiscência e perda da prótese aconteceu em 20%.

CONSIDERAÇÕES FINAIS

A etiologia multifatorial da dor mamária indica a necessidade de abordagem individualizada da paciente e tratamento específico para cada caso. Em algumas mulheres, a mastalgia interfere em suas atividades, relacionamentos pessoais e qualidade de vida. Essa interferência leva as mulheres a procurarem por consultas médicas, exames complementares e tratamentos. A natureza da dor, cíclica ou acíclica, pode modificar-se com o tempo. A resolução com a menopausa está relacionada com a mastalgia cíclica, e a resolução espontânea, com a acíclica.

Educação sobre a saúde mamária e as garantias de benignidade constituem a primeira linha de tratamento da mastalgia. A orientação verbal em relação à benignidade do sintoma deve ser oferecida sempre na consulta por mastalgia, após a realização de exame físico detalhado com propedêutica pertinente negativa para doença mamária. A orientação verbal proporciona melhora parcial ou resolução da dor em 60% a 70% das mulheres com mastalgia cíclica, independentemente da intensidade da dor. O sucesso do tratamento não significa necessariamente a cura da dor, mas sua melhora até níveis toleráveis. A persistência da dor, a presença de outras dores (não mamárias) e o uso de medicações para a mastalgia predizem a intensidade da dor, cíclica ou acíclica.

O tratamento da dor deve ser individualizado e depende do entendimento da anatomia e da fisiologia mamária. Hormônios e fatores metabólicos estão envolvidos na etiologia da dor mamária cíclica, bem como a sustentação das mamas pelos ligamentos de Cooper; portanto, o sutiã auxilia o tratamento da mastalgia com redução da mobilidade mamária durante a execução de atividades físicas. O uso de sutiã esportivo é recomendado para alívio da dor e é bem tolerado pela maioria das mulheres. Técnicas de relaxamento também podem ser indicadas. O tratamento farmacológico, hormonal ou não, deve ser reservado às pacientes com mastalgia persistente após avaliação e orientação adequadas. Convém ter em mente que as mulheres identificadas como ansiosas ou deprimidas apresentam pior resposta aos tratamentos convencionais para mastalgia e podem necessitar de avaliação psiquiátrica especializada.

Em síntese, o atendimento das pacientes com dor mamária deve ser fundamentado na exclusão de câncer, na orientação e tranquilização das pacientes e na prescrição do mínimo de medicações (Quadro 12.1).

Quadro 12.1 Mastalgia – Recomendações
Definir o tipo de mastologia = diagnóstico adequado
Realizar propedêutica = exame físico e avaliação complementar racional (característica da dor e idade da paciente)
Despreocupar a paciente em relação à dor, após afastada a possibilidade de neoplasia
Controlar o sintoma = orientação verbal e uso racional das medidas terapêuticas (custo e efeitos colaterais)
Lembrar que há dores referidas às mamas, mas de outra natureza

Leitura complementar

Barra AA, Silva Júnior GA, Silva SZC, Lucena CEM, Silva J, Chaves IG. Mastalgia – como abordá-la? Femina 2000; 31(4):313-6.

Barros ACSD, Mottola Jr J, Ruiz CA, Borges MN, Pinotti JA. Reassurance in the treatment of mastalgia. The Breast Journal 1999; 5(3):162-5.

Blommers J, Lange-de-Klerk ESM, Kuik DJ, Bezemer PD, Meijer S. Evening primrose oil and fish oil for severe choronic mastalgia: a randomized, double-blind, controlled trial. Am J Obstet Gynecol 2002; 187:1389-94.

Carmichael AR. Can vitex agnus castus be used for the treatment of mastalgia? What is the current evidence? Evid Based Complement Alternat Med 2007; 5(3):247-50.

Davies EL, Cochrane RA, Stansfield K, Sweetland HM, Mansel RE. Is there a role for surgery in the treatment of mastalgia? The Breast 1999; 8:285-8.

De Lucca LA, Gonçalves FVS, Carvalho LR. Mastalgia cíclica pré-menstrual: placebo versus outras drogas. Rev Assoc Med Bras 2006; 52(4):265-9.

Fentiman IS, Caleffi M, Hamed H, Chaudary MA. Dosage and duration of tamoxifen treatment for mastalgia: controlled trial. Br J Surg 1988; 75:845-6.

Fox H, Walker LG, Heys SD, Ah-See AK, Eremin O. Are patients with mastalgia anxious, and does relaxation therapy help? The Breast 1997; 6:138-42.

Freitas Júnior R, Fiori WF, Ramos FJF, Godinho E, Rahal RMS, Oliveira JG. Desconforto e dor durante realização da mamografia. Rev Assoc Med Bras 2006; 52(5):333-6.

Gateley CA, Miers M, Mansel R E, Hughes LE. Drug treatments for mastalgia: 17 years experience in the Cardiff mastalgia clinic. J R Soc Med 1992; 85:12-5.

Golshan M. Breast pain. In: Post TW (ed.) UpToDate. Waltham, MA: UpToDate Inc. Disponível em: http://www.uptodate.com. Acesso em april de 2017.

Ingram DM, Hickling C, West L, Mahel LJ, Dunbar PM. A double-blind randomized controlled trial of isoflavones in the treatment of cyclical mastalgia. The Breast 2002; 11:170-4.

Johnson KM, Bradley KA, Bush K, Gardella C, Dobie DJ, Laya MB. Frequency of mastalgia among women veterans. J Gen Intern Med 2006; 21:S70-75.

Kaviani A, Mehrdad N, Najafi M et al. Comparison of Naproxen with Placebo for the Management of Noncyclical Breast Pain: A Randomized, Double-Blind, Controlled Trial. World J Surg 2008; 32:2464-70.

Khan HN, Rampaul R, Blamey RW. Local anaesthetic and steroid combined injection therapy in the management of non-cyclical mastalgia 2004; 13:129-32.

Khan SA, Apkarian AV. The characteristics of cyclical and non-cyclical mastalgia: a prospective study using a modified McGill pain questionnaire. Breast Cancer Res Treat 2002; 75(2):147-57.

Maddox PR, Harrison BJ, Mansel RE, Hughes LE. Non-cyclical mastalgia: an improved classification treatment. Br J Surg 1989; 76(9):901-4.

Mansel ER, Goyal A, Preece P et al. European randomized, multicenter study of goserelin (Zoladez) in the management of mastalgia. Am J Obstet Gynecol 2004; 191:1942-9.

O'Brien PMS, Abukhalil IEH. Randomized controlled trial of the management of premenstrual syndrome and premenstrual mastalgia using luteal phase-only danazol. Am J Obstet Gynecol 1999; 180:18-23.

Peters F, Diemer P, Mecks O, Behnken LJ. Severity of mastalgia in relation to milk duct dilatation. Obstet Gynecol 2003; 101(1):54-60.

Plu-Bureau G, Lê MG, Sitruk-Ware R, Thalabard J-C. Cyclical mastalgia and breast cancer risk: results of a french cohort study. Cancer Epidemiol Biomarkers Prev 2006; 15(6):1229-31.

Rafieian-Kopaei M, Movahedi M. Systematic review of premenstrual, posmenstrual and infertility disorders of vitex agnus castus. Eletronic Phisycian 2017; 9:3685-9.

Jain BK, Bansal A, Choudhary D, Garg PK, Monhanty D. Centchroman vs tamoxifen for regression of mastalgia: a randomized controlled trial. Int J Surg 2015; 15:11-6.

Rosolowich V, Saettler E, Szuck B et al. Society of Obstetricians and Gynecologists of Canada (SOGC). Mastalgia. J Obstet Gynaecol Can 2006 Jan; 28(1):49-71; quiz 58-60, 72-4.

Santos AMR. Mastalgia: avaliação das características clínico-epidemiológicas [dissertação]. Belo Horizonte, Instituto de Previdência dos Servidores do Estado de Minas Gerais, 2009.

Silva CML, Gigante DP, Carret MLV, Fassa AG. Estudo populacional de síndrome pré-menstrual. Rev Saúde Pública 2006; 40(1):47-56.

Sivini FN, Molina A, Costa CFF, Sivini FMP. Fatores que influenciam os resultados do tratamento não-medicamentoso das mastalgias cíclicas. RBGO 2001; 23(8):499-504.

Smith RL, Pruthi S, Fitzpatrick L A. Evaluation and management of breast pain. Mayo Clin Proc 2004 mar 24; 79(79):353-72.

Srivastava A, Mansel RE, Arvind N, Prasad K, Dhar A, Chabra A. Evidence-based management of mastalgia: a meta-analysis of randomized trials. The Breast 2007; 16:503-12.

Tejvani PL, Srivastava A, Nerkar H et al. Centchroman Regresses mastalgia: a randomized comparison with danazol. Indian J Surg 2011; 73(3):199-205.

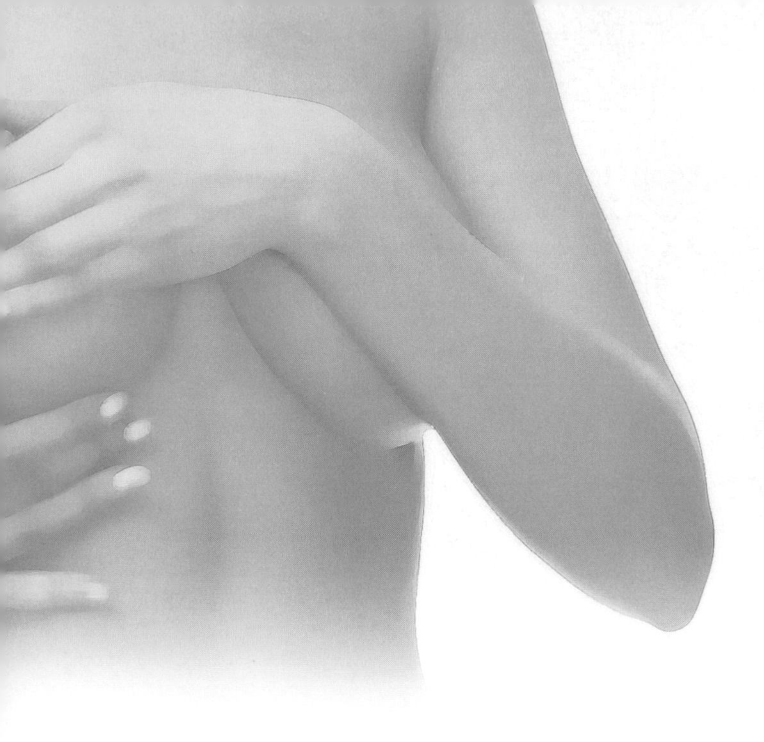

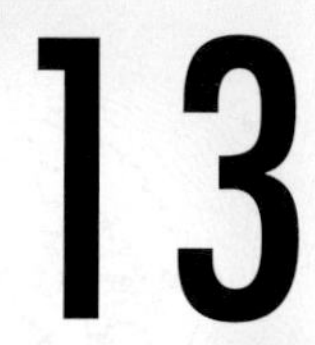

13

Mastite e Abscesso Não Puerperal

Wagner Antonio Paz
Gustavo Lanza de Mello

INTRODUÇÃO

As mastites não puerperais (MNP), também conhecidas como mastites não lactacionais, englobam todas as causas de afecções inflamatórias da mama não relacionadas com a gravidez ou a amamentação.

As MNP incluem uma grande variedade de condições diferentes, que compreendem desde infecções bacterianas até desordens inflamatórias não infecciosas, e vários diagnósticos devem ser incluídos no diagnóstico diferencial dos processos inflamatórios e supurativos da mama. A incidência de mastites não puerperais, que aparentemente vem crescendo, está em torno de 10%, sendo bem menor que a das mastites puerperais. A maioria das pacientes costuma apresentar uma ou mais massas sem qualquer sinal de inflamação, o que faz com que em muitos casos essas situações sejam negligenciadas em virtude da ausência de sinais e sintomas típicos. Ademais, o quadro clínico pode assemelhar-se fortemente ao carcinoma mamário, em especial ao carcinoma inflamatório, devendo esse diagnóstico ser afastado o mais rápido possível, para o que pode tornar necessária a biópsia da lesão. As MNP podem ser divididas basicamente em dois grupos: as mastites infecciosas – específicas ou inespecíficas – e as mastites não infecciosas, as quais serão abordadas com ênfase nas mais frequentes.

MASTITES INFECCIOSAS

Abscesso subareolar recidivante

Várias terminologias diferentes foram utilizadas para descrever o abscesso subareolar, como mastite piogênica, mastite *obliterans*, mastite periductal e mastite piogênica crônica. Essa variedade de termos reflete, ao longo do tempo, diferentes perspectivas de um processo fisiopatológico por vezes não completamente esclarecido. Também recebeu o nome de doença de Zuska, em referência ao autor que descreveu o quadro em 1951.

O abscesso subareolar recidivante frequentemente acomete mulheres jovens, responde por 1% a 2% de todas as afecções mamárias sintomáticas e consiste em uma doença recorrente, crônica, fortemente associada ao tabagismo, ao diabetes, à obesidade e à inversão mamilar. Também é conhecido como metaplasia escamosa dos ductos lactíferos.

O processo se inicia com a metaplasia escamosa do epitélio cuboide que reveste os ductos principais, levando à formação de "rolhas" de queratina e ao subsequente bloqueio do ducto. Os ductos acometidos então se rompem com extravasamento de secreção para o parênquima mamário, ocasionando reação inflamatória que pode evoluir para um pequeno abscesso, o qual tende a drenar espontaneamente por um trajeto fistuloso que se estende até a borda areolar. O processo tende a se repetir várias vezes, a intervalos que podem variar de meses a anos. A característica clínica consiste em surgimento rápido de dor ao redor da aréola com edema, rubor e calor local e sem história prévia de traumatismo (Figura 13.1).

À mamografia, nota-se espessamento da pele periareolar com a presença de opacidade abaixo da aréola. A ultrassonografia geralmente mostra uma área de ecogenicidade mista com componente cístico central e fluxo periférico aumentado ao Doppler, indicativo de aumento da vascularização. O diagnóstico diferencial deve ser feito com as mastites específicas, a mastite da ectasia ductal e o carcinoma inflamatório. O tratamento via oral com antibióticos com cobertura para aeróbios e anaeróbios é utilizado com bons resultados nas fases iniciais. Quando o processo evolui para o surgimento de fístulas, o tratamento deve incluir cirurgia para ressecção do trajeto fistuloso. As pacientes que não mais amamentarão deverão ter os demais ductos terminais ressecados para diminuir o risco de recidivas. A interrupção definitiva do tabagismo é imperativa para o sucesso do tratamento e deve ser fortemente estimulada, assim como a tentativa frequente e regular, feita pela própria paciente, de minimizar a inversão mamilar. Além disso, o afastamento de outros fatores que possam favorecer a persistência do quadro, como alcoolismo e outros distúrbios metabólicos, pode contribuir com maiores períodos de remissão e mesmo a resolução definitiva do processo (Figura 13.2).

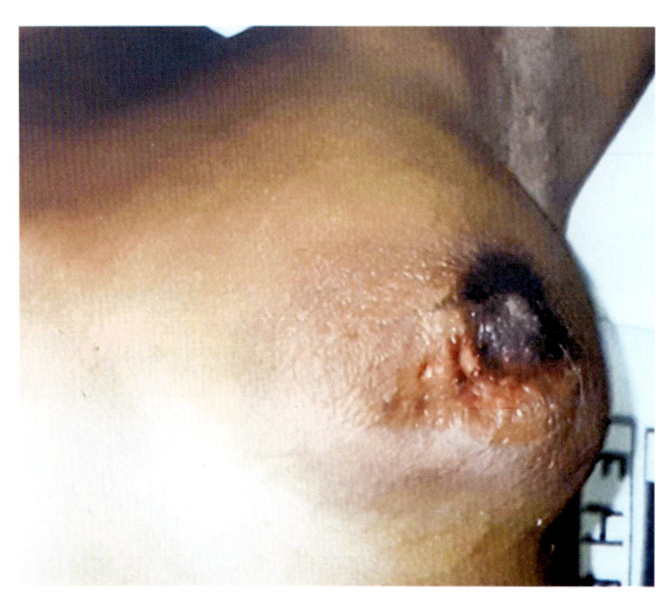

Figura 13.2 Paciente com abscesso subareolar, recidivado, com fistulização.

Abscessos mamários periféricos

Esses abscessos são bem menos comuns que os subareolares. A apresentação mais típica acontece em mulheres na pós-menopausa que apresentam abscesso mamário típico de surgimento recente sem outra patologia associada (Figura 13.3).

Sua fisiopatologia é incerta e possivelmente está relacionada com processos involutivos associados à ectasia ductal. O tratamento é o mesmo de qualquer abscesso, estando indicada a drenagem cirúrgica – ou punção da coleção purulenta – associada ao uso de antibióticos, que devem incluir cobertura para anaeróbios.

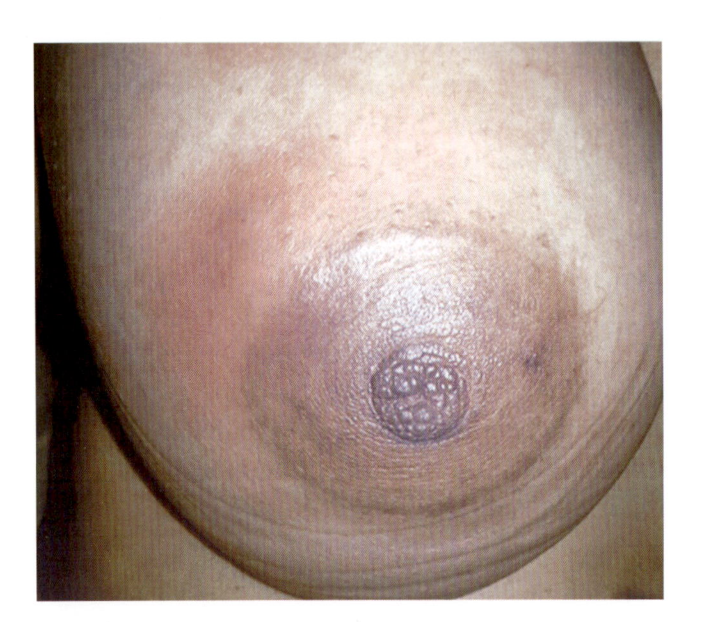

Figura 13.1 Abscesso subareolar em sua apresentação clínica mais frequente com edema, vermelhidão e calor local em região periareolar.

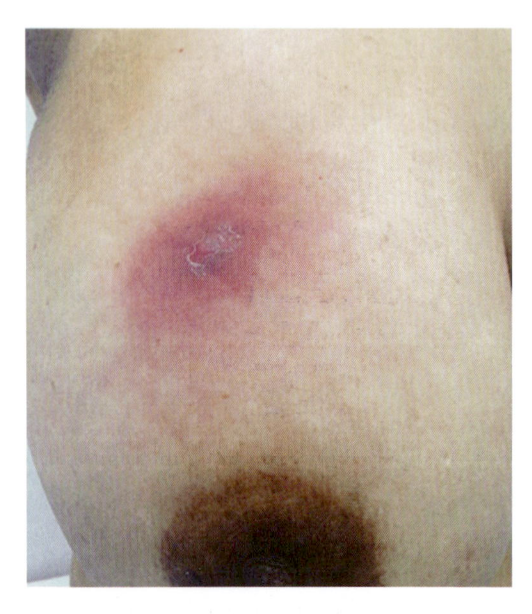

Figura 13.3 Paciente apresentando abscesso mamário sem outra patologia associada.

Abscessos iatrogênicos

Não são raras as infecções que surgem após cirurgias mamárias. Essas infecções variam desde celulites superficiais a volumosos abscessos profundos e hematomas infectados. No caso das cirurgias mamárias, estão relacionadas com grandes cavidades cirúrgicas, necrose da pele, biópsias prévias e repetidas drenagens de seroma e podem recorrer desde o pós-operatório imediato até intervalos maiores (até 8 meses após a cirurgia). Ocorrem em aproximadamente 6% dos casos. O agente etiológico mais frequente é o *Staphylococcus aureus*, e o tratamento inclui drenagem dos abscessos associada a antibioticoterapia. O comprometimento do resultado estético da cirurgia não é incomum (Figura 13.4).

Infecções após a colocação de implantes mamários ocorrem em cerca de 1% dessas cirurgias, e o *S. aureus* também é o mais frequente organismo responsável, embora *Pseudomonas, S. epidermidis* e *Mycobacterium fortuitum* possam estar presentes. A remoção da prótese é a conduta mais adotada, embora, em casos muitos selecionados, possa ser utilizada antibioticoterapia associada ao uso de drenos. A presença de corpos estranhos na mama é frequentemente relatada como causa de abscessos tardios em pacientes com história de cirurgia mamária e sua apresentação pode mimetizar doença maligna. A infecção associada à presença de *piercings* mamilares é relatada em 10% dos casos. A remoção dos corpos estranhos é imprescindível nesses casos, podendo ser associada à antibioticoterapia e à drenagem do abscesso.

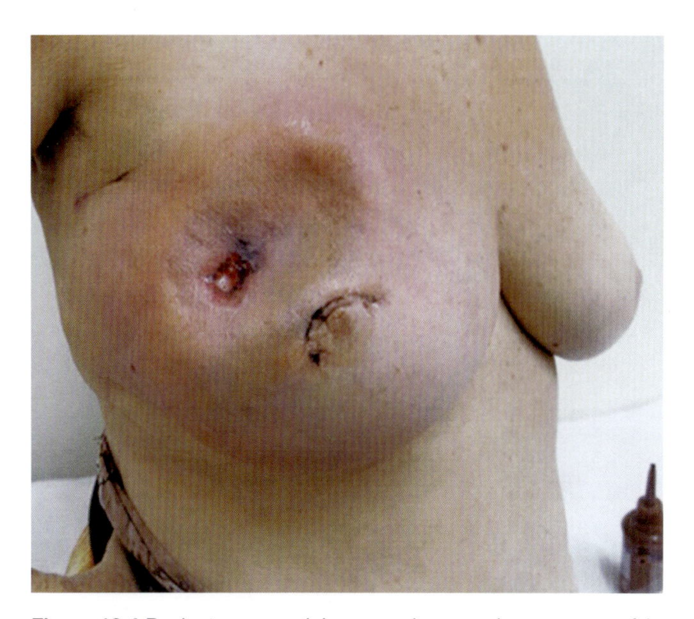

Figura 13.4 Paciente que evoluiu com volumoso abscesso mamário após cirurgia conservadora para carcinoma mamário e que necessitou de drenagem cirúrgica.

Mastite tuberculosa

A mastite tuberculosa ou tuberculose mamária, uma forma rara de infecção mamária, apresenta-se geralmente como um nódulo mamário, principalmente em mulheres idosas, podendo ser clínica e radiologicamente difícil sua diferenciação com o carcinoma mamário. Já em mulheres jovens, a doença costuma manifestar-se através de um abscesso mamário. O diagnóstico definitivo é estabelecido mediante a identificação do *Mycobacterium tuberculosis* por microscopia óptica direta ou cultura do material aspirado. Na maioria dos casos, entretanto, esses estudos são negativos e o diagnóstico só pode ser confirmado com o exame histológico, a partir do achado de granulomas com necrose caseosa típica.

A doença é rara nos países ocidentais, com incidência em torno de 0,1% de todas as lesões mamárias estudadas histologicamente. Em países onde a tuberculose é endêmica, como a Índia e alguns países africanos, sua incidência pode se aproximar de 4%.

A tuberculose mamária pode ser primária, na qual ocorre acometimento exclusivo da mama, provavelmente por via ductal, ou secundária. A forma nodular é indolor com presença de nódulo mamário quase sempre único, de evolução lenta, mal individualizado, com aderência e ulceração da pele. As formas nodular e difusa, que se caracteriza pela presença de múltiplos focos de abscessos na mama e importante processo inflamatório, são as mais comuns. A doença pode atingir as mamas por contiguidade a partir de linfonodos regionais comprometidos ou através da parede torácica. A forma esclerosante é bem menos comum, acometendo mais mulheres idosas, com menos sinais de supuração e mais fibrose, podendo levar à retração mamilar. Mamografia e ultrassonografia têm pouco valor no diagnóstico em razão da dificuldade de diferenciação dos achados imaginológicos daqueles do carcinoma mamário. Necrose gordurosa, actinomicose, blastomicose e abscesso periareolar também devem ser incluídos no diagnóstico diferencial.

O tratamento consiste na utilização de tuberculostáticos, estando a abordagem cirúrgica, por meio de drenagens ou de mastectomia simples, indicada apenas em casos selecionados.

Sífilis mamária

Doença infectocontagiosa geralmente transmitida por contato sexual, a sífilis mamária pode manifestar-se clinicamente através de todas as suas formas de apresentação. Na sífilis primária, a lesão inicial é o cancro duro, produzido pelo contato oral de uma criança portadora de sífilis congênita ou adulto contaminado, e a localização mais frequente é a união da aréola com a papila. Em alguns casos é necessário o diagnóstico diferencial com a doença de Paget. A forma secundária se apresenta como lesão cutânea típica com lesões maculosas que evoluem para pápulas, geralmente localizadas no sulco mamário. Já a forma terciária da doença se apresenta como alterações de aspecto inflamatório difusas – sugerindo uma mastite difusa intersticial – ou localizadas com o surgimento de nódulos (goma) inicialmente de aspecto benigno com crescimento lento, que podem ulcerar ou fistulizar, liberando seu conteúdo.

O tratamento consiste no uso de antibióticos, sendo a penicilina G benzatina o agente de primeira escolha.

Mastites por outras microbactérias

Várias outras espécies de microbactérias podem causar infecções mamárias. A infecção causada por esses microrganismos em portadoras do vírus HIV ocorre com maior frequência em pacientes com CD4 < 50/mm^3, e o diagnóstico é feito por cultura de secreções mamárias ou hemocultura. O tratamento consiste na administração de claritromicina, etambutol e rifabutina por 6 meses.

A ocorrência de micobactérias atípicas em pacientes sem imunodeficiência portadoras de implantes mamários é rara, mas tem sido descrita regularmente. Essas infecções costumam ocorrer mais tardiamente que as agudas, 3 a 8 semanas após a cirurgia, mas apresentam sintomatologia semelhante. O tratamento inclui a retirada do implante e a antibioticoterapia, sendo a claritromicina, utilizada por 20 semanas, o fármaco mais indicado.

Mastites fúngicas

Várias espécies de fungos têm sido demonstradas na mama. A mais frequentemente descrita talvez seja a blastomicose. A apresentação mais comum consiste no surgimento de uma massa clinicamente suspeita de carcinoma e pode ser diagnosticada por punção-biópsia aspirativa com exame citológico. Curiosamente, a candidíase é mais comum em mulheres que não estão amamentando e, quando ocorre no mamilo, está associada a dor local. Também pode surgir no sulco inframamário, especialmente em pacientes com mamas pêndulas e volumosas. Outra infecções fúngicas, como criptococose, aspergilose, histoplasmose e paracoccidioidomicose, também podem ocorrer nas mamas. O tratamento antifúngico apropriado está indicado, ficando a cirurgia reservada para casos selecionados.

Mastites virais

A mastite é frequentemente descrita como uma complicação da caxumba. A incidência é incerta porque os únicos sinais, edema e dolorimento, são tão comuns que muitas vezes não são associados à doença e não necessitam tratamento. Outras afecções virais que podem acometer as mamas são herpes simples e herpes zoster. Os casos de herpes simples estão geralmente associados ao herpes labial e/ou genital. O diagnóstico é clínico, na presença de lesões vesiculares, dolorosas e recorrentes na pele da mama. Como se trata de doença autolimitada, com duração de 5 a 7 dias, o aciclovir pode ser utilizado para abreviar os sintomas (Figura 13.5).

No caso do herpes zoster, as lesões, muito dolorosas, seguem a linha de um dermátomo sobre a mama, podendo ter sido antecedidas pela ocorrência de febre e mal-estar. Ocorre com maior frequência em pacientes imunodeprimidas, especialmente em pacientes HIV-positivas, em uso crônico de corticoides ou, ainda, na vigência de quimioterapia. Aciclovir via oral está indicado em casos leves, enquanto a medicação via venosa pode ser utilizada nos casos mais graves. O tratamento analgésico, que pode incluir até bloqueios anestésicos, é imperativo, bem como a higiene local para prevenção da ocorrência de infecções bacterianas secundárias.

Outras mastites infecciosas mais raras podem ser citadas, como a causada por *Corynebacterium kroppenstedtii*, a actinomicose, a mastite gonocócica, a mastite por protozoários (p. ex., blastomicose), a mastite helmíntica (p. ex., filariose) e o abscesso neonatal.

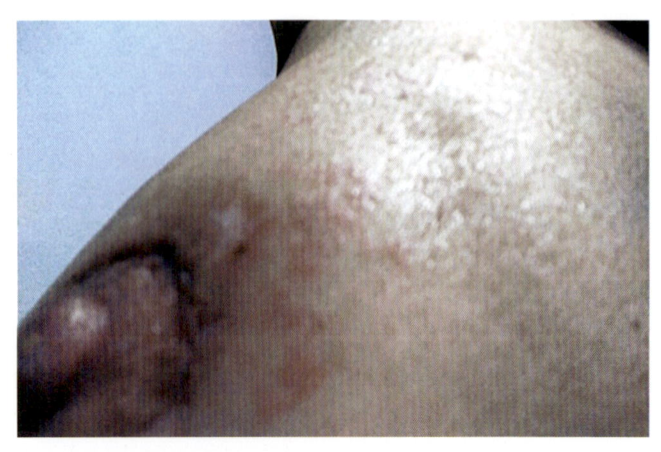

Figura 13.5 Paciente de 36 anos apresentando lesões vesiculares na mama decorrentes de herpes simples, surgidas no decorrer de radioterapia adjuvante para carcinoma mamário.

MASTITES NÃO INFECCIOSAS

Ectasia ductal

A ectasia ductal, também conhecida como mastite plasmocitária ou mastite de células plasmáticas, costuma ser encontrada em pacientes idosas multíparas que se apresentam com ectasia ductal associada a retração mamilar, descarga mamilar espessa não sanguinolenta e, eventualmente, uma massa palpável por vezes dolorosa. A mamografia mostra dilatação ductal, calcificações ramificadas ou uma opacidade nodular estrelada. A ultrassonografia mostra ductos subareolares dilatados ou imagem sugestiva de massa preenchida com material ecogênico que pode não ser evidente à mamografia. A ressonância nuclear magnética pode revelar ectasia ductal presente com padrão de realce que pode mimetizar o mesmo aspecto visto no carcinoma ductal *in situ*. O diagnóstico diferencial inclui as mais variadas formas de alterações fibrocísticas, além, é claro, do carcinoma mamário, sendo importantes a biópsia e a cultura do material retirado. A ectasia ductal não está relacionada com risco aumentado de carcinoma de mama. O tratamento cirúrgico está indicado em casos sintomáticos e recorrentes com a excisão dos ductos acometidos.

Mastites granulomatosas

A mastite granulomatosa é uma doença mamária rara, descrita inicialmente por Kessler e Wolloch em 1972, que pode apresentar-se de duas maneiras: a mastite granulomatosa específica e a mastite granulomatosa idiopática. A primeira pode ter origem infecciosa, como algumas já abordadas neste capítulo, como tuberculose, sífilis, outras infecções por microbactérias, infecções fúngicas e parasitárias, ou não infecciosa, que se apresenta como complicação rara de outras doenças, como sarcoidose, diabetes, granulomatose de Wegener, reações a corpo estranho etc. A segunda forma surge sem condição predisponente associada.

Sarcoidose mamária

A sarcoidose é uma doença imunológica rara, de causa desconhecida, que geralmente acomete os pulmões e linfonodos associados. O acometimento das mamas ocorre em menos de 1% dos casos e está associado à doença em sua forma sistêmica.

As apresentações clínicas e imaginológicas da sarcoidose mamária podem ser variadas e confundidas com o carcinoma. A presença de nódulo mamário em pacientes acometidas pela doença impõe a necessidade de biópsia para definição diagnóstica.

O tratamento inclui o uso de corticoides e imunossupressores.

Mastite por silicone

A injeção de silicone líquido com a finalidade estética de aumento do volume mamário continua sendo empregada de maneira inescrupulosa e ilegal em várias partes do mundo. As complicações são muitas e variadas, incluindo inflamação, reação tipo corpo estranho e formação de granulomas – por vezes volumosos, conhecidos por "siliconomas" – frequentemente ocasionando crises dolorosas importantes e grande deformação das mamas. O mesmo pode acontecer, embora bem menos frequentemente, em pacientes portadoras de implantes mamários que se romperam (Figura 13.6).

Não são raras infecções agudas graves causadas pelo próprio procedimento de injeção do silicone em condições de higiene e assepsia precárias. Além disso, a migração do silicone para outros sítios fora da mama pode causar problemas graves.

O estudo imaginológico das mamas está muito prejudicado pela presença de gotículas da substância, obscurecendo toda a mama e dificultando o seguimento dessas pacientes, especialmente daquelas com fatores de risco para câncer de mama, como história familiar (Figura 13.7).

A ressonância nuclear magnética é o exame preferencial nesses casos.

O tratamento deve incluir a retirada total do silicone com reconstrução imediata sempre que possível.

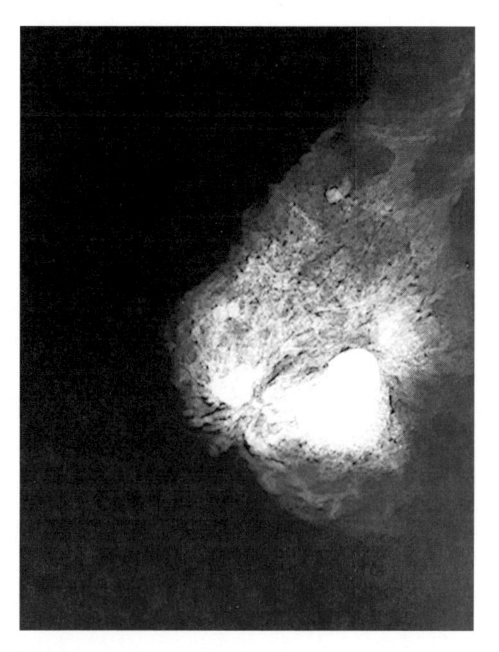

Figura 13.6 Mamografia mostrando siliconoma na mama de paciente portadora de nódulo palpável e doloroso surgido após rotura de implante mamário.

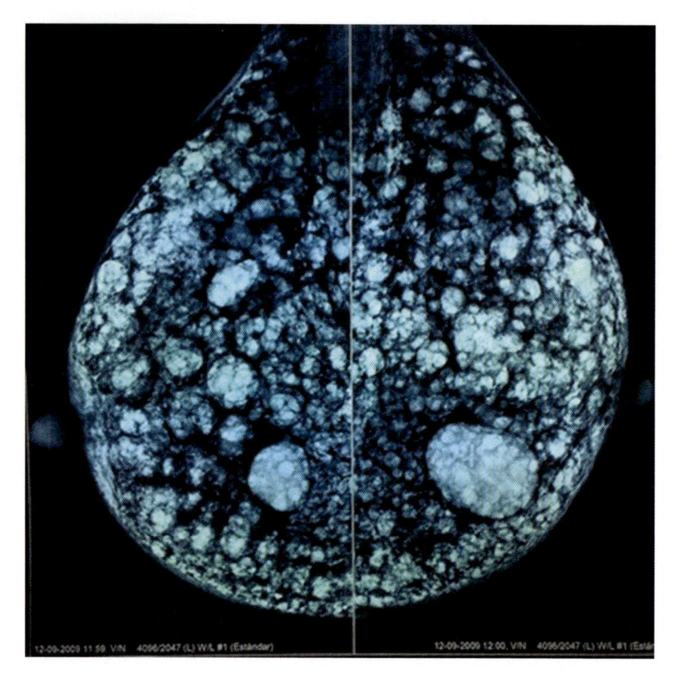

Figura 13.7 Paciente submetida a injeção de silicone líquido nas mamas com mamografia mostrando múltiplas gotículas da substância, as quais obscurecem o parênquima e inviabilizam o controle mamográfico. (Imagem gentilmente cedida pelo Dr. Rafael Guerrero Torbay.)

Mastite granulomatosa idiopática

A mastite granulomatosa idiopática (MGI), também conhecida por mastite granulomatosa lobular, é um diagnóstico de exclusão. Trata-se de um processo inflamatório crônico da mama cuja etiologia permanece obscura e ocorre principalmente em mulheres na fase reprodutiva, sendo comum o antecedente de gravidez e lactação recentes. Estudos sugerem sua associação a doenças autoimunes ou resposta direta a traumas e processos metabólicos e hormonais. A associação a espécies de *Corynebacterium* também tem sido sugerida, embora, por definição, seu diagnóstico necessite da exclusão de bactérias das análises microbiológicas e histológicas.

Histologicamente, a MGI é caracterizada pela formação de granulomas não caseosos com infiltrado localizado de células gigantes multinucleadas, plasmócitos, histiócitos epitelioides e linfócitos. Um infiltrado neutrofílico também pode estar presente com a formação de microabscessos organizados. Clínica e radiologicamente, a MGI pode simular um carcinoma mamário, e em muitos casos o diagnóstico diferencial, sem o estudo histopatológico, é quase impossível.

Assim, a constatação de alguns sinais e sintomas que podem estar presentes em ambas as doenças pode levar à suspeita inicial de malignidade. A apresentação mais comum é de uma discreta massa mamária unilateral, retração mamilar, hiperemia, ulceração e formação de fístulas (Figura 13.8).

Febre e outros sintomas sistêmicos não costumam estar presentes.

A mamografia e a ultrassonografia costumam mostrar achados inespecíficos, com assimetrias mamárias, massas irregulares e trajetos fistulosos. A ressonância nuclear magnética pode ser útil por possibilitar melhor avaliação da extensão da doença, bem como auxiliar a monitorização da resposta ao longo do tratamento medicamentoso.

Em relação ao tratamento definitivo da MGI, ainda hoje existe grande controvérsia com alternativas que variam desde a simples observação, sem nenhum tratamento – com base no caráter autolimitado da doença em alguns casos – até cirurgias agressivas. Entre as opções mais aceitas, incluem-se o uso de antibióticos, imunossupressores (como o metotrexato) e corticoides, sendo os últimos associados a maior sucesso no tratamento e menores índices de recorrência da doença. Entretanto, alguns autores ainda defendem a excisão cirúrgica como tratamento primário, associada ao uso de corticoides, com o objetivo de limitar o tamanho da lesão.

Independentemente do tipo de tratamento utilizado, as respostas terapêuticas variam de acordo com cada indivíduo, e os índices de recidiva da doença permanecem consideravelmente altos, devendo essas pacientes permanecer sob atenta vigilância (Figura 13.9).

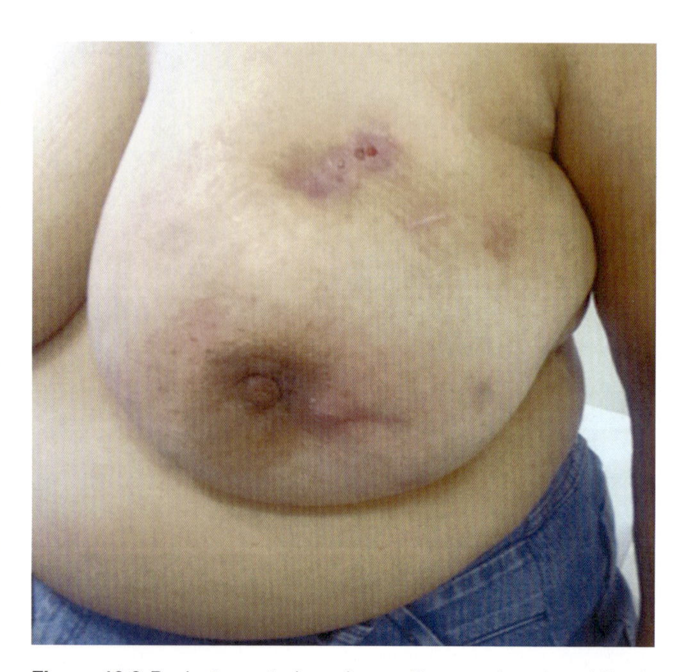

Figura 13.8 Paciente portadora de mastite granulomatosa idiopática com quadro clínico que inclui ulceração da pele, abscessos e fístulas.

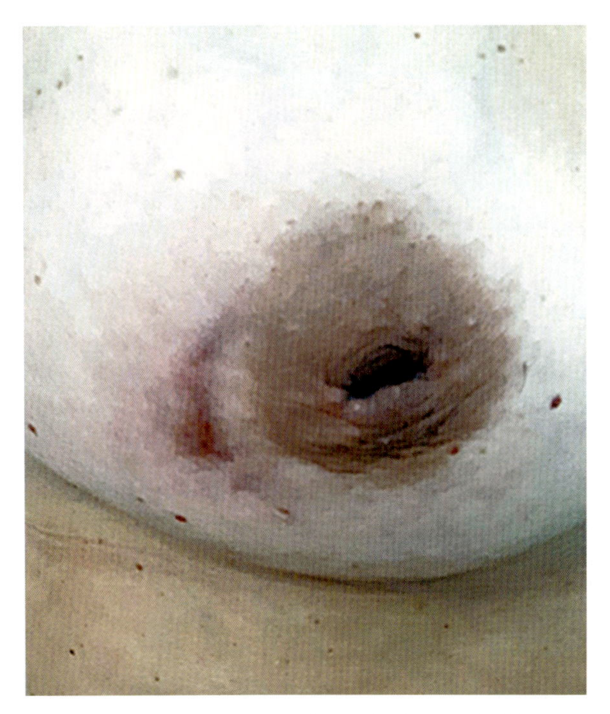

Figura 13.9 Lesão residual em paciente de 33 anos de idade tratada para mastite granulomatosa idiopática com corticoterapia durante 5 meses. Indicada complementação do tratamento com exérese cirúrgica da lesão.

Mastopatia diabética

A mastopatia diabética (MD), também conhecida como mastopatia linfocítica, é uma rara condição benigna na qual a formação de nódulos mamários ocorre em paciente portadoras de diabetes insulino-dependente (tipo 1), particularmente aquelas que já apresentam complicações microvasculares. A patologia é também conhecida como mastopatia linfocítica, quando acomete pacientes não diabéticas. Sua etiologia é desconhecida. A apresentação típica consiste em uma massa palpável, na maioria das vezes única e unilateral. A mamografia pode mostrar lesões com características de malignidade, como nódulos irregulares ou distorção arquitetural, e a ultrassonografia pode revelar assimetrias focais com importante sombra acústica posterior, também de aspecto suspeito. Os achados histológicos podem ser muito variáveis, sendo o mais característico a infiltração linfocítica, às vezes bastante densa, envolvendo ductos, lóbulos e pequenos vasos, podendo estar acompanhados de células plasmáticas e fibrose interlobular algumas vezes com aspecto de queloide.

Não há relação da MD com o carcinoma mamário. O controle mamográfico está indicado, e a abordagem cirúrgica deve ser bem avaliada e considerada em quadros dolorosos de difícil controle. Além disso, não são raros os casos de recorrência ipsilateral ou contralateral.

Granulomatose de Wegener

A granulomatose de Wegener, ou granulomatose com poliangite, é uma doença inflamatória sistêmica que acomete principalmente pulmões e rins. O acometimento das mamas é raro. O diagnóstico depende da doença sistêmica e de testes sorológicos positivos. A histologia da mama pode mostrar numerosas células gigantes multinucleadas, plasmócitos e linfócitos. Múltiplos focos de necrose são usualmente vistos no estroma.

O tratamento é sistêmico, à base de corticoides.

Esteatonecrose

A esteatonecrose, ou necrose gordurosa, constitui 2,75% de todas as lesões benignas das mamas e está associada a traumas locais, cirúrgicos ou não, e radioterapia. A apresentação clínica pode variar de um simples achado radiológico a uma massa palpável com alterações da pele suprajacente (Figura 13.10).

Da mesma maneira, as características imaginológicas da esteatonecrose incluem um largo espectro que pode variar desde lesões totalmente benignas até achados altamente suspeitos de malignidade (Figuras 13.11 e 13.12).

O estudo histopatológico deve ser reservado para casos suspeitos, e os achados incluem tecido necrótico entremeado por histiócitos e células gigantes multinucleadas com número variável de linfócitos e plasmócitos.

O grau de fibrose perilesional que se desenvolve durante o processo de reparação do tecido necrótico determina o aspecto radiológico da esteatonecrose. A maioria dos casos pode ser solucionada com a aspiração do conteúdo oleoso típico. O tratamento cirúrgico está indicado para os raros casos em que ocorre o crescimento da lesão.

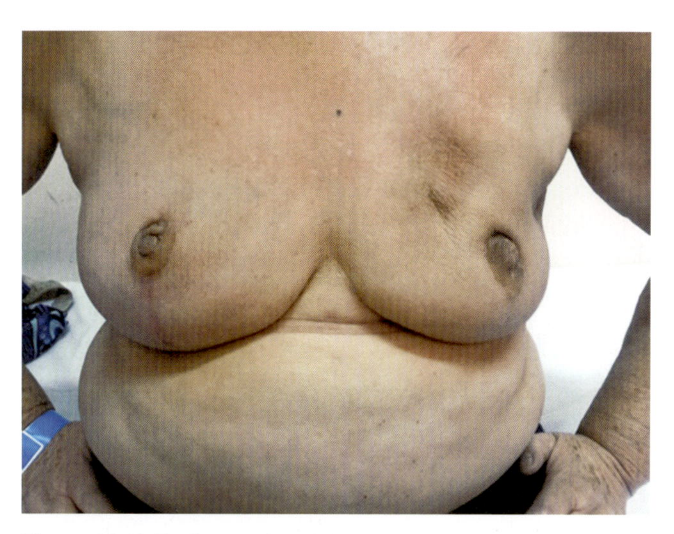

Figura 13.10 Paciente submetida a tratamento conservador para carcinoma mamário, evoluindo com nódulo, retração e espessamento da pele no sítio cirúrgico, secundários a necrose adiposa.

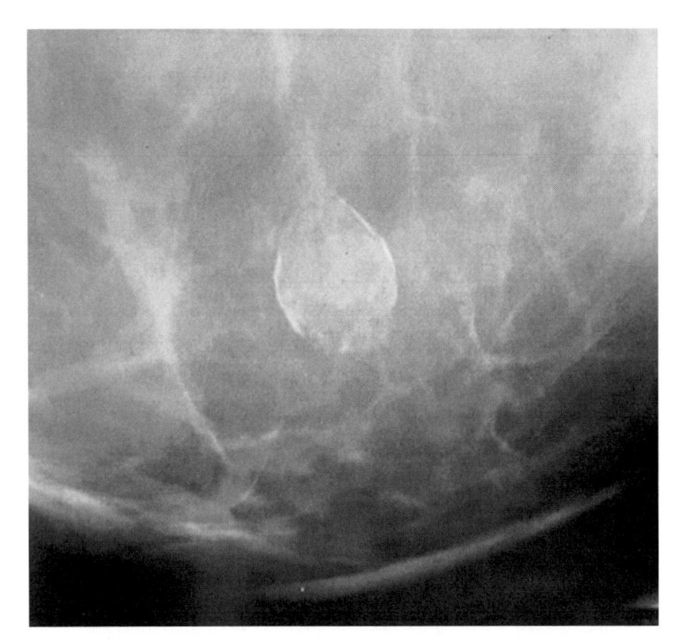

Figura 13.11 Imagem mamográfica de necrose adiposa com aspecto "em casca de ovo".

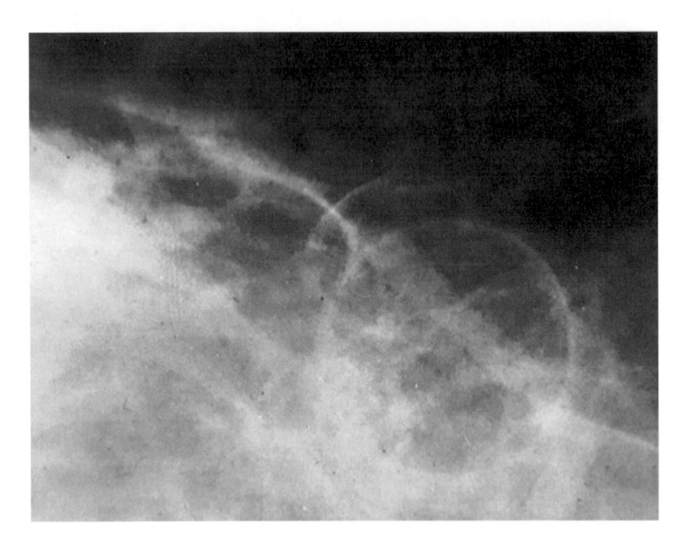

Figura 13.12 Imagem mamográfica de necrose adiposa sugestiva de cisto oleoso.

CONSIDERAÇÕES FINAIS

Os processos inflamatórios que acometem as mamas apresentam etiologias as mais variadas. Como apresentado neste capítulo, as enormes variedades de agentes causadores podem tornar o diagnóstico diferencial uma tarefa árdua, principalmente naqueles casos que apresentam baixa incidência. A abordagem desses casos deve incluir avaliação imaginológica na maioria das vezes e, principalmente, biópsias dos tecidos acometidos. A principal preocupação diante de quadros inflamatórios crônicos nas mamas, de maneira geral, deve ser a exclusão do diagnóstico de carcinoma mamário, em especial sua variante inflamatória. Na maioria dos casos, o tratamento clínico adequado é suficiente, estando as abordagens cirúrgicas indicadas em caso selecionados, geralmente na presença de abscessos ou quando o tratamento clínico não alcançou o resultado esperado.

Leitura complementar

Agochukwu NB, Wong L. Diabetic mastopathy: a systematic review of surgical management of a rare breast disease. Annals of Plastic Surgery 2017; 78(4):471-5.

Altintoprak F, Kivilcim T, Ozkan OV. Aetiology of idiopathic granulomatous mastitis. World Journal of Clinical Cases WJCC 2014; 2(12):852.

Chambô Filho A, Borges FLL, Cintra et al. Martins. Mastite por paracoccidioidomicose: relato de caso. Revista Brasileira de Ginecologia e Obstetrícia 2000; 22(9):593-6.

D'Alfonso TM, Ginter PS, Shin SJ. A review of inflammatory processes of the breast with a focus on diagnosis in core biopsy samples. Journal of Pathology and Translational Medicine 2015; 49(4):279-87.

Fazzio RT, Shah SS, Sandhu NP, Glazebrook KN. Idiopathic granulomatous mastitis: imaging update and review. Insights into imaging 2016; 7(4):531-9.

Gopalakrishnan NC, Hiran JP, Menon RRM. Inflammatory diseases of the non-lactating female breasts. International Journal of Surgery 2015; 13:8-11.

Gunawardena RP, Gunawardena D, Metcalf C, Taylor D, Wylie L. Inflammatory breast disease: a pictorial essay with radiological-pathological correlation. J Med Imaging Radiat Oncol 2017; 61:70-6.

Habif DV, Perzin KH, Lipton R et al. Subareolar abscess associated with squamous metaplasia of the lactiferous ducts. Am J Surg 1970; 119:523-6.

Kamal RM, Hamed ST, Salem DS. Classification of inflammatory breast disorders and step by step diagnosis. Breast J 2009; 15:367-80.

Ko C, Ahn CY, Markowitz BL. Injected liquid silicone, chronic mastitis, and undetected breast cancer. Ann Plast Surg 1995 Feb; 34(2): 176-9.

Kumar J, Sinnakirouchean R Ramalingam V. A rare cause of mastitis [abstract]. Journal of Hospital Medicine 2012; 7(suppl 2).

Laas E et al. Mastites inflammatoires et infectieuses du sein en dehors la grossesse et de la période d'allaitement: recommandations. J Gynecol Obstet Biol Reprod (Paris) 2015.

Liu S, Lim AA. Evaluation and treatment of surgical management of silicone mastitis. J Cutan Aesthet Surg 2012; 5(3):193-6.

Mansel, RE, Webster, DJT, Sweetland, HM. Infections of the breast. In: Mansel RE, Webster DJT, Sweetland HM (eds.) Benign disorders an diseases of the breast. Sauders, 2009:227-42.

Marinopoulos S, Lourantou D, Gatzionis T, Dimitrakakis C, Papaspyrou I, Antsaklis A. Breast tuberculosis: diagnosis, management and treatment. Int J Surg Case Rep 2012; 3:548-50.

Mathew M, Siwawa P, Misra S. Idiopathic granulomatous mastitis: an inflammatory breast condition with review of the literature. BMJ Case Reports 2015:bcr2014208086.

Patey DH, Thackray AC. Pathology and treatment of mammary duct fistula. Lancet 1958; 2:871-3.

Rieber A, Tomczak RJ, Mergo PJ, Wenzel V, Zeitler H, Brambs HJ. MRI of the breast in the differential diagnosis of mastitis versus inflammatory carcinoma and follow-up. J Comput Assist Tomogr 1997; 21:128-32.

Schäfer P, Fürrer C, Mermillod B. An association of cigarette smoking with recurrent subareolar breast abscess. Int J Epidemiol 1988; 17:810-3.

Sripathi S, Ayachit A, Bala A, Kadavigere R, Kumar S. Idiopathic granulomatous mastitis: a diagnostic dilemma for the breast radiologist. Insights into Imaging 2016; 7(4):523-9.

Tan H, Li R, Peng W, Liu H, Gu Y, Shen X. Radiological and clinical features of adult non-puerperal mastitis. Br J Radiol 2013; 86:20120657.

Tewari M, Shukla HS. Breast tuberculosis: diagnosis, clinical features & management. Indian J Med Res 2005; 122:103-10.

Thimmappa D, Mallikarjuna, MN, Vijayakumar A. Indian J Surg December 2015; 77(Suppl 3):S1378-S1384.

Toussaint A, Simonson C, Valla C. Herpes Mastitis: Diagnosis and Management. Breast J 2016; 22:335-8. doi:10.1111/tbj.12579.

Viegas J, Vollbrecht B, Zwerves F, Oliveira Filho HR, Frasson A. Mastites. In: Frasson A, Millen E, Novita G et al (eds.) Doenças da mama. São Paulo: Atheneu, 2013:131-7.

WHO: Department of Child and Adolescent Health and Development, Mastitis: Causes and Management, WHO/FCH/CAH/00, Geneva, 2000, p. 1.

Yoo H, Choi SH, Kim YJ, Kim SJ, Cho YU, Choi SJ. Recurrent bilateral breast abscess due to nontuberculous mycobacterial infection. Journal of Breast Cancer 2014; 17(3):295-8.

Zujić PV, Grebić D, Valenčić L. Chronic granulomatous inflammation of the breast as a first clinical manifestation of primary sarcoidosis. Breast Care 2015; 10(1):51-3.

Zuska JJ, Crile G Jr, Ayres WW. Fistulas of lactiferous ducts. Am J Surg 1951; 81:312-7.

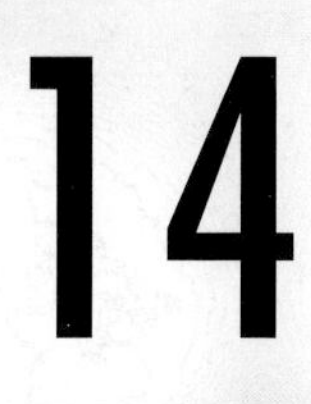

14

Nódulo Mamário Palpável

Paula Cristina Martins Soares
Henrique Lima Couto

INTRODUÇÃO

O achado de um nódulo palpável na mama representa uma situação muito assustadora para a maioria das mulheres. Apesar de 80% dos tumores mamários palpáveis terem origem benigna, a propedêutica deve ser realizada para a exclusão de lesão maligna.

O câncer de mama é a principal causa de morte por neoplasia no Brasil, sendo o segundo mais frequente entre as mulheres e respondendo por cerca de 28% dos novos casos a cada ano. Relativamente raro antes dos 35 anos de idade, sua incidência cresce progressivamente, em especial após os 50 anos. Cerca de 90% dos casos de câncer de mama percebidos pela mulher apresentam-se como nódulo palpável, especialmente nas pacientes com menos de 40 anos e no intervalo entre as mamografias de rastreamento. Em 2016, a estimativa do Instituto Nacional de Câncer (INCA) foi de cerca de 58.000 novos casos da doença no Brasil. Com o adiamento da maternidade pela mulher moderna para depois dos 35 anos, a associação entre câncer de mama e gravidez tende a aumentar, e a investigação de um nódulo mamário palpável não deveria ser adiada em pacientes grávidas ou amamentando.

AVALIAÇÃO INICIAL

A avaliação de uma paciente com nódulo mamário palpável deve ter como metas o diagnóstico correto da lesão, o uso racional dos métodos disponíveis, devendo ser reduzida a um percentual mínimo a biópsia excisional para diagnóstico, e a identificação precisa dos casos com indicação cirúrgica. Na presença de nódulo palpável, a principal missão do clínico é excluir malignidade e evitar atraso diagnóstico.

O nódulo mamário é o motivo mais comum de procura por atendimento, correspondendo a mais de 50% das queixas. Oitenta por cento das pacientes percebem o nódulo em razão do autoexame; desses nódulos, apenas 53% são verdadeiros e somente 27% apresentam uma causa identificável que não seja doença fibrocística.

Mesmo para médicos experientes, a diferenciação entre um nódulo palpável benigno e um maligno ao exame físico pode ser desafiadora. Isso porque o tecido mamário normal frequentemente se apresenta com superfície nodular, principalmente nas mulheres com menos de 40 anos de idade. De acordo com os estudos, o exame físico pode ter um valor preditivo positivo de 73% e um valor preditivo negativo de 87%. Daí a importância do "tripé diagnóstico": exame físico, exames de imagem e amostragem de tecido (punção por agulha fina ou biópsia de fragmento). Quando os três parâmetros são obedecidos adequadamente e concordantes, o tripé diagnóstico tem acurácia próxima de 100%. Resultados discordantes sugerem a necessidade de avaliação da biópsia excisional.

Anamnese

A anamnese direcionada visa identificar os fatores de risco para câncer de mama e os fatores que indiquem benignidade do nódulo palpável, como mostrado no Quadro 14.1.

Exame físico

O exame físico (Figuras 14.1 a 14.5) completo inclui inspeção estática e dinâmica das mamas, inspeção do tórax e palpação das mamas, axilas e cadeias linfáticas regionais (fossas supraclaviculares).

A avaliação de uma massa suspeita de malignidade não deve ser influenciada pela fase do ciclo menstrual. A época de realização do exame não é importante na mulher na pós-menopausa ou nas pré-menopáusicas, em uso de pílulas, terapia hormonal (TH) ou tratamentos com supressão da função ovariana.

Na gestante, a interpretação do exame físico da mama torna-se mais difícil à medida que a gestação evolui, devendo ser realizado no primeiro trimestre, quando ainda há poucas alterações na glândula. O exame deve ser repetido pelo menos uma vez a cada trimestre da gestação. Vários estudos têm mostrado retardo de 3 a 6 meses no diagnóstico de câncer de mama nesse grupo de pacientes, já que as alterações fisiológicas e a hipertrofia da mama podem ocultar uma massa. Esse retardo pode piorar o prognóstico da doença. A punção aspirativa por agulha fina (PAAF) deveria ser evitada na gestante por apresentar alto índice de alterações indeterminadas e suspeitas (falso-positivo) em virtude da hiperplasia habitual das mamas durante a gestação. Nesse caso, são preferíveis estudos histológicos (*core biopsy*).

Em 2016, Provencher e cols. publicaram um estudo em que, entre 6.333 casos de câncer no Hospital Saint-Sacrement em Quebec, Canadá, 8,7% dos tumores (n=551) foram diagnosticados apenas por meio do exame físico. Esses tumores, quando invasores, eram mais agressivos, mais frequentemente triplo-negativos, HER-2 positivos, com linfonodos positivos para metástase e de dimensões maiores do que aqueles diagnosticados à mamografia ($p < 0,05$), enfatizando que um grande número de tumores não seria diagnosticado se o exame físico fosse abolido.

Com a paciente sentada, braços relaxados paralelos ao tronco, observam-se as mamas, buscando identificar assimetrias, alterações de pele, edema, retrações, abaulamentos, sinais flogísticos e inversão unilateral de mamilo. Prossegue-se com a inspeção dinâmica, solicitando que a mulher eleve os braços e a seguir, com as mãos na cintura, contraia os músculos peitorais. Esses movimentos visam acentuar alterações não percebidas à inspeção estática, como retrações, desvios da papila e abaulamentos.

A seguir, realiza-se a palpação das axilas, fossas supraclaviculares e região cervical. Ao ser identificada linfadenomegalia, convém caracterizar tamanho, consistência, aderência à pele e planos profundos, e uni ou bilateralidade. A identificação de linfonodos aumentados ipsilaterais ao nódulo mamário palpável indica maior probabilidade de malignidade da lesão. A identificação de linfadenomegalia axilar bilateral sugere doença sistêmica infecciosa, neoplásica ou reumatológica, justificando investigação laboratorial.

A palpação das mamas deve ser realizada com a paciente em decúbito dorsal com os braços atrás da cabeça e abertos. Convém adotar uma sistematização para não se esquecer de nenhum quadrante. Inicialmente, realiza-se a palpação mais grosseira da mama com as mãos espalmadas. A seguir, procede-se à palpação digital, quadrante por quadrante, e da região retroareolar em busca de lesões menores. À identificação de um nódulo, cabe observar tamanho, consistência, limites e a mobilidade do nódulo em relação à pele e ao tórax. A orientação da localização do nódulo pode ser feita como as "horas do relógio", bem como a distância em centímetros da lesão ao mamilo.

Quadro 14.1 Dados relevantes na anamnese da paciente com nódulo mamário palpável
Características do nódulo
Tempo de aparecimento
Mudança no tamanho (crescimento ou diminuição)
Mudança relacionada com o ciclo menstrual
Dor ou edema associado
Hiperemia, febre, secreção associada
Medicações em uso
Terapia de reposição hormonal
Medicações de uso crônico
História familiar
História de doença benigna de mama
História de câncer de mama ou ovário
Grau de parentesco
Idade do parente ao diagnóstico
Câncer de mama em homem
Câncer de mama bilateral
Idade ao primeiro parto
Tempo de amamentação
Idade da menopausa
Passado cirúrgico e história pregressa
Câncer de mama
Cirurgias e biópsias de mama
Trauma direto na mama (cinto de segurança, pancada forte, queda)
Rádio ou quimioterapia
Exposição à radiação
História gineco-obstétrica
Data da última menstruação
Idade da menarca
Paridade
Outros
Tabagismo
Ingestão de álcool

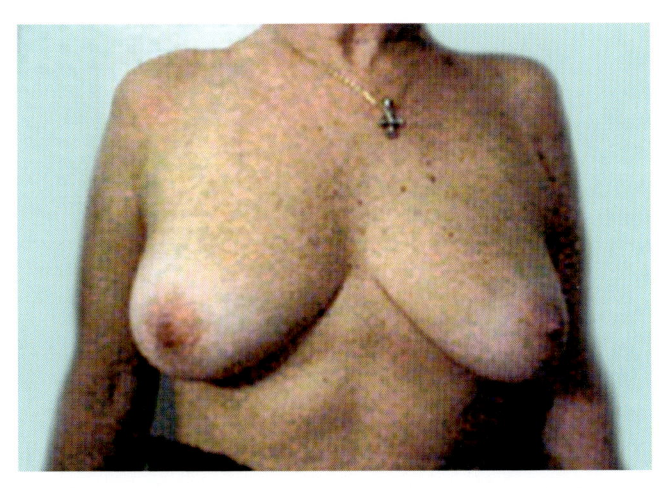

Figura 14.1 Inspeção estática da mama. (Reproduzida de: Controle dos cânceres do colo do útero e da mama, 2. ed. Cadernos de Atenção Básica, Ministério da Saúde – Imagem gentilmente cedida pelo Dr. Amandio R. P. Rodrigues.)

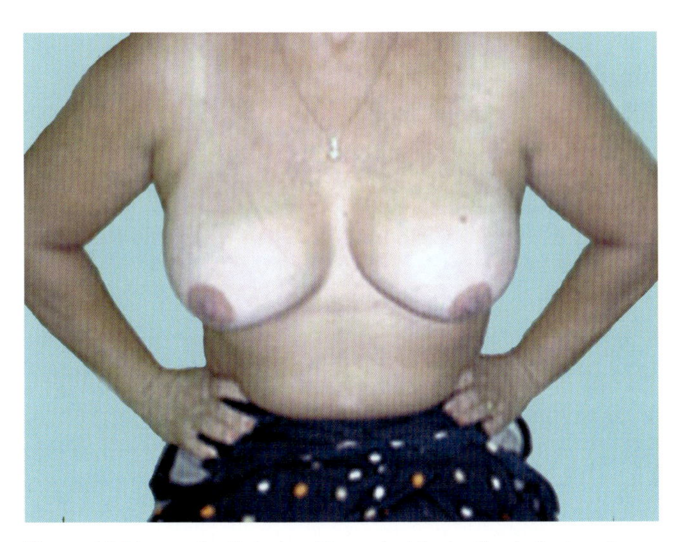

Figura 14.2 Inspeção dinâmica. (Reproduzida de: Controle dos cânceres do colo do útero e da mama, 2. ed. Cadernos de Atenção Básica, Ministério da Saúde – Imagem gentilmente cedida pelo Dr. Amandio R. P. Rodrigues.)

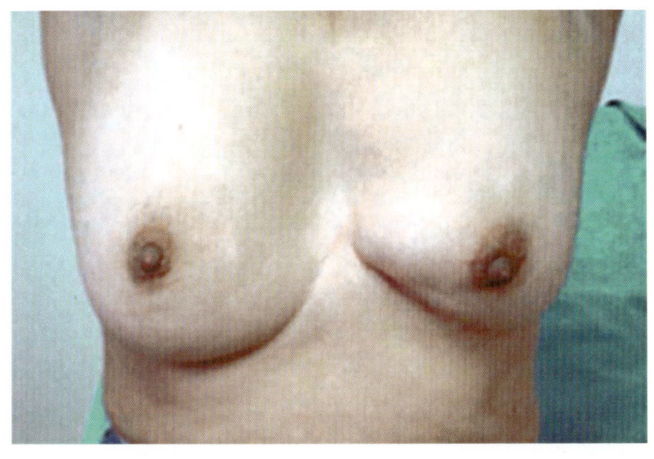

Figura 14.3 Inspeção dinâmica: nódulo com retração de pele e mamilo. (Reproduzida de: Controle dos cânceres do colo do útero e da mama, 2. ed. Cadernos de Atenção Básica, Ministério da Saúde – Imagem gentilmente cedida pelo Dr. Amandio R. P. Rodrigues.)

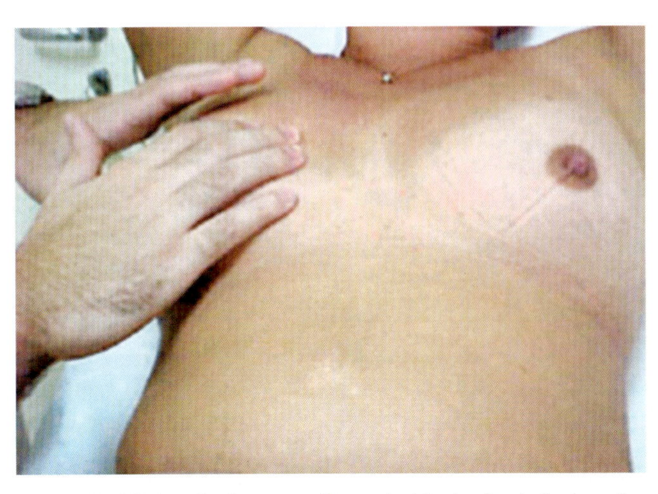

Figura 14.4 Palpação da mama. (Reproduzida de: Controle dos cânceres do colo do útero e da mama, 2. ed. Cadernos de Atenção Básica, Ministério da Saúde – Imagem gentilmente cedida pelo Dr. Amandio R. P. Rodrigues.)

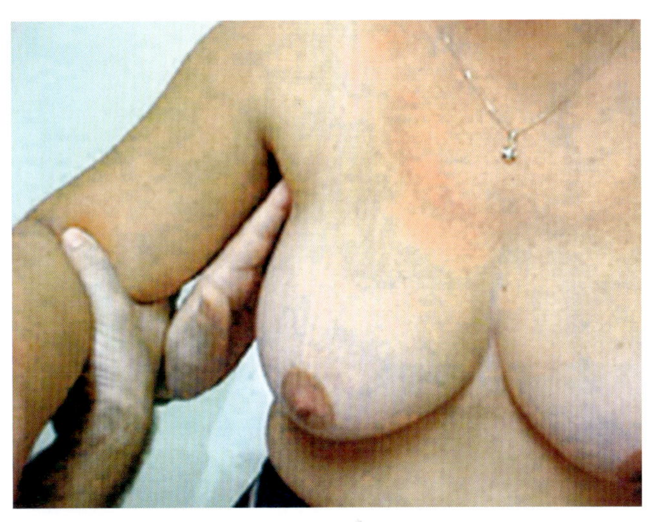

Figura 14.5 Palpação da mama. (Reproduzida de: Controle dos cânceres do colo do útero e da mama, 2. ed. Cadernos de Atenção Básica, Ministério da Saúde – Imagem gentilmente cedida pelo Dr. Amandio R. P. Rodrigues.)

Por último, a expressão dos mamilos visa identificar descarga papilar, uni ou bilateral, uni ou poliductal, a cor do líquido e o ponto de gatilho.

Punção por agulha fina

Diante de uma massa mamária palpável, a diferenciação inicial entre conteúdo sólido e cístico pode ser feita através da PAAF. Trata-se de procedimento de fácil execução com desconforto mínimo e baixo custo, sendo diagnóstico e terapêutico em casos de cistos simples, o que tranquiliza muito a paciente. Trata-se de uma estratégia eficaz com ótimo custo-benefício e capaz de diminuir o atraso diagnóstico por não postergar a investigação na dependência de exames complementares de imagem que podem demorar muito na rede pública.

Nos casos de nódulo sólido, coleta-se material citológico para os esfregaços e a avaliação por patologista.

DIAGNÓSTICOS DIFERENCIAIS MAIS COMUNS

O diagnóstico diferencial de um nódulo mamário palpável é amplo, incluindo fibroadenoma, adensamento pré-menstrual, cisto, tumor filoides, esteatonecrose, lipoma, adenoma e carcinoma (Quadro 14.2).

Nódulos detectados à palpação são entidades diferentes em mulheres com menos de 30 anos, entre 31 e 50 anos e após os 50 anos de idade. Estatisticamente, nove entre dez novos nódulos mamários em mulheres na pré-menopausa têm origem benigna e, quanto maior a idade, maior a probabilidade de origem maligna.

Alterações funcionais benignas das mamas

O primeiro diagnóstico diferencial em caso de nódulo palpável é com o pseudonódulo mamário ou adensamento, representado principalmente pelas *alterações funcionais benignas da mama*. Mulheres na menacme, na segunda fase do ciclo menstrual, frequentemente se queixam de "nódulos palpáveis" nos quadrantes laterais. O estímulo sinérgico do estradiol e da progesterona na unidade ductal lobular terminal leva à proliferação do epitélio e do estroma, produzindo nodularidade e dor nos 15 dias que antecedem a menstruação. No final da fase lútea, com a redução de níveis de estradiol e progesterona, há regressão do epitélio lobular por apoptose e do estroma intralobular com melhora dos sintomas e regressão espontânea do "nódulo".

Fibroadenoma

O fibroadenoma é a neoplasia mamária mais comum em mulheres com menos de 35 anos, sendo assintomático em 25% dos casos e com múltiplas lesões em 13% a 20% das pacientes. Ocorre desde a menarca até a menopausa, sendo mais frequente entre os 18 e os 30 anos de idade.

Quadro 14.2 Diagnóstico diferencial de nódulo de mama palpável

Carcinoma ductal *in situ*	Doença fibrocística
Carcinoma invasor	Cistos simples
Sarcomas, incluindo tumor filoides	Cistos complexos
Sarcoidose	Hiperplasia estromal pseudoangiomatosa
Mastite granulomatosa idiopática	Necrose gordurosa
Hematoma	Lipomas
Seroma	Abscessos
Mucocele	Adenopatia
Galactocele	Ectasia ductal
Amiloidose	Fibroadenoma
Fibrose focal	Hamartoma
Adenoma da lactação	Ginecomastia
Cisto de inclusão epidérmica	

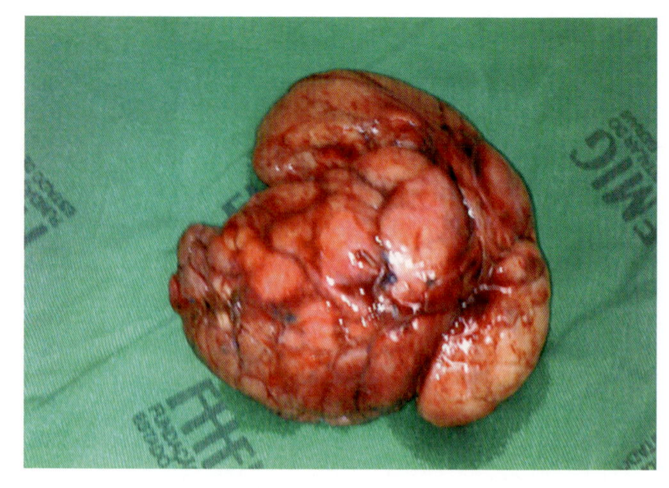

Figura 14.6 Fibroadenoma gigante – peça.

Apresenta-se como tumor único ou múltiplo, móvel, bem delimitado, não aderido ao tecido adjacente, lobulado, de crescimento lento, indolor, com maior ocorrência no quadrante superolateral. A consistência é fibroelástica, mas pode sofrer calcificação com o passar dos anos, assumindo consistência endurecida. A "calcificação em pipoca", facilmente identificada à mamografia, sela o diagnóstico de benignidade da lesão, sendo classificada como BI-RADS categoria 2.

O tamanho médio é em torno de 2 a 3cm, raramente atingindo 6 a 7cm, o que caracteriza o fibroadenoma gigante, o qual é mais frequente na adolescência (Figura 14.6).

Acredita-se que o fibroadenoma se origina no lóbulo mamário, tem estreita dependência estrogênica, mas não responde à terapêutica hormonal, não contraindicando o uso de contraceptivos hormonais pelas pacientes.

A transformação maligna é muito baixa, ocorrendo em 0,1% a 0,3% dos casos, sendo o carcinoma lobular invasor o tipo histológico mais comumente envolvido.

O fibroadenoma tem diagnóstico citológico específico com esfregaços com grupos celulares epiteliais em dedo de luva, formando agrupamentos arborescentes e numerosos núcleos desnudos, muitas células ductais coesas em monocamadas e fragmentos de células estromais. A PAAF é importante quando se opta pelo controle clínico da lesão.

À ultrassonografia, apresenta-se como imagem nodular circunscrita, ovalada, hipoecogênica, com margens bem definidas e com o maior eixo paralelo à pele. Pode apresentar reforço acústico posterior e sombras laterais simétricas, características sugestivas de benignidade (BI-RADS categoria 3).

A mamografia não está inicialmente indicada para as mulheres na segunda e terceira décadas de vida, pois o fibroadenoma apresenta a mesma textura radiológica do tecido mamário normal, exuberante nessa faixa etária.

A indicação cirúrgica é fundamentada na idade da paciente e nas dimensões do nódulo. Tumores > 2cm podem ser tratados por exérese cirúrgica ou mamotomia. Em tumores menores, em pacientes com menos de 25 anos, opta-se por controle clínico e/ou ecográfico semestral por 2 anos. Nos casos de crescimento progressivo do nódulo ou ansiedade extrema da paciente, está indicada a exérese da lesão. Nos fibroadenomas múltiplos e pequenos (< 2cm), opta-se por controle, evitando múltiplas incisões nas mamas.

Cistos

Os cistos mamários geralmente acometem 7% a 10% das mulheres na faixa etária entre os 35 e os 50 anos, coincidindo com a fase involutiva dos lóbulos mamários. Podem ser únicos ou múltiplos, uni ou bilaterais. Manifestam-se por vezes com aparecimento súbito, clinicamente têm contornos regulares, são móveis e podem ser dolorosos. A consistência é amolecida ou, quando o líquido intracístico se encontra sob tensão, a sensação palpatória é fibroelástica. Os cistos são originados no ducto terminal da unidade lobular e podem aumentar ou desaparecer, independentemente das medidas terapêuticas. Fatores como menarca precoce, menopausa tardia, nuliparidade, oligoparidade, primiparidade tardia e amamentação curta ou ausente favorecem o aparecimentos dos cistos.

A PAAF está indicada para alívio dos sintomas em grandes cistos e para diferenciação entre o conteúdo sólido e o cístico. Nos casos de recoleção do cisto puncionado (mais de três vezes), aspirado sanguinolento ou quando persistir uma massa palpável após a remoção do líquido, está indicada biópsia por agulha grossa ou excisional.

A ultrassonografia é o método mais sensível para o diagnóstico, identificando imagens nodulares anecoicas com reforço acústico posterior BI-RADS categoria 2. Os cistos complexos (com septações espessas e/ou vegetações intracísticas) ao ultrassom também têm indicação de biópsia em razão do risco maior de malignidade.

Tumor filoides

O tumor filoides é raro, correspondendo a 2% dos tumores fibroepiteliais da mama e sendo mais comum após os 40 anos de idade. Benigno em 80% dos casos, tem alta taxa de recidiva local e pode sofrer degeneração maligna sarcomatosa.

Ao exame físico, palpa-se nódulo mamário móvel, lobulado, de consistência elástica e indolor, geralmente unilateral. Diferencia-se do fibroadenoma pelo crescimento rápido e pela capacidade de atingir grandes volumes, ocupando toda a mama. Caracteriza-se pela hipercelularidade do estroma à citologia, e o epitélio pode ser hiperplásico com ou sem atipias.

A mamografia é inespecífica. A biópsia por agulha grossa ou mamotomia pode diferenciar o tumor filoides do carcinoma, mas, com frequência, não diferencia a variedade benigna da maligna, sendo necessária a ressecção cirúrgica com margens de segurança de 1 a 2cm e avaliação anatomopatológica de toda a lesão. A linfadenectomia axilar não está indicada.

Esteatonecrose

A esteatonecrose apresenta-se como um nódulo de limites maldefinidos, de consistência aumentada, por vezes simulando um carcinoma. Está relacionada com cirurgia prévia nas mamas (mamoplastias, tumorectomias), trauma direto (lesão por cinto de segurança, pancadas) e radioterapia. A anamnese e a identificação de cicatrizes e hematomas ao exame físico facilitam o diagnóstico. Em caso de traumatismo agudo, quando se identifica um nódulo palpável com hematoma associado, os exames de imagem devem ser adiados, uma vez que a mamografia e a ultrassonografia das mamas podem mostrar densidades assimétricas, lesão espiculada ou nódulo irregular, mimetizando um carcinoma e causando preocupação desnecessária. Nesse cenário, há regressão espontânea da lesão palpável e das alterações dos exames de imagem em 1 a 2 meses. A paciente deve ser reavaliada em curto prazo. Em caso de persistência dos achados, deve ser adotada a investigação habitual de um nódulo.

Nas mulheres submetidas a tratamento conservador do câncer de mama e radioterapia prévia, biópsia deve ser indicada para diferenciar da recidiva tumoral quando os exames de imagem não forem conclusivos.

Carcinoma

Cerca de 90% dos casos de câncer de mama percebidos pela mulher apresentam-se como nódulo palpável, especialmente nas pacientes com menos de 40 anos e no intervalo entre as mamografias de rastreamento.

Os carcinomas apresentam-se como massas de consistência endurecida, indolores, bordas irregulares, podendo associar-se a retração da pele, retração mamilar, invasão da pele (pele em casca de laranja) ou da parede torácica e descarga papilar hemática (Figura 14.3).

O carcinoma lobular invasor pode manifestar-se como uma área difusa endurecida na mama, assimétrica em relação à mama contralateral, não sendo delimitado como um nódulo. O carcinoma ductal invasor é responsável por 70% a 80% dos tumores de mama e o carcinoma lobular corresponde a aproximadamente 10% dos casos.

A palpação de linfonodo axilar aumentado e endurecido, ipsilateral ao nódulo mamário palpável, corrobora a suspeita de origem maligna da lesão.

Dois subtipos especiais de carcinoma, o mucinoso e o medular, merecem atenção porque têm comportamento biológico menos infiltrativo, sendo de difícil diferenciação de um nódulo benigno ao exame clínico e aos exames de imagem.

O carcinoma medular acomete mulheres jovens e está frequentemente associado à mutação dos genes *BRCA1* e *BRCA2*. Macroscopicamente, manifesta-se como nódulo bem circunscrito, delimitado e denso, com 2 a 3cm de diâmetro. Corresponde a 5% dos casos de câncer de mama.

O carcinoma mucinoso é mais raro (1% a 2% dos tumores invasores de mama), acomete mulheres na pós-menopausa e tem crescimento lento e tamanho médio de 2cm. Ao exame físico, apresenta-se como nódulo de consistência elástica, limites bem definidos e, na maioria das vezes, acomete o quadrante superolateral. A imagem mamográfica mais comum é o de um nódulo de margens bem definidas.

A PAAF ou biópsia de fragmento é fundamental para o diagnóstico diferencial entre o fibroadenoma e os carcinomas medular e mucinoso.

Adenoma de lactação

O adenoma da lactação, o tumor benigno mais frequente na gestação, é causado por alterações fisiológicas sobretudo no terceiro trimestre e durante a amamentação. Clinicamente, apresenta-se como uma massa palpável, móvel, indolor e macia. Quando ocorre infarto, pode tornar-se clinicamente atípico, apresentando-se como uma massa firme. O adenoma de lactação pode regredir espontaneamente.

Por vezes é difícil a diferenciação entre um fibroadenoma e o adenoma à ultrassonografia, que evidencia um nódulo hipoecogênico, ovalado, com o maior eixo paralelo à pele, margens circunscritas, textura homogênea e sombra acústica posterior. Pode haver discretas lobulações e discreto fluxo aumentado ao Doppler. O diagnóstico diferencial com lesões malignas pode ser difícil quando ocorrem infarto e necrose.

O índice de falso-positivo para malignidade da PAAF (citologia) durante a gestação está aumentado em razão da proliferação e da hiperplasia habituais desse período. As biópsias de fragmento (*core*) deveriam ser a primeira escolha em caso de investigação de nódulos durante a gestação e o puerpério.

Outros tumores

Os lipomas são nódulos macios e móveis que acometem com frequência o tronco e as mamas. São tipicamente benignos. O lipoma que contém estruturas ductais é chamado de adenolipoma.

O hamartoma é uma lesão pouco observada, com apresentação mamográfica de nódulo circunscrito contendo gordura. Com dimensões entre 1 e 20cm, é amolecido e móvel, e suas margens são bem definidas, mas não contém cápsula verdadeira. Trata-se de um achado tipicamente benigno, classificado como BI-RADS 2, e não tem indicação de exérese cirúrgica.

Os adenomas mamários podem ser classificados como tubular ou de lactação. São clinicamente semelhantes aos fibroadenomas, porém se diferenciam à microscopia por serem tumores epiteliais benignos com estroma normal em relação à sua função de sustentação.

PROPEDÊUTICA COMPLEMENTAR

Exames de imagem

Ultrassonografia das mamas

A ultrassonografia mamária é preferencialmente direcionada à lesão palpável e tem como vantagens a correlação direta entre os achados clínicos e os imaginológicos, a diferenciação entre conteúdo sólido e cístico da massa e a utilização do Doppler para avaliar a vascularização adjacente. As duas mamas devem ser investigadas.

Esse é o método de imagem inicialmente indicado nas pacientes jovens, com menos de 40 anos, uma vez que sua sensibilidade é maior que a da mamografia nessa faixa etária. Um estudo recente com 1.208 mulheres entre 30 e 39 anos com sintomas mamários focais mostrou sensibilidade maior da ultrassonografia quando comparada à mamografia (95,7% *versus* 60,9%).

Nas mulheres com mais de 40 anos, a ultrassonografia está indicada em caso de mamas densas à mamografia ou quando esse método não foi esclarecedor.

Por não produzir radiação ionizante, a ultrassonografia é o método de escolha para a investigação inicial de nódulos mamários palpáveis em pacientes grávidas e lactantes. A grande densidade mamária nessas fases limita a avaliação à mamografia. Quando o ultrassom das mamas identifica alguma lesão suspeita de malignidade na mulher jovem, nas gestantes e lactantes, a mamografia também está indicada. Na presença de lesão clínica palpável, suspeita, sem alteração ecográfica, está indicada propedêutica completa, incluindo mamografia para exclusão de malignidade. Eventualmente, lesões malignas palpáveis não têm expressão ecográfica e são observadas somente à mamografia ou à ressonância nuclear magnética.

Em uma série de sete estudos conduzidos em pacientes com nódulos sólidos palpáveis com morfologia benigna à ultrassonografia, foram incluídas 1.438 pacientes: nove casos de carcinoma foram diagnosticados, com incidência de 0,6%. A incidência de carcinoma em seis dos sete estudos variou entre 0% e 0,6%. Um estudo apresentou incidência mais alta de carcinoma (3,2%). As características benignas de um nódulo sólido ao ultrassom incluem formato ovalado, margens laterais abruptas e bem definidas, ecogenicidade homogênea, maior eixo de orientação paralelo à pele e ausência de fenômeno acústico posterior. A grande maioria desses nódulos representa fibroadenomas benignos. Dados o grande número de mulheres acompanhadas até o presente momento e a baixa incidência de carcinoma, o acompanhamento clínico em curto prazo das mulheres com nódulos palpáveis com características benignas à ultrassonografia realizada por imaginologista mamário especializado é uma alternativa possível em substituição às biópsias. Nessa situação, o controle clínico deve ser efetuado entre 4 e 6 meses por 2 anos.

Mamografia

A mamografia diagnóstica está indicada para avaliação inicial de nódulo palpável em pacientes com mais de 40 anos, mesmo quando há uma mamografia de rastreamento negativa recente. O exame também pode ser indicado nas mulheres entre 30 e 39 anos de idade. Uma mamografia isolada não está contraindicada em mulheres com menos de 30 anos, podendo ser realizada em caso de lesão suspeita ao exame clínico que não apresenta expressão ecográfica. A probabilidade de uma mulher desenvolver câncer de mama na década seguinte aumenta com a idade: o risco é de 1 em 1.681 mulheres aos 20 anos, 1 em 232 aos 30 anos e 1 em 69 aos 40 anos.

O exame deve ser realizado sob a supervisão de um radiologista e consiste nas incidências craniocaudal e mediolateral oblíqua de cada mama. Um marcador radiopaco deve ser fixado sobre o nódulo palpável para identificar sua localização. O exame pode ser complementado com compressão localizada com ou sem magnificação. Algumas incidências adicionais, como craniocaudal exagerada para a lateral ou perfil em 90 graus, podem ajudar na identificação da localização e das características da lesão.

A mamografia identifica microcalcificações e distorções arquiteturais, normalmente não visibilizadas à ecografia, e está indicada em todos os casos em que há suspeita de tumor maligno, mesmo em pacientes com menos 30 anos de idade. Nessa situação, eventualmente a mamografia é esclarecedora, evidenciando microcalcificações agrupadas associadas ou não a assimetrias sem alteração ou correlação ecográfica.

Mamografia associada à ultrassonografia

A associação da mamografia à ultrassonografia para o diagnóstico de lesão palpável na mama aumenta a taxa de verdadeiro-positivo. Em duas séries que avaliaram nódulos mamários palpáveis, a mamografia alcançou sensibilidade de 86% a 91%. A adição da ultrassonografia detectou 93% a 100% dos carcinomas que eram ocultos à mamografia. A adição da ultrassonografia à mamografia também melhora a identificação de lesões benignas. Em um estudo, 40% das massas benignas palpáveis só foram identificadas à ecografia. Assim, na presença de lesões palpáveis, a associação mamografia-ecografia é considerada o padrão-ouro de avaliação imaginológica.

Quando a mamografia identifica lesões tipicamente benignas, como linfonodo, hamartoma ou cisto oleoso, a ultrassonografia não é necessária. Quando a mamografia identifica uma massa provavelmente benigna (nódulo ovalado, circunscrito), a ultrassonografia está geralmente indicada para caracterizar melhor a lesão e seu conteúdo (sólido, cístico ou ambos).

Ressônancia magnética das mamas

A ressonância magnética das mamas (RMM) não está indicada como avaliação inicial de um nódulo mamário palpável. Sua indicação continua em investigação. A RMM emergiu como um método útil na identificação de carcinoma de mama oculto em mulheres de alto risco e na avaliação da extensão da lesão nas pacientes já com diagnóstico de carcinoma. Logo, é mais custo-efetivo utilizar a mamografia e/ou a ultrassonografia como métodos iniciais de imagem.

Punção por agulha fina e biópsia por agulha grossa

O primeiro passo na avaliação de uma paciente com massa palpável na mama consiste na realização da PAAF com seringa de 20mL e agulha 25 × 0,7mm ou 25 × 0,8mm. Aspira-se o conteúdo líquido de um cisto ou coleta-se material para citologia nos casos de lesão sólida. Entretanto, quando há indicação de exame de imagem após a PAAF, a rotura da parede do cisto ou a formação de um hematoma pode dificultar a identificação exata da lesão. O exame de imagem deve ser realizado 2 semanas após a PAAF e o radiologista avisado do procedimento prévio. Se exames de imagem estão disponíveis e são de fácil acesso sem risco de atraso no diagnóstico, deve ser realizada a PAAF ou a *core biopsy* após a propedêutica imaginológica. Entretanto, diante da dificuldade de acesso à propedêutica imaginológica, situação comum no Brasil, a PAAF ou a *core biopsy* não devem ser postergadas.

A PAAF guiada pela ultrassonografia pode acessar lesões pequenas, profundas ou pouco definidas à palpação. Quando a amostra é adequada em pacientes com lesão sólida, a PAAF tem alta senbilidade para malignidade (98% a 99%) com valor preditivo positivo de 99% e valor preditivo negativo entre 86% e 99%. A adequabilidade da amostra merece atenção; estudos classificaram 22% a 28% das amostras como inadequadas. O treinamento e a experiência do médico são a chave para o aumento das amostras satisfatórias.

A biópsia por agulha grossa (*core biopsy*) tem maiores sensibilidade e especificidade do que a PAAF e possibilita o diagnóstico histológico do nódulo. O procedimento é realizado sob anestesia local com agulha cortante de 14 a 18G para a retirada de quatro a seis fragmentos da lesão. A sensibilidade da biópsia por agulha grossa guiada por ultrassonografia chega a 99% para o diagnóstico de malignidade das lesões palpáveis. Cabe perceber que mesmo na presença de lesões palpáveis a biópsia ecoguiada se mostra superior ao procedimento à mão livre, sendo sempre preferível (Figura 14.7). Os espécimes diferenciam entre o carcinoma *in situ* e invasor e podem ser usados para estudo imuno-histoquímico, dosando receptores hormonais. Por isso, na atualidade, para lesões sólidas a *core biopsy* deve ser sempre preferida em relação à PAAF, a qual fica reservada para situações em que a biópsia de fragmento (*core*) não está disponível ou é de difícil acesso.

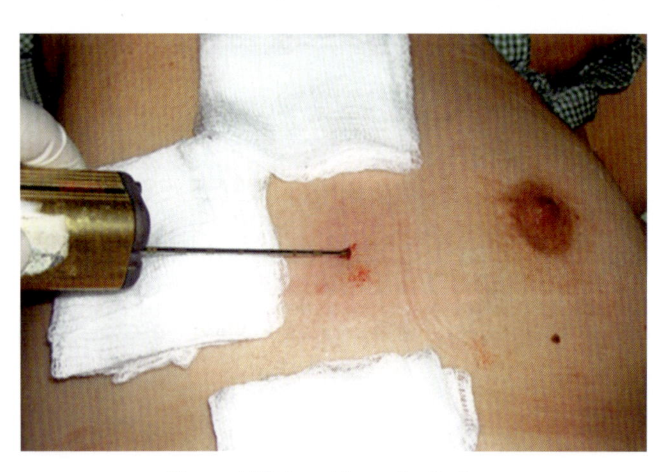

Figura 14.7 *Core biopsy* à mão livre.

Como enfatizado previamente, os exames de imagem devem ser preferencialmente realizados antes da biópsia, uma vez que o procedimento pode mascarar ou dificultar a identificação de uma lesão.

Nódulos palpáveis com PAAF ou biópsia de fragmento benigna que apresentem alteração ao exame físico ou imaginológico durante o controle clínico, crescimento ou mudanças nas características, devem ser reavaliados com nova biópsia ou excisados. É fundamental a correlação clínica-imaginológica-citológica-histológica das lesões e, na presença de discordância entre os achados, deve ser avaliada nova biópsia guiada ou excisão.

CONSIDERAÇÕES FINAIS

- Em virtude das inconsistências do exame físico, uma investigação imaginológica deve ser realizada em todo nódulo mamário palpável, independentemente da idade da paciente.
- A diferenciação inicial entre conteúdo sólido e cístico de uma massa mamária palpável pode ser feita por meio da PAAF na avaliação inicial.
- O exame físico pode detectar até 8% de tumores invasores de mama que não têm expressão à mamografia e/ou à ultrassonografia e não pode ser abolido.
- Utiliza-se o tripé diagnóstico: exame físico, exames de imagem e amostra de tecido (PAAF ou biópsia de fragmento).
- A ultrassonografia das mamas é o exame de imagem inicialmente indicado para mulheres ≤ 30 anos com nódulo mamário palpável.
- Para mulheres entre 30 e 39 anos, tanto a ultrassonografia como a mamografia diagnóstica podem ser indicadas para a avaliação inicial.
- A mamografia diagnóstica é o exame inicialmente indicado para mulheres ≥ 40 anos com nódulo mamário palpável. Sua associação à ultrassonografia aumenta a sensibilidade no diagnóstico da lesão.
- A ultrassonografia é o método de escolha na investigação inicial de nódulos mamários palpáveis em pacientes grávidas e lactantes.
- Qualquer lesão altamente suspeita de malignidade nos exames de imagem deve ser biopsiada, independentemente dos achados à palpação das mamas.
- Qualquer lesão altamente suspeita de malignidade ao exame físico deve ser biopsiada, independentemente dos achados da mamografia e da ultrassonografia das mamas.

- A investigação de um nódulo mamário palpável durante a gestação e amamentação não deve ser adiada.
- Diante de um nódulo com palpação, exames de imagem e punção com características benignas, o acompanhamento clínico é uma alternativa a biópsias guiadas e, nessa situação, a paciente deve ser reavaliada com intervalo entre 4 e 6 meses por 2 anos.
- Nódulos palpáveis com PAAF ou biópsia de fragmento benigna, mas que apresentam crescimento ou mudança radiológica durante o controle clínico, devem ser reavaliados e excisados.
- É fundamental a correlação clínica-imagenológica-citológica-histológica das lesões e, na presença de discordância entre os achados, deve-se avaliar nova biópsia guiada ou excisão.

Leitura complementar

Ariga R, Bloom K, Reddy VB et al. Fine-neddle aspiration of clinically suspicious palpable breast masses with histopathologic correlation. Am J Surg 2002; 184:410-3.

Balasubramanian P, Murugesan VK, Boopathy V. The role of MR mammography in differentiating benign from malignant in suspicious breast masses. Journal of Clinical and Diagnostic Research 2016; 10(9):TC-05-TC08.

Barton MB, Harris R, Fletcher SW. The rational clinical examination. Does this patient have breast cancer? The screening clinical breast examination: should it be done? How? JAMA 1999; 282-1270.

Boff RA, Wisintainer F. Mastologia moderna: abordagem multidisciplinar. 1. ed. Caxias do Sul: Mesa Redonda, 2006.

Clarke D, Sudhakaran N, Gateley CA. Replace fine needle aspiration cytology with automated core biopsy in the triple assessment of breast cancer. Ann R Coll Surg Engl 2001; 83:110-2.

Ministério da Saúde. Controle dos cânceres do colo do útero e da mama, 2. ed. Cadernos de Atenção Básica, 2013.

Graf O, Helbich TH, Fuchsjaeger MH et al. Follow-up of palpable circumscribed noncalcified solid breast masses at Mammography and US: Can biopsy be averted? Radiology 2004; 233:850-6.

Harvey JA, Mahoney MC, Newell MS et al. ACR appropriateness criteria palpable breast masses. J Am Coll Radiol 2013; 10:742-9.

Holanda AAR, Gonçalves AKS, Medeiros RD et al. Achados ultrassonográficos das alterações fisiológicas e doenças mamárias mais frequentes durante a gravidez e lactação. Radiol Bras 2016; 49(6): 389-96.

Klein S. Evaluation of palpable breast masses. Am Fam Physician 2005; 71:1731-8.

Meric F, Buchholz TA, Mirza NQ et al. Long-term complications associated with breast-conservation surgery and radiotherapy. Ann Surg Oncol 2002; 9:543.

Morris KT, Vetto JT, Petty JK et al. A new score for the evaluation os palpable breast masses in women under age 40. Am J Surg 2002; 184:346-7.

Morrow M, Wong S, Venta L. The evaluation os breast masses in women younger than forty years of age. Surgery 1998; 124-634.

Morrow M. The evaluation of common breast problems. Am Fam Physician 2000; 61:2371.

Nazário ACP, Rego MF, Oliveira VM. Nódulos benignos da mama: uma revisão dos diagnósticos diferenciais e conduta. Rev Bras Ginecol Obste 2007; 29(4):211-9.

Piroth MD, Fischedick K, Wein B et al. Fat necrosis and parenchymal scarring after breast-conserving surgery and radiotherapy with an intraoperative electron or fractioned, percutaneous boost: a retrospective comparison. Breast Cancer 2014; 21:409.

Provencher L, Hogue JC, Desbiens C et al. Is clinical breast examination importante for breast câncer detection? Curr Oncol 2016 Aug; 23(4):e332-e339.

Sabel MS, Chagpar AB, Chen W. Clinical manifestations and diagnosis of a palpable breast mass. Disponível em: http://www.uptodate.com/contents/clinical-manifestations-and-diagnosis-of-a-palpable-breast-mass; 2017.

Santen RJ, Mansel R. BenignBreast Disorders. N Engl J Med 2005; 353:275-85.

Saxe A, Phillips E, Orfanou P, Husain M. Role of sample adequacy in fine neddle aspiration biopsy of palpable breast lesions. Am J Surg 2001; 182:369-71.

Schoonjans JM, Brem RF. Fourteen-gauge ultrassonographically guided large-core needle biopsy of breast masses. J Ultrasond Med 2001; 20:967.

Steinberg JL, Trudeau ME, Ryder DE et al. Combined fine-needle aspiration, physical examination and mamography in the diagnosis of palpable breast masses: their relation to outcome for women with primary breast cancer. Can J Surg 1996; 39:302-11.

Vargas HI, Vargas MP, Eldrageely K et al. Outcomes of surgical and sonographic assessment of breast masses in women younger than 30. Am Surg 2005; 71:716-9.

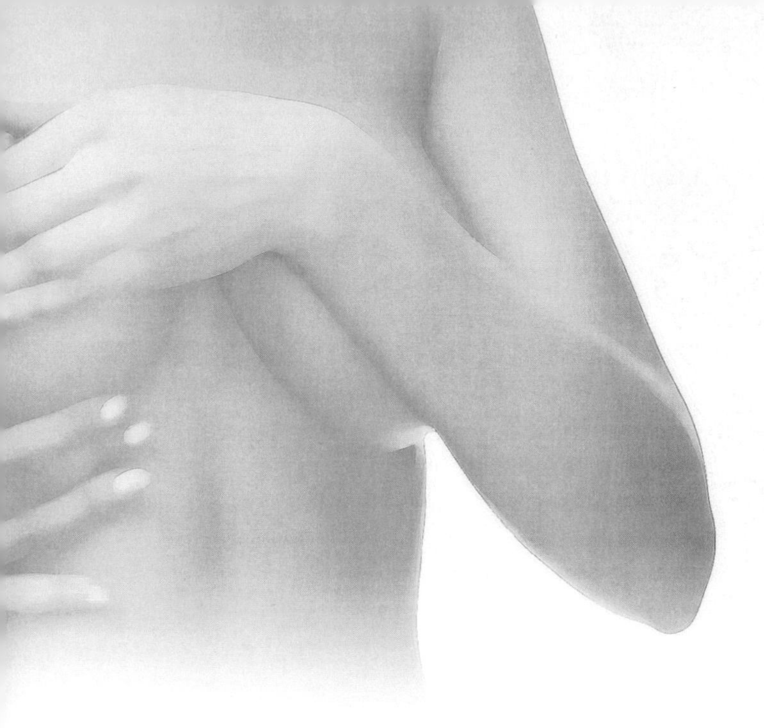

15

Derrame Papilar

Gessandro Elpídio Fernandes Barbosa
Carolina Lamac Figueiredo

INTRODUÇÃO

O derrame papilar (DP) pode ser definido como a saída de secreção através do óstio ductal sem relação com o ciclo gravídico-puerperal ou lactacional. Também conhecido como derrame mamilar, descarga papilar ou telorragia, é um sinal que pode estar presente em uma grande variedade de doenças do sistema ductal mamário ou em outras condições clínicas, tornando-se um complexo desafio diagnóstico para o médico.

O DP está entre as queixas mamárias mais comuns, representando o terceiro maior motivo de procura ao especialista, perdendo apenas para as mastalgias e para os tumores mamários. A queixa de DP corresponde a cerca de 7% a 10% das queixas registradas nos consultórios de mastologia. A média de idade das mulheres acometidas por DP é de aproximadamente 50 anos, e cerca de 50% a 80% das mulheres em idade reprodutiva podem apresentar algum episódio de DP.

Em algumas situações é esperada a saída natural de secreção pelos mamilos, como é o caso do ciclo gravídico-puerperal e lactacional. Durante a gestação, em função do alto fluxo sanguíneo nas mamas, pode ocorrer até mesmo a saída de fluxo hemático multiductal. Nesses casos, a conduta consiste apenas em orientar e tranquilizar a gestante quanto à natureza fisiológica da secreção. Outros fatores, como estresse e manipulação mamilar ou das mamas com massagens, compressão ou sucção, também podem gerar DP por estimularem os ductos lactíferos a secretarem fluidos. Já os DP que surgem no período pós-menopausa ou em homens, ainda que na anamnese pareçam estar associados a causas fisiológicas, devem ser sempre investigados por estarem mais frequentemente relacionados com outras condições patológicas.

O principal objetivo ao se avaliar uma mulher com DP é estabelecer a diferença entre derrame fisiológico, que representa cerca de 95% dos casos, e derrame patológico, presente em torno de 3% a 5% das pacientes. Essa discriminação é importante em razão da notável relação entre DP patológico e condições malignas subjacentes, como câncer de mama e lesões de alto risco. Desse modo, uma anamnese detalhada e um exame físico cuidadoso vão direcionar o próximo passo do manejo dessas pacientes.

CLASSIFICAÇÃO E ETIOLOGIA

Os derrames papilares podem ser divididos em:

- **Galactorreia:** presença de secreção láctea fora do período de gestação ou amamentação, geralmente bilateral e multiductal. Mais comumente observado após a gravidez, pode durar de 1 a 2 anos e também pode ocorrer nas jovens no início da puberdade e permanecer por vários meses a 1 ano sem qualquer doença subjacente. Pode ser idiopática ou secundária, sendo frequentemente ocasionada por hiperprolactinemia. A causa orgânica mais comum para o aumento da prolactina são os tumores hipofisários, mas esse aumento também pode ser causado por uso de medicamentos que alteram a via endócrina (eixo hipotálamo-hipofisário) para a lactação, tais como estrogênio exógeno, antidepressivos tricíclicos, anti-hipertensivos, fenotiazinas, bloqueadores dos receptores de dopamina, antagonistas dos receptores H2 e agentes antipsicóticos. Outras causas de galactorreia são: exercícios físicos intensos, manipulação excessiva do mamilo, estresse, necrose hipofisária, hipotireoidismo, tumor broncogênico, hipernefromas e insuficiência renal crônica.

- **Fisiológico:** geralmente é multiductal, bilateral, multicolorido (variando do branco até o esverdeado) e provocado. Pode ser secundário à manipulação do mamilo, à compressão mamária ou à estimulação sexual.
- **Patológico:** normalmente é uniductal, unilateral, de coloração cristalina (tipo água de rocha) ou com presença de sangue e aspecto sanguinolento ou serossanguinolento. O DP geralmente é espontâneo, intermitente e persistente e pode estar associado a uma massa subjacente.

Existe um DP que pode ocorrer durante a gestação e continuar por até 2 anos após o parto e a lactação. Em geral, esse DP se inicia no segundo trimestre da gravidez, podendo ser uni ou bilateral, variando de um aspecto brancacento a serossanguinolento, sem, no entanto, estar associado a patologias mamárias malignas. O mecanismo postulado para a ocorrência desse DP é o desenvolvimento epitelial com formação de pseudopapilomas que se projetam para dentro dos ductos e alvéolos e que podem ser facilmente traumatizados e liberar a secreção sanguinolenta. Normalmente, esse problema é resolvido após o parto e não contraindica a amamentação.

Em um estudo desenvolvido por Goksel e cols., foram comparadas as chances de desenvolvimento de câncer de mama entre pacientes com DP provocado e DP espontâneo, e nenhuma das pacientes com DP provocado desenvolveu câncer de mama no acompanhamento. Em outro estudo, desenvolvido por Bahl e cols., essa ideia é reforçada, já que nenhum carcinoma *in situ* ou invasivo da mama foi encontrado em pacientes que apresentavam DP fisiológico. Cabe ressaltar que, sempre que o médico está diante de um DP patológico ou suspeito, esse DP deve ser avaliado tanto por meio da história clínica e do exame físico como por exames de imagem adequados. Vários estudos mostram que a taxa de malignidade aumenta quando alterações radiológicas ou ao exame físico são encontradas em associação ao DP. Portanto, a importância da investigação do DP está em afastar ou confirmar sua associação a neoplasias malignas da mama (Quadro 15.1).

Quadro 15.1 Características do derrame papilar fisiológico e patológico

Características	Fisiológico	Patológico
Lateralidade	Bilateral	Unilateral
Ductos acometidos	Multiductal	Uniductal
Presença de sangue	Sem sangue	Com sangue
Coloração	Várias cores	Serosa/clara/ sanguinolenta
Secreção	Provocada (estimulação mamilar ou compressão mamária)	Espontânea

PRINCIPAIS CAUSAS DE DERRAME PAPILAR PATOLÓGICO

O DP patológico geralmente decorre de distúrbios benignos da mama, mesmo quando há a presença de sangue. As principais causas de DP patológico são o papiloma intraductal, a ectasia ductal, a doença fibrocística da mama e o carcinoma *in situ* e invasivo da mama.

O papiloma intraductal representa a causa mais comum, correspondendo a cerca de 45% das causas de DP patológico. Normalmente ocorre nos ductos retroareolares principais, e a secreção apresenta aspecto sanguinolento ou serossanguinolento. Pode estar associado à presença de lesão mamária subjacente.

Cerca de 25% dos DP patológicos são ocasionados pela ectasia do ducto mamário, a qual consiste na dilatação dos ductos com estagnação de secreção intraductal. Acomete, principalmente, pacientes entre a quinta e a oitava década de vida. Já os DP secundários a doença fibrocística da mama, caracterizada por mastalgia e aumento da sensibilidade mamária em resposta ao desenvolvimento de placas fibrocísticas e de nodulações mamárias, correspondem a 15% dos casos.

Apenas cerca de 10% de todos os casos de DP patológico decorrem do carcinoma *in situ* ou invasivo da mama, o qual, na maioria das vezes, está associado à pre-

Quadro 15.2 Causas de derrame papilar fisiológico e patológico

Causas de derrame papilar fisiológico	Causas de derrame papilar patológico
Gravidez	Papiloma intraductal
Galactorreia pós-parto	Ectasia ductal
Flutuações hormonais associadas ao ciclo menstrual	Doença fibrocística da mama
Uso de estrogênio exógeno	Carcinoma *in situ* ou invasor
Manipulação mamilar ou da mama	Doença de Paget da mama
Estimulação sexual	

sença de um nódulo. Vale ressaltar que apenas 1% a 5% de todos os cânceres de mama têm DP associado.

A idade é um fator de risco em mulheres que apresentam DP, sendo idade > 50 anos, secreção sanguinolenta e presença de nódulo mamário associado os fatores preditores para o câncer de mama. A presença de DP em homem é rara e está associada a altas taxas de malignidade. Dois estudos mostraram presença de carcinoma mamário em 23% a 57% dos homens com presença de DP (Quadro 15.2).

INVESTIGAÇÃO CLÍNICA

A investigação clínica do DP inicia com a anamnese completa e exame clínico bem-feito. O ponto mais importante da história clínica consiste em avaliar se o DP é espontâneo ou provocado. Convém determinar, também, o início dos sintomas, sua duração, o número de ductos envolvidos, se é uni ou bilateral, e seu aspecto (multicolorido, seroso, sanguinolento, serossanguinolento).

Na anamnese, é fundamental avaliar os fatores de risco para câncer de mama, principalmente idade, história familiar positiva ou antecedente pessoal de câncer de mama. O questionamento sobre o uso de medicamentos e sobre a presença de distúrbios hormonais também deve ser realizado, principalmente na presença de galactorreia bilateral.

Durante o exame físico, deve ser realizado o exame completo das mamas e das axilas, investigando possíveis alterações cutâneas e a presença de linfonodomegalia palpável e massas palpáveis. Além disso, a expressão mamilar, mediante a compressão digital seletiva com o dedo indicador no sentido radial e sobre a aréola (manobra do gatilho), é de fundamental importância para a avaliação do DP.

EXAMES COMPLEMENTARES

A necessidade de exames complementares varia, principalmente, em função do sexo, do tipo de DP e da idade do indivíduo acometido.

Homens com DP sempre devem ser avaliados por meio de um exame de imagem e, se necessário, diagnóstico tecidual, uma vez que há uma forte associação a processos malignos subjacentes. Mulheres com menos de 40 anos de idade e com DP fisiológico, em geral, não necessitam avaliação complementar com exames de imagem e devem ser acompanhadas clinicamente. Já aquelas com mais de 40 anos precisam de um exame de imagem complementar, exceto nos casos em que apresentem mamografia atualizada sem achados sugestivos de malignidade.

As mulheres que apresentam DP patológico sempre deverão complementar a avaliação clínica com algum exame de imagem. A seguir, são lembrados alguns dos exames que podem auxiliar o manejo dessas pacientes:

- **Mamografia (MMG):** pode identificar lesões subclínicas, como microcalcificações, nódulos e alterações arquiteturais do parênquima e, em alguns casos, pode demonstrar uma dilatação dos ductos retroareolares. Entretanto, sua contribuição é limitada na investigação do DP, e achados negativos necessitam de investigação complementar. É o exame de escolha na investigação inicial em homens e mulheres com mais de 40 anos. Seus achados podem ser complementados pela ultrassonografia das mamas, pela ressonância nuclear magnética (RMM) das mamas ou pela ductografia.
- **Ultrassonografia de mamas:** exame útil no diagnóstico de ectasia ductal e na avaliação da região retroareolar, quando a MMG é negativa. Pode ser usada para guiar procedimentos de biópsia, como punção aspirativa por agulha fina (PAAF), *core biopsy* (CB) ou mamotomia. Nas pacientes com menos de 40 anos, pode ser o exame de escolha inicial no lugar da MMG.
- **Galactografia ou ductografia:** consiste em uma mamografia contrastada que identifica lesões presentes na árvore ductal. Entretanto, está em desuso, pois se trata de um exame doloroso, traumático e que expõe o indivíduo ao risco de infecções e disseminação neoplásica, caso a lesão seja maligna.
- **Ductoscopia:** cateterização dos ductos, possibilitando sua visibilização direta. Tem pouca aplicabilidade clínica e é dispendiosa.
- **Ressonância magnética das mamas (RMM):** complementa os demais métodos de imagem e tem a capacidade de detectar pequenas lesões intraductais com boa sensibilidade e moderada especificidade. Trata-se de um exame de alto custo, o que dificulta sua utilização.

- **Citologia do derrame papilar:** exame limitado por muitas vezes apresentar resultados inconclusivos e ter pobre valor preditivo, não sendo recomendado como método de diagnóstico.
- **Biópsia cito/histopatológica:** sempre que algum exame de imagem mostrar alguma lesão suspeita que possa ser a causa do DP patológico estará indicada a realização de biópsia. A PAAF é um método de diagnóstico citopatológico e apresenta alto índice de resultados falso-negativos e, principalmente, de falso-positivos, além de não diferenciar lesões papilíferas malignas e benignas. A CB é um método de diagnóstico histopatológico. Vários estudos mostraram que a CB é superior à PAAF em termos de sensibilidade, especificidade e em diagnóstico histológico correto da lesão. A mamotomia é particularmente útil para garantir a amostragem completa de pequenas lesões papilares intraductais. A excisão completa dessas lesões por mamotomia pode ser, além de diagnóstica, terapêutica, pois o DP pode cessar completamente em 90% a 97,2% dos casos.

TRATAMENTO

O tratamento do DP fisiológico deve ser individualizado e é guiado pelos sinais e sintomas presentes em cada caso. Se a paciente estiver em uso de algum medicamento que esteja associado à presença de DP, deve-se suspender o uso desse medicamento ou substituí-lo sempre que possível. Caso o DP esteja associado a alguma outra condição sistêmica, o tratamento específico deverá ser realizado.

Em mulheres com DP fisiológico, é possível apenas a observação clínica daquelas com idade inferior a 40 anos. Nas mulheres com mais de 40 anos de idade, pode ser realizado acompanhamento clínico do DP, desde que a mamografia de rastreamento esteja atualizada (com menos de 6 meses).

No que diz respeito à abordagem do DP patológico, quando este se apresenta associado a achados positivos nos exames de imagem, a pesquisa cito/histopatológica é indicada, seja por PAAF, CB, mamotomia ou mesmo por meio de cirurgia. Por outro lado, quando o DP se apresenta com imagens negativas, vários são os algoritmos encontrados na literatura que recomendam desde o acompanhamento clínico de mulheres mais jovens e de baixo risco para câncer de mama, passando por propedêutica intraductal, até a abordagem cirúrgica.

Uma revisão sistemática e metanálise foi realizada com o objetivo de prover uma visão global da variabilidade das taxas de câncer de mama em pacientes com DP patológico em diferentes grupos. Além disso, buscou demonstrar a acurácia das modalidades propedêuticas utilizadas e as diferenças nas taxas de abordagem cirúrgica nessas pacientes. Essa revisão concluiu que o principal fator associado à malignidade, relacionado com um DP patológico, foi a idade avançada, sobretudo acima dos 50 anos. A taxa de malignidade média entre os estudos incluídos na revisão foi de 10,2%, justificando a necessidade de abordagem cirúrgica. No entanto, ressalta-se que a indicação cirúrgica deve ser avaliada com cautela em mulheres jovens (< 50 anos) sem fatores de risco, como história familiar positiva para câncer de mama, massa palpável ou DP volumoso, podendo o manejo nesses casos ser feito com acompanhamento atento, de maneira conservadora.

Quanto às sensibilidades agrupadas dos métodos de investigação, a associação de mamografia à citologia do esfregaço do DP apresentou a sensibilidade mais baixa. A mamografia combinada com ultrassonografia resultou em maior sensibilidade agrupada, enquanto o teste com maior sensibilidade agrupada consistiu na combinação de RMM seguida de galactografia. A taxa média de cirurgias no grupo das mulheres com derrame papilar patológico foi de 43,4% com variação mínima de 24% e máxima de 83%. Quanto à etiologia, o papiloma, seguido pela ectasia ductal, foi a principal causa de DP em mulheres que tiveram diagnóstico tecidual.

Outra revisão sistemática e metanálise verificou a acurácia da RMM *versus* a galactografia em mulheres com DP patológico. Nesse estudo, concluiu-se que a RMM apresentou desempenho mais alto na detecção de qualquer tipo de lesão mamária entre as mulheres pesquisadas. Em relação ao diagnóstico de câncer, a RMM apresentou maiores sensibilidade e especificidade quando comparada à galactografia. Esse estudo apontou que, nas situações em que não há achados mamográficos ou ultrassonográficos positivos, a RMM deve ser preferida em detrimento da galactografia.

Assim, para o tratamento do DP patológico em mulheres com lesão mamária associada a primeira conduta a ser tomada consiste na realização da biópsia para definição diagnóstica e conduta adequada em cada caso. Se o exame histológico demonstrar a presença de carcinoma *in situ* ou invasivo da mama, o tratamento oncológico adequado deverá ser realizado. Caso a CB ou a mamotomia não sejam possíveis ou não sejam diagnósticas, deve-se realizar a biópsia cirúrgica para diagnóstico definitivo e tratamento adequado do DP. A biópsia cirúrgica consiste na ressecção dos ductos principais retroareolares ou, quando possível, na retirada apenas do ducto comprometido, principalmente quando se trata de mulheres que ainda pretendem amamentar. A biópsia cirúrgica está indicada nos casos de DP patológico, mesmo quando os exames de imagem forem negativos (Figura 15.1).

CONSIDERAÇÕES FINAIS

- O DP pode ser classificado como galactorreia, fisiológico ou patológico com base em suas características.
- A maioria dos DP tem origem benigna.
- O DP fisiológico geralmente multiductal, bilateral, multicolorido e provocado.
- O DP patológico geralmente é uniductal, unilateral, cristalino, sanguinolento ou serossanguinolento e espontâneo.
- O papiloma intraductal é a causa mais comum de DP patológico.
- A propedêutica do DP patológico inclui mamografia e ultrassonografia como exames iniciais.
- Outros métodos diagnósticos, como galactografia e RMM, podem ser utilizados quando os métodos de imagem iniciais são negativos.
- Caso seja encontrada alguma lesão suspeita nos exames de imagem, a biópsia estará indicada.
- A citologia no DP não é indicada como método diagnóstico.
- A biópsia cirúrgica por excisão dos ductos principais ou apenas do ducto acometido deve ser realizada para definição diagnóstica do DP patológico, mesmo se os exames de imagem forem negativos.

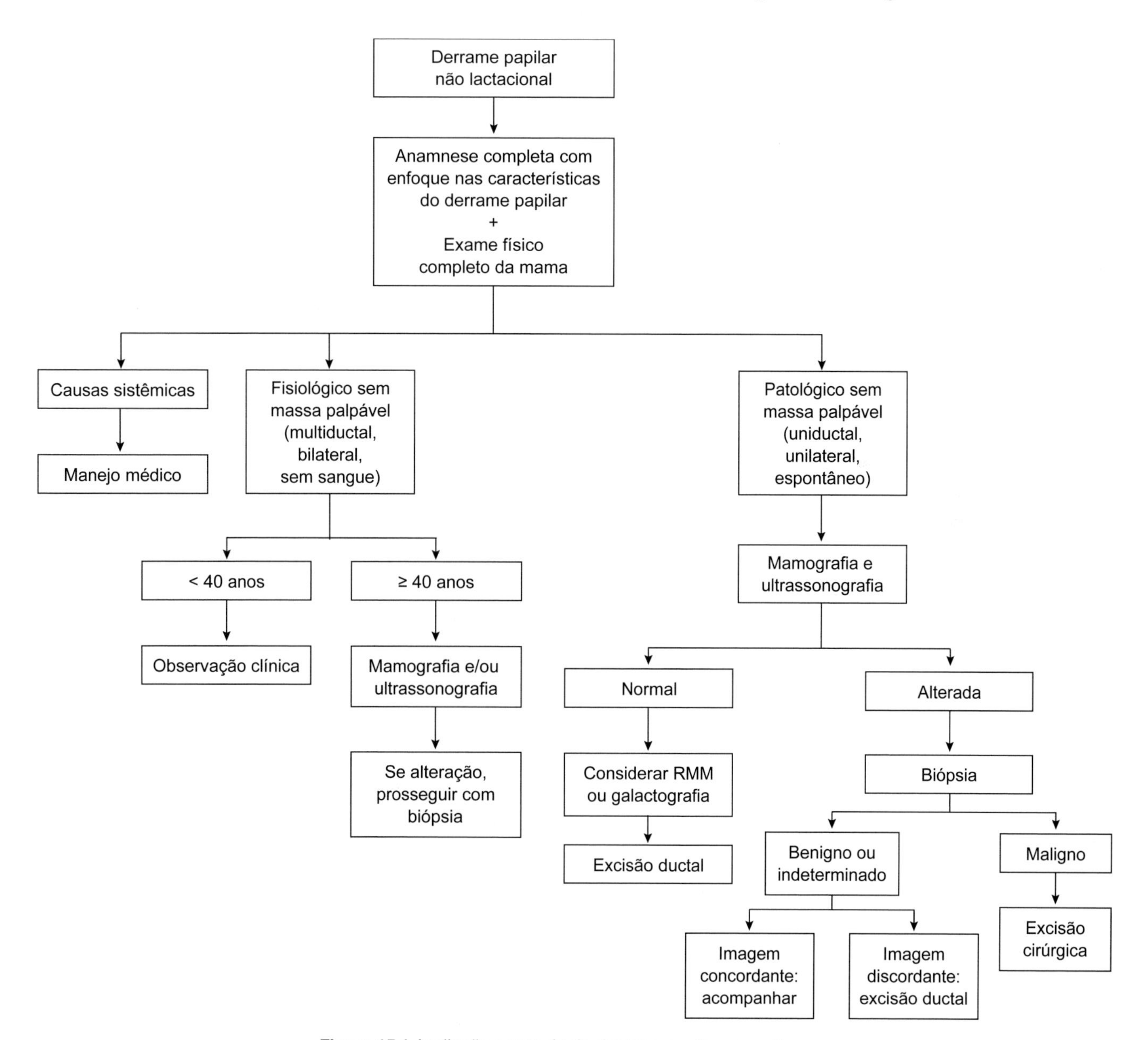

Figura 15.1 Avaliação e manejo do derrame papilar em mulheres.

Leitura complementar

Bahl M, Baker JA, Greenup RA, Ghate SV. Diagnostic value of ultrasound in female patients with nipple discharge. AJR Am J Roentgenol 2015; 205(1):203-8.

Berger N, Luparia A, Di Leo G et al. Diagnostic performance of MRI versus galactography in women with pathologic nipple discharge: a systematic review and meta-analysis. AJR Am J Roentgenol 2017; 209(2):465-71.

Cheung KL, Alagaratnam TT. A review of nipple discharge in Chinese women. J R Coll Surg Edinb 1997; 42(3):179-81.

Goksel HA, Yagmurdur MC, Demirhan B et al. Management strategies for patients with nipple discharge. Langenbecks Arch Surg 2005; 390(1):52-8.

Golshan M. Nipple discharge. In: UpToDate, Chagpar AB (ed.). UpToDate. Waltham, MA: UpToDate Inc. Disponível em: http://www.uptodate.com (Accessed on September 01, 2017).

Gray RJ, Pockaj BA, Karstaedt PJ. Navigating murky waters: a modern treatment algorithm for nipple discharge. Am J Surg 2007; 194(6):850-4.

Hussain AN, Policarpio C, Vincent MT. Evaluating nipple discharge. Obstet Gynecol Surv 2006; 61(4):278-83.

Jardines L. Management of nipple discharge. Am Surg 1996; 62(2):119-22.

King TA, Carter KM, Bolton JS, Fuhrman GM. A simple approach to nipple discharge. Am Surg 2000; 66(10):960-5.

Lee SJ, Trikha S, Moy L et al. ACR Appropriateness Criteria® Evaluation of Nipple Discharge. J Am Coll Radiol 2017; 14(5):138-53.

Leis HP Jr. Management of nipple discharge. World J Surg 1989; 13(6):736-42.

Leong A. Variations in abnormal nipple discharge management in women- a systematic review and meta-analysis. National University of Ireland Galway, 2016. Inc. Disponível em: http://www.undergraduatelibrary.org/system/files/Variations%20in%20Abnormal%20Nipple%20Discharge%20Management%20in%20Women-%20a%20Systematic%20Review%20and%20Meta-analysis.pdf (Accessed on September 01, 2017).

Menke CH, Chagas CR, Vieira RJS, Boff RA. Tratado de mastologia da SBM. 1. ed. Rio de Janeiro (RJ): Revinter, 2011.

Murad TM, Contesso G, Mouriesse H. Nipple discharge from the breast. Ann Surg 1982; 195(3):259-64.

Patel BK, Falcon S, Drukteinis J. Management of nipple discharge and the associated imaging findings. Am J Med 2015; 128(4):353-60.

Sajadi-Ernazarova KR, Adigun R. Breast, Nipple discharge. StatPearls [Internet]. Treasure Island (FL): StatPearls Publishing, 2017.

Sakorafas GH. Nipple discharge: current diagnostic and therapeutic approaches. Cancer Treat Rev 2001; 27(5):275-82.

Santen RJ, Mansel R. Benign breast disorders. N Engl J Med 2005; 353(3):275-85.

Taniguchi CK, Júnior OP. Fluxos papilares. In: Elias S, Facina G, Araujo-Neto JT (eds.) Mastologia – condutas atuais: série mastologia. 1. ed. Barueri (SP): Manole, 2016: 95-101.

Yoon JH, Yoon H, Kim EK, Moon HJ, Park YV, Kim MJ. Ultrasonographic evaluation of women with pathologic nipple discharge. Ultrasonography 2017.

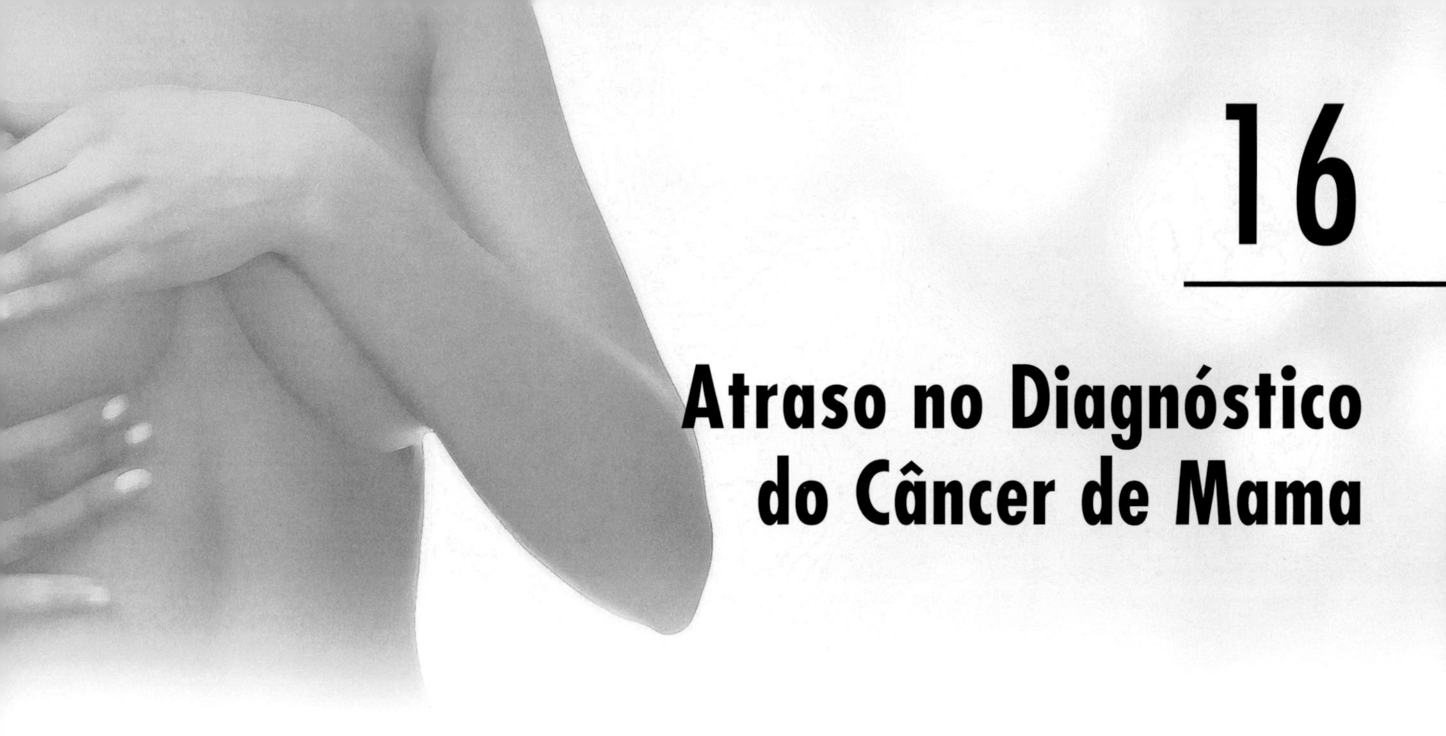

16

Atraso no Diagnóstico do Câncer de Mama

Angellica Pereira de Almeida
Carolina Nazareth Valadares
Henrique Lima Couto
Washington Cançado Amorim

INTRODUÇÃO

O câncer de mama é a neoplasia maligna mais frequente nas mulheres, excluindo-se os casos de câncer de pele não melanoma. No Brasil foram estimados, para 2016, 57.960 casos novos de câncer de mama por 100.000 habitantes. A demora no tempo de espera para a realização dos exames diagnósticos e para o início do tratamento pode ter consequências graves para as pacientes. Além disso, um tratamento realizado tardiamente prejudica a qualidade de vida, porque exige abordagens mais agressivas e múltiplas modalidades terapêuticas e resulta na sobreposição de sequelas.

Convém considerar ainda o aumento dos gastos públicos como consequência dos tratamentos mais caros e prolongados, bem como os custos previdenciários decorrentes do afastamento do trabalho. Com isso, o atraso no diagnóstico e tratamento do câncer de mama é considerado um importante problema de saúde pública.

A eclosão do câncer de mama na vida da mulher acarreta efeitos traumáticos e, além da própria enfermidade, carreia o receio de uma doença sem cura, abundante em estigmas e sofrimentos. A taxa de mortalidade relacionada com o câncer de mama é sempre crescente e elevada, provavelmente porque a doença é diagnosticada em estádios avançados.

O câncer de mama pode ser detectado por meio do autoexame, do exame físico e da mamografia, devendo ser confirmado por meio da biópsia da lesão e sendo considerado de bom prognóstico quando diagnosticado e tratado precocemente. O acesso a exames complementares, a consulta com especialista e o tempo para o diagnóstico do câncer de mama variam nas diversas regiões do país, dependendo de fatores geográficos e socioeconômicos.

Apesar de o sistema de saúde brasileiro se encontrar em evolução, muitas pacientes alcançam o estádio mais avançado da doença, o que denota atraso no diagnóstico, tornando necessária a avaliação dos múltiplos aspectos relacionados com esse tema.

CAUSAS DO ATRASO NO DIAGNÓSTICO

O atraso no diagnóstico do câncer de mama está relacionado com o retardo na procura por assistência médica pela paciente, na deficiência do sistema de saúde e na assistência médica prestada.

A partir de um estudo de revisão, Oshiro e cols. mostraram que os fatores que influenciam o atraso e a busca do diagnóstico do câncer de mama são os mesmos em todo o mundo e incluem pobreza, falta de informação, dificuldade de realização dos exames, medo e ansiedade.

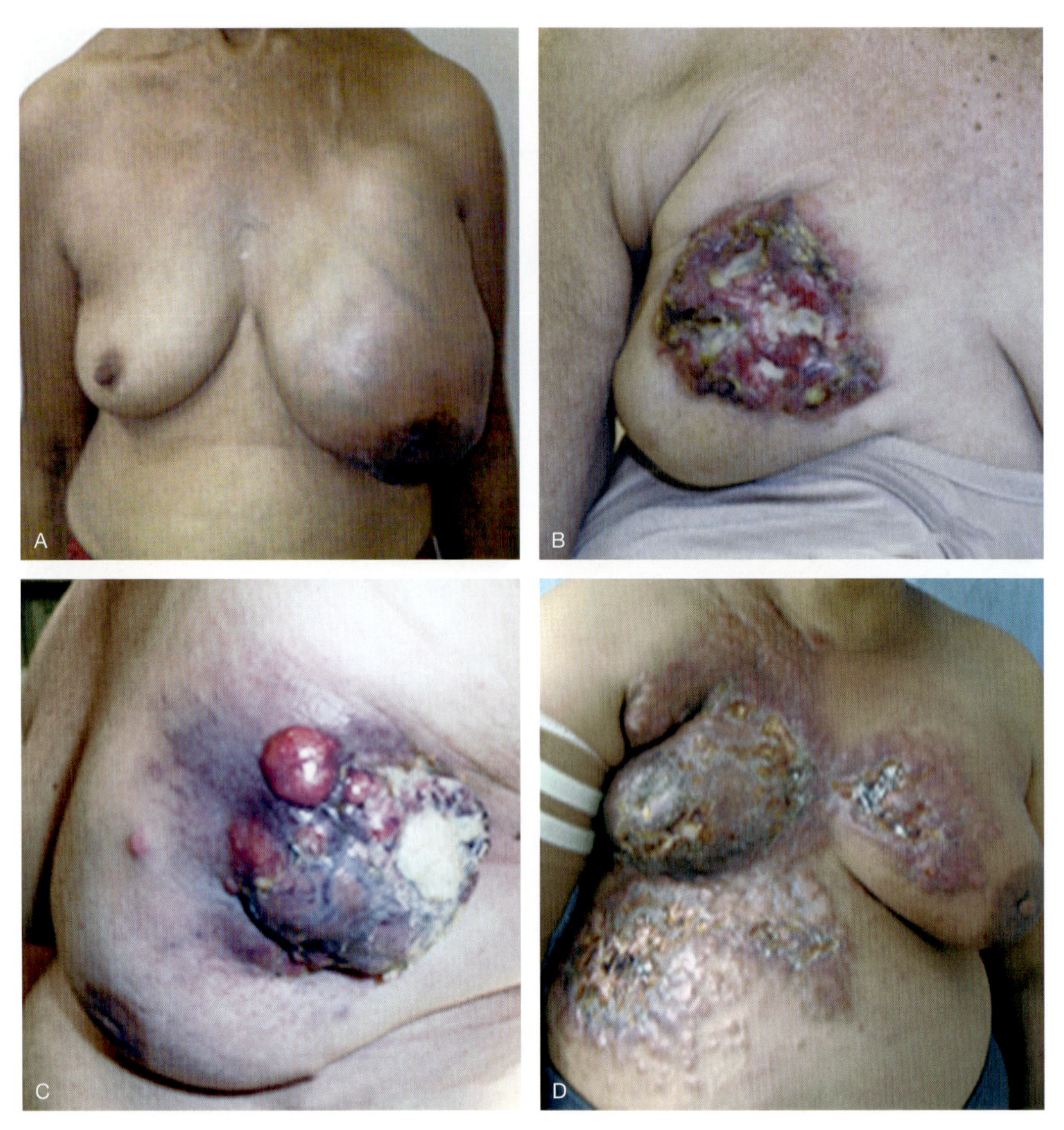

Figura 16.1A a **D** Carcinoma localmente avançado – Um problema de saúde pública.

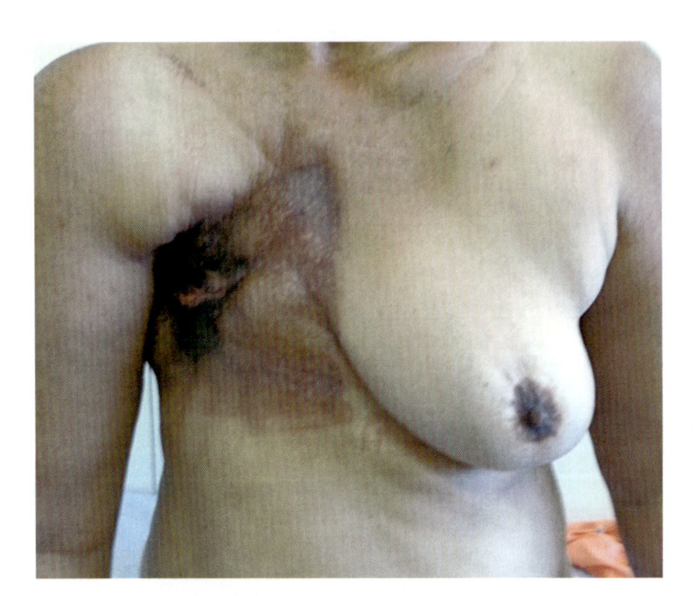

Figura 16.2 Sequela de mastectomia radical modificada e radioterapia – Consequência do diagnóstico tardio. Atente para o linfedema importante do membro superior direito.

No Brasil, apesar do conhecimento dos processos relacionados com o rastreamento mamográfico, é necessária a formalização dos sistemas que atendam toda a população sob a forma de um rastreamento organizado em mulheres assintomáticas.

Inúmeras são as barreiras relacionadas com a sistematização do rastreamento para o câncer de mama, as quais podem ser associadas ao sistema de saúde, à educação, ao conhecimento, à adesão e à atitude.

Fatores relacionados com as pacientes

Entre os fatores relacionados com a paciente estão elementos culturais e comportamentais, dificultando o enfrentamento da doença. Esses fatores e o desconhecimento da importância da mamografia e da necessidade de exames regulares impedem a busca por uma avaliação médica especializada.

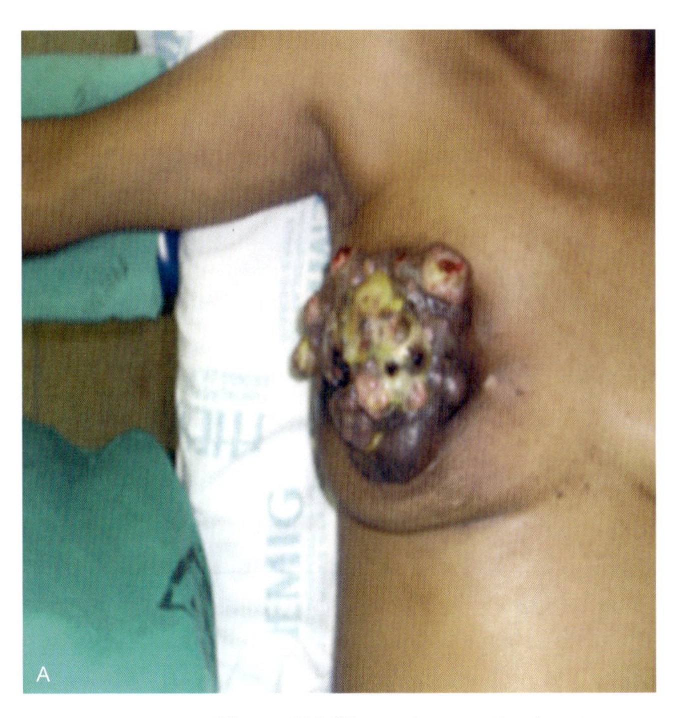

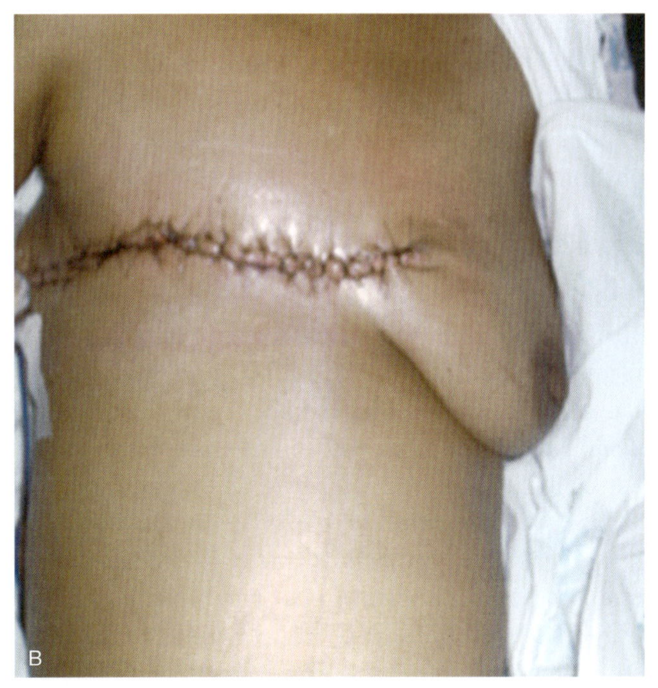

Figura 16.3 Câncer de mama localmente avançado – Plastrão de mastectomia radical modificada.

Nesse contexto sociocultural, também estão relacionados o medo e a vergonha da desfiguração provocada pela mastectomia, bem como o descrédito na cura do câncer de mama, podendo levar as pacientes a decidir-se por não ter seus sintomas diagnosticados. O atraso nesse caso se dá, portanto, por crenças, mitos e atitudes em relação aos fatores de risco, ao diagnóstico e aos tratamentos disponíveis.

Fatores relacionados com os serviços de saúde

Os estudos que associam os atrasos no diagnóstico aos fatores ligados aos serviços de saúde têm destacado pontos importantes. As barreiras relacionadas com o sistema de saúde incluem, principalmente, a falta de mamógrafo, a dificuldade na realização de exames, os problemas relacionados com a mamografia e a localização geográfica do aprelho (Tabela 16.1 e Figuras 16.4 e 16.5).

Tabela 16.1 Tempo de espera por resultado de mamografia – junho/julho de 2015 no Brasil. (Dados SIS Mama.)

Intervalo do resultado	Quantidade de exames
TOTAL	696.239
0 a 10 dias	409.015
11 a 20 dias	124.096
21 a 30 dias	62.434
> 30 dias	99.881
Informação inconsistente	813

Indicador 8: Razão de exames de mamografia realizados em mulheres de 50 a 69 anos e população da mesma faixa etária

Meta Brasil:

Indicador	Meta Brasil
	2012
Razão de exames de mamografia realizados em mulheres de 50 a 69 anos e população da mesma faixa etária	> 0,35

Esfera de pactuação: Federal, Estadual, DF e Municípios.

Descrição do indicador: número de mamografias para rastreamento realizadas nas mulheres de 50 a 69 anos e a população feminina nessa faixa etária, na região e municípios.

Método de cálculo:

$$\frac{\text{Nº de mamografias para rastreamento realizadas na faixa etária de 50 a 69 anos nos últimos 12 meses}}{\text{1/2 da população feminina na faixa etária}}$$

Figura 16.4 Cálculo do indicador de cobertura para mamografias. (Ministério da Saúde.)

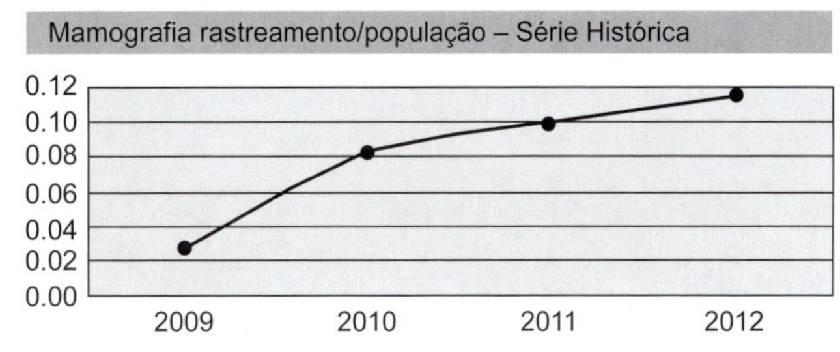

Figura 16.5 Indicador razão de mamografias de rastreamento no Brasil – 2012. Razão = 0,11. (Painel Indicadores do Controle do Câncer de Mama – INCA – Última atualização em 14 de março de 2016.)

Outro fator a ser considerado diz respeito às questões políticas. Muitas vezes, os profissionais se veem diante de divergências entre as recomendações das entidades científicas e as políticas regulatórias governamentais no que tange ao rastreamento mamográfico.

Fatores relacionados com a assistência médica

Entre os fatores relacionados com os prestadores de serviço também se destaca a inabilidade dos médicos em reconhecer os "sintomas de alarme", como nódulos, alterações da pele e descargas papilares, mostrando que em determinados locais os profissionais também precisam ter sua formação direcionada para a identificação desses sinais e sintomas para não subestimá-los.

Em relação às formas de manifestação da doença, os estudos geralmente definem os sintomas com base na presença ou ausência de nódulo de mama, limitando a apreciação do grande espectro de apresentação dos sintomas do carcinoma mamário e dificultando, assim, a suspeita por parte de profissionais da área da saúde não especialistas em mama, o que inviabiliza o encaminhamento da paciente para o exame de rastreamento e, portanto, ocasiona o atraso do diagnóstico.

Em uma série com 435 pacientes tratadas 454 cânceres de mama, 21 mulheres (5%) foram inapropriadamente orientadas de que um nódulo maligno era benigno sem biópsia, 14 (3%) tinham mamografia mal-interpretada, quatro (1%) apresentavam um achado patológico mal-interpretado e cinco (1%) tiveram um câncer não diagnosticado por uma biópsia de aspiração com agulha fina mal-realizada. Os autores concluíram que a principal causa do atraso no diagnóstico de câncer de mama seria a garantia inadequada de que massa palpável seria benigna sem biópsia. Recomendam, ainda, menor dependência de relatórios mamográficos benignos para a decisão quanto à realização ou não da biópsia de uma massa. Além disso, a punção por agulha fina deve ser realizada por profissionais com experiência no procedimento.

Em outro estudo com 62 pacientes, em 13% dos casos o atraso no diagnóstico foi decorrente de resultado falso-negativo na avaliação das mamografias, quando essas foram analisadas retrospectivamente.

Todos os testes para o diagnóstico de câncer de mama têm taxas conhecidas de má interpretação. Em uma série de 454 casos de câncer de mama, 217 cânceres foram identificados pela primeira vez por mamografia, mas 14 (7%) sofreram atraso em razão da má interpretação das mamografias (Figura 16.6). Em outros estudos, a leitura das mamografias por um único radiologista resultou em 5% a 10% de falso-negativos para o câncer de mama, e a revisão por um segundo radiologista reduziria a interpretação errada desses testes.

Outras causas relacionadas com o atraso no diagnóstico

Quando as pacientes são comparadas quanto à idade, verifica-se que a idade jovem não é preditora independente de atraso no diagnóstico de câncer de mama. O atraso no diagnóstico é menor em mulheres mais velhas. Outras explicações para o atraso no diagnóstico em mulheres mais jovens seriam que os médicos não são suficientemente invasivos para diagnosticar essa patologia e que o câncer de mama seria mais difícil de ser diagnosticado nessas mulheres.

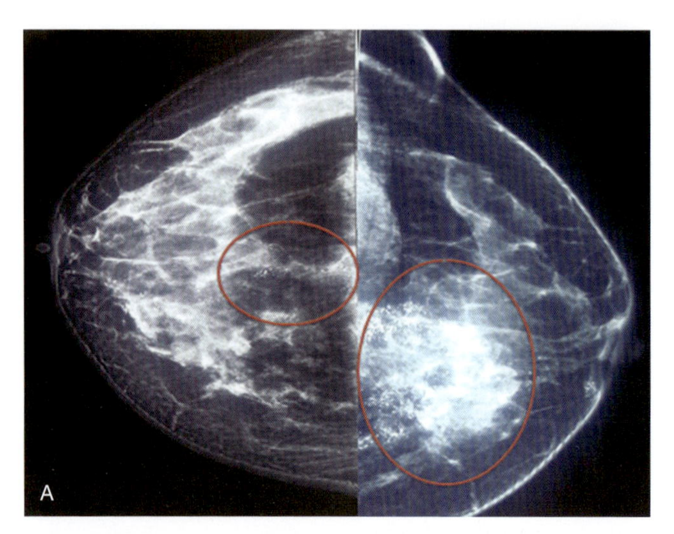

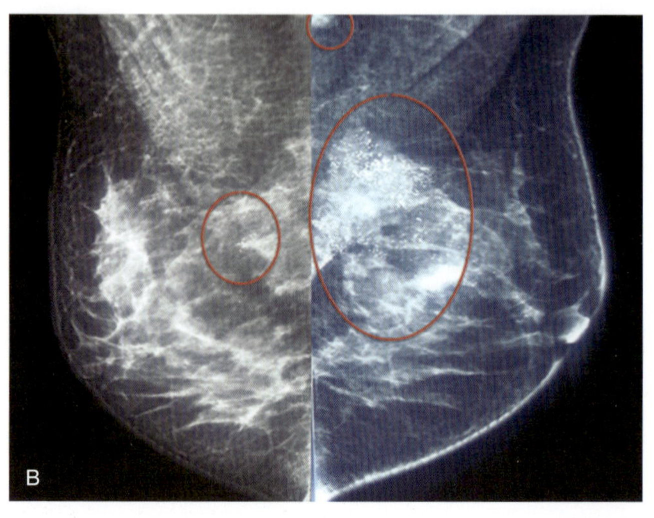

Figura 16.6 Atraso no diagnóstico por categorização inadequada da mamografia. Mamografia recebeu o laudo de CAT 0 em setembro de 2016, quando deveria ter sido considerada CAT 4 (**A**). Em setembro de 2017, a paciente estava com tumor localmente avançado extenso na mama com metástase axilar (**B**).

O risco pequeno, mas real, de câncer de mama durante a gravidez também deve ser apreciado. As mudanças no tecido mamário e em preparação para a lactação aumentam as dificuldades do exame clínico.

EFEITOS MÉDICO-LEGAIS DO ATRASO NO DIAGNÓSTICO E TRATAMENTO DO CÂNCER DE MAMA

Os atrasos tanto no diagnóstico como no tratamento do câncer de mama têm inúmeras implicações médico-legais. A partir de estudos encomendados pela Physicians Insurers Association of America (PIAA), com 487 casos de reivindicações por danos ocasionados pelo atraso no diagnóstico, foram descritos como motivos da demora: falta de capacitação dos profissionais de saúde quanto à execução do exame clínico das mamas, falta de acompanhamento adequado, mamografia mal-interpretada e falha na realização das biópsias. Mesmo quando se consideram os efeitos da biologia do tumor, o atraso pode acarretar a dissolução da relação médico-paciente. Os estudos da PIAA mostram que mulheres mais jovens apresentam incidência maior de reivindicações por negligência.

Os atrasos podem aumentar a ansiedade das pacientes, principalmente quando associados à progressão na doença e à consequente piora ou diminuição da probabilidade de sucesso do tratamento, em virtude da perda de oportunidade para um melhor prognóstico ou opções de tratamentos menos mutilantes.

IMPLICAÇÕES DO ATRASO NO DIAGNÓSTICO

A detecção precoce do câncer de mama garante diagnóstico e tratamento adequados, além de favorecer um prognóstico melhor.

Considera-se atraso no diagnóstico o período ≥ 3 meses entre a descoberta e o início do tratamento, afetando as taxas de sobrevida da paciente.

Segundo os prazos preconizados pelos órgãos normativos do Brasil para caracterizar situações de retardo no diagnóstico e no início do tratamento são adotadas como base a chamada *Lei dos Sessenta Dias*, em vigor desde maio de 2013, e a Portaria MS/GM 1.220, de 3 de junho de 2014, uma alteração da Portaria MS/GM 876/13 para determinar o prazo máximo de 60 dias para início do primeiro tratamento de câncer, que começa a contar a partir da assinatura do laudo patológico, ou em prazo menor, conforme a necessidade terapêutica do caso registrada no prontuário da paciente.

O atraso no processo de tratamento é fator significativo para uma sobrevida mais curta. No tratamento, presumivelmente deverá ser realizada uma cirurgia mais agressiva, além de quimioterapia adjuvante e radiação. Atrasos de 6 a 12 meses no diagnóstico de câncer de mama assintomático estão associados à progressão da doença, determinada pelo aumento do risco de metástase linfonodal e do tamanho do tumor.

Quanto mais precoce a instituição do tratamento de tumores iniciais do câncer de mama (não metastáticos), maior é a chance de a cirurgia ser curativa e não ocorrer a disseminação da doença. Estudos demonstram que o impacto na sobrevida de pacientes com neoplasia mamária está associado à relação entre o atraso no diagnóstico e o tratamento e o estadiamento do câncer.

Em virtude dos atrasos no diagnóstico, as pacientes são expostas ao avanço da doença enquanto o tratamento não é iniciado com possível impacto nos custos com o tratamento e com o controle das sequelas ocasionadas por cirurgias mais extensas e tratamentos de quimioterapia mais agressivos.

CONSIDERAÇÕES FINAIS

Para o diagnóstico precoce do câncer é preciso intervir nos fatores que influenciam tanto o atraso da paciente como o do profissional. Vários fatores demográficos, sociais e clínicos se refletem no atraso do diagnóstico do câncer de mama. A demora no reconhecimento dos sinais e sintomas da doença é um dos responsáveis pelo atraso da paciente, e nessa etapa são necessárias políticas de saúde que visem ao esclarecimento da população acerca dos fatores de risco, sinais e sintomas comuns da doença e da importância do autoexame.

Espera-se que mais ações de saúde possam ser estabelecidas para prevenção e controle do câncer de mama na atenção primária e que os profissionais possam permanecer atentos a possíveis apresentações atípicas. Que sejam feitos esforços para reduzir o tempo necessário para a marcação de uma consulta ou para a realização de um teste diagnóstico, bem como para educar os médicos e as próprias mulheres sobre a importância dos sintomas e o valor do alerta, da avaliação, do diagnóstico e do tratamento, minimizando qualquer atraso na trajetória das pacientes, o que está associado à menor sobrevida e ao maior avanço da doença.

Leitura complementar

Andrews BT. Bates T. Delay in the diagnosis of breast cancer: medico-legal implications. The Breast 2000; 9:223-37.

Brasil. Ministério da Saúde. Portal da Saúde: entra em vigor lei dos 60 dias para tratamento do câncer [internet]. Brasília: Ministério da Saúde, Portal da Saúde; [atualizado em 23 de maio de 2013; citado em 25 de maio de 2013]. Disponível em: http://portalsaude.saude.gov.br/portalsaude/ noticia/10953/162/entra-em-vigor-lei-dos-60-dias-para- tratamento-do-cancer.html.

Cant PJ, Yu DSL. Impact of the '2 week wait' directive for suspected cancer on service provision in a symptomatic breast clinic. Br J Surg 2000; 87(8):1082-6.

Caplan L. Delay in breast cancer: implications for stage at diagnosis and survival. Frontiers in Public Health,

Forbes LJL, Warburton F, Richards MA, Ramirez AJ. Risk factors for delay in symptomatic presentation: a survey of cancer patients. British Journal of Cancer 2014; 111(3):581-8.

Gomi A, Bancej C, Olivotto IA et al. Influence of delay to diagnosis on prognostic indicators of screen-detected breast carcinoma. Cancer 2002; 94(8):2143-50.

Goodson WH, Moore DH. Causes of physician delay in the diagnosis of breast cancer. Arch Intern Med 2002; 162:1343-8.

Hafstrom L, Johansson H, Ahlberg J. Diagnostic delay of brest cancer – an analysis of claims to Swedish Board of Malpractice. The Breast 2011; 20:539-42.

Hughes ME, Ottesen RA, Partridge AH et al. The effect of age on delay in diagnosis and stage of breast cancer.

Instituto Nacional de Câncer. Incidência de câncer no Brasil. Disponível em: http://www.inca.gov.br/estimativa/2016. Acesso em 19 de setembro de 2017.

Joensuu H, Asola R, Holli K, Kumpulainen E, Nikkanen V, Parvinen L-M. Delayed diagnosis and large size of breast cancer after a false negative mammogram. Eur J Cancer 1994; 30:1299-302

Kamizato M, Oshiro M. Patients' help-seeking experiences and delaying in breast cancer diagnosis: a qualitative study. Japan Journal of Nursing Science, v.

Koo MM, Wagner CV, Abel GA, Mcphail S, Rubin GP, Lyratzopoulos G. Typical and atypical presenting symptoms of breast cancer and their associations with diagnostic intervals: Evidence from a national audit of cancer diagnosis, Câncer Epidemiology 2017; 48:140-6.

Kopans DB. Double reading. Radiol Clin North Am 2000; 38719-24.

Kronz JD, Westra WH, Epstein JI. Mandatory second opinion surgical pathology at a large referral hospital. Cancer. 1999; 86: 2426-35.

Leivo T, Salminen T, Sintonen H, Tuominen R et al. Incremental cost--effectiveness of double-reading mammograms. Breast Cancer Res Treat 1999; 54:261-7

Montella M, Crispo A, Botti G et al. An assessment of delays in obtaining definitive breast cancer treatment in Southern Italy. Br Cancer Res Treat 2001; 66(3):209-15.

Physicians Insurers Association of America. Breast Cancer Study, June 1995. Lawrenceville, NJ: Physicians Insurers Association of America, 1995.

Rezende MCR, Koch HA, Figueiredo JA, Thuler LCS. Causas do retardo na confirmação diagnóstica de lesões mamárias em mulheres atendidas em um centro de referência do Sistema Único de Saúde no Rio de Janeiro. Revista Brasileira de Ginecologia e Obstetrícia, 2009; 31:75-81.

Richards MA, Westcombe AM, Love SB, Littlejohns P, Ramirez AJ. Influence of delay on survival in patients with breast cancer: a systematic review. Lancet 1999; 353(9159):1119-26.

Richardson JBL, Bernstein C, Burciaga C, Danley R, Ross R. Stage and delay in breast cancer diagnosis by race, socioeconomic status, age and year. Br J Cancer 1992; 65(6):922-6.

Sainsbury R, Haward B, Rider L, Johnston C, Round C. Influence of clinician workload and patterns of treatment on survival from breast cancer. Lancet 1995; 345(8960):1265-70

Tramonte MS, Silva PCS, Chubaci SR, Cordoba CCRC, Matthes GZ, Vieira RAC. Atraso diagnóstico no câncer de mama em hospital público oncológico. Revista da Faculdade de Medicina de Ribeirão Preto e do Hospital das Clinicas da Universidade de São Paulo 2016; 49:451-62.

Vieira RAC, Mauad EC, Zucca-Matthes AG, Mattos JSC, Haikel Jr RL, Bauab SP. Rastreamento mamográfico: começo-meio-fim. Rev Bras Mastologia 2010; 20:92-7.

17

Epidemiologia do Câncer de Mama no Brasil e no Mundo

Bertha Andrade Coelho
Paulo de Tarso Salerno Del Menezzi

INTRODUÇÃO

O câncer é a segunda principal causa de morte em todo o mundo, sendo o de mama o segundo tipo frequente no mundo e o mais comum entre as mulheres. Além disso, é a principal causa de mortalidade prematura na população feminina, sendo a detecção precoce apontada como responsável pela redução na morbidade e mortalidade pelo câncer de mama.

A maioria das mulheres que morrem de câncer de mama vive em países de baixa e média renda, e a maioria das que desenvolvem câncer de mama em um país de alta renda irá sobreviver, o que não acontece nos países em desenvolvimento.

Para reduzir a mortalidade, o rastreamento sistemático em base populacional deve detectar determinada doença em estadiamentos precoces, quando é, em princípio, potencialmente curável. Programas eficazes de rastreamento populacional idealmente aumentariam a incidência do câncer em estadiamentos iniciais e reduziriam a incidência do câncer em apresentações tardias, quando se pode falar apenas em controle de doença. Apesar do aumento substancial da incidência do câncer de mama em estadiamentos iniciais, o rastreamento mamográfico reduziu apenas marginalmente a incidência dos tumores localmente avançados ou metastáticos.

Desse modo, estima-se que o *overdiagnosis* seja responsável por aproximadamente um terço dos cânceres de mama diagnosticados e que o rastreamento tenha efeito apenas limitado na redução da mortalidade por câncer de mama. No entanto, diversos estudos randomizados e controlados demonstram que a detecção precoce salva vidas de mulheres que realizam o rastreamento mamográfico a partir dos 40 anos de idade e que o rastreamento anual é mais eficaz que o bianual, sendo superestimado o *overdiagnosis*. Embora o rastreamento do câncer de mama continue a gerar um debate substancial sobre a magnitude de seus benefícios e malefícios e as idades oportunas para o início do rastreamento, assim como seus intervalos, custo-benefício e sua relevância em países com poucos recursos, melhorar o acesso ao diagnóstico precoce e ao tratamento do câncer de mama parece ser custo-efetivo. A Sociedade Americana de Cancerologia (ACS) estima uma redução de 38% na mortalidade por câncer de mama entre 1989 e 2014, principalmente em virtude da detecção precoce e das melhorias no tratamento, o que se traduziu em 297.300 mortes evitadas.

Fatores de risco tradicionais para o câncer de mama, excetuando-se a presença da doença em parentes de primeiro grau, são primariamente relacionados com eventos hormonais e reprodutivos. Características ou

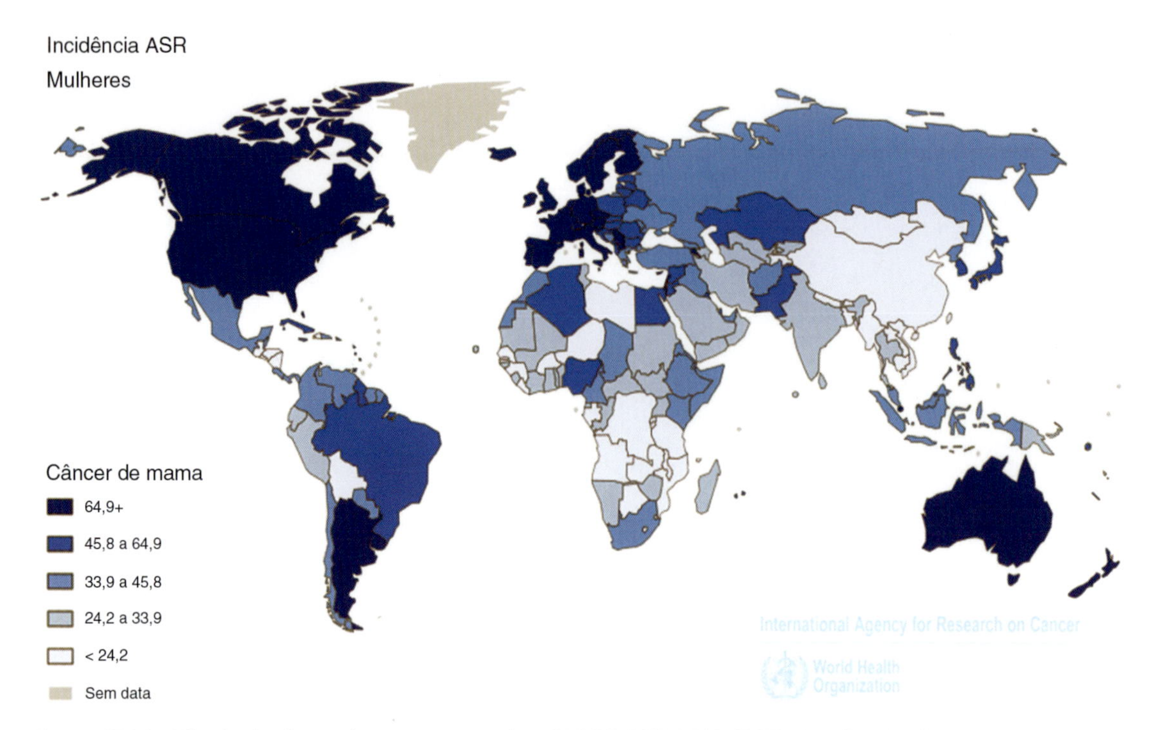

Figura 17.1 Incidência de câncer de mama no mundo – GLOBOCAN, 2012. (ASR: *Age-Standardised Rate* por 100.000.).

comportamentos que resultam em exposição prolongada aos estrogênios, como menarca precoce, nuliparidade, idade da primeira gestação a termo acima dos 30 anos, anticoncepcionais orais, terapia de reposição hormonal e menopausa tardia, estão associados a risco aumentado de câncer de mama, assim como fatores genéticos, obesidade, tabagismo, sedentarismo e consumo de álcool.

INCIDÊNCIA DO CÂNCER DE MAMA NO MUNDO

Segundo a Organização Mundial da Saúde (OMS), em 2012 foram diagnosticados 1,67 milhão de novos casos de câncer de mama no mundo (correspondendo a 25% de todos os casos de cânceres diagnosticados). O câncer de mama é o mais comum em mulheres tanto nas regiões menos desenvolvidas como nas mais desenvolvidas. A incidência do câncer de mama no mundo varia entre 27 e 96 casos por 100.000 mulheres (Figura 17.1).

Nos EUA, a ACS estima que em 2017 tenham sido diagnosticados 255.180 novos casos de câncer de mama. Houve um decréscimo nas taxas de incidência do câncer de mama após os anos 2000, quando as publicações do estudo *Women's Health Initiative* (WHI) associaram o uso de terapia hormonal a risco aumentado de câncer de mama e doenças cardíacas. Já no Reino Unido, segundo dados de 2014, foram registrados 55.222 novos casos de câncer de mama com incidência de 167 casos para cada 100.000 mulheres.

INCIDÊNCIA DO CÂNCER DE MAMA NO BRASIL

Para o Brasil, em 2016, eram esperados 57.960 casos novos de câncer de mama com incidência estimada de 56,2 casos a cada 100.000 mulheres. Excluindo-se os tumores de pele não melanoma, é o primeiro tumor mais frequente nas mulheres das regiões Nordeste, Centro-Oeste, Sudeste e Sul e o segundo mais frequente na região Norte (Figura 17.2).

As taxas de incidência para o câncer de mama apresentam ampla variação em diversas regiões do mundo. No entanto, a variação na mortalidade é menor do que a variação nas taxas de incidência, como ilustrado pela Figura 17.3.

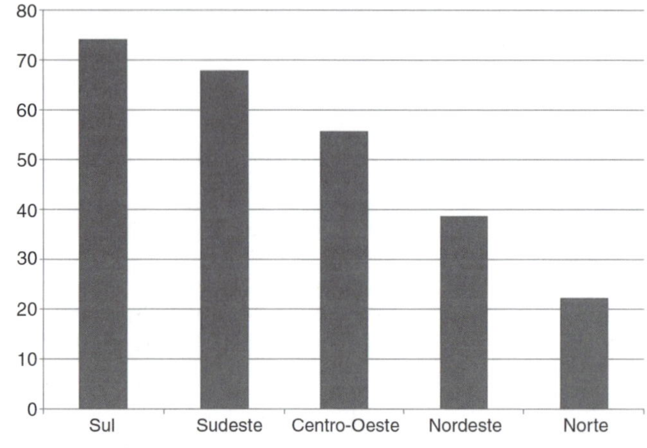

Figura 17.2 Gráfico da incidência de câncer de mama por 100.000 mulheres por região do Brasil – INCA, 2016.

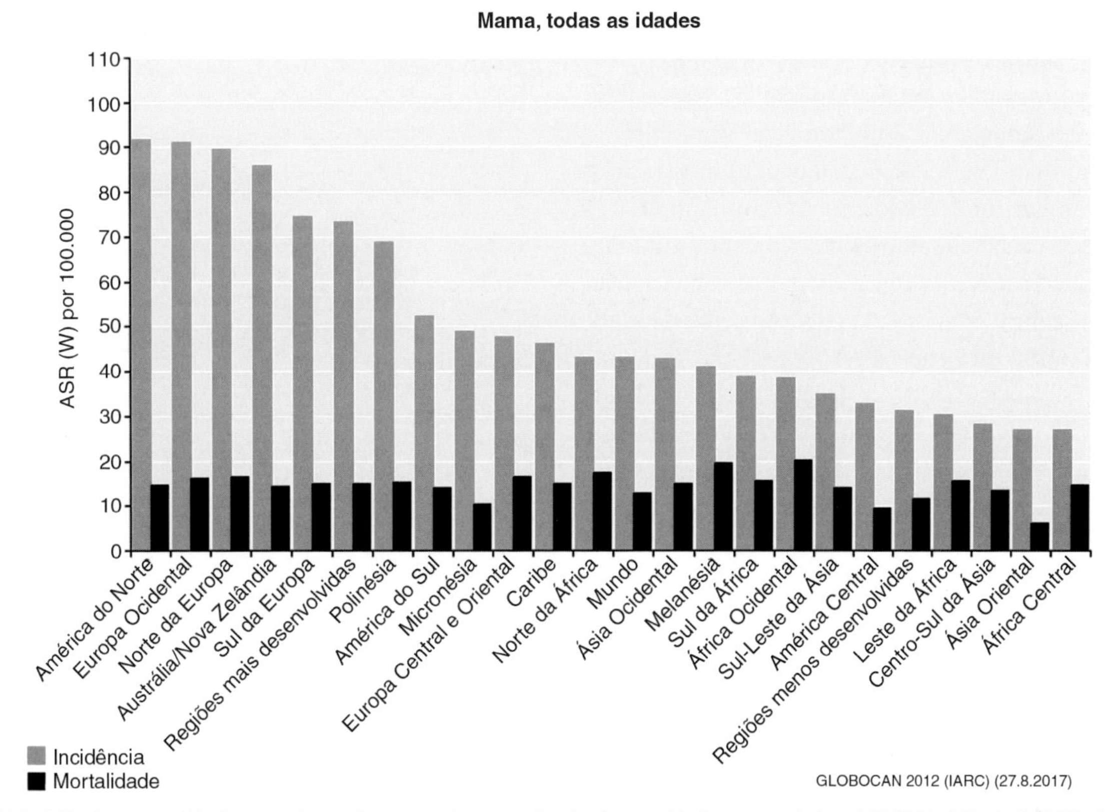

Figura 17.3 Incidência e mortalidade para câncer de mama – taxas padronizadas por idade no mundo (por 100.000 habitantes). (ASR: Age-Standardised Rate por 100.000.) (GLOBOCAN, 2012.)

ESTADIAMENTO E MORTALIDADE POR CÂNCER DE MAMA NO BRASIL E NO MUNDO

O estadiamento refere-se ao agrupamento de pacientes de acordo com a extensão de sua doença. O estadiamento em oncologia é útil para a escolha do tratamento para um paciente em bases individuais, a estimativa de seu prognóstico e a comparação dos resultados de diferentes modalidades de tratamento. O estadiamento do câncer de mama é determinado pelo American Joint Commitee on Cancer (AJCC) e é fundamentado na avaliação do tamanho tumoral (T), no *status* linfonodal (N) e no comprometimento sistêmico (M). São cinco estádios para o câncer de mama em um espectro que vai desde a doença *in situ* (estádio 0) até a doença metastática (estádio IV).

Nos EUA, 63% a 64% dos cânceres de mama são restritos à mama quando do diagnóstico em mulheres brancas e asiáticas, 28% a 30% são regionais e 5% são metastáticos. Nas mulheres negras, no entanto, apenas 53% dos tumores são localizados, 8% são regionais e 35% são metastáticos ao diagnóstico. Esse fato é particularmente importante quando se observa que 99% das mulheres que apresentam doença local ao diagnóstico estão vivas 5 anos após o tratamento, 85% quando a doença é regional e apenas 26% quando a doença é metastática à apresentação.

Em levantamento realizado em 2016 no Brasil observou-se que 9,8% das mulheres são diagnosticadas com estádio I e 29% no estádio II, sendo 44,6% das mulheres no estádio III e 16,6% no estádio IV, ou seja, mais de 60% das mulheres são diagnosticadas tardiamente. São diversos os fatores associados ao diagnóstico tardio do câncer de mama no Brasil, como acesso restrito ao exame mamográfico, atraso para o diagnóstico e o início do tratamento, falta de recursos humanos especializados e de disponibilidade e distribuição de serviços em atenção secundária, além do baixo grau de instrução da população, que apresenta um conhecimento distorcido sobre a doença e seus tratamentos. Apesar de ser considerado de bom prognóstico se diagnosticado e tratado oportunamente, as taxas de mortalidade por câncer de mama continuam elevadas no Brasil (14 óbitos a cada 100.000 mulheres em 2013).

CONSIDERAÇÕES FINAIS

O câncer de mama é a principal causa de morte por câncer no Brasil e no mundo, com um total de 523.000 óbitos em mulheres e 10.000 em homens em 2015. É o câncer mais comum na América do Norte, Europa, Oceania, América Latina e Caribe, perdendo essa posição somente em parte da Ásia. Estima-se que 1 em cada 14 mulheres e

1 em cada 603 homens desenvolvem câncer de mama no mundo entre o nascimento e os 79 anos de idade.

Crescimento populacional, aumento da expectativa de vida e alterações nos hábitos de vida estão entre as causas do aumento da incidência, que não mostra relação com o índice de desenvolvimento humano (IDH). Apesar disso, a mortalidade relacionada com a doença apresenta queda nos últimos anos, exceto na América Latina, no Caribe e em parte da Ásia. A média de idade do acometimento está entre 40 e 50 anos na Ásia, 60 e 70 anos na Europa e EUA e é de 45 anos na África. Dieta saudável, atividade física e campanhas esclarecedoras e de rastreamento têm sido apontadas como fatores atenuantes, e a alocação apropriada de recursos para a prevenção do câncer, o diagnóstico precoce e tratamentos curativos e paliativos exigem o conhecimento detalhado sobre o cenário da doença em determinado local.

Leitura complementar

Ambrosone CB. Oxidants and antioxidants in breast cancer. Antioxid Redox Sign 2000; 2(4):903-17.

American Cancer Society. Breast Cancer Facts & Figures 2017. Disponível em: https://www.cancer.org/content/dam/cancer-org/research/cancer-facts-and-statistics/annual-cancer-facts-and-figures/2017/cancer-facts-and-figures-2017.pdf .

Assis CF, Mamede M. A Mamografia e seus desafios: fatores socioeducacionais associados ao diagnóstico tardio do câncer de mama. Iniciação Científica Cesumar 2016; 18(1):63-72.

Bleyer A, Welch HG. Effect of three decades of screening mammography on breast-cancer incidence. N Engl J Med 2012; 367(21):1998-2005.

Brasil, Estimativa 2016: Incidência de câncer no Brasil, M.d. Saúde, Editor. 2016, Instituto Nacional do Câncer: Rio de Janeiro. Disponível em: http://www.inca.gov.br/estimativa/2016/estimativa-2016-v11.pdf.

Cancer Research UK. Breast cancer statistics. Disponível em: http://www.cancerresearchuk.org/health-professional/cancer-statistics/statistics-by-cancer-type/breast-cancer.

Desantis CE, Fedewa SA, Sauer AG, Kramer JL, Smith RA, Jemal A. Breast Cancer Statistics, 2015: Convergence of Incidence Rates Between Black and White Women. Ca Cancer J Clin 2016; 66(1):31-42.

Ferlay J, Soerjomataram I, Ervik M et al. GLOBOCAN 2012 v1.0, Cancer Incidence and Mortality Worldwide: IARC CancerBase No. 11 [Internet]. Lyon, France: International Agency for Research on Cancer; 2013. Available from: http://globocan.iarc.fr, accessed on 27/08/2017.

Fitzmaurice C, Allen C, Barber RM et al. Global, regional, and national cancer incidence, mortality, years of life lost, years lived with disability, and disability-adjusted life-years for 32 cancer groups, 1990 to 2015: a systematic analysis for the global burden of disease study. JAMA Oncology. 2017;3(4):524-48.

Ginsburg O, Bray F, Coleman MP et al. The global burden of women's cancers: a grand challenge in global health. The Lancet 2017; 389(10071):847-60.

Kopans DB. An open letter to panels that are deciding guidelines for breast cancer screening. Breast cancer research and treatment. Breast Cancer Res Tr 2015; 151(1):19-25.

Oeffinger KC, Fontham ETH, Etzioni R et al. Breast cancer screening for women at average risk: 2015 guideline update from the american cancer society. JAMA 2015; 314(15):1599-614.

World Health Organization. Breast cancer: prevention and control. Disponível em: http://www.who.int/cancer/detection/breastcancer/en/index1.html.

18

Câncer de Mama – Aspectos Atuais e Anatomia Patológica

Helenice Gobbi
Cristiana Buzelin Nunes

INTRODUÇÃO

A maioria dos casos de câncer de mama consiste em tumores epiteliais malignos ou carcinomas que se originam das células epiteliais luminais das unidades terminais ductulolobulares, sendo classificados como carcinomas *in situ* e invasivos. Neste capítulo são abordados aspectos atuais do carcinoma ductal *in situ* e dos carcinomas invasivos mais comuns da mama, as bases morfológicas e moleculares das classificações e a importância prognóstica e preditiva dos marcadores moleculares expressos nos tumores. São enfocados também os cuidados para o envio da peça cirúrgica e biópsias com câncer de mama que são necessários para a boa qualidade e a confiabilidade do exame patológico rotineiro, dosagem de marcadores preditivos de resposta terapêutica por imuno-histoquímica e para realização de novos testes moleculares.

CARCINOMAS *IN SITU*

Carcinomas *in situ* são proliferações neoplásicas de células epiteliais atípicas confinadas aos ductos e/ou ácinos mamários, sem rotura da membrana basal e invasão estromal. São classificados em dois grupos: carcinoma ductal *in situ* (CDIS) e carcinoma lobular *in situ* ou neoplasia lobular, com base no padrão arquitetural e citológico e não na origem em ductos ou lóbulos (Figura 18.1). Os carcinomas *in situ* podem progredir para carcinomas invasivos, porém nem todos sofrem essa transformação. Estudos recentes mostram que os carcinomas *in situ* da mama não representam uma entidade única e constituem um grupo heterogêneo de lesões, tanto morfologicamente como na expressão de biomarcadores e no comportamento clínico. Os carcinomas *in situ* mais comuns (mais de 85% dos casos) são os ductais *in situ*, que serão abordados a seguir.

Os CDIS são classificados, com base nos padrões arquiteturais, em sólido, cribriforme, papilar, micropapilar e misto. O termo comedocarcinoma é usado para CDIS em geral do tipo sólido, com alto grau nuclear e presença de extensas áreas de comedonecrose (Figura 18.1). É frequente a presença de microcalcificações associadas à necrose que possibilitam a detecção desses tumores por meio da mamografia em 80% a 85% dos casos. Outros 10% a 15% dos CDIS apresentam-se como massa palpável ou descarga mamilar e 5% dos casos são diagnosticados incidentalmente em biópsias mamárias por outras lesões. As calcificações são as alterações mamográficas mais comuns dos CDIS e podem ser amorfas ou pleomórficas, com distribuição linear ou segmentar. Calcificações pleomórficas e lineares estão associadas mais comumente aos CDIS de alto grau, enquanto as calcificações granulares e segmentares estão mais associadas aos CDIS de graus baixo e intermediário. Os CDIS são graduados histologicamente, com base no grau de atipia citológica (grau nuclear) e na presença e extensão de necrose, em graus baixo, intermediário e alto (Figura 18.1). Em geral, os CDIS de alto grau exibem extensa necrose tipo comedo usualmente associada a microcalcificações amorfas.

Os únicos biomarcadores validados para uso clínico rotineiro nos CDIS são os receptores de estrogênio (RE). O uso adjuvante de tamoxifeno reduz significativamente o risco de recorrência e/ou progressão para carcinoma invasor em cerca de 50% das pacientes tratadas com cirurgia conservadora e irradiação. O benefício é restrito às pacientes com CDIS positivo para RE. Os resultados para receptores de progesterona (RP) são semelhantes, porém menos significativos. No entanto, diretrizes de recomendação recentes consideram opcional e não mandatório o teste rotineiro para receptores hormonais (RE e RP) em casos de CDIS.

Quanto à evolução clínica e ao prognóstico dos CDIS, estudos clínicos, patológicos e moleculares indicam que se trata de um precursor, porém não obrigatório, de carcinoma invasor. A correlação radiológico-patológica mostra que a maioria dos CDIS tem distribuição segmentar e está confinada a um segmento do sistema ductolobular. No entanto, alguns casos podem ser extensos e os CDIS de baixo grau podem exibir *gaps* ou lacunas ao longo dos ductos envolvidos pelo carcinoma. O intervalo de tempo para evoluir para carcinoma invasor é menor para os CDIS de alto grau (média de 5 anos) do que para os CDIS de baixo grau (> 15 anos). Cerca de 50% das recorrências locais são carcinomas invasores, e 50%, CDIS. Raramente metástases são detectadas em linfonodos axilares em casos de CDIS, sendo considerados provavelmente provenientes provavelmente de foco de invasão não detectado no exame da peça cirúrgica.

Fatores relacionados com o prognóstico do CDIS incluem: idade jovem, lesões grandes, alto grau nuclear, presença de comedonecrose e margens positivas para neoplasia, estando mais associados à recorrência local e à progressão para carcinoma invasor.

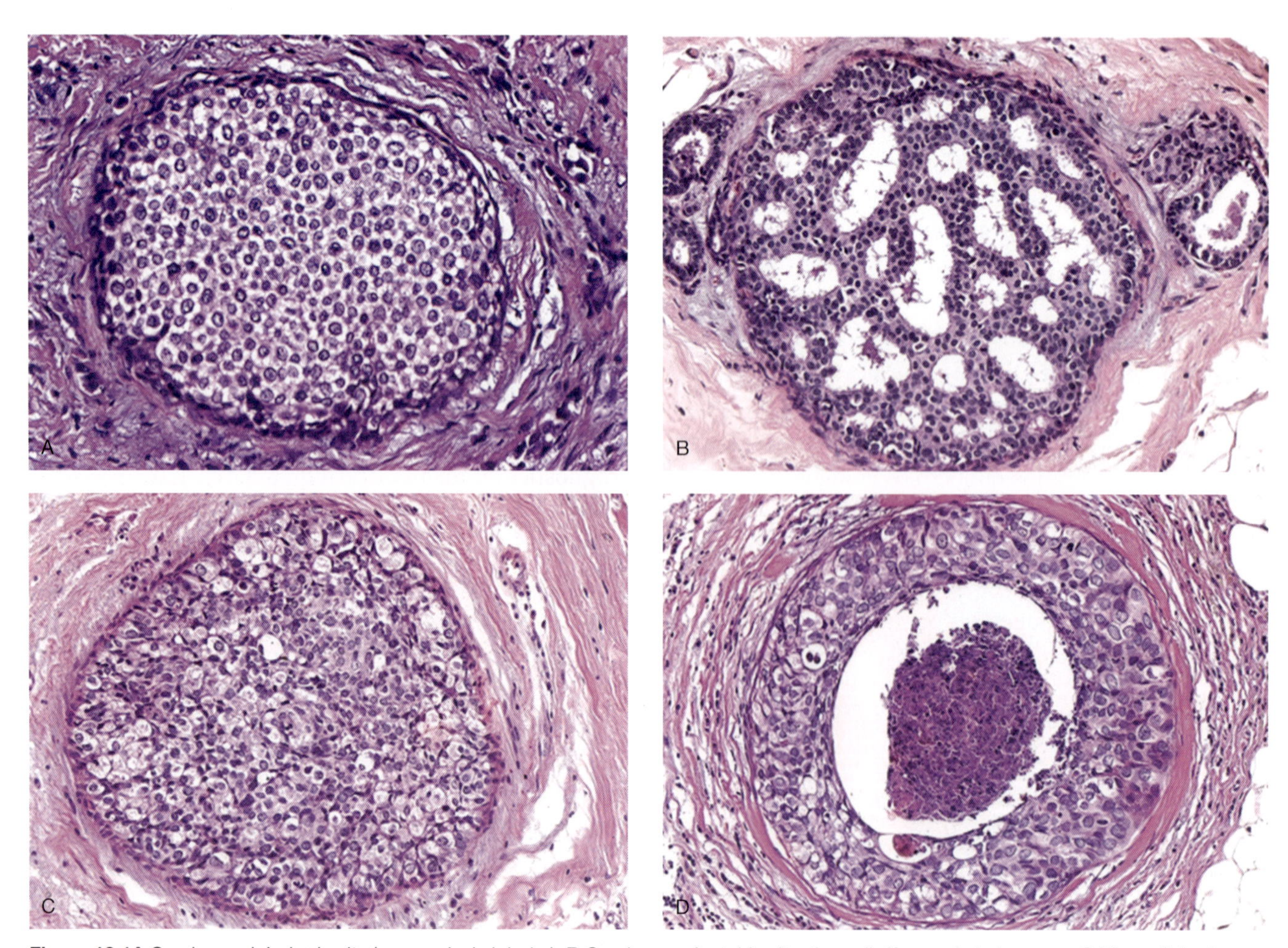

Figura 18.1A Carcinoma lobular *in situ* (ou neoplasia lobular). **B** Carcinoma ductal *in situ*, tipo cribriforme de baixo grau. **C** Tipo sólido de grau intermediário. **D** Tipo sólido de alto grau com necrose tipo comedo. (Hematoxilina e eosina, 200×.)

CARCINOMAS INVASIVOS

Os carcinomas invasivos ou infiltrativos infiltram o estroma e podem penetrar em vasos linfáticos e sanguíneos e estruturas adjacentes, como músculos peitorais e pele. Os carcinomas invasivos podem assumir aspectos morfológicos e moleculares variados que possibilitam sua classificação de maneira diferenciada e se relacionam com evolução biológica e implicações prognósticas diferentes.

Classificação morfológica dos carcinomas invasivos

A última edição da Classificação dos Tumores de Mama da Organização Mundial da Saúde (OMS, 2012) reconheceu 22 tipos de carcinomas invasivos (Quadro 18.1). O tipo mais comum, anteriormente chamado de carcinoma ductal invasivo sem outra especificação (*ductal SOE*), é referido nessa edição como carcinoma mamário invasivo sem tipo especial (MI-STE) por não apresentar nenhuma característica morfológica específica, como, por exemplo, os tubulares ou os mucinosos. Foram reconhecidos 10 tipos especiais e 11 tipos de tumores excepcionalmente raros. Além desses, foram incluídos dois padrões clínicos de apresentação de carcinomas invasivos: o carcinoma inflamatório e o carcinoma de mama bilateral e não sincrônico, com definição clinicopatológica.

Quadro 18.1 Classificação histopatológica dos carcinomas invasivos da mama segundo a Organização Mundial da Saúde (2012)

A. Carcinoma mamário invasivo sem tipo especial (ou "ductal" invasivo)
B. Tipos especiais de tumores invasivos de mama
Carcinoma lobular
Carcinoma tubular
Carcinoma cribriforme
Carcinoma mucinoso ou coloide
Carcinoma com elementos medulares
Carcinoma apócrino
Carcinoma com células em anel de sinete
Carcinoma micropapilar invasivo
Carcinoma metaplásico
Carcinoma adenoide cístico
C. Tipos de carcinomas de mama muito raros
Carcinoma com elementos neuroendócrinos
Carcinoma secretor
Carcinoma papilar invasivo
Carcinoma de células acinares
Carcinoma mucoepidermoide
Carcinoma polimorfo
Carcinoma oncocítico
Carcinoma rico em lípides
Carcinoma de células claras rico em glicogênio
Carcinoma sebáceo
Carcinomas tipo tumores de glândula salivar/anexo cutâneo

A expressão *carcinoma inflamatório* designa qualquer carcinoma invasivo da mama que se apresenta clinicamente com aumento rápido da mama, pele com vermelhidão, edema e aspecto enrugado, referido como casca de laranja. Essas alterações cutâneas são decorrentes da presença de êmbolos neoplásicos nos linfáticos dérmicos vistos no exame histopatológico. O carcinoma de mama é designado como bilateral quando o carcinoma primário é detectado nas duas mamas e referido como bilateral sincrônico quando a detecção é simultânea ou com intervalo inferior a 3 meses. O carcinoma é chamado de bilateral não sincrônico ou metacrônico quando os tumores são detectados nas duas mamas com intervalo superior a 3 meses.

Carcinoma mamário invasivo sem tipo especial

O MI-STE o tipo mais comum de tumor invasivo de mama (40% a 75% dos casos) e representa um grupo heterogêneo de tumores sem características especiais. A incidência é rara antes dos 40 anos de idade e aumenta após a menopausa, com pico entre os 50 e os 60 anos.

Macroscopicamente, os CMI-STE podem apresentar-se como massa irregular ou espiculada de limites pouco precisos ou com configuração nodular com bordas bem definidas. O tamanho varia de acordo com a fase de detecção; a maioria dos tumores detectados por lesão palpável tem dimensões > 10mm. Microscopicamente, o tumor é classificado após exclusão de outros subtipos especiais com características próprias. Nos CMI-STE, as células neoplásicas se dispõem em massas, ninhos, cordões ou formam estruturas tubulares. O pleomorfismo nuclear é variável de baixo a alto, assim como o índice mitótico.

Todos os carcinomas invasivos, tanto os sem tipo especial como os especiais, devem ser graduados histologicamente. O tipo e grau histológicos têm implicações prognósticas (Quadro 18.2 e Figura 18.2). Atualmente, o sistema de graduação recomendado pela OMS é o de Nottinghan, que avalia três elementos dos tumores: grau de formação tubular, pleomorfismo citológico e índice mitótico (detalhado a seguir). Os marcadores preditivos

Quadro 18.2 Classificação prognóstica dos carcinomas invasivos da mama de acordo com o tipo histológico

Prognóstico	Tipo histológico do carcinoma
Excelente	Tubular, cribriforme e coloide puros, adenoide-cístico
Bom	Lobular clássico, variante coloide, túbulo-lobular
Regular	Medular e lobular
Ruim	Carcinoma invasivo sem tipo especial (ou ductal SOE), apócrino, micropapilar, metaplásico

SOE: sem outra especificação.

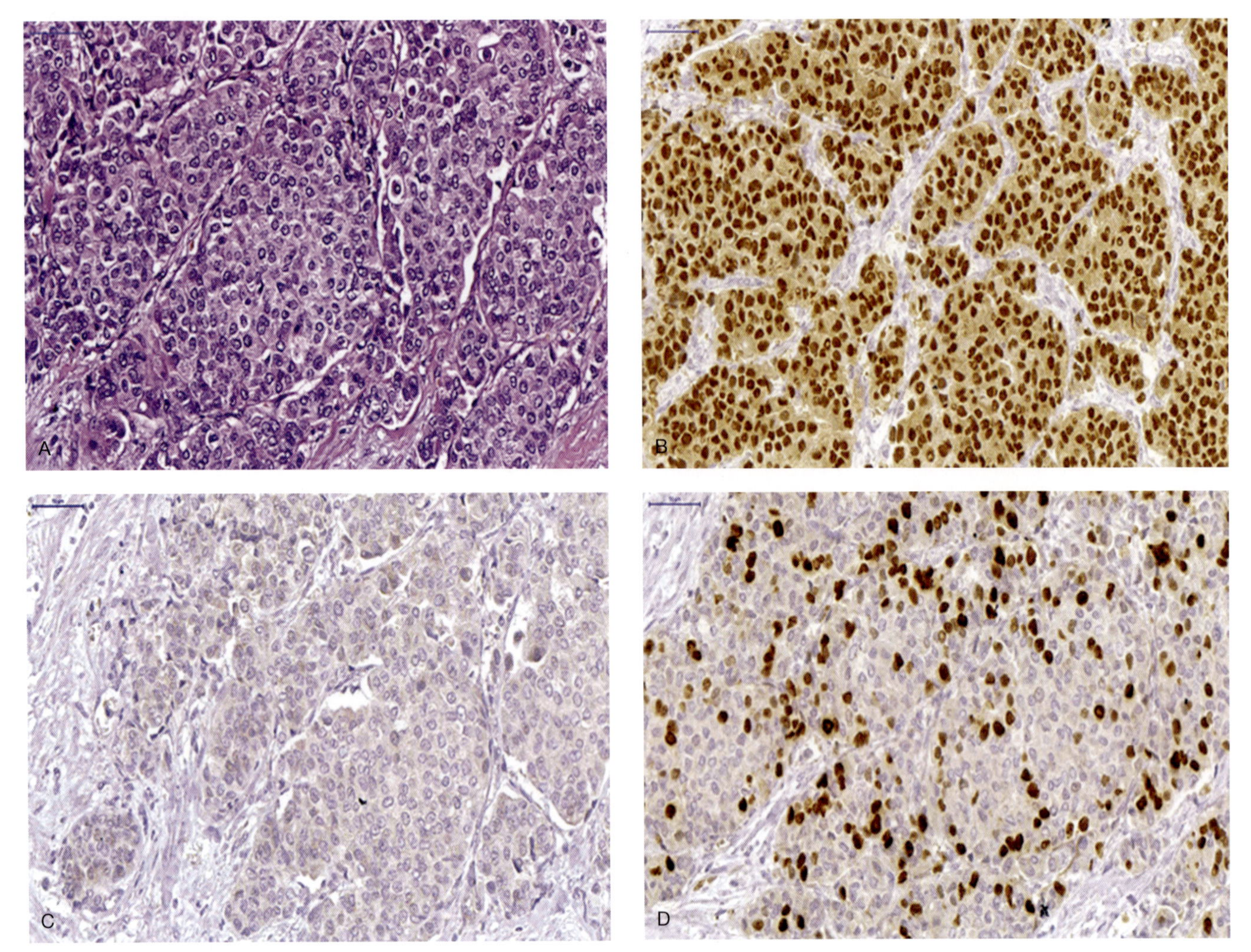

Figura 18.2 Carcinoma mamário invasivo sem tipo especial, de grau histológico intermediário ou moderadamente diferenciado (**A**), com marcação forte para receptor de estrogênio (**B**), sem marcação para HER2 (**C**) e alto índice de marcação pelo Ki67 (**D**). Este tumor é classificado como subtipo molecular luminal B. (**A**: hematoxilina e eosina; **B** a **D**: imuno-histoquímica, 200×.)

de resposta terapêutica (RE e RP, receptor do fator de crescimento epidérmico tipo 2 [HER2] e Ki67) devem ser avaliados em todos os CMI-STE (Figuras 18.2 e 18.3) e serão detalhados a seguir.

Carcinoma lobular invasivo

O carcinoma lobular invasivo (CLI) representa 5% a 15% dos carcinomas invasivos de mama e se caracteriza por células pouco coesas, que crescem formando fileiras que infiltram o estroma difusamente. Em geral, está associado a carcinoma lobular *in situ*. Macroscopicamente, apresenta massa irregular, pouco delimitada, em virtude do padrão de crescimento do tumor, que se relaciona também com o aspecto radiológico de massa espiculada ou distorção arquitetural. Em geral, é mais difícil para o patologista determinar o tamanho e as margens do tumor. O tumor tende a ser multicêntrico e bilateral com maior frequência que os CMI-STE. A incidência de carcinomas lobulares invasivos sincrônicos bilaterais varia de 5% a 19%.

Microscopicamente, o padrão clássico é o mais comum, e a maioria deles é bem diferenciada, positiva para receptores hormonais (80% a 95%) e negativa para HER2. Outras variantes histológicas são: sólido, pleomórfico, tubulobular e misto. A maioria dos CLI é negativa para E-caderina e p120 catenina, o que pode ajudar a diferenciá-los do CMI-STE, bem diferenciado. No entanto, 15% dos CLI são positivos para esses marcadores, e a coloração imuno-histoquímica não deve ser usada como critério exclusivo para classificação do tumor.

Carcinoma tubular

Os carcinomas tubulares invasivos puros representam cerca de 2% dos tumores invasivos da mama e são mais frequentes em pacientes mais velhas do que os CMI-STE. Em geral, são diagnosticados com tamanho

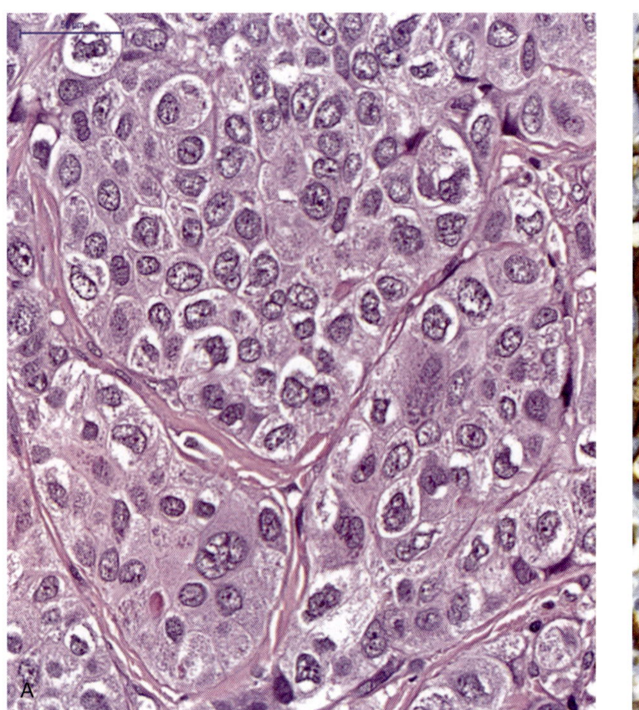

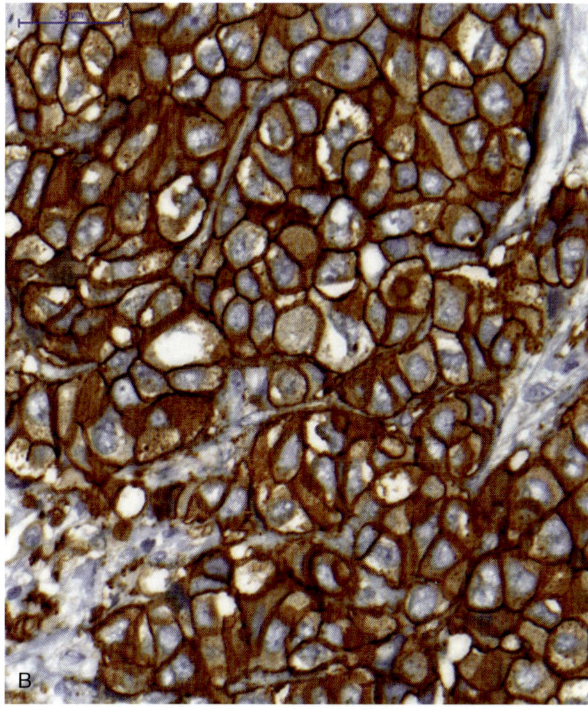

Figura 18.3 Carcinoma mamário invasivo sem tipo especial, de alto grau histológico ou pouco diferenciado (**A**), exibindo superexpressão membranar forte para HER2 (**B**). Este tumor foi negativo para receptores hormonais e classificado como subtipo molecular HER2. (**A**: hematoxilina e eosina; **B**: imuno-histoquímica, 400×.)

menor e descobertos na mamografia por lesão espiculada ou calcificações. Macroscopicamente, variam de 0,2 a 3cm de diâmetro. À microscopia, são tumores bem diferenciados, caracterizados pela proliferação de células com baixa atipia nuclear, baixo índice mitótico e alto índice de formação tubular (> 90% do tumor). Dez a 20% dos carcinomas tubulares são multifocais. A maioria tem excelente prognóstico com ótima sobrevida global e baixa ocorrência de metástases para linfonodos e sistêmica. A maioria (> 99%) desses tumores é positiva para receptores hormonais e negativa para HER2 (Figura 18.4).

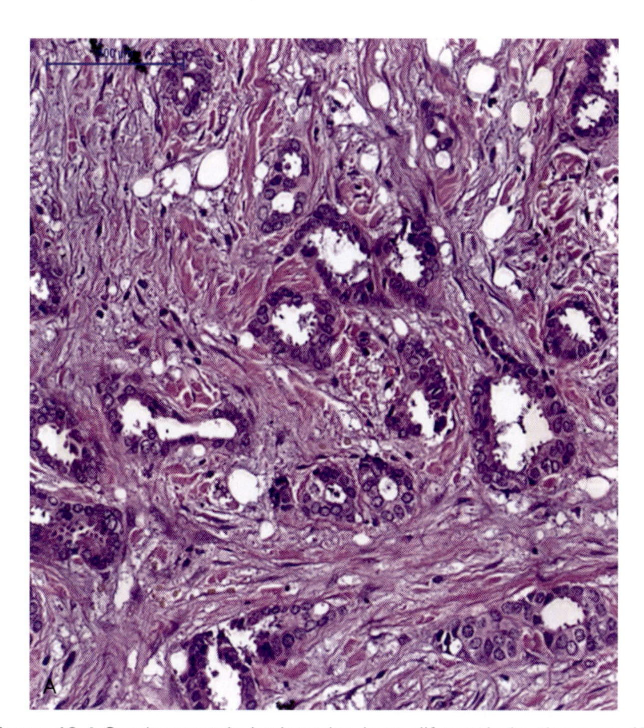

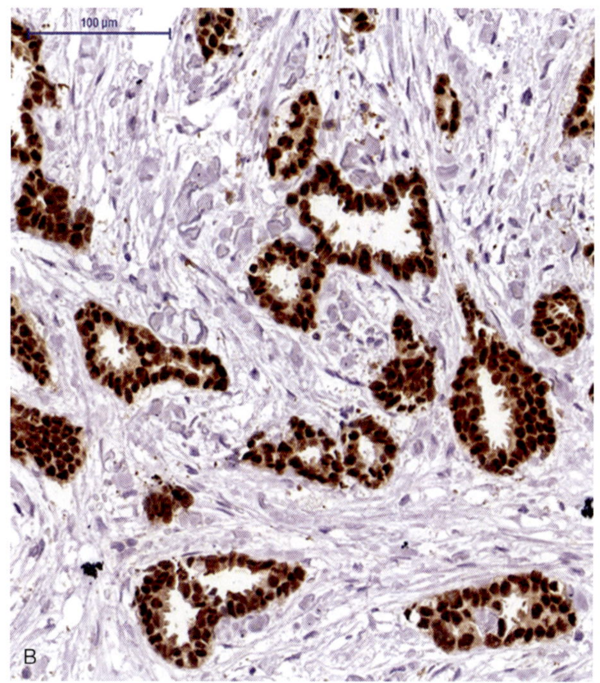

Figura 18.4 Carcinoma tubular invasivo bem diferenciado, tipo puro (**A**), com marcação nuclear forte para receptor de estrogênio (**B**). Este tumor foi negativo para HER2 e classificado como subtipo molecular luminal A. (**A**: hematoxilina e eosina; **B**: imuno-histoquímica, 200×.)

Carcinoma coloide ou mucinoso

Os carcinomas coloides ou mucinosos invasivos caracterizam-se pela produção intra e extracelular de mucina e podem ser puros ou variantes. São referidos como puros quando mais de 90% do tumor são pouco celulares, compostos por células uniformes com pouco pleomorfismo nuclear e baixo índice mitótico, flutuando em abundantes lagos de muco. São chamados de variantes quando exibem maior celularidade, atipia nuclear moderada e associação a outros subtipos, mais comumente ao CMI-STE. A maioria dos carcinomas coloides puros é positiva para receptores hormonais e negativa para HER2, exibindo baixa expressão de Ki67. Os tipos puros representam 2% dos carcinomas invasivos e têm excelente prognóstico, com mais de 80% das pacientes sobrevivendo 10 anos após o diagnóstico inicial.

Carcinomas com elementos medulares

Os carcinomas com elementos medulares, segundo a classificação da OMS de 2012, englobam os carcinomas anteriormente denominados medular, medular atípico e carcinoma ductal com elementos medulares. Representam menos de 1% dos cânceres de mama e afetam pacientes entre 45 e 52 anos de idade, com 26% das pacientes tendo menos de 35 anos. Cerca de 13% das pacientes com carcinomas medulares apresentam mutações no gene *BRCA1*. Esses tumores têm como características principais: crescimento expansivo, com bordas circunscritas, padrão de crescimento sincicial, células com alto grau nuclear, alto índice mitótico e infiltrado inflamatório mononuclear peritumoral proeminente.

Na clínica e nas imagens, aparecem como tumores nodulares e bem circunscritos. Macroscopicamente, os tumores têm crescimento expansivo, com bordas bem delimitadas, consistência macia, e frequentemente apresentam centro necrótico e hemorrágico, resultando em cavitação cística. Microscopicamente, os tumores medulares típicos exibem bordas expansivas, células altamente atípicas, em crescimento sincicial, numerosas mitoses, frequentes células gigantes e infiltrado linfocitário peritumoral. As expressões *medular atípico* e *carcinoma ductal com elementos medulares* têm sido usadas para designar os tumores que não preenchem todas essas características. A maioria dos tumores medulares é triplo-negativa (negativos para receptores hormonais e HER2) e positiva para citoqueratinas 5/6 e 14, EGFR, P-caderina e p53, referidos como fenótipo basal-símile. Os carcinomas medulares estão associados a prognóstico mais favorável do que os CMI-STE, a despeito do alto grau histológico e do fenótipo triplo-negativo.

Fatores prognósticos e preditivos dos carcinomas mamários invasivos

Os fatores prognósticos incluem as características clínicas das pacientes e os aspectos patológicos e biológicos dos tumores que tornam possível prever a evolução clínica da doença ou a sobrevida das pacientes no momento do diagnóstico inicial. Os fatores prognósticos dos carcinomas mamários invasivos são divididos em dois grupos: aqueles relacionados com a extensão do carcinoma, determinados pelo exame anatomopatológico, como classificação e graduação histológicas, tamanho tumoral, *status* linfonodal e presença de metástase à distância (TNM), e aqueles relacionados com a biologia do tumor, como a presença de receptores hormonais, a superexpressão de HER2 e o índice de proliferação celular.

Os fatores preditivos são características clínicas, patológicas e biológicas utilizadas para estimar a probabilidade de resposta a um tipo particular de terapia. Os marcadores preditivos são também fundamentais para categorizar pacientes em diferentes grupos prognósticos, quando combinados com os dados anatomopatológicos. Até o momento, apenas os RE e RP e o HER2 estão bem estabelecidos como fatores preditivos de resposta terapêutica, de modo que sua avaliação tornou-se rotineira na seleção de pacientes para tratamentos específicos (Figuras 18.2 e 18.3). Além desses, outros marcadores têm sido avaliados pela imuno-histoquímica (IHQ), incluindo o Ki67, que avalia o índice de células em proliferação.

O *status* dos linfonodos axilares é o fator prognóstico isolado mais importante nos carcinomas invasivos. A sobrevida global e a sobrevida livre de doença diminuem em cada linfonodo adicional positivo. A razão entre o número de linfonodos positivos e o número total de lindonodos também apresenta informação prognóstica. Linfonodos positivos também são marcadores de disseminação à distância. As metástases linfonodais são categorizadas em: macrometástases (> 0,2cm), micrometástases (entre 0,02 e 0,2cm) e células tumorais isoladas (< 0,02cm ou 200 células).

As macrometástases apresentam significado prognóstico reconhecido; já as micrometástases e as células tumorais isoladas apresentam significado clínico controverso com diferença muito pequena no tempo de sobrevida quando comparadas às pacientes sem metástase linfonodal (mais de 80% dessas pacientes sobrevivem sem recorrência da doença em um tempo médio de acompanhamento de 8 anos).

Após terapia neoadjuvante, pequenas metástases linfonodais são indicativas de resposta incompleta ao tratamento e apresentam o mesmo significado das metástases maiores. A IHQ pode ser indicada em casos selecionados para detecção de metástase linfonodal, como no carcinoma lobular invasivo. A presença de invasão vascular linfática e de pequenos capilares está fortemente associada a metástase linfonodal e é considerada fator de risco para recorrência local.

A partir dos anos 1990, a biópsia do linfonodo sentinela passou a ser uma alternativa ao esvaziamento axilar completo para estadiamento axilar no câncer de mama com a finalidade de reduzir a morbidade relacionada com o esvaziamento completo. Constituem recomendações de biópsia de linfonodo sentinela (BLS) e esvaziamento axilar (EA) em pacientes com doença em estádio inicial:

1. Não se recomenda EA às mulheres sem metástases linfonodais; não se recomenda EA às mulheres que apresentem um ou dois linfonodos positivos e que serão submetidas a cirurgia conservadora e radioterapia.
2. Recomenda-se EA às mulheres com metástases linfonodais identificadas em BLS e que serão submetidas à mastectomia.
3. Indica-se BLS às mulheres com carcinoma mamário, operável, com tumor multicêntrico, carcinoma ductal *in situ* tratado com mastectomia, cirurgia mamária e/ou axilar prévia e terapia sistêmica pré-operatória/neoadjuvante.
4. Não é indicada BLS em pacientes com carcinoma invasivo grande (T3/T4) ou localmente avançado, carcinoma inflamatório, carcinoma ductal *in situ* tratado com cirurgia conservadora e em caso de gravidez.

O tamanho do tumor é considerado o segundo fator prognóstico mais importante no carcinoma mamário, sendo a medida do componente invasor o fator que mais se correlaciona com o comportamento biológico.

O tipo histológico ou a classificação morfológica do tumor tem correlação com o prognóstico. Alguns tipos histológicos especiais de carcinoma mamário invasivo se correlacionam com melhor sobrevida das pacientes do que os carcinomas de tipo não especial (p. ex., carcinoma tubular, mucinoso e adenoide cístico). Outros tipos histológicos, como os CMI-STE, os metaplásicos e os micropapilares apresentam pior prognóstico (Quadro 18.2).

A graduação histológica dos carcinomas mamários apresenta correlação direta com a resposta à quimioterapia, o tempo livre de doença e o tempo de sobrevida, sendo também considerada um fator preditivo. O sistema de graduação histológica combinado de Nottingham avalia três características da neoplasia: formação tubular, pleomorfismo nuclear e contagem mitótica, recebendo cada uma delas uma nota de 1 a 3. O somatório final varia de 3 a 9, recebendo grau I (bem diferenciado ou baixo grau) os carcinomas com notas 3, 4 e 5; grau II (moderadamente diferenciado ou grau intermediário) os carcinomas com notas 6 e 7; e grau III (pouco diferenciado ou de alto grau) os carcinomas com notas 8 e 9 (Figuras 18.2 e 18.3).

Marcadores moleculares nos carcinomas mamários invasivos

Receptores hormonais

O RE, um fator de transcrição nuclear, exerce efeitos fisiológicos, regulando a proliferação e a diferenciação do epitélio mamário normal. A avaliação do *status* do RE nos carcinomas mamários invasivos tem sido utilizada há mais de 40 anos como indicador de resposta à terapia hormonal e como fator prognóstico de recorrência tumoral. O RP estimula o crescimento e a proliferação celular, é regulado pelo RE, e sua expressão é conhecida por indicar uma via intacta e funcionante do RE. Os receptores hormonais devem ser avaliados em todos os carcinomas mamários invasores e o RE deve ser avaliado em todos os casos de carcinoma ductal *in situ*. As recorrências locais ou à distância devem ser retestadas. A conversão dos receptores hormonais positivos no carcinoma primário para negativos nas metástases a distância está associada a pior prognóstico.

Os receptores hormonais são avaliados por IHQ em material fixado em formol e emblocado em parafina. São analisadas a intensidade da reação e a proporção de núcleos marcados (escore de Allred), sendo o teste considerado positivo quando há mais de 1% de células tumorais positivas com intensidades de moderada a forte (Figuras 18.2 e 18.3).

HER2

A superexpressão e amplificação do HER2 está associada a pior sobrevida e prediz resposta à terapia anti-HER2 (trastuzumabe) e resistência à quimioterapia usual e à terapia endócrina hormonal. O proto-oncogene *Her2* codifica uma glicoproteína transmembrana de 185kd com atividade tirosinocinase, membro da família de receptores de crescimento presente na superfície celular. O receptor

HER2 está associado a proliferação, diferenciação, adesão e motilidade celular, progressão tumoral, metástases regionais ou à distância, angiogênese e redução de apoptose. As células normais e a maioria dos carcinomas de mama apresentam duas cópias do gene *Her2* no cromossomo 17 e expressam baixos níveis da proteína HER2 na membrana celular. Existe alta correlação (> 90%) entre a amplificação do gene *Her2* e a superexpressão da proteína. Cerca de 15% dos carcinomas mamários invasivos superexpressam a proteína HER2 (Figura 18.3).

Os tumores que apresentam superexpressão proteica ou amplificação do gene *Her2* geralmente são de grau histológico intermediário ou alto (Figura 18.3), frequentemente são negativos para receptores hormonais e apresentam metástase linfonodal ao diagnóstico inicial. O *status* do HER2 deve ser avaliado em todos os carcinomas mamários invasivos no momento do diagnóstico inicial, em caso de recorrência e em caso de eventual metástase, utilizando a IHQ (avalia a superexpressão proteica) ou a hibridização *in situ* (avalia a amplificação gênica) em material fixado em formol e emblocado em parafina.

A avaliação por IHQ da expressão proteica é feita atualmente seguindo os critérios da Sociedade Americana de Oncologia Clínica e considera a intensidade da reação, a proporção de marcação e o envolvimento completo ou incompleto do contorno da membrana celular no componente invasor da neoplasia. O resultado baseia-se em escores de marcação, sendo os escores 0 e 1+ considerados negativos e o escore 2+ considerado equívoco ou inconclusivo e exigindo outro teste com hibridização *in situ*. O escore 3+ é considerado positivo (marcação de intensidade forte com envolvimento completo do contorno da membrana celular em mais de 30% das células neoplásicas) – (Figura 18.3).

Índice proliferativo

O índice proliferativo também é considerado um fator prognóstico importante e deve ser medido pela contagem do número de mitoses em 10 campos de grande aumento (parte da graduação histológica) ou pela IHQ através da marcação de proteínas expressas por células em divisão mitótica, como Ki67/MIB1. O Ki67 está presente em todas as fases ativas do ciclo celular e ausente quando as células estão em repouso. Os carcinomas com alto índice proliferativo apresentam evolução tumoral mais rápida, pior prognóstico, alto risco de recorrência e pior índice de sobrevida; entretanto, respondem melhor à quimioterapia neoadjuvante (Figura 18.2).

A avaliação do índice proliferativo não altera a conduta em carcinomas HER2-positivos, triplo-negativos ou em doença metastática, mas é de grande importância na conduta em carcinomas receptores hormonais-positivos e HER2-negativos. Ainda existe discussão a respeito do ponto de corte (*cut-off*) para avaliação prognóstica do Ki67 por IHQ na tentativa de se estabelecer o parâmetro ideal para alto e baixo índice proliferativo. Os valores sugeridos têm variado de > 14 até > 25% de células tumorais positivas para que seja considerado alto índice de marcação. O Consenso de Saint Gallen de 2015 sugeriu a adoção de Ki67 > 20% como alto índice proliferativo. Outros estudos recentes mostraram que baixo índice de Ki67 (< 15% de células tumorais marcadas) está associado a bom prognóstico, enquanto alto índice (> 25%) prediz maior sensibilidade à quimioterapia. A contagem deve ser feita em 500 células do tumor em campos de grande aumento (400×). A área considerada cinzenta, entre 15% e 25%, exige nova contagem por outro patologista, análise por imagem ou avaliação utilizando testes multigênicos.

Infiltrado linfocítico tumoral

O desenvolvimento e a progressão dos tumores são caracterizados pela interação com outras células do microambiente tumoral, incluindo células do sistema imunitário, como os linfócitos. Estes são vistos no estroma de diferentes tipos de carcinomas invasivos da mama. Linfócitos intra e peritumorais são observados em 75% dos carcinomas HER2-positivos e nos triplo-negativos, com 20% desses tumores apresentando denso infiltrado linfocitário. Evidências de estudos recentes indicam que o infiltrado linfocítico tumoral (*tumor-infiltrating lymphocytes – TIL*) é preditivo de resposta à quimioterapia neoadjuvante e tem valor prognóstico nos casos que serão submetidos à terapia adjuvante, particularmente a imunoterapia alvo-específica com o trastuzumabe. Embora muitos estudos e grupos já estejam avaliando TIL em carcinomas mamários invasivos, ainda não há um sistema padronizado de consenso, adequadamente validado, para definição de como essa avaliação deva ser realizada. Até o momento encontram-se disponíveis resultados de poucos grupos de trabalho e de vários estudos em andamento, propondo a padronização para a avaliação quantitativa do TIL em carcinomas mamários invasivos e sua validação em ensaios clínicos randomizados.

Classificação molecular dos carcinomas mamários invasivos

Métodos proteômicos de larga escala e perfis de expressão gênica (*GEP*) vêm sendo empregados a partir do ano

2000 para refinar a classificação molecular dos carcinomas mamários e predizer a recorrência, adicionando uma melhor seleção terapêutica individualizada às pacientes. Métodos de agrupamento hierárquico e sequências intrínsecas de genes através de microarranjos de DNA possibilitam a classificação dos carcinomas mamários em classes moleculares que diferem, além da expressão gênica, nas características clínicas, na resposta ao tratamento e na evolução. Esses estudos classificaram os carcinomas mamários invasivos em:

- **Luminal A:** tumores com expressão de genes e proteínas das células epiteliais luminais da mama; são RE e RP-positivos e HER2-negativos.
- **Luminal B:** tumores com expressão de genes e proteínas das células epiteliais luminais com alto índice proliferativo e/ou HER2-positivos.
- **HER2:** superexpressão de HER2 e receptores hormonais RE e RP-negativos.
- **Basal-símile:** expressão de genes e proteínas característicos das células basais/mioepiteliais da mama (citoqueratinas 5, 5/6, 14 e 17) e de EGFR e em geral são triplo-negativos (HER2, RE e RP-negativos).

A partir de 2005 foram reconhecidos outros subtipos moleculares classificados por microarranjos de DNA, que incluem o *tipo apócrino*, que expressa genes relacionados com o receptor de androgênio, os quais são negativos para RE e RP, e a maioria expressa HER2 e tem características morfológicas apócrinas. O subtipo *claudin-low* exibe baixa expressão de genes que codificam as claudinas 3, 4 e 7 e E-caderina, que são moléculas de adesão, e expressa genes envolvidos na transição epitélio/mesênquima e com características de células-tronco.

Existe boa concordância entre o método IHQ empregando seis anticorpos (RE e RP, HER2, Ki67, citoqueratinas basais [CK 5/6 ou CK14] e EGFR) e os testes de microarranjos de cDNA para identificação das subclasses moleculares dos carcinomas. Mais recentemente foi incluído outro subtipo molecular, referido como *luminal híbrido*, que se caracteriza por expressar RE, RP, HER2 e exibir qualquer marcação para Ki67 (Quadro 18.3).

O perfil IHQ ainda é o mais usado em virtude de seu custo menor, sua padronização mais fácil e a disponibilidade em muitos laboratórios de patologia e está indicado como teste rotineiro para casos individuais possibilitando-se investigações em grandes populações, aproximando da classificação molecular do carcinoma mamário invasivo feita pelo perfil gênico e tornando possível a escolha individualizada da terapia (Quadro 18.3 e Figuras 18.2 a 18.4).

Quadro 18.3 Classificação molecular com base no perfil gênico dos carcinomas mamários invasivos e sua relação com o perfil imuno-histoquímico

Classe molecular (perfil gênico)	Perfil imuno-histoquímico
Luminal A	RE+ e/ou RP+, HER2 –, Ki67 (<14%)
Luminal B	RE+ e/ou RP+. HER2 –, Ki67 (≥14%)
Luminal híbrido	RE+ e/ou RP+, HER+ e qualquer índice de Ki67
HER2	RE –, RP –, HER2+
Basal-símile	RE –, RP –, HER2 –, CK5/6 e ou EGFR+

RE: receptor de estrogênio; RP: receptor de progesterona; HER2: receptor 2 do fator de crescimento epidérmico; Ki67: marcador de proliferação celular usando o *cut-off* de 14%; CK: citoqueratina; EGFR: receptor 1 do fator de crescimento epidérmico.

O perfil IHQ deve ser realizado em todos os carcinomas mamários invasivos, em recidivas e eventuais metástases. Se houver discordância entre os resultados nos tumores primários e em suas metástases, a escolha da terapia deve ser fundamentada no resultado das metástases.

Outros testes e assinaturas moleculares dos carcinomas invasivos

No início dos anos 2000 surgiram várias assinaturas multigênicas empregando microarranjos de DNA e tecido fresco, congelado, como o MammaPrint® (Agendia, Holanda), ou empregando reação em cadeia da polimerase com material fixado em formol e emblocado em parafina, como o Oncotype DX® (Genomic Health, USA). Esses testes identificam perfis de expressão gênica associados ao comportamento clínico do carcinoma mamário por meio da avaliação dos genes associados à proliferação celular. A importância desses testes está em prover informação prognóstica de curto prazo, predizendo risco de recorrências locorregionais e à distância em até 5 anos. Seu uso também está indicado como fator preditivo de resposta à quimioterapia.

Posteriormente foi desenvolvida uma segunda geração de assinaturas de expressão gênica, como 12-gene Endopredict® (Myriad Genetics, USA) e Prosigna® ou PAM50 (Nanostring Technologies, USA), indicados para carcinomas RE-positivos, HER2-negativos, linfonodo-negativos ou positivos com comprometimento de até três linfonodos.

No Endopredict®, os resultados são liberados como de alto ou baixo risco através do *Endopredict score* (*EP*) ou do *Endopredict Clinical score* (*EP Clin*), adicionando-se dados como tamanho do tumor e *status* linfonodal. O módulo *Proliferation gene* prediz o risco de recorrência à distância recente e o módulo *oestrogen-related gene*, o de recorrência tardia (> 5 anos).

O teste Prosigna® representa o perfil PAM50 e determina um escore de risco de recorrência (ROR) com duas escalas diferentes, dependendo do *status* linfonodal, categorias de risco (baixo, intermediário e alto) e o subtipo intrínseco (luminal A/B, Her2, tipo basal).

Os perfis de expressão gênica (*GEP*) fundamentados em genes de proliferação celular são considerados fatores prognósticos importantes para recidivas ou recorrências recentes em carcinomas RE-positivos, HER2-negativos; entretanto, apresentam qualidade inferior para predizer recidivas tardias, exceto o PAM50. Alguns novos dados têm sido publicados, indicando também os testes EndoPredict® e Oncotype DX® para mulheres na pós-menopausa tratadas com reposição hormonal.

Assim, para definição de terapia sistêmica adjuvante em pacientes com carcinoma mamário invasivo em estágios iniciais têm sido recomendados:

1. **Oncotype DX® ou 12-gene Endopredict®:** em carcinomas RE/RP-positivos e *Her2*-negativos com linfonodos negativos. Não é recomendado para casos de carcinomas com linfonodos positivos, HER2-positivos ou triplo-negativos.
2. **MammaPrint®:** em carcinomas RE/RP-positivos, HER2-negativos, com linfonodos negativos ou com um a três linfonodos positivos em casos de alto risco clínico categorizados pelo estudo MINDACT. Não é recomendado para carcinomas com mais de três linfonodos positivos, HER2-positivos ou triplo-negativos e para casos de baixo risco clínico categorizados pelo MINDACT.
3. **PAM50 (ROR) associado a outras variáveis clinicopatológicas:** em carcinomas RE/RP-positivos, HER2-negativos com linfonodos negativos. Não é recomendado para carcinomas com linfonodos positivos, HER2-positivos ou triplo-negativos.

RECOMENDAÇÕES PARA MELHORAR A ACURÁCIA E A QUALIDADE DOS TESTES IMUNO-HISTOQUÍMICOS E MOLECULARES

A qualidade do exame anatomopatológico e dos testes moleculares depende das fases pré-analítica, analítica e pós-analítica. A fase pré-analítica envolve a fixação (tempo de fixação, tempo de isquemia fria e tipo de fixador) e o processamento do material, a fase analítica compreende as técnicas utilizadas para a realização das reações e a fase pós-analítica envolve a interpretação e a quantificação das reações pelo patologista.

Os *fatores pré-analíticos* devem ser estritamente obedecidos e podem ser considerados critérios de exclusão na avaliação por IHQ. O tempo entre a retirada cirúrgica do material, a clivagem do tecido e a imersão em formol tamponado (isquemia fria) deve ser inferior a 60 minutos. Peças ou tumores fixados inteiros, sem clivagem, mesmo que imersos imediatamente no formol, sofrem autólise. O formol não penetra adequadamente, não fixando o tecido e prejudicando o resultado final das reações. Após clivadas, as amostras devem ser imersas em formol tamponado diluído a 10%, na proporção de 10 a 20 vezes o volume do material, por 12 a 72 horas. O tempo de isquemia fria e o tempo de fixação do material devem ser anotados e incorporados à requisição do exame. Tempo excessivo de fixação também altera os testes e pode resultar em falso-negativos.

A experiência do patologista na análise dos testes (*fase pós-analítica*) tem relação direta com o maior treinamento e o número de exames por ele avaliados. Há maior concordância intra e interobservador em centros de referência que realizam maior número de exames, com reações mais bem padronizadas e profissionais mais treinados. Laboratórios que realizam IHQ devem utilizar controles positivos e negativos nas reações e participar de programas de controle de qualidade que assegurem a acurácia do teste.

Para os testes moleculares que usam material fixado em formol e incluído em parafina são adotadas as mesmas recomendações usadas para os testes IHQ. Para os testes que empregam material fresco e congelado devem ser seguidas as orientações de coleta e transporte dos laboratórios que realizam os testes.

ESTADIAMENTO DOS CARCINOMAS MAMÁRIOS INVASIVOS

A oitava edição do TNM (tumor primário [T], *status* dos linfonodos regionais [N] e metástases à distância [M]) do American Joint Committee for Cancer (AJCC), de 2017, promoveu importantes avanços, incorporando marcadores biológicos detectados pelo método IHQ ao sistema de estadiamento para refinar a avaliação prognóstica. O AJCC indica também, quando disponíveis, a incorporação de informações de testes genômicos para estadiar os tumores RE-positivos com linfonodos negativos. Os carcinomas lobulares *in situ* foram removidos do estadiamento do novo TNM por não serem mais considerados tumores malignos, mas um fator de risco. Eles não são mais estadiados como Tis. O comitê responsável pelo novo TNM acredita que o poder de avaliação prognóstica dos elementos clássicos do estadiamento é potencializado pela adição dos marcadores biológicos e novos testes moleculares preditores de recorrência e resposta à quimioterapia adjuvante.

CONSIDERAÇÕES FINAIS

Os carcinomas mamários são classificados como *in situ* e invasivos de acordo com a presença de invasão estromal. A maioria dos carcinomas *in situ* é do tipo ductal e engloba um grupo de lesões heterogêneas morfologicamente e em sua evolução. Os carcinomas invasivos exibem amplo espectro de lesões, que variam em aspectos morfológicos, moleculares e evolutivos. O CMI-STE (anteriormente denominado ductal invasivo sem outra especificação) é o tipo mais frequente (> 70% dos casos) e de prognóstico sombrio. Alguns tipos especiais, como os tubulares e mucinosos puros, têm excelente prognóstico, enquanto outros, como o micropapilar e o metaplásico, têm mau prognóstico.

Os principais fatores prognósticos e preditivos dos carcinomas mamários são definidos no exame anatomopatológico e na IHQ do material. O perfil IHQ contendo anticorpos para RE, RP, HER2 e Ki67 deve ser realizado em todos os carcinomas mamários invasivos, em recidivas e nas metástases para auxiliar a escolha terapêutica individualizada. Testes para avaliar o perfil de expressão gênica e o risco de recidiva podem ser indicados para pacientes com tumores RE/RP-positivos e HER2-negativos com linfonodos negativos ou com comprometimento de até três linfonodos.

Para a obtenção de resultados confiáveis é necessário seguir as orientações de envio e fixação adequada do tumor, assegurar a boa padronização do método e contar com a boa experiência do patologista na análise dos testes. A oitava edição do TNM do AJCC incorporou marcadores tumorais detectados pelo método IHQ ao sistema de estadiamento para refinar a avaliação prognóstica. O novo TNM recomenda, quando disponíveis, incluir as informações de testes genômicos para estadiamento de tumores RE-positivos com linfonodos negativos.

Leitura complementar

Agresti R, Martelli G, Sandri M et al. Axillary lymph node dissection versus no dissection in patients with T1N0 breast cancer: a randomized clinical trial (INT09/98). Cancer 2014; 120(6):885-93.

Ali HR, Dariush A, Thomas J et al. Lymphocyte density determined by computational pathology validated as a predictor of response to neoadjuvant chemotherapy in breast cancer: secondary analysis of the ARTemis trial. Ann Oncol 2017; 28(8):1832-5.

Allred DC. Issues and updates: evaluating estrogen receptor-alpha, progesterone receptor, and HER2 in breast cancer. Mod Pathol 2010; Suppl 2:S52-9.

Alvarado MD, Prasad C, Rothney M et al. A prospective comparison of the 21-gene recurrence score and the PAM50-based Prosigna in estrogen receptor-positive early-stage breast cancer. Adv Ther 2015; 32(12):1237-47.

Denkert C, Wienert S, Poterie A et al. Standardized evaluation of tumor -infiltrating lymphocytes in breast cancer: results of the ring studies of the International Immuno-Oncology Biomarker Working Group. Mod Pathol 2016; 29(10):1155-64.

Dowsett M, Nielsen TO, A'Hern R et al. Assessment of Ki67 in breast cancer: recommendations from the International Ki67 in Breast Cancer Working Group. J Natl Cancer Inst 2011; 103(22):1656-64.

Elston CW, Ellis IO. Pathological prognostic factors in breast cancer. I. The value of histological grade in breast cancer: experience from a large study with long-term follow-up. Histopathology 2002; 41(3A):154-61.

Giuliano AE, Connolly JL, Edge SB et al. Breast cancer-major changes in the American Joint Committee on Cancer eighth edition cancer staging manual. CA Cancer J Clin 2017; 67(4):290-303.

Hammond ME, Hayes DF, Dowsett M et al. American Society of Clinical Oncology/College of American Pathologists guideline recommendations for immunohistochemical testing of estrogen and progesterone receptors in breast cancer. J Clin Oncol 2010; 28:2784-95.

Harris LN, Ismaila N, McShane LM et al. Use of biomarkers to guide decisions on adjuvant systemic therapy for women with early-stage invasive breast cancer: American Society of Clinical Oncology Clinical practice guideline. J Clin Oncol 2016; 34(10):1134-50.

Krop I, Ismaila N, Andre F et al. Use of biomarkers to guide decisions on adjuvant systemic therapy for women with early-stage invasive breast cancer: American Society of Clinical Oncology Clinical Practice guideline focused update. J Clin Oncol 2017; 35(24):2838-47.

Lakhani SR, Ellis IO, Schnitt SJ, Tan PH, van de Vijver MJ (eds.) WHO classification of tumours of the breast. Vol. 4. 4. ed. IARC WHO Classification of Tumours. Lyon: IARC Press, 2012.

Lyman GH, Somerfield MR, Giuliano AE. Sentinel lymph node biopsy for patients with early-stage breast cancer: 2016 American Society of Clinical Oncology clinical practice guideline update summary. J Oncol Pract 2017; 13(3):196-8.

Mamounas EP, Kuehn T, Rutgers EJT, von Minckwitz G. Current approach of the axilla in patients with early-stage breast cancer. Lancet 2017; pii: S0140-6736(17)31451-4.

Nunes CB, Rocha RM, Buzelin MA et al. False positivity in HER2 testing of breast cancer: novel paths for approaching an old dilemma. J Clin Pathol 2013; 66(11):946-50.

Petrelli F, Viale G, Cabiddu M, Barni S. Prognostic value of different cut-off levels of Ki-67 in breast cancer: a systematic review and meta-analysis of 64,196 patients. Breast Cancer Res Treat 2015; 153(3):477-91.

Senkus E, Kyriakides S, Ohno S et al. ESMO Guidelines Committee. Primary breast cancer: ESMO Clinical Practice Guidelines for diagnosis, treatment and follow-up. Ann Oncol 2015; 26 Suppl 5:v8-30.

Sotiriou C, Wirapati P, Loi S et al. Gene expression. profiling in breast cancer: understanding the molecular basis of histologic grade to improve prognosis. J Natl Cancer Inst 2006; 98(4):262-72.

Van Poznak C, Somerfield MR, Bast RC et al. Use of biomarkers to guide decisions on systemic therapy for women with metastatic breast cancer: American Society of Clinical Oncology Clinical Practice Guideline. J Clin Oncol 2015; 33(24):2695-704.

Wolff AC, Hammond ME, Hicks DG et al. American Society of Clinical Oncology; College of American Pathologists. Recommendations for human epidermal growth factor receptor 2 testing in breast cancer: American Society of Clinical Oncology/College of American Pathologists clinical practice guideline update. Arch Pathol Lab Med 2014; 138(2):241-56.

19

Tratamento Cirúrgico do Câncer de Mama

Anna Dias Salvador
Renata Capanema de Mello Franco Saliba
Henrique Moraes Salvador Silva

INTRODUÇÃO

No final do século XIX, muitos cirurgiões contribuíram para o tratamento do câncer de mama. Nesse período, William Halsted publicou seu artigo sobre a mastectomia radical no Hospital Johns Hopkins. Por acreditar que os cânceres surgiam em um foco e se espalhavam de modo centrífugo para longe do centro ao longo dos vasos linfáticos, Halsted propõe a remoção da mama que contém o tumor, da pele, dos músculos peitorais subjacentes e do conteúdo axilar ipsilateral em bloco.

O século XX foi marcado por avanços importantes no tratamento do câncer de mama. Em 1948, Patey e Dyson questionaram a remoção de rotina do músculo peitoral maior quando não estivesse envolvido pelo tumor e modificaram a mastectomia radical. No procedimento proposto, o músculo peitoral maior foi preservado e foram realizadas a remoção do músculo peitoral menor, a dissecção axilar completa e a remoção da pele adjacente. Essa técnica foi chamada de mastectomia radical modificada, sendo observada tendência maior de seu uso. Outros autores, como Madden e Auchincloss, também desenvolveram técnicas que modificaram a mastectomia à Halsted.

A mastectomia permaneceu por quase uma década como a conduta cirúrgica padrão. As décadas de 1980 e 1990 foram marcadas pela mudança do tratamento agressivo do câncer de mama para tendências mais conservadoras e que prevalecem atualmente. Avanços significativos durante o século XX incluem a utilização mais ampla da mamografia como método de rastreamento, a introdução de terapia sistêmica (quimioterapia e hormonoterapia) e a radioterapia. Nessa época, estudos demonstraram sobrevidas total e livre de doença equivalentes às alcançadas com a mastectomia quando realizada a cirurgia conservadora da mama associada à radioterapia pós-operatória em mulheres com câncer de mama inicial.

Entre 1973 e 1980, um estudo coordenado por Veronesi comparou 701 mulheres com lesões < 2cm e axilas clinicamente negativas que foram randomizadas para quadrantectomia e dissecção axilar, seguidas por complementação com radioterapia ou mastectomia radical. O resultado final em ambos os grupos foi igual para o tempo de sobrevida livre de doença e sobrevida global. O estudo *National Surgical Adjuvant Breast and Bowel Project* (NSABP) B06, realizado entre 1976 e 1984 nos EUA, analisou 1.843 pacientes com lesões de até 4cm de diâmetro que foram randomizadas para mastectomia ou cirurgia conservadora da mama com ou sem radioterapia. O ensaio demonstrou resultado equivalente entre as três diferentes técnicas quanto à sobrevida global, embora a tumorectomia isolada tenha proporcionado sobrevida livre de doença significativamente inferior quando comparada à radioterapia adjuvante.

Em 1990, o Instituto Nacional de Saúde (NIH) estabeleceu um consenso em que recomendou a terapia conservadora da mama como a primeira escolha para o tratamento das pacientes com câncer de mama inicial. Assim, a técnica cirúrgica conservadora da mama é atualmente parte muito importante no tratamento da doença e consiste na combinação da ressecção do tumor primário, com ou sem estadiamento cirúrgico da axila, seguida de radioterapia adjuvante.

A abordagem cirúrgica axilar também evoluiu nos últimos anos. Após Fisher e cols. introduzirem o conceito do câncer como doença sistêmica desde suas fases iniciais e de que a sobrevida seria dependente da biologia tumoral, a linfadenectomia axilar passou então a ter como objetivo primário a definição da indicação de terapia sistêmica e como objetivo secundário o controle locorregional da doença sem impacto na sobrevida global.

O estudo NSABP B-32 não observou diferença no controle locorregional do câncer de mama, sobrevida global ou intervalo livre de doença em pacientes submetidas à biópsia do linfonodo sentinela negativa para metástases em comparação com aquelas submetidas à linfadenectomia axilar. Resultados semelhantes foram observados nos estudos *Milan Trial* e o ensaio *Axillary Lymphatic Mapping Against Nodal Axillary* (ALMANAC). A biópsia do linfonodo sentinela tornou-se a conduta padrão para estadiamento axilar em pacientes com neoplasia mamária inicial sem evidências clínicas de metástase linfonodal.

Mesmo em casos de metástase axilar, a abordagem conservadora da axila pode ser uma opção em pacientes selecionadas. O estudo *American College of Surgeons Oncology Group* (ACOSOG) Z0011 revolucionou a indicação de linfadenectomia. Apesar do potencial de doença axilar residual, não foi observada diferença significativa na sobrevida ou no controle locorregional do câncer de mama entre as pacientes submetidas à biópsia do linfonodo sentinela com menos de três linfonodos positivos e aquelas submetidas à linfadenectomia axilar.

O estudo multicêntrico *After Mapping of the Axilla: Radiotherapy or Surgery?* (AMAROS) randomizou pacientes com linfonodo sentinela metastático para esvaziamento axilar e radioterapia. Ambas as técnicas garantiram excelente controle da doença, com o benefício de a radioterapia apresentar menos risco de linfedema de membro superior em curto e longo prazo.

Com a ampliação das indicações de tratamento sistêmico neoadjuvante, torna-se necessário avaliar a acurácia da biópsia do linfonodo sentinela nessa situação. O ACOSOG Z1071 incluiu pacientes com axila clinicamente positiva (cN1) submetidas a ressecção do linfonodo sentinela e linfadenectomia axilar após o tratamento sistêmico. A taxa de falso-negativo do sentinela foi de 12,6%, maior do que o nível aceitável de 10%, apesar do uso de duplo marcador (azul patente e radiocoloide) e biópsia de dois ou mais linfonodos sentinelas. A taxa de resposta patológica completa nodal axilar foi de 41%.

Novas descobertas de fatores preditivos e prognósticos do câncer de mama, destacando-se os estudos genômicos, são promissores determinantes do comportamento da doença e da resposta às diferentes opções de tratamento. A partir do momento em que a informação sobre a extensão da metástase axilar não interfere na escolha do tratamento sistêmico, bem como não altera o prognóstico da doença, a avaliação do *status* axilar pode se tornar dispensável em pacientes sem evidências clínicas de acometimento linfonodal.

ABORDAGEM CIRÚRGICA DA MAMA

A cirurgia conservadora da mama seguida por radioterapia adjuvante está associada a risco anual médio de recorrência do câncer de mama de 0,3% a 1% e, em 5 anos, recorrências locais são observadas em 2% a 5% dos casos. Nas pacientes com receptores hormonais positivos, a quimioterapia e a hormonoterapia adjuvantes reduzem o risco de um novo tumor primário da mama em 50% para as tratadas com tamoxifeno e em 70% para as que recebem inibidores da aromatase.

Atualmente, a cirurgia conservadora da mama pode ser realizada nos casos em que há possibilidade de garantir margens livres de doença, resultado estético satisfatório e radioterapia adjuvante. As indicações de tratamento conservador correspondem à grande maioria dos casos. Inicialmente, essa técnica era restrita apenas aos tumores iniciais, a menos que a mama fosse bastante volumosa. Atualmente, com as opções de tratamento sistêmico neoadjuvante (realizadas antes da cirurgia para redução do volume tumoral), as possibilidades são maiores.

Os exames de imagem são essenciais para a decisão terapêutica. A mamografia digital e a ultrassonografia auxiliam a escolha da técnica cirúrgica e a avaliação da mama contralateral. O uso da ressonância nuclear magnética é controverso e pode estar relacionado com o aumento nas taxas de mastectomia.

A maior parte das contraindicações à cirurgia conservadora da mama está relacionada com a impossibilidade de obtenção de margem livre de doença ou contraindicação absoluta à radioterapia adjuvante. A margem da peça cirúrgica para tumores invasores da mama é considerada satisfatória quando a lesão não se encontra na borda corada pelo nanquim durante o preparo das lâminas (*no ink on tumor*).

Lesões não palpáveis da mama

A lesão mamária não palpável é previamente marcada para que a cirurgia seja realizada com mais precisão. A técnica possibilita retirada do tumor, não ocasionando grandes deformidades na mama. As lesões podem ser marcadas com fios metálicos ou substâncias radioativas.

A marcação da lesão não palpável de mama com o auxílio da medicina nuclear consiste, basicamente, em injetar um isótopo radioativo inócuo no lugar exato da lesão tumoral, após agulhamento obtido por meio de ultrassom, estereotaxia (mamografia) ou ressonância nuclear magnética. Uma pequena quantidade de substância composta de macromoléculas (macroagregado de seroalbumina humana), marcada com tecnécio 99m (isótopo radioativo emissor de radiação gama de baixa energia), permanece depositada no local da lesão desde o instante de sua injeção até o ato cirúrgico. Essas são substâncias que não permitem a migração por meio das vias linfáticas.

Após a marcação, é realizada cintilografia em gama-câmara convencional e identificada a projeção da área marcada na pele da paciente, de modo que o cirurgião programe mais precisamente o local da incisão.

A extirpação do tumor é guiada pelo *probe*, que identifica a substância radioativa por meio de um sinal sonoro e um visor digital. É feita a excisão completa da lesão, idealmente com margens livres.

Setorectomia ou ressecção segmentar da mama

Essa técnica cirúrgica se baseia na remoção de todo o tumor com margens livres, sem ressecção de pele. A peça cirúrgica deve ser marcada com fios de sutura para orientação do patologista e do cirurgião durante a avaliação das margens. Nos casos de margens comprometidas, está indicada nova excisão.

Quadrantectomia

A quadrantectomia consiste na retirada do quadrante mamário onde se localiza o tumor, da pele sobrejacente e da fáscia muscular com margens macroscópicas livres. É recomendável associar ao tratamento oncológico os princípios de reconstrução mamária, preservando a imagem e o simbolismo da mama.

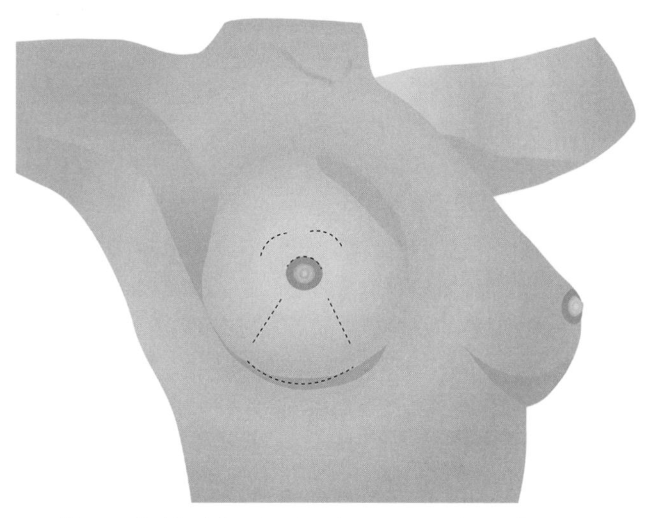

Figura 19.1 Incisões de cirurgias conservadoras da mama.

O tipo de incisão varia de acordo com a localização do tumor. Nos quadrantes superiores, as incisões são curvilíneas e concêntricas à aréola. Nas regiões medial e lateral, utilizam-se as incisões radiais, assim como nos quadrantes inferiores, para preservar a distância entre o mamilo e o sulco inframamário. Para os tumores localizados no quadrante superior externo, opta-se pela quadrantectomia com incisão radial única para a abordagem da mama e da axila (Figura 19.1).

Em pacientes com mamas volumosas e/ou ptose, pode-se realizar a mamoplastia redutora adaptada para o tratamento cirúrgico oncológico. Nesses casos, a localização do tumor, o volume mamário total e a área da mama a ser ressecada direcionarão a técnica e a localização das incisões. Podem ser utilizados pedículos vasculares e abordagens periareolares (*round block*).

Mastectomia

A mastectomia baseia-se na retirada de todo o conteúdo glandular mamário. A mastectomia simples consiste na remoção de toda a mama e da pele sobrejacente. A técnica pode sofrer variações, preservando a pele da mama (mastectomia com preservação de pele ou *skin sparing*) ou a pele e o complexo areolomamilar (adenomastectomia, mastectomia com preservação do complexo areolomamilar ou *nipple sparing* – Figura 19.2).

Em casos selecionados de mulheres com alto risco para câncer de mama, a mastectomia redutora de risco (preferencialmente a adenomastectomia) é a modalidade cirúrgica que pode ser indicada para prevenção da doença.

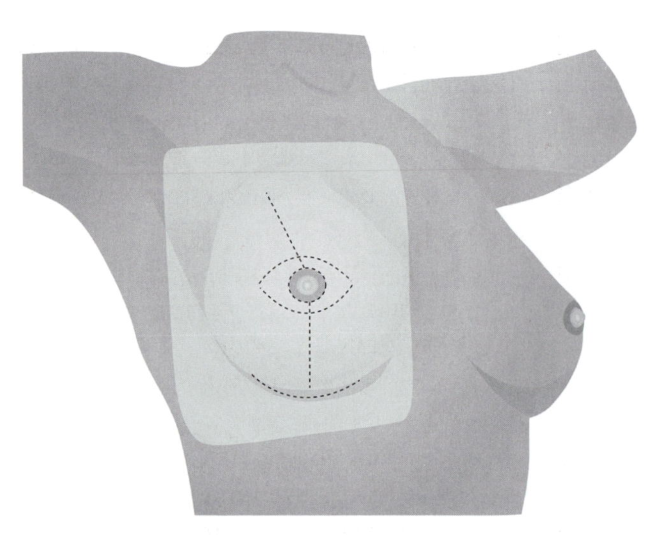

Figura 19.2 Incisões de mastectomia com preservação de pele e/ou complexo areolomamilar e limites de dissecção da mama.

A reconstrução da mama pode ser realizada no mesmo tempo cirúrgico da mastectomia (imediata) ou em momento posterior (tardia). À exceção do diagnóstico de carcinoma inflamatório da mama, a opção de reconstrução imediata deve ser sempre oferecida à paciente.

As complicações mais frequentes são necrose de pele, infecção, seromas e hematomas. No caso de preservação do complexo areolomamilar, há o risco de sua necrose parcial ou total. A radioterapia adjuvante aumenta o risco dessas complicações.

ABORDAGEM CIRÚRGICA DA AXILA

Biópsia do linfonodo sentinela

A biópsia do linfonodo sentinela é o método preferencial de estadiamento axilar no caso de carcinoma invasor da mama na ausência de evidências clínicas ou imaginológicas de metástase linfonoda, sendo a conduta definitiva nos casos de linfonodo sentinela negativo com micrometástase ou células tumorais isoladas.

A cirurgia pode ser opcional em pacientes com carcinoma invasor de comportamento indolente, nas pacientes com indicação de terapia sistêmica adjuvante ou radioterapia independente do estadiamento axilar ou naquelas com comorbidades graves.

Técnica

Realiza-se a marcação do linfonodo sentinela previamente à cirurgia com solução de dextrano ou fitato marcado com tecnécio 99^{m} injetado periareolar, na periferia ou na subderme sobrejacente ao tumor. Durante a cirurgia, a identificação do linfonodo é guiada pelo *probe*, que identifica a substância radioativa por meio de um sinal sonoro e um visor digital (Figura 19.3).

Em casos específicos pode ser utilizada no peroperatório a injeção subdérmica de azul patente associada ou não ao marcador radioativo. É realizada drenagem linfática manual da mama por alguns minutos e o linfonodo corado é identificado à exploração cirúrgica da região axilar.

Esse método apresenta menor morbidade, menos tempo de internação hospitalar no pós-operatório e retorno mais precoce às atividades da vida diária.

Linfadenectomia axilar

A linfadenectomia axilar, ou esvaziamento axilar, está indicada em casos selecionados de metástase linfonodal pelo câncer de mama com a finalidade de promover o controle locorregional da doença ou o estadiamento diante da impossibilidade de realização da biópsia do linfonodo sentinela. Nas pacientes com suspeita clínica de metástase axilar, confirmada por punção aspirativa por agulha fina (PAAF) ou biópsia de fragmentos linfonodal, deve ser sempre realizada.

Nos casos de axila clinicamente negativa e biópsia do linfonodo sentinela com metástase linfonodal sem extravasamento capsular, a linfadenectomia não é mais indicada quando apenas um ou dois linfonodos sentinelas estão metastáticos e a paciente for submetida a cirurgia conservadora da mama e radioterapia adjuvante.

Técnica

Com o paciente em posição supina e o braço abduzido em 90 graus, é realizada a incisão na pele ao longo da borda lateral do músculo peitoral maior ou convexa abaixo da linha dos pelos na axila. A incisão pode ser contígua à mamária nos casos de cirurgia conservadora em quadrante superolateral da mama ou mastectomia. Dissecam-se os retalhos cutâneos no nível dos limites anatômicos da cirurgia: veia axilar superiormente e músculos peitoral maior medialmente, serrátil anterior inferiormente e latíssimo do dorso lateralmente (Figura 19.4).

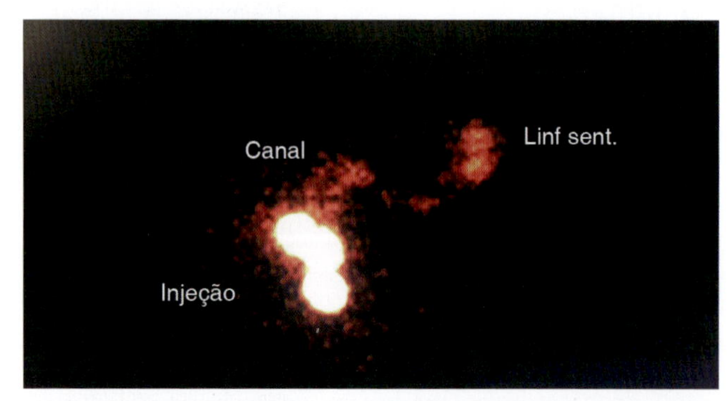

Figura 19.3 Linfocintilografia mamária evidenciando o local de injeção do traçador, o trajeto linfático e dois linfonodos sentinelas.

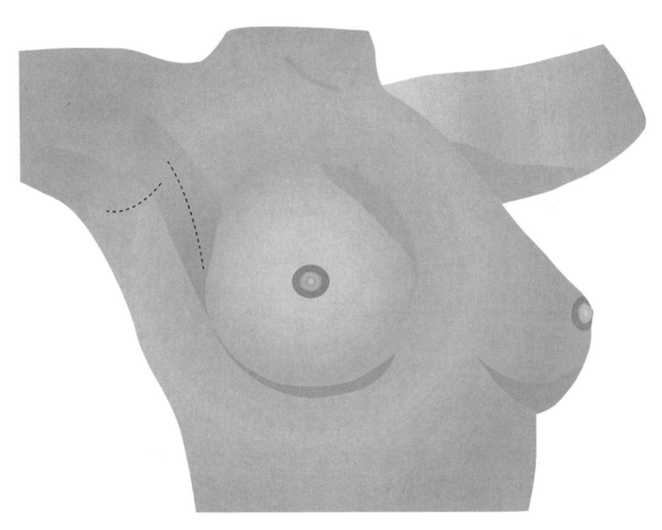

Figura 19.4 Incisões axilares para linfadenectomia.

Prossegue-se com a dissecção da fáscia de Halsted no nível do ângulo formado no ápice da axila pelos músculos peitoral menor e coracobraquial, que dão acesso ao conteúdo axilar. Em seguida, são identificados os vasos subescapulares e o nervo toracodorsal que geralmente os acompanha. A etapa subsequente consiste na identificação do nervo torácico longo (ou nervo de Bell), que fica ao longo do tórax, sobre o músculo serrátil anterior.

Após esses procedimentos, individualiza-se o conteúdo axilar (gordura e linfonodos), a partir da veia axilar, procurando isolá-la. A veia toracodorsal lateral pode ser ligada e seccionada. O nível III axilar deve ser avaliado para metástases. Pode ser necessária a elevação do membro superior para melhor visualização do nível III. A ressecção deve abranger os níveis anatômicos I e II de Berg. A dissecção do nível III é reservada para casos de comprometimento linfonodal ou grande acometimento metastático do nível II.

Após hemostasia e irrigação da loja cirúrgica com soro fisiológico, o dreno de sucção é inserido e fixado com seus orifícios de exteriorização localizados no campo da radioterapia.

O linfedema é a mais temida complicação da linfadenectomia, suja incidência varia de 5% a 50%. Tipo de cirurgia, infecção pós-operatória, radioterapia ou cirurgia axilar prévia são importantes fatores de risco. Complicação pouco frequente, mas de morbidade significativa, é a lesão do nervo torácico longo ou nervo de Bell com consequente escápula alada. Esse procedimento apresenta morbidade maior quando comparado à biópsia de linfonodo sentinela.

Morbidade da linfadenectomia axilar

No pós-operatório, a axila, a face medial do braço e a região superomedial da mama são comumente referidas com alteração na sensibilidade do tipo parestesia. Essas queixas estão associadas principalmente à lesão do nervo intercostobraquial. A limitação da amplitude de movimentos do ombro também pode acontecer (Quadro 19.1). A morbidade do procedimento pode ser minimizada com fisioterapia no pré e pós-operatório.

Em consequência da lesão de pequenos vasos sanguíneos e linfáticos durante o ato cirúrgico, cordões fibrosos podem formar-se na região axilar e proximal do braço, ocasionando dor e limitação de movimento do membro superior. Essa condição é autolimitada e benigna. A reabilitação pós-operatória com fisioterapia é fundamental para redução da morbidade do procedimento.

Quadro 19.1 Comparação da morbidade da linfadenectomia axilar e da biópsia do linfonodo sentinela nos ensaios clínicos controlados ALMANAC, ACOSOG Z0011 e NSABP B-32

Estudo	Nº de pacientes	Morbidade da linfadenectomia axilar	Morbidade da BLS	Valor-P
ALMANAC	476	Ausência de linfedema: 87%	Ausência de linfedema: 95%	<0,001
		Ausência de parestesias: 69%	Ausência de parestesias: 91%	<0,001
ACOSOG Z0011	399	Infecção: 8%	Infecção: 3%	0,0016
		Seroma: 14%	Seroma: 6%	0,0001
		Parestesia: 39%	Parestesia: 9%	<0,0001
		Linfedema: 11%	Linfedema: 6%	0,786
NSABP B-32	5.611	Limitação da amplitude de movimentos: 9%	Limitação da amplitude de movimentos: 5,7%	<0,001
		Linfedema: 14,3%	Linfedema: 7,5%	<0,001
		Dormência: 31,1%	Dormência: 8,1%	<0,001
		Formigamento: 13,5%	Formigamento: 7,5%	<0,001

BLS: biópsia de linfonodo sentinela.

SITUAÇÕES ESPECIAIS

Tratamento sistêmico neoadjuvante

A terapia sistêmica neoadjuvante ampliou as possibilidades de tratamento cirúrgico conservador da mama. Antes indicadas apenas nos casos em que a ressecção do tumor com margens livres não seria viável em razão da extensão da doença, passa a ser opção para redução do tamanho tumoral e para favorecer a relação tumor/mama.

A biópsia do linfonodo sentinela pode ser realizada após a quimioterapia neoadjuvante, desde que a axila não apresente evidências clínicas ou imaginológicas de metástase após o tratamento. A técnica baseia-se no uso do duplo traçador (radiocoloide e azul patente), e é necessária a ressecção de pelo menos três linfonodos. No caso de metástase linfonodal, micrometástase ou ressecção de apenas um ou dois linfonodos, a conduta padrão consiste em se prosseguir com a linfadenectomia axilar.

Carcinoma *in situ* da mama

A abordagem cirúrgica da mama baseia-se na extensão tumoral e na preferência da paciente. A cirurgia conservadora pode ser realizada desde que as margens cirúrgicas tenham no mínimo 2mm.

A biópsia do linfonodo sentinela deve ser considerada apenas nos casos em que a abordagem cirúrgica da mama é a mastectomia e pode ser avaliada quando a técnica de cirurgia conservadora na mama impossibilite a eventual marcação do linfonodo sentinela. Essas situações podem necessitar de avaliação linfonodal axilar no caso de diagnóstico de invasão ao estudo anatomopatológico.

Câncer de mama durante a gestação

Para indicação do tratamento cirúrgico do câncer de mama durante a gestação deve ser considerada a idade gestacional, porém o tratamento não deve ser retardado. O tratamento conservador da mama pode ser realizado nos casos em que a quimioterapia adjuvante se encontra disponível; caso contrário, a mastectomia se torna necessária. A radioterapia e a hormonoterapia devem ser reservadas para o período puerperal, estando ambas contraindicadas durante a gestação.

A biópsia do linfonodo sentinela com radiotraçador é permitida durante a gestação e indicada nos casos de axilas clinicamente negativas. O azul patente não deve ser utilizado. Nos casos de metástase linfonodal, a linfadenectomia é a cirurgia de escolha.

Cirurgia do câncer de mama estádio IV

A evolução do tratamento sistêmico do câncer de mama demonstra melhor controle da doença à distância, e a cirurgia para o tumor primário passa a ter mais importância. Inicialmente reservada para os casos de doença localmente avançada e com a finalidade paliativa, a literatura atual aponta para o potencial benefício na sobrevida da cirurgia mamária em caso de doença oligometastática e de melhor prognóstico. Deve ser avaliado também o benefício relacionado com a melhor qualidade de vida para a paciente.

CONSIDERAÇÕES FINAIS

A mulher com câncer de mama na atualidade retornará às atividades da vida diária após o tratamento. A redução da morbidade da cirurgia da mama e da axila é fundamental para a manutenção da qualidade de vida. Com tratamentos sistêmicos cada vez mais individualizados, drogas-alvo e até mesmo estudos genômicos, a abordagem cirúrgica do câncer de mama também deve ser personalizada.

Leitura complementar

Bromham N, Schmidt-Hansen M, Astin M, Hasler E, Reed MW. Axillary treatment for operable primary breast cancer. Cochrane Database Syst Rev 2017; 1:CD004561.

Gradishar WJ, Anderson BO, Balassanian R et al. Invasive breast cancer version 1.2016, NCCN clinical practice guidelines in oncology. J Natl Compr Canc Netw 2016; 14(3):324-54.

Mamounas EP, Kuehn T, Rutgers EJT, von Minckwitz G. Current approach of the axilla in patients with early-stage breast cancer. Lancet 2017.

Sakorafas G.H, Safioleas M. Breast cancer surgery: an historical narrative. European Journal of Cancer Care 2010; 19:6-29.

Saliba RCMF, Salvador AD, Silva HMS. Fatores preditivos e prognósticos no câncer de mama. In: Boff RA, Carli ACD (eds.) Compêndio de mastologia – Abordagem multidisciplinar. 1 ed. Caxias do Sul, RS: Lorigraf, 2015:267-79.

Veronesi U, Cascinelli N, Mariani L et al. Twenty-year follow-up of a randomized study comparing breast-conserving surgery with radical mastectomy for early breast cancer. N Engl J Med 2002; 347(16): 1227-32.

Vieira MLB, Salvador AD, Silva HMS. Neoplasias malignas da mama. In: Filho ALS, Laranjeira CLS (eds.) Manual Sogimig de Ginecologia e Obstetrícia. 6 ed. Rio de Janeiro: MedBook 2017:281-9.

Whelan T, Levine M, Willan A et al. Effect of a decision aid on knowledge and treatment decision making for breast cancer surgery. JAMA 2004; 292(4):435-41.

20

Radioterapia no Câncer de Mama

Gabriel Oliveira Bernardes Gil
Marcus Simões Castilho

INTRODUÇÃO

A radioterapia tem papel de destaque no manejo terapêutico das pacientes com câncer de mama, sendo indicada tanto em estádios iniciais após a cirurgia conservadora como no contexto da neoplasia localmente avançada, resultando em benefício no controle local e na sobrevida. Além disso, exerce importante função no controle de sintomas em caso de metástase.

A radioterapia moderna tem sua história iniciada em 1951, em Otawa, no Canadá, onde foi produzido o primeiro equipamento emissor de fótons de megavoltagem disponível comercialmente. Conhecido como telecobaltoterapia, foi o primeiro aparelho a ser utilizado em larga escala na prática clínica, sendo quase totalmente substituído por aceleradores lineares dirigidos por poderosos *softwares* e capazes de emitir a radiação de maneira mais segura e precisa, minimizando bastante os efeitos colaterais e as complicações.

Ao longo desse período, observou-se sua consolidação no cenário do tratamento multidisciplinar do câncer de mama. Das clássicas e bem estabelecidas indicações de radioterapia pós-mastectomia em caso de tumores localmente avançados ou radioterapia adjuvante em toda a glândula mamária após cirurgia conservadora para tumores iniciais, passaram a ser considerados e implementados conceitos como os de irradiação parcial de mama (p. ex., radioterapia intraoperatória) e diminuição do tempo total do tratamento (hipofracionamento).

A evolução tecnológica na obtenção de imagens, sua captura e utilização em sistemas de planejamento inovadores possibilitou a implementação de técnicas mais sofisticadas de entrega da irradiação com o controle absoluto de dose em cada órgão próximo ao alvo.

Neste capítulo, serão abordados de maneira prática as indicações de radioterapia no tratamento conservador de lesões *in situ* e invasoras, bem como sua indicação após mastectomia. Serão revisadas as situações clínicas importantes, como indicação de radioterapia após quimioterapia neoadjuvante, radioterapia parcial da mama, hipofracionamento e aspectos técnicos da radioterapia e possíveis complicações do tratamento.

INDICAÇÕES DE RADIOTERAPIA

Doença ductal não invasiva (carcinoma *in situ*) (Figura 20.1)

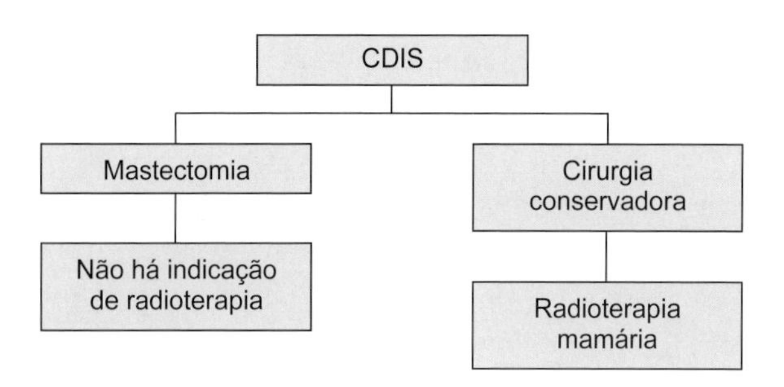

Figura 20.1 Indicações para radioterapia em caso de carcinoma ductal *in situ* (CDIS).

- Radioterapia adjuvante está indicada para *todas* as pacientes submetidos ao tratamento *conservador* da mama.
- A radioterapia pode ser omitida (questionável) cuidadosamente para pacientes que teriam benefício absoluto pequeno (idosas + tumor < 5mm + unifocal + baixo grau + margens > 10mm + orientada sobre risco de recidiva).
- Radioterapia parcial de mama (veja mais adiante o tópico *Dose e fracionamento*).

Doença invasiva localizada (não avançada – I a IIB – Figura 20.2)

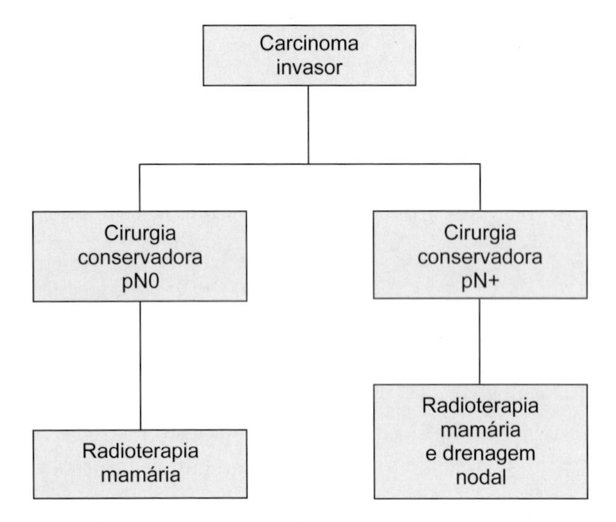

Figura 20.2 Indicações para radioterapia em caso de doença invasiva localizada.

- Radioterapia adjuvante indicada para *todas* as pacientes submetidas ao tratamento *conservador* da mama.
- A omissão da radioterapia pode ser considerada aceitável em idosas > 70 anos + tumor < 20mm + pN0 + baixo grau + invasão linfovascular (IVL) ausente + receptores hormonais (RH) positivos que receberão hormonoterapia.

Se a paciente apresentar comorbidades significativas, é recomendável a seguinte abordagem:

- Tumores pT1-pT2pN0 em pacientes mastectomizadas: considerar radioterapia para pacientes com fatores de risco alto para recidiva locorregional (recomendável): tumores GIII + IVL ou pacientes jovens (< 35 anos), principalmente se não receberem hormono ou quimioterapia por algum motivo (contraindicação clínica ou recusa), ou ainda em pacientes com tumores com RH negativos (incluindo os triplo-negativos).
- Radioterapia parcial de mama (veja *Dose e fracionamento* mais adiante).

Doença invasiva localmente avançada (IIB a III) (Figura 20.3)

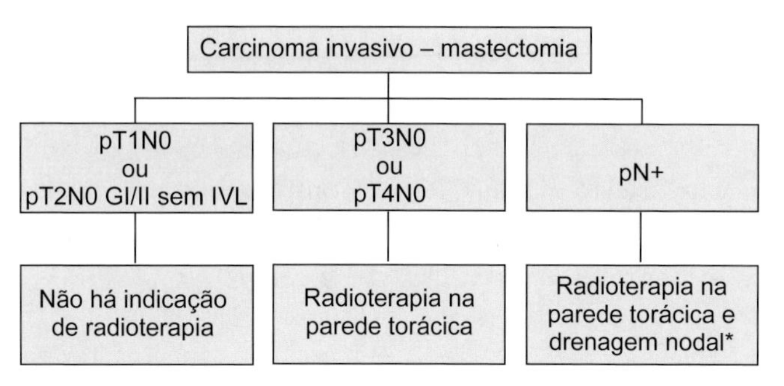

Figura 20.3 Indicações para radioterapia em caso de doença invasiva localmente avançada. (*Veja mais adiante o tópico *Radioterapia em drenagem linfonodal*.)

- Radioterapia adjuvante indicada para *todas* as pacientes submetida ao tratamento *conservador* da mama, com ou sem quimioterapia neoadjuvante.
- Mastectomizadas: radioterapia adjuvante indicada para tumores pT3-pT4, qualquer pN, ou qualquer pT pN2-N3, ou extravasamento capsular linfonodal, ou com margens positivas.
- pT1-pT2 pN1: considerar fortemente radioterapia adjuvante, uma vez que metanálise mostrou benefício em pacientes com um a três linfonodos comprometidos. É aceitável não irradiar esse grupo em situações selecionadas de acordo com o desempenho clínico.
- pT1-pT2 com pN0-pN1A mastectomizadas com fatores de risco alto para recidiva locorregional: em tumores GIII + IVL ou paciente jovem (< 35 anos), principalmente se não receber hormono ou quimioterapia por algum motivo (contraindicação clínica ou recusa) está indicada radioterapia adjuvante.

Radioterapia em drenagem linfonodal

A radioterapia em drenagem linfonodal representa hoje o principal ponto de controvérsia sobre suas indicações entre os especialistas. Os estudos ACOZOG Z0011, AMAROS, MA-20, EORTC 22922 e a metanálise EBCTG, publicados em curto espaço de tempo, deixam em aberto a questão referente aos volumes-alvo para a drenagem linfonodal a ser irradiada.

Quanto maior o risco de envolvimento linfonodal, maior o provável benefício de uma radioterapia mais completa, abrangendo todas as áreas da drenagem; por outro lado, quanto menor o risco de envolvimento linfonodal, menor (ou ausente) será o benefício de irradiação ampla das drenagens.

Convém lembrar que a drenagem linfonodal pode ser dividida, do ponto de vista da abrangência da radioterapia, em regiões diferentes: axila, fossa supraclavicular e mamária interna.

Axila

- **Pacientes submetidas ao esvaziamento axilar:** a região da axila não deve ser irradiada de maneira proposital, exceto quando houver comprometimento maciço e com extensão extranodal dos linfonodos axilares, mas com risco elevado de linfedema.
- **Pacientes com axila comprometida, mas não esvaziada:** deve ser indicada a irradiação axilar dos níveis I, II e III. As pacientes que não seriam incluídas no estudo ACOZOG Z0011 (T3 ou maior, extensão extranodal presente) ou que apresentaram nesse estudo fatores de risco para acometimento adicional da axila (RH negativos, GIII ou idade jovem) devem receber radioterapia axilar. Uma alternativa para poupar as pacientes da irradiação axilar intencional é a omissão em grupos selecionados: quando o risco de acometimento linfonodal adicional for inferior a 25% de acordo com nomogramas (MSKCC, MDACC, entre outros), que constituiu a maioria das pacientes do estudo ACOZOG Z0011.

Fossa supraclavicular

- Irradiar a fossa supraclavicular em pacientes com quatro ou mais linfonodos axilares comprometidos.
- Um a três linfonodos comprometidos: indica-se a irradiação da fossa supraclavicular principalmente quando na presença de fatores de risco – GIII, idade jovem, RH negativos (incluindo tumores triplo-negativos) – não receber tratamento sistêmico por qualquer motivo. Para casos selecionados com fatores de risco muito favoráveis, idade mais avançada e tratamento sistêmico otimizado, pode ser considerada a omissão da irradiação da fossa supraclavicular.

Mamária interna

- Irradiar a mamária interna em casos com alto risco de envolvimento e com menores chances de controle com tratamento sistêmico: tumores de quadrantes mediais + grande número de linfonodos axilares envolvidos + RH negativos ou paciente jovem.
- Lembrar o possível aumento de morbidade (maior irradiação de pulmão e coração).

DOSE E FRACIONAMENTO

Para a radioterapia externa existem duas opções de dose e fracionamento: o fracionamento convencional e o hipofracionamento. O primeiro consiste na utilização de dose diárias de 1,8 a 2,0Gy em 25 a 28 aplicações, totalizando 50 a 50,4Gy. No regime de hipofracionamento são utilizadas doses > 2,5Gy por dia. Os regimes de hipofracionamento mais bem estabelecidos são 40Gy em 15 frações de 2,67Gy e 42,5Gy em 16 frações de 2,66Gy.

O tempo total do tratamento é um aspecto a ser considerado não só em função da qualidade de vida das pacientes, mas também em razão do custo financeiro e social resultante da ausências dessas mulheres do lar e do trabalho. Nesse contexto, foram desenvolvidos ensaios randomizados para avaliar a eficácia dos regimes hipofracionados (menos frações e dose maior por fração) em relação ao tratamento convencional.

A eficácia desses esquemas foi revista tanto do ponto de vista de controle oncológico como de resultado cosmético em metanálise de 2010 que envolveu 7.095 mulheres em quatro estudos randomizados durante 5 anos. Não houve diferença em relação ao esquema de fracionamento usual nos parâmetros risco de recidiva local, sobrevida global e aspecto da mama irradiada. Em relação à toxicidade, os esquemas hipofracionados apresentaram menos reações, tanto agudas como tardias. Dois dos estudos incluídos nessa metanálise (START-A e START-B) já foram avaliados em 10 anos de seguimento, confirmando a segurança e a efetividade de esquema hipofracionado. O emprego desse regime, no entanto, não está bem definido quando associado a terapias sistêmicas, seja a quimioterapia, seja a com anticorpo monoclonal.

O consenso da ASTRO, publicado em 2010, recomenda o hipofracionamento em pacientes com mais de 50 anos de idade, T1 e T2N0 submetidas à cirurgia conservadora que não utilizaram quimioterapia e com plano de radioterapia de distribuição de dose homogêneo. Entende-se que essas recomendações são muito restritas e que na prática é permitido o uso de quimioterapia prévia, assim como sua aplicação em pacientes jovens.

A reconstrução mamária com qualquer tipo de implante e o diagnóstico de doença do tecido conjuntivo ainda são considerados contraindicações para o uso do hipofracionamento. O hipofracionamento também não é recomendado com a irradiação das mamas bilateralmente.

Em recente congresso da ASTRO em 2017 foram apresentados resultados de um estudo chinês de fase III que demonstrou a eficácia e a segurança do hipofracionamento em relação ao fracionamento convencional no contexto da irradiação pós-mastectomia e com irradiação da fossa supraclavicular.

RADIOTERAPIA APÓS QUIMIOTERAPIA NEOADJUVANTE

O uso de quimioterapia neoadjuvante é cada vez mais frequente em pacientes com tumores localmente avançados. Historicamente, a indicação da radioterapia adjuvante pós-mastectomia é fundamentada na extensão patológica da doença. No entanto, essas informações podem ser perdidas em razão das altas taxas de resposta ao emprego da quimioterapia neoadjuvante.

Os dados sobre o impacto da radioterapia após mastectomia em pacientes submetidos à quimioterapia neoadjuvante são escassos. Os principais estudos prospectivos randomizados que compararam a quimioterapia neoadjuvante com a adjuvante não randomizaram a indicação de radioterapia adjuvante ou não a recomendavam após mastectomia.

A evidência mais contundente provém de uma série retrospectiva do MD Anderson, que avaliou 676 pacientes tratadas em protocolos prospectivos de quimioterapia neoadjuvante seguida por mastectomia. Dessas, 542 receberam radioterapia adjuvante e 134, não. O emprego da radioterapia impactou positivamente no controle locorregional para pacientes clinicamente T3, T4 e no estadiamento IIB. Dessa maneira, conclui-se que a indicação da radioterapia deve ser embasada no estadiamento clínico, não no patológico. Outra indicação imperativa de radioterapia após a quimioterapia neoadjuvante consiste no comprometimento linfonodal patológico após a quimioterapia neoadjuvante.

Alguns autores sugerem uma possível omissão da radioterapia adjuvante em pacientes que obtiveram resposta patológica completa na peça da mastectomia. Essa conduta, porém, deve ser tomada com cautela, uma vez que se trata de análises de subgrupo com amostragem limitada.

RADIOTERAPIA PARCIAL ACELERADA DE MAMA

A radioterapia parcial acelerada de mama consiste na aplicação de doses altas de radioterapia concentradas em um período curto, tratando somente o leito operatório (em vez de toda a mama, como nas técnicas convencionais de radioterapia). Pode ser aplicada com elétrons durante a cirurgia (radioterapia intraoperatória com elétrons) ou após o resultado anatomopatológico na forma de braquiterapia intersticial com múltiplos cateteres, ou com cateter-balão (Mammosite®), ou ainda com radioterapia conformada tridimensional (C3D).

O esquema intraoperatório geralmente consiste na dose única de 21Gy em dose única, e o esquema pós-operatório, em 10 frações de 3,4Gy, duas vezes ao dia (dose total de 34Gy) (Quadro 20.1).

Quadro 20.1 Critérios para indicação de radioterapia parcial acelerada da mama

	Risco aceitável – ASTRO	**Risco baixo – ESTRO**
Idade	≥ 50 anos	50 anos
Mutação do gene *BRCA*	Não	Indiferente
Tamanho tumoral	≤ 2cm	< 3cm
Estadiamento T	T1 ou Tis	T1 e T2
Margens	Negativas ≥ 2mm	Negativas
Grau	Indiferente	Indiferente
Invasão linfovascular	Não	Não
Receptores hormonais	Positivos	Qualquer
Multicentricidade	Unicêntrico	Unicêntrico
Multifocalidade	Unifocal	Unifocal
Histologia	CDI, mucinoso, tubular ou coloide	Qualquer
CDIS	Sim se: GN1 ou 2, < 2,5cm, margens > 3mm	Não
Componente *in situ* extenso CLIS associado	Não	Não
CLIS associado	Permitido	Permitido
Estágio nodal	pN0(i–,i+) por BLS ou linfadenectomia	pNo por BLS ou linfadenectomia
Tratamentos neoadjuvantes	Não	Não

ASTRO: American Society for Therapeutic Radiology and Oncology; BLS: biópsia de linfonodo sentinela; CDI: carcinoma ductal invasor; CDIS: carcinoma ductal *in situ*; CLIS: carcinoma lobular *in situ*; ESTRO: European Society for Therapeutic Radiology and Oncology.

NOÇÕES BÁSICAS DE TÉCNICA

A radioterapia conhecida como convencional é a técnica primordial de irradiação, a qual vem sendo substituída ao longo dos anos. Nela a área a ser irradiada é selecionada com base em referências anatômicas externas e em imagens bidimensionais (2D). As pacientes são tratadas na posição supina. O braço do lado acometido deve estar abduzido em no mínimo 90 graus.

Recomenda-se planejamento conformado 3D (com base na imagem de tomografia computadorizada) ou radioterapia de intensidade modulada (IMRT), que permite limitar a dose em órgãos de risco, como coração e pulmão, e promove melhor cobertura do volume-alvo. Em situações específicas, para otimizar o planejamento de radioterapia, podem ser utilizadas técnicas de controle da respiração e tratamento em posição prona, tornando menores as doses de radioterapia no pulmão e no coração.

EFEITOS COLATERAIS

As complicações são classificadas em agudas (< 90 dias) ou crônicas (> 90 dias). A toxicidade aguda mais comumente observada é a cutânea (radiodermite), sendo a vermelhidão da pele o principal sintoma. Outros sintomas descritos, menos comuns, são fadiga e desconforto associado a dor e edema locais.

Uma complicação tardia é o edema de membro superior, mais frequente quando se associam esvaziamento axilar e radioterapia de fossa supraclavicular (FSC) e axila. Muito raramente são descritos telangiectasias, fibrose cutânea e pulmonar, fratura de costela e cardiotoxicidade. Esta pode ser potencializada pelo uso de antracíclicos e trastuzumabe. Plexopatia braquial e estenose de carótida são descritas quando a FSC e a axila são irradiadas.

Segundo o *Early Breast Cancer Trialists' Collaborative Group* (EBCTCG), houve aumento de 0,1% no risco de uma segunda neoplasia (leucemia, sarcoma, esôfago e pulmão), excluindo a de mama, em 10 anos.

TRATAMENTO

Reações agudas de pele

- **Eritema com prurido e descamação seca:** cremes à base de corticoides e antifúngicos tópicos; cremes hidratantes; evitar exposição ao sol.
- **Descamação úmida focal (geralmente do sulco inframamário e da região axilar dentro do campo de radioterapia):** limpeza frequente, bacitracina e curativo com gaze; proteção de atrito entre o sutiã e a pele.
- **Descamação úmida confluente ou focal intensa:** interrupção temporária da radioterapia, curativo com gel à base de hidrocoloide; antibióticos orais em caso de infecção.

Reações locais tardias

- **Comprometimento cosmético focal (edema, fibrose, telangiectasia):** corticoide oral por 2 ou 3 meses; vitamina E 500mg duas vezes ao dia + pentoxifilina 400mg duas vezes ao dia por 3 a 6 meses, oxigênio; terapia hiperbárica; mastectomia corretora.
- **Plexopatia braquial:** corticoide oral por 2 ou 3 meses; modulador de dor neuropática por tempo indeterminado (amitriptilina 25mg quatro vezes ao dia ou gabapentina 300mg duas vezes ao dia).

Leitura complementar

Chung A, Gangi A, Mirocha J, Giuliano A. Applicability of the ACOSOG Z0011 criteria in women with high-risk node-positive breast cancer undergoing breast conserving surgery. Ann Surg Oncol 2015 Apr; 22(4):1128-32. doi: 10.1245/s10434-014-4090-y. Epub 2014 Oct 10. PubMed PMID: 25300606.

EBCTCG (Early Breast Cancer Trialists' Collaborative Group), McGale P, Taylor C, Correa C et al. Effect of radiotherapy after mastectomy and axillary surgery on 10-year recurrence and 20-year breast cancer mortality: meta-analysis of individual patient data for 8135 women in 22 randomised trials. Lancet 2014 Jun 21; 383(9935):2127-35. doi: 10.1016/S0140-6736(14)60488-8. Epub 2014 Mar 19. Erratum in: Lancet 2014 Nov 22; 384(9957):1848. PubMed PMID: 24656685; PubMed Central PMCID: PMC5015598.

Fisher B, Bryant J, Wolmark N et al. Effect of preoperative chemotherapy on the outcome of women with operable breast cancer. J Clin Oncol 1998 ; 16:2672-85.

Giuliano AE, Ballman K, McCall L et al. Locoregional Recurrence after sentinel lymph node dissection with or without axillary dissection in patients with sentinel lymph node metastases: long-term follow-up from the American College of Surgeons Oncology Group (Alliance) ACOSOG Z0011 randomized trial. Ann Surg 2016 Sep; 264(3):413-20. doi: 10.1097/SLA.0000000000001863. PubMed PMID: 27513155; PubMed Central PMCID: PMC5070540.

Huang EH et al. Radiation treatment improves local-regional control and cause-specific survival for selected patients with locally advanced breast cancer treated with neoadjuvant chemotherapy and mastectomy. J Clin Oncol 2004; 22:4691-99.

Hunt KK, Ballman KV, McCall LM et al. Factors associated with local -regional recurrence after a negative sentinel node dissection: results of the ACOSOG Z0010 trial. Ann Surg 2012 Sep; 256(3):428-36. PubMed PMID: 22868365; PubMed Central PMCID: PMC5345746.

Mamounas E, Anderson S, Dignam J et al. Predictors of locoregional recurrence after neoadjuvant chemotherapy: results from combined analysis of National Surgical Adjuvant Breast and Bowel Project B-18 and B-27. J Clin Oncol 2012; 30:3960-6.

Poortmans PM, Collette S, Kirkove C et al. EORTC Radiation Oncology and Breast Cancer Groups. Internal mammary and medial supraclavicular irradiation in breast cancer. N Engl J Med 2015 Jul 23; 373(4):317-27. doi: 10.1056/NEJMoa1415369. PubMed PMID: 26200978.

Roberts A, Nofech-Mozes S, Youngson B et al. The importance of applying ACOSOG Z0011 criteria in the axillary management of invasive lobular carcinoma: a multi-institutional cohort study. Ann

Surg Oncol 2015 Oct; 22(10):3397-401. doi: 10.1245/s10434-015-4756-0. Epub 2015 Jul 28. PubMed PMID: 26215196.

Scholl SM, Fourquet A, Asselain B et al. Neoadjuvant versus adjuvant chemotherapy in premenopausal patients with tumours considered too large for breast conserving surgery: preliminary results of a randomised trial: S6. Eur J Cancer 1994; 30A:645-52.

Van der Hage JA, van de Velde CJ, Julien JP, Tubiana-Hulin M, Vandervelden C, Duchateau L. Preoperative chemotherapy in primary operable breast cancer: results from the European Organization for Research and Treatment of Cancer trial 10902. J Clin Oncol 2001; 19:4224-37.

Whelan TJ, Olivotto IA, Levine MN. Regional nodal irradiation in early -stage breast cancer. N Engl J Med 2015 Nov 5; 373(19):1878-9. doi: 10.1056/NEJMc1510505. PubMed PMID: 26535517.

Whelan TJ, Olivotto IA, Parulekar WR et al. MA.20 Study Investigators. Regional nodal irradiation in early-stage breast cancer. N Engl J Med 2015 Jul 23; 373(4):307-16. doi: 10.1056/NEJMoa1415340. PubMed PMID: 26200977; PubMed Central PMCID: PMC4556358.

Wolmark N, Wang J, Mamounas E, Bryant J, Fisher B. Preoperative chemotherapy in patients with operable breast cancer: nine-year results from National Surgical Adjuvant Breast and Bowel Project B-18. J Natl Cancer Inst Monogr 2001; 30:96-102.

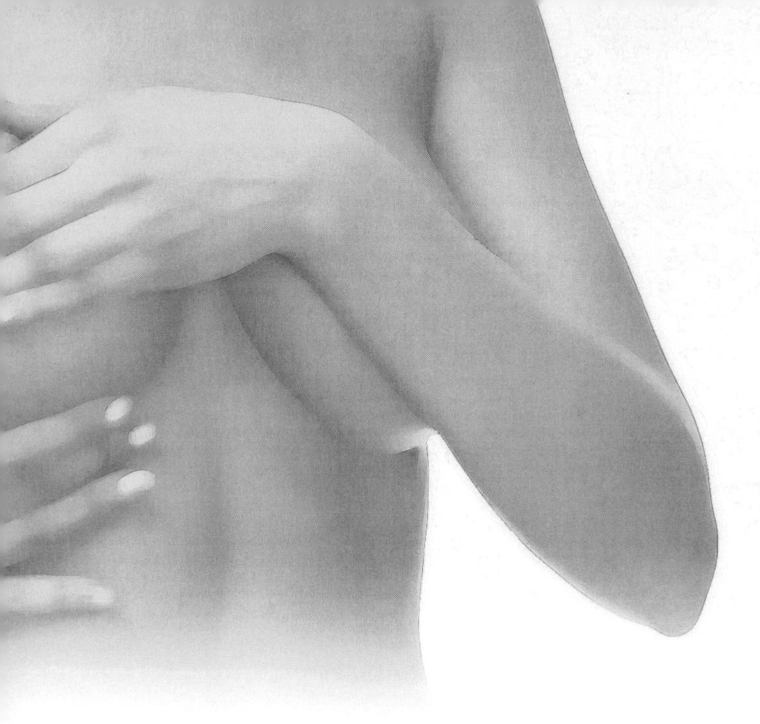

21

Hormonoterapia no Câncer de Mama

Elisa Maria de Carvalho
Geraldo Felício da Cunha Junior
Charles Andreé Joseph de Pádua

INTRODUÇÃO – HISTÓRICO

O câncer de mama é a neoplasia maligna mais frequente no Brasil, com estimativa de 58.000 novos casos em 2017, segundo o Instituto Nacional de Câncer, e letalidade da ordem de 15%.

A mortalidade pelo câncer de mama vem diminuindo, em parte, em razão do diagnóstico precoce e, em parte, em virtude do emprego de tratamentos efetivos tanto no contexto adjuvante (preventivo, pós-tratamento cirúrgico) como paliativo (na doença metastática).

O câncer de mama é, em geral, uma neoplasia responsiva à ablação hormonal. Historicamente, o primeiro tratamento efetivo em caso de doença avançada foi a ooforectomia cirúrgica empregada pelo médico britânico Sir George Thomas Beatson em 1896, e por isso reconhecido como o pai do tratamento anti-hormonal do câncer de mama. Apenas cerca de 70 anos depois o emprego de agentes hormonais e quimioterápicos se tornaria uma realidade.

O citrato de tamoxifeno, sintetizado em 1966 como contraceptivo, demonstrou ser efetivo contra o câncer de mama a partir da década de 1970. Com o desenvolvimento e a popularização da imuno-histoquímica para receptores hormonais (RH) em tecidos conservados em parafina nos anos 1990 tornou-se possível selecionar um subgrupo de pacientes mais responsivos ao tratamento anti-hormonal e sobretudo excluir cerca de 25% dos pacientes cujos tumores não expressam RH e que, portanto, não são responsivos *a priori*. O tamoxifeno passa a ser a primeira droga-alvo da oncologia, e a expressão histoquímica de RH passa a ser o principal fator preditivo de resposta à hormonoterapia.

CLASSES DE HORMONOTERÁPICOS

Supressão ovariana

A ablação ovariana pode ser feita de modo permanente por meio da ooforectomia ou da irradiação pélvica. A ooforectomia promove redução confiável e imediata dos níveis circulantes de estrogênio, porém com riscos inerentes ao procedimento cirúrgico e anestésico. Por sua vez, a radioterapia dos ovários leva semanas para agir e há risco inerente à irradiação dos órgãos pélvicos, notadamente ao intestino.

Por outro lado, a função ovariana pode ser suprimida de maneira transitória (castração química) com os agonistas dos receptores de hormônio luteinizante (LHRH), sendo os mais usados a gosserrelina e a leuprorrelina. Embora mais oneroso, trata-se de tratamento tão eficaz quanto os procedimentos ablativos cirúrgicos. Esses fármacos demoram 2 a 4 semanas para agir, podendo provocar no início o fenômeno de *flare*, que consiste na piora transitória dos sintomas.

Os efeitos colaterais da supressão ovariana imitam os sintomas de privação estrogênica, como na menopausa. Assim, as mulheres podem apresentar fogachos, ganho de peso, diminuição da libido e, a médio e longo prazo, risco maior de osteoporose e eventos cardiovasculares.

Moduladores seletivos dos receptores estrogênicos (SERM)

Os SERM (tamoxifeno e raloxifeno) ligam-se ao receptor estrogênico e exercem efeitos agonistas ou antagonistas, dependendo do tecido estudado (Figura 21.1).

No tecido mamário ocorre antagonismo do receptor estrogênico, resultando no bloqueio do ciclo celular na fase G1 em lentificação da proliferação celular. Ambos são agonistas parciais no tecido ósseo, sendo o tamoxifeno agonista no endométrio e o raloxifeno, antagonista.

Tamoxifeno

O tamoxifeno é o medicamento mais antigo e importante na terapia adjuvante do câncer de mama RH-positivo, sendo a única opção na pré-menopausa. Sua dose diária é de 20mg em tomada única. O perfil de efeitos colaterais varia com o estado menopausal: na pré-menopausa, pode ocasionar irregularidade menstrual, cistos ovarianos e perda de massa óssea (por ser um agonista estrogênico mais fraco do que o estradiol endógeno sobre os ossos). Convém ressaltar que não é contraceptivo e que pode ser teratogênico, sendo recomendado o uso de métodos contraceptivos de barreira ou dispositivo intrauterino (DIU) com cobre. Já na peri e pós-menopausa, o efeito adverso mais comum é o fogacho, que afeta aproximadamente 50% das mulheres e tende a melhorar após os primeiros 3 meses. O uso de antidepressivos como a venlafaxina pode amenizar o quadro. Outros medicamentos, como fluoxetina e paroxetina, embora melhorem os sintomas menopáusicos, inibem a citocromo CYP2D6, enzima hepática que leva à conversão do tamoxifeno em endoxifeno, seu principal metabólito ativo, sendo, portanto, contraindicados para esse fim.

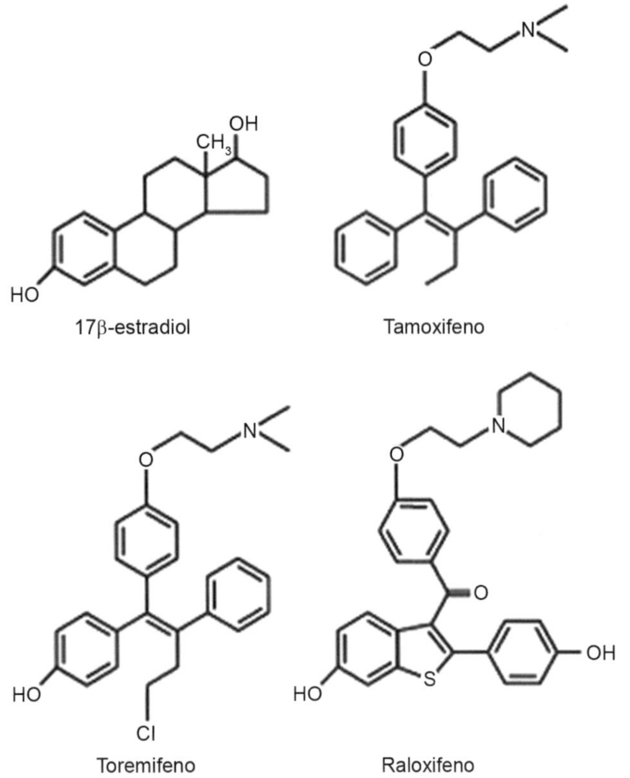

Figura 21.1 Estrutura do 17β-estradiol e dos moduladores seletivos dos receptores de estrogênio (tamoxifeno, toremifeno e raloxifeno). A estrutura dos SERM torna possível a ligação ao domínio do receptor de estrogênio.

Na pós-menopausa, o efeito agonista é maior do que o efeito estrogênico endógeno, aumentando a massa óssea. O câncer endometrial decorre do efeito estimulante sobre os receptores estrogênicos endometriais, sendo mais comum em pacientes obesas e mais idosas (> 55 a 60 anos). Em geral, manifesta-se precocemente por sangramento uterino pós-menopausal, devendo esse sintoma ser imediatamente investigado com biópsias por histeroscopia. Na ausência de sangramento, nenhum estudo demonstrou a redução da mortalidade por câncer endometrial com o seguimento rotineiro com ultrassonografia e biópsias por histeroscopia. Estima-se que o tamoxifeno aumente em quatro vezes a incidência de câncer endometrial (incidência acumulada de 3% a 4% no ano 15, após 5 anos de uso), mas que este seja letal em menos de 10% dos casos.

O tromboembolismo venoso pode ocorrer em qualquer faixa etária e associa-se a fatores genéticos, tabagismo, obesidade e imobilidade, entre outros. Pacientes que já sofreram fenômenos tromboembólicos não devem utilizar o tamoxifeno. Cabe ressaltar que os efeitos benéficos em termos de redução de recaídas e mortalidade ultrapassam em dezenas de vezes os riscos.

Raloxifeno

Desenvolvido inicialmente para tratamento da osteoporose, o raloxifeno causa menos câncer endometrial e também previne o câncer de mama, quando usado para prevenção primária em pacientes de risco para câncer de mama (quimioprevenção), que é sua única indicação.

Inibidores da aromatase (IA)

Na menopausa, a síntese de hormônios pelos ovários cessa, mas o estrogênio continua sendo produzido perifericamente, a partir de androgênios (androstenediona e testosterona produzidos pela suprarrenal e tecido adiposo), pela enzima aromatase. Essa via biológica é a base da terapia com IA.

Os IA são classificados como de primeira, segunda ou terceira geração, esteroidais ou não esteroidais. O anastrozol e o letrozol são IA não esteroidais (reversíveis) de terceira geração; já o exemestano é um IA esteroidal (também chamado irreversível) de terceira geração.

Como essa classe de medicamentos é inativa em pacientes com função ovariana intacta, é importante caracterizar o estado menopausal, definido de acordo com os seguintes critérios: mulheres > 60 anos; mulheres < 60 anos se uma das seguintes condições estiver presente: ooforectomia bilateral prévia, amenorreia por no mínimo 12 meses, na ausência de tamoxifeno, quimioterapia ou supressão ovariana e nível sérico de estradiol na faixa de pós-menopausa, ou amenorreia em uso de tamoxifeno e níveis de FSH e estradiol na faixa de pós-menopausa.

O anastrozol e o letrozol foram extensamente estudados tanto no contexto de tratamento adjuvante como metastático do câncer de mama. A dose diária do anastrozol é de 1mg e a do letrozol, 2,5mg, ambas por via oral em tomada única. Seus efeitos colaterais são semelhantes e incluem artralgia e mialgia em até 30% das pacientes. Além disso, há aumento do risco de fraturas osteoporóticas, mas redução do câncer de endométrio, quando comparados ao tamoxifeno. Estudos prospectivos demonstram que os bisfosfonados previnem a perda óssea induzida pelos IA e, portanto, devem ser considerados naquelas pacientes com alto risco de fratura.

O exemestano é um inativador esteroidal da aromatase com atividade na doença metastática mesmo em casos resistentes ao anastrozol ou ao letrozol. Administrado na dose diária de 25mg, via oral, seu perfil de efeitos colaterais é semelhante ao dos outros IA.

Inativadores do receptor estrogênico (SERD)

O fulvestranto é um antagonista do receptor de estrogênio sem ação agonista. Como o tamoxifeno, também se liga aos receptores de estrogênio, porém com afinidade 100 vezes maior, causando sua inativação e internalização. Utilizado apenas na doença metastática, de modo geral o fulvestranto é bem tolerado, sendo reação no local da aplicação e fogacho os eventos adversos mais comuns. Está indicado apenas para mulheres na pós-menopausa com progressão de doença após terapia antiestrogênica prévia, na dose de 500mg de ataque, seguida de 500mg no 15º dia e, a partir daí, 500mg a cada 28 dias, via intramuscular.

HORMONOTERAPIA NO TRATAMENTO ADJUVANTE

Tamoxifeno

O tamoxifeno foi o primeiro agente hormonal a apresentar benefício adjuvante no câncer de mama e é considerado um dos fármacos mais custo-efetivos em oncologia.

Seu benefício, comprovado por estudos clínicos realizados ao longo dos anos 1970 até 1990, pode ser sintetizado na metanálise de Oxford (*Early Breast Cancer Trialists Collaborative Group* [EBCTCG]), cuja última publicação analisou dados individuais de 10.645 pacientes com receptores positivos que participaram em 20 estudos de adjuvância com seguimento mediano de 13 anos. O uso do tamoxifeno resultou em redução do risco de recidiva e de morte por câncer de mama após 15 anos de 39% e 30%, respectivamente (Figura 21.2). Esse benefício foi observado em todas as mulheres com RH positivo, independentemente do uso de quimioterapia, idade, estado menopausal ou acometimento nodal. O efeito sobre a redução da recaída persiste de 5 a 10 anos e sobre a mortalidade, de 5 a 15 anos, chamado efeito *carryover*.

Supressão ovariana

A supressão ovariana tem logicamente papel apenas na pré-menopausa e é opção em conjunto com o tamoxifeno, apresentando resultados semelhantes de acordo com a metanálise de Oxford de 2007. Nesse estudo, a associação de tamoxifeno e supressão ovariana não se mostrou superior ao uso isolado do tamoxifeno. Além disso, a combinação resultou em maior incidência de eventos adversos graves e redução da qualidade de vida.

Recentemente, o papel da supressão ovariana associada ao tamoxifeno ou ao exemestano foi avaliado em dois grandes estudos: o *Supression of Ovarian Function Trial* (SOFT) e o *Tamoxifen and Exemestane Trial* (TEXT). O desenho semelhante possibilitou uma análise combinada dos dados que, em síntese, demonstraram a superioridade do bloqueio gonadal associado ao exemestano (em relação ao tamoxifeno isolado) em mulheres jovens (< 35 anos) com tumores com alto risco de recaída (T3/T4 ou

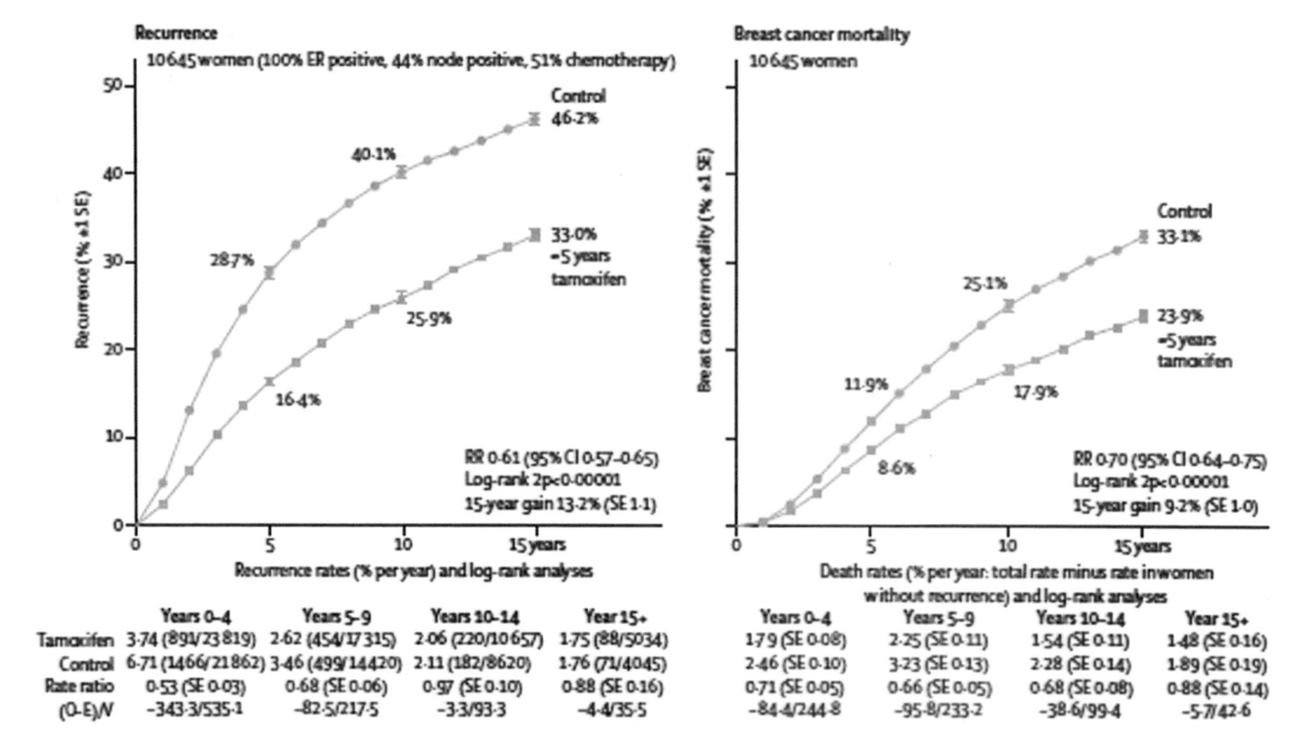

	Years 0–4	Years 5–9	Years 10–14	Year 15+
Tamoxifen	3·74 (891/23819)	2·62 (454/17315)	2·06 (220/10657)	1·75 (88/5034)
Control	6·71 (1466/21862)	3·46 (499/14420)	2·11 (182/8620)	1·76 (71/4045)
Rate ratio	0·53 (SE 0·03)	0·68 (SE 0·06)	0·97 (SE 0·10)	0·88 (SE 0·16)
(O-E)/V	−343·3/535·1	−82·5/217·5	−3·3/93·3	−4·4/35·5

Years 0–4	Years 5–9	Years 10–14	Year 15+
1·79 (SE 0·08)	2·25 (SE 0·11)	1·54 (SE 0·11)	1·48 (SE 0·16)
2·46 (SE 0·10)	3·23 (SE 0·13)	2·28 (SE 0·14)	1·89 (SE 0·19)
0·71 (SE 0·05)	0·66 (SE 0·05)	0·68 (SE 0·08)	0·88 (SE 0·14)
−84·4/244·8	−95·8/233·2	−38·6/99·4	−5·7/42·6

Figura 21.2 Efeito de 5 anos do tamoxifeno na probabilidade de recidiva e mortalidade por câncer de mama em 15 anos em doença com receptor de estrogênio positivo. (Reprodução do resultado do estudo original.)

axila positiva) que se submeteram a quimioterapia adjuvante. Ressalta-se que a combinação ocasiona maior toxicidade, piora da qualidade de vida e alta taxa de abandono do tratamento.

Inibidores da aromatase

Diversos estudos avaliaram os IA na terapia adjuvante de mulheres na pós-menopausa por meio de diversas estratégias. Metanálise de 2015 utilizou dados individuais de quase 32.000 pacientes na pós-menopausa e avaliou os estudos que compararam o tamoxifeno ao IA nos seguintes contextos:

- **IA *versus* tamoxifeno por 5 anos:** o uso de IA resultou em redução do risco de recidiva e redução absoluta do risco de mortalidade por câncer de mama em 10 anos da ordem de 2,1% (Figura 21.3).

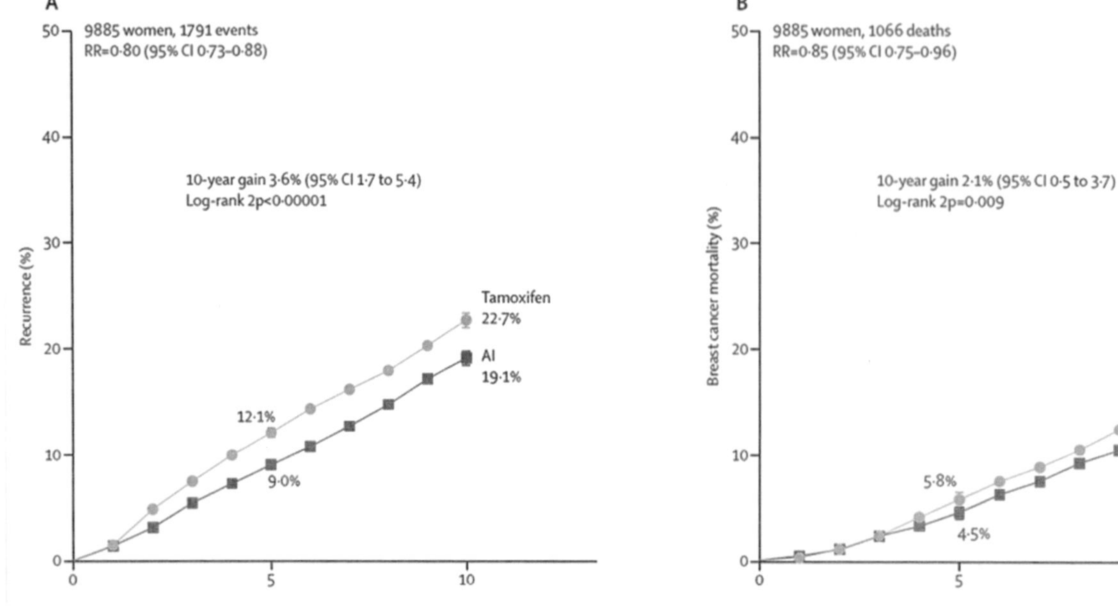

Figura 21.3 Tamoxifeno por 5 anos *versus* inibidor de aromatase por 5 anos. (Metanálise de Oxford. Lancet 2015; 386:1341-52 – Reprodução do resultado do estudo original.)

- **Tamoxifeno isolado *versus* 2 a 3 anos de tamoxifeno seguido de IA (*switch* ou troca):** no grupo de *switch*, o risco de recidiva em 10 anos foi de 17% *versus* 19% naquelas pacientes que usaram tamoxifeno por 5 anos. Além disso, houve também redução na mortalidade por câncer de mama (RR: 0,84; IC 95%: 0,72 a 0,96; 2p = 0,015) (Figura 21.4).
- **IA isolado *versus switch*:** não houve diferença significativa entre os grupos (Figura 21.5).

O estudo do Breast International Group (BIG) 1-98 randomizou mais de 8.000 mulheres para receber uma das seguintes estratégias: tamoxifeno por 5 anos, letrozol por 5 anos ou tratamento sequencial com 2 anos de uma das drogas e 3 anos da outra (tamoxifeno por 2 anos seguido de letrozol por 3 anos ou letrozol por 2 anos seguido de tamoxifeno por 3 anos). Ambos os desfechos (sobrevida livre de doença e sobrevida global) favoreceram o uso do letrozol quando comparado com tamoxifeno por 5 anos. No entanto, não houve qualquer diferença entre as terapias sequenciais (letrozol-tamoxifeno; tamoxifeno-letrozol) quando comparadas ao letrozol por 5 anos.

Por fim, alguns estudos randomizados compararam diferentes IA: anastrozol *versus* exemestano, anastrozol *versus* letrozol, anastrozol *versus* letrozol *versus* exemestano, isolados ou em *switch* com tamoxifeno, e nenhum demonstrou diferença de eficácia entre os IA.

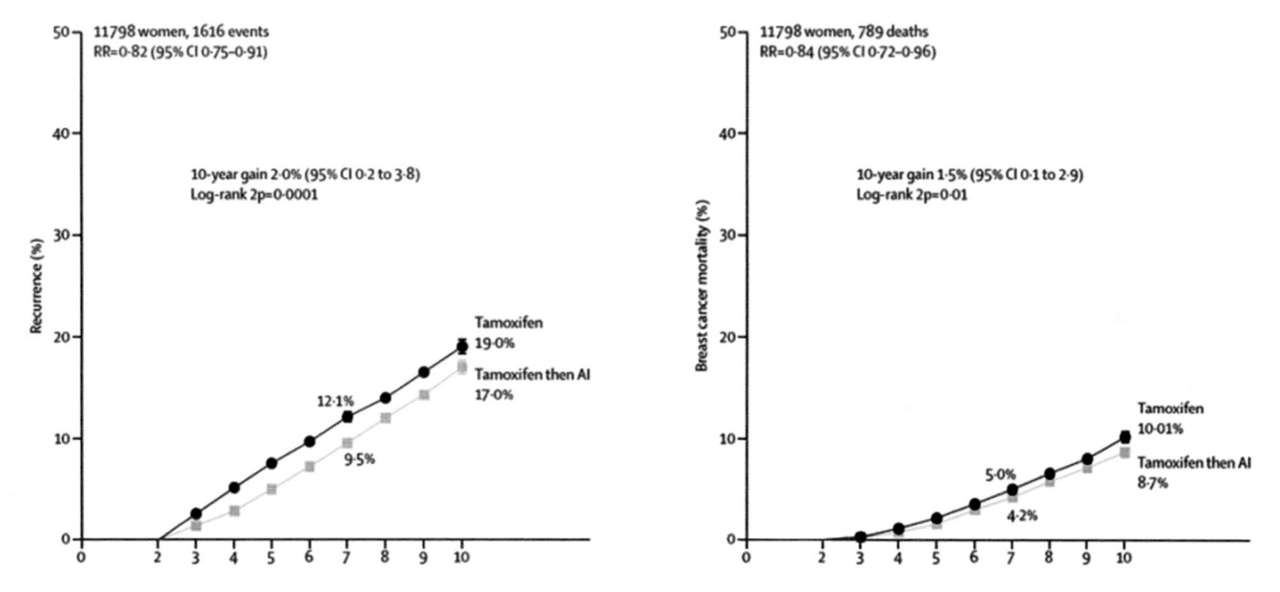

Figura 21.4 Tamoxifeno por 5 anos *versus* switch: T ≥ IA por 5 anos. (Metanálise de Oxford. Lancet 2015; 386:1341-52 – Reprodução do resultado do estudo original.)

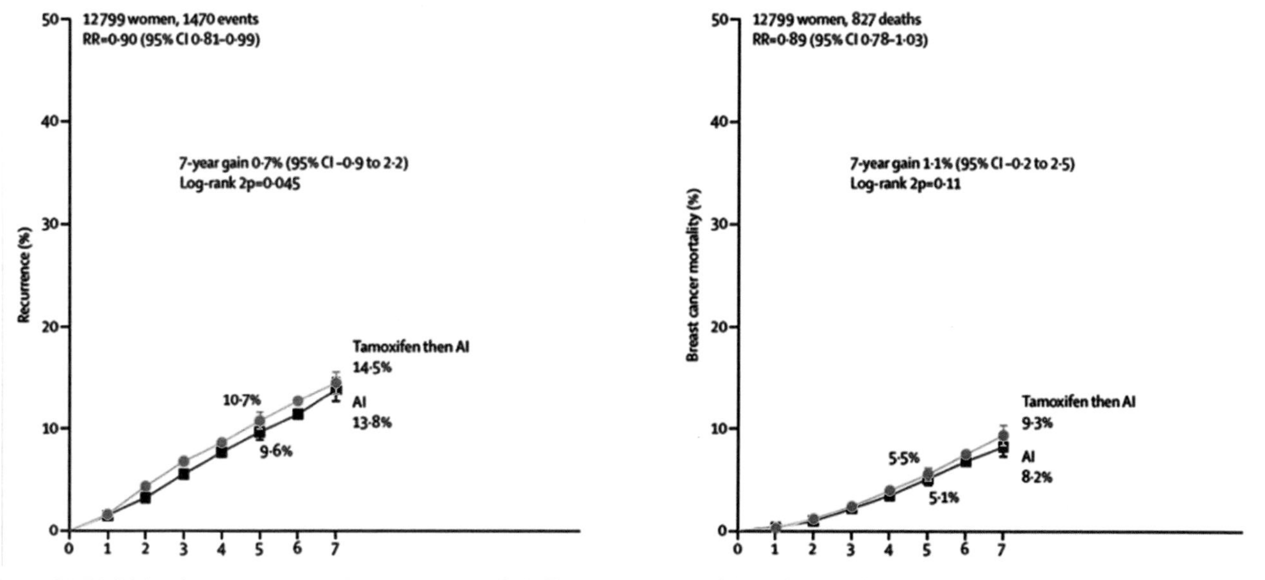

Figura 21.5 Inibidor da aromatase por 5 anos *versus* switch: T ≥ IA por 5 anos. (Metanálise de Oxford. Lancet 2015; 386:1341-52 – Reprodução do resultado do estudo original.)

Adjuvância estendida

Desde que estudos preliminares demonstraram que o uso do tamoxifeno por 5 anos supera o uso por 2 ou 3 anos, esse passou a ser o referencial de duração do tratamento hormonal adjuvante por quase 30 anos.

Estudos retrospectivos mostram que as recidivas do câncer de mama hormônio-positivo continuam ocorrendo além dos 15 anos do tratamento curativo. Além disso, a recidiva em geral se mantém com RH positivo. Assim, desenvolveu-se o conceito de adjuvância estendida, que consiste no uso do tratamento hormonal por período superior aos tradicionais 5 anos.

A adjuvância estendida pode ser realizada com agente único, no caso o tamoxifeno, conforme corroborado pelos estudos *Adjuvant Tamoxifen Longer Against Shorter* (ATLAS) e *Adjuvant Tamoxifen-To Offer More?* (aTTOM).

O estudo ATLAS comparou a hormonoterapia com o tamoxifeno por 10 anos *versus* 5 anos. Entre as 6.846 mulheres com receptor sabidamente positivo, foi demonstrado que estender a terapia por 10 anos reduziu o risco de recidiva entre 5 e 14 anos de 25,1% para 21,4%, ou seja, uma redução absoluta de 3,7% (Figura 21.6).

Em relação aos efeitos colaterais, houve aumento na incidência de tromboembolismo pulmonar e câncer de endométrio. O risco cumulativo para câncer de endométrio entre os anos 5 e 14 foi de 3,1%, comparado ao grupo de controle, que foi de 1,6% (Quadro 21.1).

Ressalta-se que essa é a única forma de adjuvância estendida na pré-menopausa e uma opção na pós-menopausa.

Outra opção na pós-menopausa consiste em, após 5 anos de tamoxifeno, usar IA por pelo menos mais 5 anos.

O estudo do grupo NCIC CTG, MA.17 randomizou 5.000 mulheres na pós-menopausa, em remissão após 5 anos de tamoxifeno, para placebo ou letrozol, ambos por 5 anos. O uso de letrozol foi associado a melhor sobrevida livre de doença e sobrevida global quando comparado ao placebo.

Portanto, após 5 anos de tamoxifeno, existe a opção de se usar por mais 5 anos o tamoxifeno ou trocar por 5 anos de IA (esta última opção apenas na pós-menopausa).

Entretanto, o papel da adjuvância estendida nas pacientes que usaram dentro dos 5 primeiros anos de adjuvância um IA permanece incerto. Resultados preliminares de diversos estudos recém-divulgados – grupo NSABP-B42, *DATA trial* e *IDEAL trial* – não confirmaram o papel da extensão da adjuvância hormonal para as pacientes que se submeteram a IA dentro dos 5 anos iniciais de adjuvância, seja isoladamente, seja na forma de *switch* com tamoxifeno.

Vale ressaltar que a adjuvância estendida beneficia poucas pacientes em números absolutos (cerca de 3%

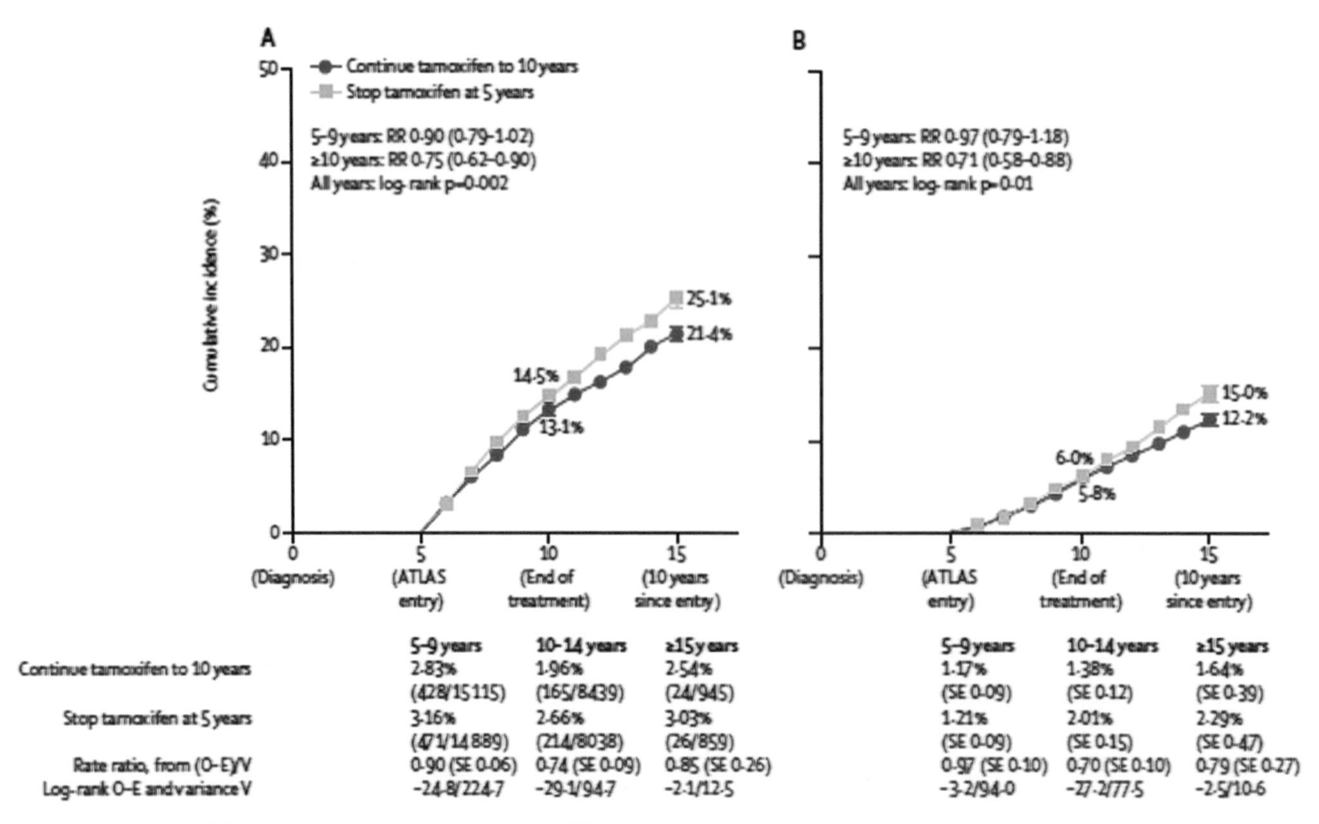

Figura 21.6 Recidiva (**A**) e mortalidade por câncer de mama (**B**) entre os grupos de tratamento – 6.846 mulheres com receptor de estrogênio positivo. (Reprodução do resultado do estudo original.)

Quadro 21.1 Toxicidade *versus* benefícios (5 *versus* 10 anos)

	Cinco anos de TAM *versus* nenhum: metanálise	Dez anos de TAM *versus* 5 anos: ATLAS	Dez anos de TAM *versus* nenhum: (por adição)
Câncer endometrial*	2% a 3% aos 15 anos	2% adicional	4% a 5% aos 15 anos
Mortalidade por câncer de mama	9% de redução	3% de redução	12% de ganho

*Ca endometrial: 10% de letalidade.
TAM: tamoxifeno.

absolutos) e que a toxicidade acumulada das drogas é um problema considerável e tem impacto na qualidade de vida. Enquanto não há consenso claro sobre qual paciente deve estender seu tratamento, as decisões devem basear-se no prognóstico da doença (favorecer tumores maiores ou com maior carga axilar), tolerabilidade aos primeiros 5 anos e, em especial, motivação da paciente em manter a hormonoterapia, discutindo-se o pequeno ganho potencial para cada caso diante do aumento de toxicidade.

HORMONOTERAPIA NO TRATAMENTO PALIATIVO

Em pacientes com câncer de mama metastático, o objetivo do tratamento é paliativo. Por isso, a escolha da estratégia deve ser feita com base na opção que levará ao controle e à redução dos sintomas da doença com a menor toxicidade possível. Nesse contexto, para as pacientes com câncer RH-positivo, a terapia hormonal é a opção preferencial, pois, comparada à quimioterapia, tende a oferecer respostas mais duradouras com melhor perfil de tolerabilidade. Exceção se dá em uma minoria de pacientes com extensa doença visceral hepática ou pulmonar e evidência de rápida deterioração clínica (chamada crise visceral), para as quais se recomenda inicialmente quimioterapia em razão da necessidade de resposta clínica mais rápida, uma vez que a hormonoterapia leva de 2 a 3 meses para exibir respostas objetivas.

A presença de metástases viscerais pouco volumosas, em pacientes oligossintomáticas, não configura crise visceral e não contraindica *per se* o tratamento hormonal.

Tendo em vista que em até 15% dos casos há discordância do *status* de RH em relação ao tumor primário, sempre que possível, recomenda-se biópsia da nova lesão metastática.

Para a escolha da sequência de tratamento hormonal convém levar em consideração se houve tratamento adjuvante hormonal prévio e quando ele terminou. Se o tratamento adjuvante terminou mais de 2 anos antes da recaída, é razoável retornar ao mesmo tratamento ou mudar a classe de medicamento. Se a recaída ocorreu durante adjuvância hormonal ou logo após seu término, deve-se escolher outra classe para tratamento de primeira linha.

Em pacientes na pré-menopausa, no contexto paliativo, deve ser oferecida supressão ovariana e então combinada a segunda classe de fármaco, como no tratamento da mulher na pós-menopausa: tamoxifeno, IA ou fulvestranto.

Em geral, em relação ao tamoxifeno, o uso de IA como primeira linha oferece melhores taxas de resposta e maior sobrevida livre de progressão, mas sem ganho em sobrevida.

Em geral, indica-se como primeira linha o tamoxifeno ou IA não esteroidal (anastrozol ou letrozol de maneira intercambiável). Após falha do tamoxifeno, o fulvestranto também pode ser utilizado. O inibidor esteroidal da aromatase exemestano pode apresentar respostas após falha do anastrozol ou do letrozol e após o fulvestranto (Figuras 21.7 e 21.8).

Vale ressaltar que o benefício em termos de taxa de resposta e tempo de controle da doença reduz-se à medida que se avança em novas linhas hormonais.

Em linhas mais avançadas de tratamento, em pacientes que persistem com doença indolente e bom desempenho clínico, sem mais opções terapêuticas disponíveis, pode ser cogitado o uso de progestínicos e mesmo de estrogênio em altas doses.

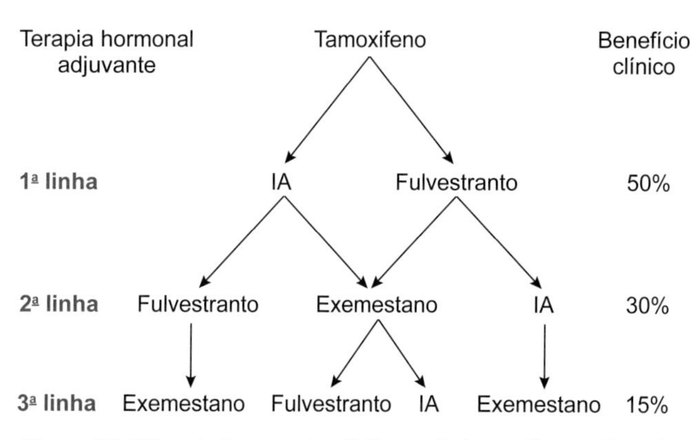

Figura 21.7 Terapia hormonal paliativa após tamoxifeno adjuvante.

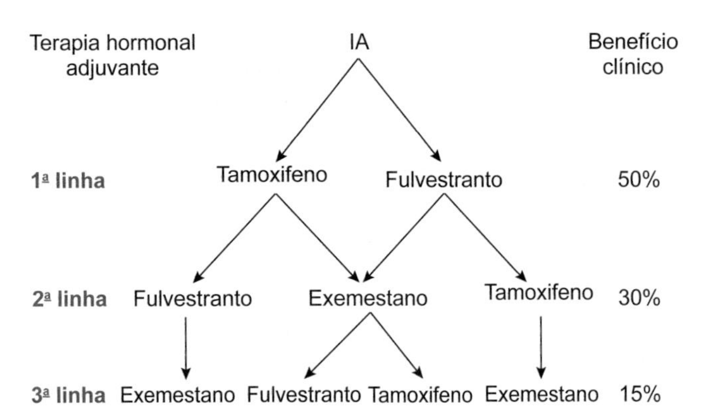

Figura 21.8 Terapia hormonal paliativa após inibidor de aromatase adjuvante.

Vencendo a resistência à hormonoterapia na doença metastática

A resistência à terapia hormonal é frequente entre as mulheres com câncer de mama RH-positivo. Um dos mecanismos de resistência é a ativação da via *mammalian target of rapamycin* (mTOR).

A via PI3K/AKT/mTOR tem importante papel na mediação do crescimento celular (angiogênese), ativando inúmeras mutações no câncer de mama.

O estudo BOLERO-2 distribuiu aleatoriamente mulheres na pós-menopausa, com câncer de mama avançado, RH-positivas, que tiveram progressão ou recidiva após tratamento com IA não esteroidal para receber exemestano com ou sem o inibidor da via mTOR, o everolimus. Os resultados finais do estudo demonstraram sobrevida livre de progressão de 11 meses *versus* 4,1 meses para o grupo exemestano com everolimus em relação ao do exemestano com placebo, porém à custa de maior toxicidade e gastos e sem ganho estatístico em termos de sobrevida.

Outra via que pode estar ativada no câncer de mama é a das ciclinas (CDK 4/6). A inibição dessa via, por sua vez, leva à ativação do gene supressor de tumor Rb, interrompendo o ciclo celular. As drogas que inibem o ciclo das ciclinas ainda não estão aprovadas para uso no Brasil.

A combinação do palbociclibe (um inibidor da via CDK 4/6) com fulvestranto é opção para mulheres com progressão após a primeira linha de terapia hormonal. O estudo PALOMA 3 distribuiu aleatoriamente 521 mulheres com câncer de mama avançado, RH-positivas, para receber palbociclibe e fulvestranto *versus* placebo e fulvestranto. Após mediana de seguimento de 8,9 meses, o uso da terapia combinada do fulvestranto com palbociclibe resultou em melhora na sobrevida livre de progressão de 4,6 meses para 9,5 meses, à custa de taxas maiores de neutropenia e fadiga. Os dados de sobrevida global do estudo ainda não foram divulgados.

Após a segunda linha de terapia hormonal, há poucos dados na literatura sobre a sequência ótima. Desse modo, a escolha do tratamento deve ser individualizada, adequando as terapias prévias e o perfil de efeitos colaterais do tratamento proposto.

HORMONOTERAPIA NA PREVENÇÃO PRIMÁRIA

O uso da hormonoterapia preventiva, também chamada quimioprofilaxia, pode ser cogitado em mulheres com grande risco de desenvolver câncer de mama, seja por fatores genéticos, seja em razão da presença de lesões precursoras, em especial as neoplasias lobulares.

Entre os modelos preditivos de risco de câncer de mama existentes, os mais usados são os de Gail, Claus e Cuzick-Tyrer. Quatro grandes estudos corroboram o uso por 5 anos de tamoxifeno (Fisher e cols., 2005), raloxifeno (Vogel e cols., 2006), anastrozol (Cuzick e cols., 2014) ou exemestano (Paul e cols., 2011). A escolha de cada um deve ser fundamentada no estado menopausal, no perfil de toxicidade e no acesso ao tratamento. Todos os medicamentos reduzem em torno de 50% o risco de câncer de mama em 5 anos, porém deve-se colocar em perspectiva que, se o risco intrínseco absoluto de desenvolver câncer de mama for baixo, o benefício absoluto pode ser tão pequeno quanto 1% ou 2%.

CONSIDERAÇÕES FINAIS

A hormonoterapia constitui tratamento eficaz, pouco tóxico e pouco oneroso e que deve ser considerado nos diversos contextos do câncer de mama que expressa receptores hormonais.

Leitura complementar

Baselga J, Campone M, Piccart M et al. Everolimus in postmenopausal hormone-receptor-positive advanced breast cancer. N Engl J Med 2012; 366:520-9.

Baum M, Buzdar AU, Cuzick J et al. Anastrozole alone or in combination with tamoxifen versus tamoxifen alone for adjuvant treatment of postmenopausal women with early breast cancer: first results of the ATAC randomized trial. Lancet 2002; 359:2131.

Berry DA, Cronin KA, Plevritis SK, et al. Effect of screening and adjuvant therapy on mortality from breast cancer. N Engl J Med 2005; 353:1784-92.

BIG 1-98 Collaborative Group, International Breast Cancer Study Group (IBCSG). Assessment of letrozole and tamoxifen alone and in sequence for postmenopausal women with steroid hormone receptor-positive breast cancer: the BIG 1-98 randomised clinical trial at 8-1 years median follow-up. Lancet Oncol 2011 Nov; 12(12):1101-8. Epub 2011 Oct 20.

Blok EJ, van de Velde CJH, Meershoek-Klein Kranenbarg EM et al. Optimal duration of extended letrozole treatment after 5 years of adjuvant endocrine therapy; results of the randomized phase III

IDEAL trial (BOOG 2006-05). San Antonio Breast Cancer Symposium 2016; S1-04.

Bonneterre J, Thurlimann B, Robertson JF et al. Anastrozole versus tamoxifen as first-line therapy for advanced breast cancer in 668 post menopausal women: Results of the Tamoxifen or Arimidex Randomized Group Efficacy and Tolerability study. J Clin Oncol 2000; 18:3748-57.

Buzdar AU. Pharmacology and pharmacokinetics of the newer generation aromatase inhibitors. Clinical Cancer Res 2003; 9:468S.

Cristofanilli M, Turner NC, Bondarenko I et al. Fulvestrant plus palbociclib versus fulvestrant plus placebo for treatment of hormone-receptor-positive, HER2-negative metastatic breast cancer that progressed on previous endocrine therapy (PALOMA-3): final analysis of the multicentre, double-blind, phase 3 randomised controlled trial. Lancet Oncol 2016; 17:425.

Cuzick J, Sestaak I, Forbes J et al. Anastrozole for prevention of breast cancer in high-risk postmenopausal women (IBIS-II): an international, double-blind, randomised placebo-controlled trial. Lancet 2014; 383:1041-8.

Davies C, Pan H, Godwin J et al. Long-term effects of continuing adjuvant tamoxifen to 10 years versus stopping at 5 years after diagnosis of oestrogen receptor-positive breast cancer: ATLAS, a randomised trial. Lancet 2013; 381:805-16.

Dewar JA, Horobin JM, Preece PA et al. Long term effects of tamoxifen on blood lipid values in breast cancer. BMJ 1992; 305:225.

Early Breast Cancer Trialists' Collaborative G, Davies C, Godwin J, et al. Relevance of breast cancer hormone receptors and other factors to the efficacy of adjuvant tamoxifen: patient-level meta-analysis of randomised trials. Lancet 2011; 378:771-84.

Early Breast Cancer Trialists' Collaborative Group (EBCTCG). Aromatase inhibitors versus tamoxifen in early breast cancer: patient-level meta-analysis of the randomised trials. Lancet 2015; 386(10001):1341. Epub 2015 Jul 23.

Effects of chemotherapy and hormonal therapy for early breast cancer on recurrence and 15-year survival: an overview of the randomised trials. Lancet 2005; 365:1687-717.

Fisher B , Costantino J, Wickerham D et al. Tamoxifen for the prevention of breast cancer: current status of the National Surgical Adjuvant Breast and Bowel Project P-1 Study. J Natl Cancer Inst 2005; 97:1652-62.

Francis PA, Regan MM, Fleming GF, SOFT Investigators, International Breast Cancer Study Group. Adjuvant ovarian suppression in premenopausal breast cancer. N Engl J Med 2015; 372(5):436. Epub 2014 Dec 11.

Gnant MF, Mlineritsch B, Luschin-Ebengreuth G et al. Zoledronic acid prevents cancer treatment-induced bone loss in pre menopausal women receiving adjuvant endocrine therapy for hormone-responsive breast cancer: a report from the Austrian Breast and Colorectal Cancer Study Group. J Clin Oncol 2007; 25:820.

Goldhirsch A, Ingle JN, Gelber RD, Coates AS, Thürlimann B, Senn HJ, Panel members. Thresholds for therapies: highlights of the St Gallen International Expert Consensus on the primary therapy of early breast cancer 2009. Ann Oncol 2009; 20(8):1319. Epub 2009 Jun 17.

Goss PE, Ingle JN, Martino S et al. A randomized trial of letrozole in postmenopausal women after five years of tamoxifen therapy for early-stage breast cancer. N Engl J Med 2003; 349(19):1793. Epub 2003 Oct 9.

Goss PE, Ingle JN, Martino S et al. Randomized trial of letrozole following tamoxifen as extended adjuvant therapy in receptor-positive breast cancer: updated findings from NCIC CTG MA.17. J Natl Cancer Inst 2005; 97(17):1262.

Goss PE, Ingle JN, Pritchard KI et al. Exemestane versus anastrozole in postmenopausal women with early breast cancer: NCIC CTG MA. 27-a randomized controlled phase III trial.

Gray RG, Rea D, Handley K et al. aTTom: Long-term effects of continuing adjuvant tamoxifen to 10 years versus stopping at 5 years in 6,953 women with early breast cancer. J Clin Oncol 2013; 31sl; abstr 5.

Harbeck N, Iyer S, Turner N et al. Quality of life with palbociclib plus fulvestrant in previously treated hormone receptor-positive, HER2-negative metastatic breast cancer: patient-reported outcomes from the PALOMA-3 trial. Ann Oncol 2016; 27:1047.

Instituto Nacional de Câncer José Gomes da Silva: Estimativa 2016 Incidência de câncer no Brasil.

Jan-Heijnen VC, Van Hellemond IE et al. First results from the multicenter phase III DATA study comparing 3 versus 6 years of anastrozole after 2-3 years of tamoxifen in postmenopausal women with hormone receptor-positive early breast cancer. San Antonio Breast Cancer Symposium 2016; S1-03.

Jin H, Tu D, Zhao N, Shepherd LE, Goss PE. Longer-term outcomes of letrozole versus placebo after 5 years of tamoxifen in the NCIC CTG MA.17 trial: analyses adjusting for treatment crossover. J Clin Oncol 2012; 30(7):718. Epub 2011 Oct 31.

Lindström LS, Karlsson E, Wilking UM et al. Clinically used breast cancer markers such as estrogen receptor, progesterone receptor, and human epidermal growth factor receptor 2 are unstable throughout tumor progression. J Clin Oncol 2012; 30:2601.

Mamounas EP, Bandos H, Lembersky BC, Geyer CE. First results from the multicenter phase III DATA study comparing 3 versus 6 years of anastrozole after 2-3 years of tamoxifen in postmenopausal women with hormone receptor-positive early breast cancer. San Antonio Breast Cancer Symposium 2016; S1-05.

Mouridsen H, Gershanovich M, Sun Y et al. Superior efficacy of letrozol versus tamoxifen as first-line therapy for postmenopausal women with advanced breast cancer: Results of a phase III study of the International Letrozole Breast Cancer Group. J Clin Oncol 2001; 19:2596-606.

Nabholtz JM, Buzdar A, Pollak M et al. Anastrozole is superior to tamoxifen as first line therapy for advanced breast cancer in postmenopausal women: Results of a North American multicenter randomized trial. J Clin Oncol 2000; 18:3758-67.

NCCN Clinical Practice Guidelines in Oncology (NCCN Guidelines), Breast Cancer (version 1.2014). Disponível em: http://www.nccn.org/professionals/physician_gls/pdf/breast.pdf.

Osborne CK. Tamoxifen in the treatment of breast cancer. N Engl J Med 1998; 339:1609-18.

Pagani O, Regan MM, Walley BA, TEXT and SOFT Investigators, International Breast Cancer Study Group. Adjuvant exemestane with ovarian suppression in premenopausal breast cancer. N Engl J Med 2014; 371(2):107. Epub 2014 Jun 1.

Pan H, Gray R, Davies C, Peto R, Bergh J. Predictors of recurrence during years 5-14 in 46,138 women with ER+ breast cancer allocated 5 years only of endocrine therapy (ET). J Clin Oncol 2016; 34S, ASCO #505.

Paridaens RJ, Dirix LY, Beex LV et al. Phase III study comparing exemestane with tamoxifen as first line hormonal treatment of metastatic breast cancer in postmenopausal women: The European Organization for Research and Treatment of Cancer Breast Cancer Cooperative Group. J Clin Oncol 2008; 26:4883-90.

Paul E, Goss P, Ingle J et al. Exemestane for breast cancer prevention in postmenopausal women. N Engl J Med 2011; 364:2381-91.

Riggs BL, Hartmann LC. Selective estrogen-receptor modulators - Mechanisms of action and application to clinical practice. N Engl J Med 2003; 348:618-29.

Robertson JF, Bondarenko IM, Trishkina E et al. Fulvestrant 500 mg versus anastrozole 1 mg for hormone receptor-positive advanced breast cancer (FALCON): an international, randomised, double-blind, phase 3 trial. Lancet 2016; 388(10063):2997.

Siegel RL, Miller KD, Jemal A. Cancer statistics, 2015. CA Cancer J Clin 2015; 65:5-29.

Smith I, Yardleu D, Burris H et al. Comparative efficacy and safety of adjuvant letrozole versus anastrozole in postmenopausal patients with hormone receptor-positive, node positive early breast cancer: Final results of the randomized phase III Femara versus anastrozole clinical evaluation (FACE) trial.

Tamoxifen for early breast cancer: an overview of the randomized trials. Early Breast Cancer Trialists' Collaborative Group. Lancet 1998; 351:1451.

Tevaarwerk AJ, Wang M, Zhao F et al. Phase III comparison of tamoxifen versus tamoxifen plus ovarian function suppression in premenopausal women with node-negative, hormone receptor-positive breast cancer (E-3193, INT-0142): a trial of the Eastern Cooperative Oncology Group. J Clin Oncol 2014; 32(35):3948. Epub 2014 Oct 27.

Turner NC, Ro J, André F et al. Palbociclib in hormone-receptor-positive advanced breast cancer. N Engl J Med 2015; 373:209.

Verma S, Bartlett CH, Schnell P et al. Palbociclib in combination with fulvestrant in women with hormone receptor-positive/HER2-negative advanced metastatic breast cancer: detailed safety analysis from a multicenter, randomized, placebo-controlled, phase III study (PALOMA-3). Oncologist 2016; 21:1165.

Vogel VG, Constantino JP, Wickerham DL et al. Effects of tamoxifen vs. raloxifene on the risk of developing invasive breast cancer and other disease outcomes: the NSABP study of Tamoxifen and Raloxifene (STAR) P-2 trial. JAMA 2006;295:2727-41.

Wilcken N, Hornbuckle J, Ghersi D. Chemotherapy alone versus endocrine therapy alone for metastatic breast cancer. Cochrane Database Syst Rev 2003; CD002747.

Xu HB, Liu YJ, LiL. Aromatase inhibitor versus tamoxifen in postmenopausal woman with advanced breast cancer: a literature-based meta-analysis. Clin Breast Cancer 2011; 11:246-52.

Yardley DA, Noguchi S, Pritchard KI et al. Everolimus plus exemestane in postmenopausal patients with HR(+) breast cancer: BOLERO-2 final progression-free survival analysis. Adv Ther 2013; 30:870-84.

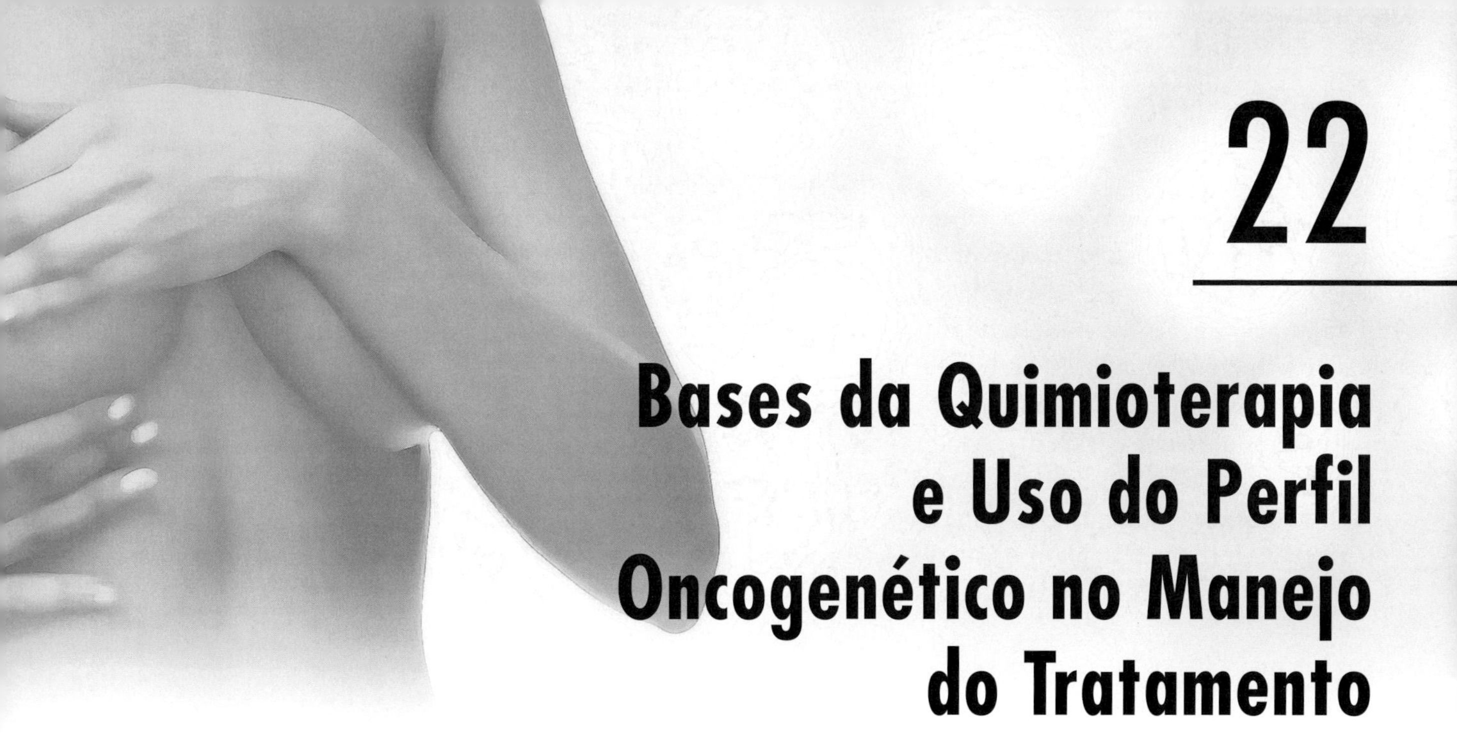

22

Bases da Quimioterapia e Uso do Perfil Oncogenético no Manejo do Tratamento

Bruno Lemos Ferrari
Luciana Gomes Ladeira
Raphael Parmigiani

INTRODUÇÃO

A quimioterapia adjuvante no câncer de mama promove reconhecidamente benefícios inquestionáveis aos pacientes. Uma metanálise do *Early Breast Cancer Trialists Collaborative Group* (EBCTCG), com seguimento de mais de 100.000 mulheres portadoras de neoplasia da mama tratadas com quimioterapia adjuvante, evidencia que em todas as comparações realizadas com diversos tipos de tratamento sistêmico a mortalidade geral foi menor no grupo que recebeu a quimioterapia. A estimativa é de redução de cerca de 36% na mortalidade para as pacientes que receberam quimioterapia em comparação com a ausência de tratamento sistêmico.

Por outro lado, quanto maior o risco de recorrência da doença, maior é o ganho, o que pode estar relacionado com as características clínicas tumorais.

A escolha do tratamento sistêmico baseia-se nos subtipos moleculares do câncer de mama, os quais se fundamentam na resposta aos tratamentos disponíveis e suas combinações, ou seja, hormonoterapia, quimioterapia ou anticorpos monoclonais. Esses subtipos podem ser divididos em receptores hormonais positivos, HER2 positivos ou triplo-negativos.

Para a definição do tratamento adjuvante sistêmico deve ser levado em consideração o risco definido pelas características do tumor: grau histológico, *status* hormonal, HER2 e Ki-67, além do perfil genômico.

A genética tumoral é a chave para definição do tratamento a ser dispensado a cada paciente. Até o momento, em câncer de mama, quase sempre os critérios clínicos, patológicos e biológicos definiam o risco de recidiva e determinavam a necessidade de quimioterapia adjuvante. Atualmente, no entanto, por meio da análise genômica tumoral é possível avaliar esse risco de recorrência e o real benefício da quimioterapia adjuvante.

PAPEL DO PERFIL ONCOGENÉTICO NA SELEÇÃO DO TRATAMENTO ADJUVANTE

Para evitar o tratamento quimioterapêutico adjuvante desnecessário e para melhor caracterização biológica tumoral foram desenvolvidos testes oncogenômicos que avaliam o risco de recorrência da doença, sendo descritos a seguir os mais utilizados na prática clínica.

MammaPrint

O *MammaPrint* é um teste genômico indicado para os tumores de mama em estádios iniciais, principalmente com positivos, mas que pode ser realizado em tumores com receptor hormonal receptores hormonais negativo (embora pouco utilizado nesse cenário). Analisa o perfil da expressão de 70 genes por meio da tecnologia de *microarray* e prediz o risco de recorrência da doença, classificando as pacientes em baixo ou alto risco.

O principal e mais recente estudo (MINDACT) compara o uso do *MammaPrint* com alguns critérios clínicos para melhor definição no tratamento das pacientes com câncer de mama inicial. Esse estudo demonstra que pacientes com alto risco clínico, mas com risco genômico baixo, podem ser poupadas da quimioterapia adjuvante, pois o ganho absoluto é muito pequeno em relação aos riscos agudos e de longo prazo da quimioterapia adjuvante.

O estudo valida o *MammaPrint* como uma ferramenta capaz de selecionar um subgrupo de pacientes com características clinicopatológicas classicamente tidas como de mau prognóstico, as quais podem ser poupadas da quimioterapia. Embora esse estudo não tenha poder para avaliar o real benefício da quimioterapia nessa população, o impacto dessa terapia para as pacientes de baixo risco molecular é, na melhor das hipóteses, modesto.

OncoType DX

O *OncoType DX* consiste na análise de 21 genes pela metodologia de PCR em tempo real, dos quais 16 deles são relacionados com o tumor e cinco são genes de referência. Avalia o perfil molecular do tumor de mama, possibilitando a estimativa do risco de recorrência.

O teste deve ser indicado àquelas pacientes que apresentam tumores < 4cm, receptores hormonais positivos, HER2 negativo e sem acometimento linfonodal.

O índice de recorrência baixo é aquele definido como < 18, e nesse grupo está indicada apenas hormonoterapia adjuvante. O índice de recorrência alto é > 31; nesse grupo está indicada a quimioterapia adjuvante seguida de hormonoterapia. O papel da quimioterapia deve ser discutido individualmente com as pacientes classificadas como pertencentes ao grupo de risco intermediário (risco de recorrência entre 11 e 25). O risco de recorrência deve ser idealmente colocado na ferramenta do *site* da *Genomic Health* para realização do cálculo de modo a oferecer um melhor prognóstico da paciente.

Praticamente todos os estudos evidenciaram que o índice de recorrência serve para o prognóstico tanto das pacientes sem acometimento linfonodal como para aquelas com linfonodos positivos. Desses, somente dois estudos retrospectivos foram preditivos, o NSABP B20, para as pacientes com linfonodo negativo, e o SWOG 8814, para as pacientes com linfonodo positivo.

Para melhor avaliação do papel do *OncoType DX* na seleção do tratamento adjuvante foi conduzido um grande estudo, o *Trial Assigning Individualised Options for Treatment* (TAILORx), que recrutou mais de 10.000 mulheres com doença hormonal positiva e sem acometimento de linfonodos, todas tratadas com base no índice de recorrência. Esse estudo confirma a validade do teste de 21 genes ao identificar pacientes que podem ser poupadas com segurança da quimioterapia adjuvante.

Prosigna (PAM50)

O *Prosigna* (PAM50) é um teste mais recente, baseado na assinatura gênica derivada do estudo PAM50, o qual cunhou a classificação do tumor de mama de acordo com o subtipo molecular (Luminal A, Luminal B, HER2 enriquecido e *Basal-like*). Nesse teste, a expressão de 50 genes de interesse e de 24 genes de referência é avaliada por uma técnica digital denominada *nCounter* (*Nanostring*). Assim, os dados de expressão gênica são combinados com informações de variáveis clinicopatológicas (tamanho do tumor e *status* linfonodal) para gerar o subtipo molecular do tumor e um escore indicativo da probabilidade de recorrência à distância da doença, chamado *Risk Of Recurrence* (ROR).

O *Prosigna* está indicado para pacientes do sexo feminino com câncer de mama submetidas à mastectomia ou à cirurgia conservadora da mama em conjunto com tratamento locorregional consistente com um padrão de cuidados, como os que se seguem:

- Um indicador de prognóstico para a sobrevida sem recorrência à distância em 10 anos em mulheres na pós-menopausa com câncer de mama de estádio I ou II, receptor hormonal-positivo (RH+) e linfonodo-negativo, a serem tratadas com terapia endócrina adjuvante isoladamente, quando utilizada em conjunto com outros fatores clinicopatológicos.
- Um indicador de prognóstico para a sobrevida sem recorrência à distância em 10 anos em mulheres na pós-menopausa com câncer da mama de estádio II ou IIIA, receptor hormonal-positivo (RH+) e com comprometimento linfonodal (um a três gânglios positivos ou quatro ou mais gânglios positivos), a serem tratadas com terapia endócrina adjuvante isoladamente, quando utilizada em conjunto com outros fatores clinicopatológicas.

Ao final da análise, o algoritmo reporta um dos subtipos intrínsecos do câncer de mama, além de uma pontuação do ROR em uma escala de 0 a 100, correlacionada com

Quadro 22.1 Classificação do risco por intervalo de ROR e estado ganglionar

***Status* linfonodal**	**Intervalo de ROR**	**Classificação de risco**
Negativo	0 a 40 41 a 60 61 a100	Baixo Intermediário Alto
Positivo (1 a 3 linfonodos)	0 a 15 16 a 40 41 a 100	Baixo Intermediário Alto
Positivo (≥ 4 linfonodos)	0 a 100	Alto

a probabilidade de recorrência à distância em 10 anos. O *Prosigna* classifica as pacientes em três grupos de risco de acordo com o ROR e o *status* linfonodal (Quadro 22.1).

Pelo menos dois estudos clínicos validaram a utilidade do teste: o ABCSG 8 e o TransATAC. No estudo ABCSG 8 foram analisadas pacientes na pós-menopausa com tumores de mama em estádio inicial de grau baixo ou intermediário com ou sem comprometimento linfonodal, enquanto no TransATAC foram avaliadas pacientes na pós-menopausa com tumores de alto grau com ou sem comprometimento linfonodal. Na combinação dos resultados dos dois estudos, o risco de recorrência à distância em 10 anos foi de 2,4% para o grupo de risco baixo, de 8,3% para o de risco intermediário e de 16,6% para o de alto risco. Curiosamente, o risco de recorrência tardia (5 anos após a cirurgia) nas pacientes de risco baixo foi menor do que 1%, mesmo que a terapia endócrina tenha sido suspensa após 5 anos. Esses achados sugerem uma importante aplicabilidade do teste na decisão da extensão da terapia endócrina (até 10 anos após a cirurgia), em especial para pacientes de baixo risco.

Breast Cancer Index

Após as recomendações do NCCN para que a terapia hormonal adjuvante em pacientes com câncer de mama com receptor hormonal positivo para 10 anos fosse alterada, esse teste tem se mostrado muito interessante. O *Breast Cancer Index* (BCI) é um teste que auxilia a decisão do médico em estender ou interromper a terapia hormonal depois de 5 anos de tratamento e consiste em um teste de expressão gênica no qual sete genes são avaliados por PCR em tempo real.

O teste tem valor prognóstico (classificando a paciente em alto e baixo risco e informando esse resultado em porcentagem de chance de recorrência da doença) e preditivo (informando se a paciente tem alta ou baixa probabilidade de se beneficiar do tratamento endócrino estendido).

Em relação a outros testes moleculares, o BCI apresenta dois fatores diferenciais:

- Além de descrever o risco de recorrência tardia (no período de 5 a 10 anos após a cirurgia), também é preditivo, ou seja, informa a chance de a paciente se beneficiar de fato do tratamento.
- O momento em que é aplicado pode ser logo após a cirurgia para auxiliar a necessidade de quimioterapia adjuvante (com base no risco de recorrência), porém é mais frequentemente utilizado quando a paciente está completando os 5 anos de terapia hormonal.

O primeiro estudo clínico a validar o valor prognóstico do teste BCI utilizou amostras de mais de 600 pacientes oriundas de coortes de dois estudos clínicos anteriores. Em uma das coortes foram incluídas amostras de tumor receptor hormonal-positivo, linfonodo-negativo e de mulheres na pós-menopausa. Já na segunda coorte os tumores eram semelhantes, porém em mulheres na pré e na pós-menopausa. Em ambas as coortes, o teste foi capaz de estratificar as mulheres de acordo com o risco de recorrência; na primeira coorte, as pacientes de baixo risco apresentaram taxa de recorrência tardia de 2,8%, e as de alto risco, uma taxa de 8,5%. Na segunda coorte, as taxas de recorrência foram de 2,5% e 15,9%, respectivamente. Em um segundo estudo, com mais de 650 amostras de tumor receptor hormonal-positivo, linfonodo-negativo e de mulheres na pós-menopausa, o teste foi capaz de fazer a estratificação de acordo com o risco, com o grupo de baixo risco apresentando taxa de recorrência tardia de 3,5%, e o de alto risco, uma taxa de 13,4%. Nesse segundo estudo foi mostrado que, comparado ao *OncoType DX*, somente o BCI, até aquele momento, era validado para predizer risco de recorrência tardia (de 5 a 10 anos).

Por fim, além da validação nas amostras mencionadas nos estudos supracitados, em um terceiro estudo com amostras oriundas do ensaio MA.17, o poder preditivo do BCI foi validado. Nesse terceiro estudo foram incluídas pacientes na pós-menopausa com tumores receptor hormonal-positivos com e sem comprometimento linfonodal. Entre as pacientes classificadas com alto valor preditivo de resposta, a extensão da terapia endócrina levou à redução do risco de recorrência em 67%, quando comparadas ao grupo sem extensão da terapia endócrina. Já entre as pacientes que foram classificadas com baixo valor preditivo de resposta, a extensão da terapia endócrina não promoveu nenhum benefício estatisticamente significativo ($p > 0,35$), indicando que para esse grupo de mulheres a terapia endócrina talvez devesse ser interrompida após os 5 anos de tratamento.

COMPARAÇÃO ENTRE OS TESTES DE PERFIL ONCOGENÔMICO

Em 2016, durante o Congresso de San Antonio foi apresentado um estudo que compara o valor prognóstico de quatro assinaturas de perfil genômico: o *OncoType DX*, o *Breast Cancer Index*, o *Prosigna* e o *EndoPredict*. O teste *MammaPrint* não foi incluído nesse estudo.

Os resultados desses testes foram comparados com alguns parâmetros clínicos e patológicos (tamanho do tumor, acometimento linfonodal, idade e tratamento instituído), além de marcadores imuno-histoquímicos (receptores hormonais, HER2 e Ki-67). Foi avaliado o poder prognóstico do risco de recidiva da doença em 10 anos.

Os resultados dessa comparação, nas mulheres sem comprometimento linfonodal, mostraram que todas as assinaturas genômicas, assim como os resultados da imuno-histoquímica, acrescentam valor prognóstico aos parâmetros patológicos.

Nas mulheres que apresentam acometimento linfonodal, apenas o *Prosigna* e o *EndoPredict* conseguiram identificar um subgrupo com bom prognóstico, o qual não se beneficia de quimioterapia nem da hormonoterapia estendida por 10 anos.

Leitura complementar

Dowsett M, Cuzick J et al. Prediction of risk of distant recurrence using the 21-gene recurrence score in node-negative and node-positive postmenopausal patients with breast cancer treated with anastrozole or tamoxifen: a transatac study. J Clin Oncol 2010; 28: 1829-34.

Drukker CA, Bueno-de-Mesquita JM et al. A prospective evaluation of a breast cancer prognosis signature in the observational RASTER study. Int J Cancer 2013; 133:929-36.

Fatima C, Laura J van't Veer et al. 70-gene signature as an aid to treatment decisions in early-stage breast cancer. N Engl J Med 2016 Aug 25; 375(8):717-29. PMID: 27557300.

Genetic testing or clinical assessment in determining the need for chemotherapy in women with breast cancer that involves no more than 3 lymph nodes (MINDACT) – (No prelo). Identificador ClinicalTrials.gov: NCT00433589.

Gnant M, Filipits M, Greil R et al. Austrian Breast and Colorectal Cancer Study Group. Predicting distant recurrence in receptor-positive breast cancer patients with limited clinicopathological risk: using the PAM50 Risk of Recurrence score in 1478 postmenopausal patients of the ABCSG-8 trial treated with adjuvant endocrine.

Homber J, Chien R. Meta-analysis of the decision impact of the 21-gene breast cancer recurrence score in clinical practice. Paper presented at: 33rd Annual CTRC-AACR Sant Antonio Breast Cancer Symposium, December 8-12, 2010; San Antonio, TX. Abstract P2-09-06.

Hormone therapy with or without combination chemotherapy in treating women who have undergone surgery for node-negative breast cancer (The TAILORx Trail) – (No prelo). Identificador ClinicalTrials.gov: NCT00310180.

Makama M, Drukker CA, Rutgers EJT et al. An association study of established breast cancer reproductive and lifestyle risk factors with tumour subtype defined by the prognostic 70-gene expression signature (MammaPrint®). Eur J Cancer 2017; 75:5-13. doi: 10.1016/j.ejca.2016.12.024.

Paik S, Shak S et al. A multigene assay to predict recurrence of tamoxifen-treated, node-negative breast cancer. N Engl J Med 2004; 351:2817-26.

Paik S, Tang G et al. Gene expression and benefit of chemotherapy in women with node-negative, estrogen receptor–positive breast cancer. J Clin Oncol 2006; 24:3726-34.

Parker JS, Mullins M, Cheang MC et al. Supervised risk predictor of breast cancer based on intrinsic subtypes. J Clin Oncol 27:1160-67, 2009.

Peto R, Davies C, Godwin J et al. Comparisons between different polychemotherapy regimens for early breast cancer: meta-analyses of long-term outcome among 100,000 women in 123 randomised trials. Lancet 2012; 379(9814):432-44.

Sestak I, Cuzick J, Dowsett M et al. Prediction of late distant recurrence after 5 years of endocrine treatment: a combined analysis of patients from the Austrian breast and colorectal cancer study group 8 and arimidex, tamoxifen alone or in combination randomized trials using the PAM50 risk of recurrence score. J Clin Oncol 2015 Mar 10; 33(8):916-22.

Sgroi DC, Carney E, Zarrella E et al. Prediction of late disease recurrence and extended adjuvant letrozole benefit by the HOXB13/IL17BR biomarker. J Natl Cancer Inst 2013 Jul 17; 105(14):1036-42.

Sgroi DC, Sestak I, Cuzick J et al. Prediction of late distant recurrence in patients with oestrogen-receptor-positive breast cancer: a prospective comparison of the breast-cancer index (BCI) assay, 21-gene recurrence score, and IHC4 in the TransATAC study population. Lancet Oncol 2013 Oct; 14(11):1067-76.

Sparano JA, Gray RJ et al. Prospective validation of a 21-gene expression assay in breast cancer. N Engl J Med 2015; 373:2005-14.

Zhang Y, Schnabel CA, Schroeder BE et al. Breast cancer index identifies early-stage estrogen receptor-positive breast cancer patients at risk for early- and late-distant recurrence. Clin Cancer Res 2013 Aug 1; 19(15):4196-205.

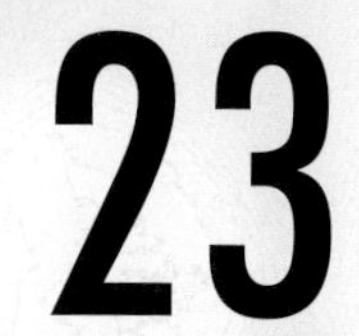

Terapia-Alvo

Enaldo Melo de Lima
Alexandre Andrade dos Anjos Jácome

INTRODUÇÃO

O câncer é uma doença genética. Alterações genéticas e epigenéticas envolvendo genes responsáveis pela proliferação e diferenciação celular resultam no desenvolvimento da doença. Em apenas uma minoria dos pacientes essas alterações são germinativas, ou seja, são herdadas dos pais. Na grande maioria dos casos elas se desenvolvem ao longo da vida. Os erros genéticos são inerentes ao envelhecimento, seja por acaso, seja pelo fato de o sistema de reparo do DNA não ser isento de imperfeições, seja ainda pela exposição a agentes carcinogênicos.

O câncer não se sustenta em apenas um erro genético. São necessárias centenas ou milhares de alterações genéticas e epigenéticas para que a doença se desenvolva. Para que uma célula normal adquira um fenótipo maligno é necessário que algumas funções celulares sejam afetadas, em maior ou menor grau, conforme a linhagem celular acometida: estímulo proliferativo contínuo, evasão de inibidores do crescimento celular, invasividade celular, indução da angiogênese, instabilidade genômica, inibição da apoptose, evasão do sistema imune e desregulação da energética celular.

No entanto, diante de centenas de alterações, algumas se destacam como fundamentais para a sobrevivência da célula neoplásica. Os tumores são "viciados" nessas alterações genéticas (*gene-addicted*). Essas alterações são chamadas de *driver mutations*, ou seja, mutações que direcionam a proliferação celular. As demais são chamadas de *passenger mutations*, mutações de menor relevância no desenvolvimento do fenótipo maligno. Quando se descobre uma *driver mutation* e se desenvolve uma droga que iniba sua função, a sobrevivência daquela célula é afetada e muda-se a história natural da doença. Isso é o que chamamos de terapia-alvo.

Portanto, as terapias-alvo em câncer de mama e em outros tumores puderam ser desenvolvidas apenas após um profundo conhecimento da biologia molecular do câncer. A heterogeneidade da doença tem sido reconhecida mediante a identificação de subtipos moleculares distintos, que apresentam destacadas e características alterações genéticas e epigenéticas e que devem, portanto, ser tratadas de maneiras distintas. Somente com o aprofundamento desse conhecimento tem sido possível avançar no tratamento do câncer.

Na década de 1980 foi identificada uma alteração genética em linhagens celulares de pacientes com câncer de mama que lhes conferia pior prognóstico. O aumento do número de cópias – amplificação – do gene *c-erbB-2* (também chamado de HER2), localizado no cromossomo 17, leva à superexpressão de um receptor de membrana, que se associa ao aumento do risco de recidiva e morte. A inibição dessa proteína através de um anticorpo monoclonal demonstrou ter atividade antitumoral em estudos pré-clínicos e clínicos iniciais, principalmente quando associado à quimioterapia. A realização do estudo de fase III com trastuzumabe associado à quimioterapia demonstrou aumentar a sobrevida das pacientes com câncer de mama HER2-positivo, o qual será discutido adiante. Foi o primeiro estudo de fase III com terapia-alvo em oncologia e inaugurou uma era revolucionária no tratamento do câncer.

HER2

Os receptores dos fatores de crescimento epidérmico (HER1, também denominados EGFR, HER2, HER3 e HER4) estão presentes fisiologicamente em distintas linhagens celulares em inúmeros organismos e desempenham importantes funções relacionadas com a proliferação, a migração, a sobrevida e a adesão celulares. Podem estar envolvidos na patogênese e na progressão de tumores sólidos, como câncer de mama, pulmão, bexiga, cólon, ovário e estômago. Esses receptores compartilham a mesma estrutura molecular, com um domínio extracelular que se liga ao ligante, uma porção transmembrana e um domínio intracelular com atividade tirosinoquinase (com exceção do HER3).

A vinculação de diferentes ligantes aos domínios extracelulares desencadeia reações de sinalização intracelulares envolvidas na diferenciação, proliferação e sobrevida celular. A vinculação do ligante ao domínio extracelular induz a homodimerização do HER1 e a heterodimerização dos demais receptores, especialmente do HER2.

A superexpressão dos receptores HER2 na membrana celular e/ou a amplificação (aumento do número de cópias) do gene HER2 desempenham papel prognóstico bem estabelecido no câncer de mama. Sua presença determina maior risco de recidiva e morte, a não ser que a paciente receba um agente anti-HER2.

Cerca de 20% das mulheres com câncer de mama apresentam amplificação do gene HER2. O aumento do número de cópias do gene desempenha um papel crucial na proliferação das células neoplásicas. Estudos pré-clínicos demonstraram que o uso do anticorpo monoclonal trastuzumabe reduzia a proliferação das células que apresentavam essa mutação genética. A ligação do anticorpo ao domínio extracelular do receptor de membrana HER2 impede sua dimerização e, consequentemente, a sinalização intracelular que induz a proliferação e a sobrevida celular.

O primeiro ensaio clínico a demonstrar o benefício do trastuzumabe no câncer de mama revelou que sua adição à quimioterapia reduziu em 20% o risco de morte em pacientes com doença metastática. Além de aumentar a sobrevida, o anticorpo associado à quimioterapia tornou possível que 50% das pacientes apresentassem resposta objetiva ao tratamento, comparadas a 32% que foram tratadas apenas com quimioterapia. Esse estudo foi o primeiro a avaliar o papel da terapia-alvo no câncer de mama e iniciou uma abordagem terapêutica que demonstrou ser revolucionária no desfecho clínico das pacientes que apresentavam esse subtipo molecular da doença.

As pacientes HER2-positivas são identificadas por meio de exame imuno-histoquímico em amostras de tecidos tumorais. Classifica-se a coloração em 0, 1+, 2+ ou 3+ de acordo com sua intensidade. As classificações 0 e 1+ são consideradas negativas e a 3+, positiva. As pacientes 2+ são consideradas equívocas e deverão ser encaminhadas para pesquisa da amplificação gênica pelo método *fluorescent in situ hibridization* (FISH).

TRATAMENTO ADJUVANTE

A finalidade de um tratamento adjuvante é erradicar focos de doença micrometastática. Portanto, sempre será iniciado após a ressecção completa de um tumor sólido. Tratamentos sistêmicos iniciados após ressecções parciais terão finalidade paliativa e não adjuvante. Tratamento adjuvante não é sinônimo de tratamento pós-operatório.

A única terapia-alvo com papel reconhecido no tratamento adjuvante do câncer de mama é a com o trastuzumabe. O primeiro estudo a demonstrar benefício do anticorpo avaliou 5.102 pacientes com câncer de mama localizado, HER2-positivas, que haviam concluído a quimioterapia neoadjuvante ou adjuvante (*Herceptin Adjuvant Trial* [HERA]). Todas as pacientes apresentavam axila positiva ou tumores com mais de 1cm com axila negativa e foram randomizadas em três grupos: trastuzumabe durante 2 anos, trastuzumabe durante 1 ano e observação. O seguimento mediano de 11 anos do estudo revelou que o uso de trastuzumabe por 1 ano reduziu em 24% o risco relativo de recidiva (HR: 0,76; IC 95%: 0,68 a 0,86) e em 26% o risco relativo de morte (HR: 0,74; IC 95%: 0,64 a 0,86). Em 10 anos, 69%, 69% e 63% das pacientes, respectivamente, encontravam-se sem recidiva. A sobrevida desse último grupo, que não recebeu a medicação, é provavelmente superestimada pelo fato de 52% das pacientes terem recebido o trastuzumabe adjuvante posteriormente. Dois anos de tratamento não produziram benefícios adicionais em comparação com 1 ano (HR: 1,02; IC 95%: 0,89 a 1,17).

Publicada com o estudo HERA, a análise conjunta dos estudos NSABP B-31 e NCCTG N9831 também revelou achados semelhantes. A adição de trastuzumabe ao tratamento adjuvante composto pelo regime AC-T (doxorrubicina, ciclofosfamida e paclitaxel) levou a redução expressiva do risco relativo de recidiva (HR: 0,48; IC 95%: 0,39 a 0,59) e à redução de 33% no risco de morte (HR: 0,67; IC 95%: 0,48 a 0,93).

Metanálise com 11.991 pacientes reforçam esses dados. Quando compilados os dados de oito ensaios clínicos randomizados, houve redução de 34% no risco relativo de morte (HR: 0,66; IC 95%: 0,57 a 0,77) a partir da adição do trastuzumabe ao tratamento adjuvante padrão.

Estudos clínicos envolvendo pacientes com doença localmente avançada e metastática demonstraram que a adição de um segundo anticorpo monoclonal (duplo bloqueio) à quimioterapia produzia melhores desfechos clínicos. Como salientado previamente, o HER2 é um receptor transmembrana com domínio extracelular e que conta com quatro subdomínios. O trastuzumabe se liga ao subdomínio IV. A elaboração de um segundo anticorpo monoclonal que se ligasse ao subdomínio II poderia produzir um bloqueio mais pronunciado da via metabólica HER2.

Diante da maior eficácia do duplo bloqueio em doença avançada, o estudo APHINITY teve por objetivo comparar o tratamento adjuvante composto pela associação de quimioterapia seguida de trastuzumabe e pertuzumabe (duplo bloqueio) com o tratamento padrão realizado com quimioterapia associada a trastuzumabe e placebo. Nesse estudo foram incluídas, em sua maioria, pacientes com axila positiva (63%), mas também participaram pacientes com axila negativa com mais de 1cm. Na população em geral, o duplo bloqueio produziu benefício muito discreto com redução do risco relativo de recidiva em apenas 19% (HR: 0,81; IC 95%: 0,66 a 1,00). No subgrupo de pacientes com axila positiva foi observada redução pouco mais expressiva (HR: 0,77; IC 95%: 0,62 a 0,96). Não houve aumento da toxicidade cardíaca com a associação dos dois anticorpos. Portanto, a partir do estudo APHINITY foi possível demonstrar que o duplo bloqueio promoveu um acréscimo discreto na redução do risco de recidiva nas pacientes com câncer de mama localizado HER2-positivo com axila positiva. Não há, até o momento, aprovação para o uso do pertuzumabe com finalidade adjuvante no Brasil.

Todos os estudos randomizados sobre terapias adjuvantes anti-HER2 em câncer de mama incluíram apenas pacientes com tumores > 1cm ou com axila positiva. Nenhum estudo randomizado avaliou o uso do trastuzumabe em pacientes com tumores ≤ 1cm. No entanto, estudos retrospectivos sugerem risco maior de recidiva em pacientes HER2-positivas com tumores infracentimétricos. Em estudo com 2.026 pacientes com câncer de mama axila-negativo, 321 apresentavam tumor ≤ 1cm. Entre essas pacientes, aquelas HER2-positivas apresentaram risco maior de recidiva com sobrevida livre de recidiva em 10 anos de 68,4%, comparado com 81,8% nas pacientes HER2-negativas. Em outro estudo retrospectivo com 965 pacientes com tumores ≤ 1cm, as pacientes HER2-positivas também apresentaram sobrevida livre de recidiva em 5 anos inferior (77% *vs.* 94%). Em estudo prospectivo com 406 pacientes com câncer de mama HER2-positivo ≤ 3cm, 201 pacientes apresentavam tumor ≤ 1cm. Todas as pacientes receberam paclitaxel mais trastuzumabe adjuvante e apresentaram sobrevida livre de doença invasiva de 99% em 3 anos.

Portanto, na população de pacientes com tumores infracentimétricos, o uso adjuvante de trastuzumabe deve ser avaliado cuidadosamente, tendo em vista o menor benefício comparado ao já demonstrado em pacientes com tumores maiores e com axila positiva e diante das potenciais toxicidades cardíacas do anticorpo e aquelas inerentes à quimioterapia. Estima-se que esse benefício seja maior nas pacientes com tumores de 6 a 10mm (T1b), principalmente se apresentarem receptores hormonais negativos, e menor naquelas com tumores com dimensões próximas a 1mm.

TRATAMENTO NEOADJUVANTE

O tratamento neoadjuvante tem por finalidade reduzir o volume de um tumor primariamente ressecável e apresenta como vantagens potenciais: tratamento precoce da doença micrometastática; possibilitar ressecções cirúrgicas menos extensas com melhores resultados estéticos; avaliar a quimiossensibilidade do tumor e realizar o tratamento sistêmico sem a presença de eventuais complicações pós-operatórias.

Os regimes de quimioterapia mais utilizados com finalidade neoadjuvante são oriundos de estudos que envolveram pacientes com doença metastática. Regimes sabidamente ativos na doença avançada foram trazidos para o contexto neoadjuvante. Dessa maneira, os antracíclicos e os taxanos são as drogas também mais utilizadas no tratamento.

O estudo NSABP B-27 consolidou a associação de antracíclicos e taxanos para o tratamento neoadjuvante padrão, que pode ser realizado em diferentes combinações, sendo o regime AC-T (doxorrubicina, ciclofosfamida e paclitaxel) o mais utilizado. O principal objetivo dos estudos em terapias neoadjuvantes é aumentar a taxa de resposta patológica completa (pCR), evento que se revela como o principal determinante do prognóstico da paciente que se submete a determinada terapia neoadjuvante. A adição do paclitaxel (T) à doxorrubicina e à ciclofosfamida (AC) duplicou a taxa de pCR em câncer de mama (26% com AC-T e 13% com AC, $p < 0,0001$), e os estudos subsequentes o assumiram como o regime padrão, o que serviu de base para os ensaios clínicos envolvendo terapias-alvo em câncer de mama, principalmente com terapias anti-HER2.

Comprovado o benefício do trastuzumabe no câncer de mama metastático HER2-positivo, o passo subsequente foi avaliá-lo no contexto neoadjuvante. A associação do trastuzumabe à quimioterapia neoadjuvante possibilita o aumento da taxa de pCR de 23% para 40% a partir de dados de metanálise com quase 2.000 pacientes avaliadas. A ocorrência de pCR também se associou a risco menor de recidiva e morte.

A partir dos estudos com o duplo bloqueio HER2 na doença metastática, foram realizados outros estudos com a associação trastuzumabe mais pertuzumabe como terapia neoadjuvante. O estudo TRYPHAENA objetivou a avaliação da segurança cardíaca do duplo bloqueio com diferentes regimes de quimioterapia. Independentemente do regime utilizado, a associação dos dois anticorpos produziu baixas taxas de disfunção ventricular esquerda. Apesar de ser um estudo de fase II randomizado, o TRYPHAENA não teve poder estatístico para comparar as taxas de pCR entre os grupos de tratamento, mas todos apresentaram taxas muito elevadas, que variaram de 57% a 66%.

O duplo bloqueio demonstrou superioridade no estudo Neosphere, um estudo de fase II randomizado que comparou docetaxel mais trastuzumabe mais pertuzumabe com docetaxel mais trastuzumabe. O duplo bloqueio apresentou 46% de pCR *versus* 29% com o regime contendo apenas trastuzumabe ($p < 0,05$), além de não ter se associado a aumento da toxicidade.

O lapatinibe é um agente anti-HER2 da classe dos inibidores da tirosinoquinase que age no domínio intracelular do HER2, mas também inibe o HER1, outro receptor membro da superfamília dos receptores dos fatores de crescimento epidérmico (EGFR), ricamente expressos nas células epiteliais mamárias. A associação do trastuzumabe ao lapatinibe foi avaliada em ensaios clínicos como terapia neoadjuvante sem quimioterapia. Dados de metanálise demonstram que a associação aumenta significativamente a taxa de pCR (56% *versus* 38% com trastuzumabe + quimioterapia – OR: 1,78; IC 95%: 1,27 a 2,50). No entanto, não estão bem esclarecidos os benefícios clínicos a longo prazo dessa associação. Além disso, o lapatinibe apresenta perfil de toxicidade desfavorável com elevada incidência de diarreia e *rash* cutâneo. Portanto, não se recomenda o uso combinado de trastuzumabe mais lapatinibe como terapia neoadjuvante.

TRATAMENTO DA DOENÇA METASTÁTICA

Desde meados da década de 1970, com a introdução das antraciclinas, avanços na terapia combinada melhoraram substancialmente o resultado nas pacientes com câncer de mama. Ainda assim, aproximadamente 20% das pacientes com doença linfonodo-negativa e até 60% das com linfonodos positivos sofrem recidiva, e cerca de 3% a 12% apresentam doença metastática, dependendo da série. Os ossos são os sítios mais comuns de recidiva. Outros sítios incluem linfonodos, pulmões, fígado e cérebro. A taxa de sobrevida em 5 anos é de cerca de 95% para doença localizada e de 17% a 28% para doença metastática. Em caso de recidiva da doença à distância ou com a doença metastática à apresentação, a média de sobrevida varia de acordo com o sítio acometido, mas, em geral, é de 2 anos.

As pacientes exclusivamente com metástases ósseas tendem a viver mais tempo do que aquelas com doença visceral. As pacientes com doença metastática não tratada têm sobrevida global média de 9 a 12 meses. Com a terapia sistêmica a sobrevida média é de 21 meses para doença visceral e de mais de 60 meses para as pacientes exclusivamente com doença óssea. A sobrevida global e a taxa de resposta são afetadas por vários fatores, incluindo receptor de estrogênio, receptor de progesterona e HER2, *performance status* (KPS), número de sítios de doença e duração do intervalo livre de doença.

Do ponto de vista molecular, o câncer de mama pode ser classificado como receptor hormonal-positivo, HER-2-positivo (receptor hormonal-positivo ou negativo) e triplo-negativo. Este texto vai se focar especificamente na terapia-alvo celular em pacientes HER2-positivas e em novas tecnologias de tratamento para as pacientes triplo-negativas.

A terapia sistêmica em pacientes com doença recidivada ou metastática tem por objetivos prolongar a sobrevida, paliar os sintomas e melhorar a qualidade de vida, mas, em geral, não é considerada curativa (a despeito da enorme dificuldade de definição do que seja cura em câncer). É fundamental e imperativa a discussão sobre os objetivos do tratamento entre a paciente e o oncologista responsável pelo tratamento. Vale lembrar que é rara a cura do câncer de mama metastático ou recidivado. Dados da década de 1970 revelam que cerca de 2% das pacientes tratadas com antraciclinas podem ser curadas e apresentar sobrevida livre de doença de mais de 10 anos.

Quando a suspeita de doença metastática ocorre em casos de câncer de mama, deve ser realizada uma cuidadosa avaliação clínica. O carcinoma ductal infiltrante envolve mais comumente pulmões, pleura, fígado e cérebro, enquanto o carcinoma lobular infiltrante pode sofrer metástases para sítios incomuns, como medula óssea, meninges, estômago, peritônio e estruturas retroperitoneais, como o ureter.

Sempre que possível, deve ser realizada a biópsia do sítio metastático e confirmado o tipo histológico, assim como o receptor de estrogênio e progesterona e o *status* de HER2, pois há uma discordância significativa entre o diagnóstico do tumor primário e a metástase. A modificação do receptor hormonal ocorre em 15% a 40% dos casos e no HER2, de zero a 37%. A confirmação patológica é essencial em metástases com apresentação clínica atípica. Outra questão polêmica diz respeito às lesões solitárias, que podem não ser malignas ou que podem ser uma segunda neoplasia que ocorre em 10% dos casos e ter impacto direto na seleção do tratamento.

Em caso de recidiva, a paciente deve passar para uma avaliação clínica cuidadosa que inclui, obviamente, exame físico completo tanto na época do diagnóstico como no seguimento do tratamento. A avaliação laboratorial básica inclui hemograma completo com diferencial, funções hepática e renal e cálcio. Além desses exames, o CA15-3 e o CA27-29 são úteis para monitorização da resposta. Ambos são mais sensíveis do que o CEA e estão elevados em 70% das pacientes com câncer de mama metastático, mas têm baixa sensibilidade e especificidade para detecção da progressão do câncer de mama. O CEA é elevado em 40% a 50% das pacientes com doença metastática.

A ASCO (Sociedade Americana de Oncologia Clínica) acredita que esses marcadores possam ser úteis em conjunto com outros exames para monitorizar a doença durante o tratamento ativo; entretanto, os dados são insuficientes para recomendar seu uso isolado para monitorização da resposta ao tratamento. Convém adotar extrema cautela na interpretação desses marcadores tumorais nas primeiras 4 a 12 semanas de terapia, uma vez que podem ocorrer aumentos espúrios precocemente e sem significado clínico. Mudanças acima ou abaixo de 10% nos níveis desses marcadores não representam, em geral, modificação real.

Na avaliação da recidiva ou da doença metastática deve ser realizado exame de base com a inclusão de tomografia de tórax e abdome total, além de cintilografia óssea e ressonância de crânio, nos casos de pacientes com doença HER2-positiva e triplo-negativa.

A decisão entre quimioterapia, hormonoterapia e tratamento-alvo celular (tratamento biológico) com a recente inclusão de imunoterapia deve ser guiada pelo *status* dos receptores hormonais e do HER2 e pela presença de doença sintomática visceral ou que ameace a vida.

Convém lembrar que com as novas tecnologias de tratamento as pacientes com metástases solitárias verdadeiras ou oligometastáticas representam um subgrupo com doença potencialmente curável, incluindo ressecção curativa de metástases (ou radioterapia em doses curativas). Essas pacientes têm probabilidade de 20% a 25% de cura a longo prazo depois do tratamento.

Este capítulo enfocará especificamente a doença HER2-positiva e triplo-negativa com as novas tecnologias de tratamento medicamentoso.

Desde a introdução das terapias anti-HER2, seus resultados nas pacientes com doença HER2-positiva têm sido dramaticamente modificados. Essas terapias integram atualmente o tratamento considerado padrão-ouro nesse subgrupo de pacientes. Nos últimos 4 anos foi observada uma mudança dramática no tratamento da doença metastática com a introdução do pertuzumabe e do T-DM1.

Trastuzumabe

A doença HER2-positiva ocorre em cerca de 18% das pacientes com câncer de mama, e o trastuzumabe foi o primeiro anticorpo disponível anti-HER2. Os estudos iniciais sobre a associação de quimioterapia (taxanes: paclitaxel ou docetaxel) + trastuzumabe *versus* quimioterapia isolada (taxanes) de 2001 a 2003 revelaram aumento da taxa de resposta objetiva de cerca de 30% para 60% com a associação, sobrevida global de 22 para 31 meses e sobrevida livre de progressão de 6 para 12 meses, todos com diferença estatística altamente significativa.

O trastuzumabe pode ser associado a vários agentes quimioterapêuticos além dos taxanes, como vinorelbina, gencitabina, capecitabina e carboplatina. Diferentes estudos apresentaram taxas de resposta de 20% a 45% e benefício clínico de 70% a 85% com perfil de segurança aceitável.

Pertuzumabe

O pertuzumabe é um anticorpo anti-HER2 aprovado pelo FDA em 2012 para tratamento de doença avançada ou metastática. Comparado com o trastuzumabe, o pertuzumabe se liga a um diferente sítio extracelular do domínio do receptor HER2, inibindo a sinalização. A combinação pertuzumabe mais trastuzumabe mais docetaxel mostrou alta eficácia em primeiro linha em pacientes com câncer de mama metastático em um estudo chamado CLEOPATRA.

Nesse estudo, o acréscimo do pertuzumabe resultou em aumento da sobrevida livre de progressão da doença de 12,4 para 18,5 meses (HR: 0,62; $p < 0,001$) e da sobrevida global de 40,8 para 56,5 meses – um ganho de 15,7 meses de mediana (HR: 0,68; $p = 0,002$) – com benefício consistente em todos os subgrupos.

T-DM1

O Ado-trastuzumabe emtansine (T-DM1) é o primeiro anticorpo conjugado anti-HER2 combinando trastuzumabe com um fármaco antimicrotúbulo chamado maytansina (DM1), aprovado em 2013 pelo FDA para tratamento de pacientes com doença HER2-positiva metastática previamente tratada com trastuzumabe e taxanes. O estudo pivotal dessa aprovação foi o EMILIA, que comparou T-DM1 *versus* capecitabina e lapatinibe em pacientes previamente tratadas com trastuzumabe e registrou melhora significativa na sobrevida livre de doença favorável para o T-DM1, de 9,6 *versus* 6,4 meses (HR: 0,65; $p < 0,0001$) e sobrevida global de dois anos de 65,4% para o T-DM1 comparado com 47,5% para capecitabina mais lapatinibe.

Lapatinibe

Inibidor seletivo e reversível do EGFR-HER2, o lapatinibe foi aprovado em 2007 pelo FDA em combinação com a capecitabina para tratamento de doença HER2-positiva metastática ou avançada após tratamento prévio com uma antraciclina, um taxane e o trastuzumabe. O estudo revelou que as pacientes tratadas com lapatinibe mais capecitabina apresentavam aumento significativo na sobrevida livre de progressão em comparação com as que utilizavam a capecitabina isoladamente. Esse estudo revelou aumento da sobrevida livre de progressão de 4,4 para 8,4 meses favorável à associação (HR: 0,49). Outro estudo de fase II com o lapatinibe em pacientes com metástase cerebral revelou que 6% das pacientes apresentavam resposta objetiva definida, como mais de 50% de redução de volume do tumor, sugerindo que o lapatinibe pode ter eficácia em pacientes com metástase cerebral. O lapatinibe também pode ser combinado com agentes hormonais com boas taxas de resposta e redução do risco de progressão da doença.

Toxicidade cardíaca do trastuzumabe

Não estão claros os mecanismos fisiopatológicos que poderiam explicar a toxicidade cardíaca do trastuzumabe. Em modelos animais, o HER2 é um receptor importante no desenvolvimento cardíaco embrionário e na sobrevida do cardiomiócito, assim como na proteção de potenciais cardiotoxinas.

A incidência de cardiotoxicidade secundária ao trastuzumabe é variável, dependendo da idade, do uso prévio de antracíclicos e suas doses e dos fatores de risco e doenças cardiovasculares. Metanálise com 11.991 pacientes demonstrou que o trastuzumabe aumenta o risco de redução da fração de ejeção do ventrículo esquerdo (FEVE) em quase duas vezes (RR 1,83; IC 90%: 1,36 a 2,47) e o risco de insuficiência cardíaca congestiva (ICC) em cinco vezes (RR 5,11; IC 90%: 3,00 a 8,72). Um dos principais estudos para avaliação do uso adjuvante do trastuzumabe foi o BCIRG-006, que analisou o uso do anticorpo com antracíclicos e sem antracíclicos. O regime com antracíclicos (AC-TH) aumentou a incidência de redução da FEVE em 18,6% comparado com 9,4% com o regime sem antracíclicos (TCH – docetaxel, carboplatina e trastuzumabe), e a de ICC, de 2,0% *versus* 0,4%, respectivamente.

A toxicidade cardíaca do trastuzumabe é reversível tanto na queda da FEVE assintomática como na ocorrência da síndrome clínica da ICC. Se a FEVE tem queda $\geq$ 16% a partir da FEVE basal ou de 10% a 15%, atingindo valores abaixo do limite inferior, ou caso ocorram sintomas de ICC, o anticorpo deverá ser interrompido e a função ventricular avaliada em 4 semanas. Em caso de recuperação, discute-se a reintrodução do trastuzumabe. Caso contrário, este será permanentemente suspenso.

As pacientes em uso de trastuzumabe e pertuzumabe devem ser acompanhadas preferencialmente por cardiologista com experiência no manejo das toxicidades cardiovasculares de agentes antineoplásicos, tendo em vista as particularidades que envolvem essas medicações.

A complexidade terapêutica dessas pacientes, associada ao número crescente de antineoplásicos com toxicidade cardiovascular, deu origem a uma nova área de atuação na cardiologia: a cardio-oncologia.

FATOR DE CRESCIMENTO DO ENDOTÉLIO VASCULAR (VEGF)

Bevacizumabe

O bevacizumabe é um anticorpo monoclonal contra o fator de crescimento do endotélio vascular (VEGF)-A e apresenta taxa de resposta como agente isolado de 9% em pacientes com câncer de mama metastático com doença refratária.

O estudo ECOG 2108 distribuiu aleatoriamente 680 pacientes com câncer de mama recidivado para receber paclitaxel semanal com ou sem bevacizumabe até a progressão. A taxa de resposta foi de 29,9% *versus* 13,8% em favor da associação (p = 0,0001), revelando um dos principais benefícios da associação terapêutica, que é o ganho nas taxas de resposta com o bevacizumabe, sobretudo em pacientes com crise visceral e que necessitam de resposta rápida. Houve benefício também na sobrevida livre de progressão de 11,4 meses *versus* 6,11 meses (HR: 0,51), mas sem diferença na sobrevida global.

NOVOS AGENTES-ALVO E IMUNOTERAPIA

Novas abordagens em câncer de mama triplo-negativo

O câncer de mama triplo-negativo contava, até poucos meses atrás, com poucas opções terapêuticas além da quimioterapia, que permanecia como o cuidado padrão. Clinicamente, o câncer de mama triplo-negativo apresenta uma biologia tumoral altamente agressiva com pior resultado doença-específica quando comparado com os outros subtipos, o que representa um importante desafio e uma necessidade clínica não atendida.

Dados a respeito da sobrevida global indicam que a sobrevida mediana para as pacientes com câncer de mama metastático triplo-negativo é de 11 a 14 meses, sendo considerada muito mais curta do que para os outros subtipos de câncer de mama.

Quimioterapia citotóxica para câncer de mama triplo-negativo

O câncer de mama triplo-negativo representa um paradoxo por ser uma doença com prognóstico globalmente muito desfavorável, mas com alta responsividade à quimioterapia. Dois estudos evidenciaram os benefícios do nab-paclitaxel e da carboplatina, além dos regimes contendo taxanes e antraciclinas. O estudo *tnppAcity* revelou benefício do nab-paclitaxel em combinação com gencitabina ou carboplatina *versus* gencitabina e carboplatina em pacientes com câncer de mama metastático triplo-negativo que não eram previamente tratados: a sobrevida média foi de 7,4 *versus* 5,4 meses (p = 0,03) e a taxa de resposta foi de 72% *versus* 39% e 44% em favor do nab-paclitaxel + carboplatina comparado com paclitaxel + gencitabina ou gencitabina + carboplatina.

No estudo TNT, 376 pacientes foram alocadas para monoterapia com carboplatina ou docetaxel, não havendo diferença na taxa de resposta ou sobrevida livre de progressão na população global, mas pacientes com mutação germinativa *BRCA* (aproximadamente 5% das pacientes com câncer de mama não selecionadas apresentam essa mutação) apresentaram melhor evolução quando tratadas com carboplatina, com taxa de resposta de 68% *versus* 33,3% (p = 0,03) e sobrevida livre de progressão 6,8 *versus* 3,1 meses (p = 0,03) em comparação com o docetaxel. Portanto, carboplatina e nab-paclitaxel devem ser incluídos no armamentário de tratamento do câncer de mama triplo-negativo.

Terapia-alvo no reparo do DNA

Uma proporção significativa de pacientes com câncer de mama com mutação *BRCA* são triplo-negativas ou têm perfil de expressão gênica similar ao câncer de mama triplo-negativo basal-*like*. O gene *BRCA* tem papel importante na manutenção da estabilidade genômica via recombinação homóloga, a qual identifica a aberração cromossômica e restaura a estabilidade genômica. A perda da função do *BRCA* confere um defeito no fenótipo da recombinação homóloga. Essa descrição de efeito levou à oportunidade de se atingir a "letalidade sintética" mediante a utilização dos inibidores da PARP. A perda da função intrínseca do *BRCA* e a inibição farmacológica da PARP resultam na morte tumoral com alto índice terapêutico.

Como prova de conceito, estudos clínicos com inibidores da PARP têm dirigido sua atenção para os tumores com mutação *BRCA*. Um estudo de fase II com o olaparibe como monoterapia em duas coortes sequenciais de pacientes com câncer de mama avançado com mutação *BRCA* revelou taxa de resposta objetiva de 54% para a dose de 400mg duas vezes ao dia e de 25% para a dose de 100mg duas vezes ao dia.

O estudo OlympiAD, apresentado na ASCO 2017, comparou em pacientes com câncer de mama triplo-negativo com mutação *BRCA* a utilização de olaparibe, 300mg duas vezes ao dia, *versus* capecitabina, eribulina ou vinorelbina, à escolha do médico assistente, e revelou ganho de sobrevida livre de doença 7 *versus* 4,2 meses (HR: 0,58; P < 0,001), com taxa de resposta de 59,9% para o olaparibe e de 28,8% para o grupo padrão da quimioterapia.

Imunoterapia

Aproximadamente 20% dos cânceres de mama triplo-negativos são classificados como subtipo imunomodulatório e são caracterizados por genes envolvidos no sistema imune. Vários estudos com imunoterapia com anticorpos monoclonais anti PD-L1, como pembrolizumabe e atezolizumabe, demonstraram taxas de 18% a 33%. Combinações de quimioterapia com imunoterapia podem produzir efeito sinérgico em câncer de mama triplo-negativo com taxas de resposta surpreendentes, de até 89%, e com respostas mesmo em pacientes que não expressam PD-L1.

CONSIDERAÇÕES FINAIS

O tratamento do câncer passa por uma fase de mudança de paradigma desde o surgimento do Trastuzumabe em 2001, caracterizando-se pelo exercício de uma terapia sistêmica fundamentada no genoma do tumor. De um tratamento por meio do qual se tentava atingir todos os tipos de câncer passou-se para um tratamento direcionado às especificidades moleculares e genéticas de cada subtipo tumoral. O câncer passou a ser reconhecido como um conjunto de doenças diferenciadas e que deveriam receber terapias sistêmicas também distintas. O resultado clínico não poderia ser diferente: uma expressiva melhora dos índices de sobrevida e efeitos colaterais mais seletivos, porém não menos importantes.

A procura por novos alvos terapêuticos em câncer de mama é contínua, assim como o aperfeiçoamento dos tratamentos mais consolidados. O futuro é bastante promissor. Pode-se esperar pelo aumento das taxas de cura de doenças localizadas e pela transformação cada vez mais consistente da doença avançada, antes considerada fatal, em uma doença crônica com preservação da qualidade de vida das pacientes.

Leitura complementar

Baselga J, Cortés J, Kim SB et al. Pertuzumab plus trastuzumab plus docetaxel for metastatic breast cancer. N Engl J Med 2012; 366(2):109-19.

Baselga J, Swain SM. Novel anticancer targets: revisiting ERBB2 and discovering ERBB3. Nat Rev Cancer 2009; 9(7):463-75.

Baselga J, Tripathy D, Mendelsohn J et al. Phase II study of weekly intravenous recombinant humanized anti-p185HER2 monoclonal antibody in patients with HER2/neu-overexpressing metastatic breast cancer. J Clin Oncol 1996; 14(3):737-44.

Bear HD, Anderson S, Smith RE et al. Sequential preoperative or postoperative docetaxel added to preoperative doxorubicin plus cyclophosphamide for operable breast cancer:National Surgical Adjuvant Breast and Bowel Project Protocol B-27. J Clin Oncol 2006; 24(13):2019-27.

Broom RJ, Tang PA, Simmons C et al. Changes in estrogen receptor, progesterone receptor and Her-2/neu status with time: discordance rates between primary and metastatic breast cancer. Anticancer Res 2009; 29(5):1557-62.

Cameron D, Piccart-Gebhart MJ, Gelber RD et al. Eleven years' follow-up of trastuzumab after adjuvant chemotherapy in HER2-positive early breast cancer: final analysis of the HERceptin Adjuvant (HERA) trial. Lancet 2017; 389(10075):1195-205.

Carey LA, Dees EC, Sawyer L et al. The triple negative paradox: primary tumor chemosensitivity of breast cancer subtypes. Clin Cancer Res 2007; 13(8):2329-34.

Chia S, Norris B, Speers C et al. Human epidermal growth factor receptor 2 overexpression as a prognostic factor in a large tissue microarray series of node-negative breast cancers. J Clin Oncol 2008; 26(35):5697-704.

Cortazar P, Zhang L, Untch M et al. Pathological complete response and long-term clinical benefit in breast cancer: the CTNeoBC pooled analysis. Lancet 2014; 384(9938):164-72.

Crone SA, Zhao YY, Fan L et al. ErbB2 is essential in the prevention of dilated cardiomyopathy. Nat Med 2002; 8(5):459-65.

Dawood S, Broglio K, Gonzalez-Angulo AM, Buzdar AU, Hortobagyi GN, Giordano SH. Trends in survival over the past two decades among white and black patients with newly diagnosed stage IV breast cancer. J Clin Oncol 2008; 26(30):4891-8.

Dent R, Trudeau M, Pritchard KI et al. Triple-negative breast cancer: clinical features and patterns of recurrence. Clin Cancer Res 2007; 13(15 Pt 1):4429-34.

Geyer CE, Forster J, Lindquist D et al. Lapatinib plus capecitabine for HER2-positive advanced breast cancer. N Engl J Med 2006; 355(26): 2733-43.

Gianni L, Pienkowski T, Im YH et al. Efficacy and safety of neoadjuvant pertuzumab and trastuzumab in women with locally advanced, inflammatory, or early HER2-positive breast cancer (NeoSphere): a randomised multicentre, open-label, phase 2 trial. Lancet Oncol 2012; 13(1):25-32.

Goldhirsch A, Gelber RD, Piccart-Gebhart MJ et al. Two years versus 1 year of adjuvant trastuzumab for HER2-positive breast cancer (HERA): an open-label, randomised controlled trial. Lancet 2013; 382(9897):1021-8.

Gonzalez-Angulo AM, Litton JK, Broglio KR et al. High risk of recurrence for patients with breast cancer who have human epidermal growth factor receptor 2-positive, node-negative tumors 1 cm or smaller. J Clin Oncol 2009; 27(34):5700-6.

Gravalos C, Jimeno A. HER2 in gastric cancer: a new prognostic factor and a novel therapeutic target. Ann Oncol 2008; 19(9):1523-9.

Hanahan D, Weinberg RA. Hallmarks of cancer: the next generation. Cell 2011; 144(5):646-74.

Harris L, Fritsche H, Mennel R et al. American Society of Clinical Oncology 2007 update of recommendations for the use of tumor markers in breast cancer. J Clin Oncol 2007; 25(33):5287-312.

Hicks M, Macrae ER, Abdel-Rasoul M et al. Neoadjuvant dual HER2-targeted therapy with lapatinib and trastuzumab improves pathologic complete response in patients with early stage HER2-positive breast cancer: a meta-analysis of randomized prospective clinical trials. Oncologist 2015; 20(4):337-43.

Hudis CA. Trastuzumab--mechanism of action and use in clinical practice. N Engl J Med 2007; 357(1):39-51.

Hudziak RM, Lewis GD, Winget M, Fendly BM, Shepard HM, Ullrich A. p185HER2 monoclonal antibody has antiproliferative effects in vitro and sensitizes human breast tumor cells to tumor necrosis factor. Mol Cell Biol 1989; 9(3):1165-72.

Jain S, Fisher C, Smith P, Millis RR, Rubens RD. Patterns of metastatic breast cancer in relation to histological type. Eur J Cancer 1993; 29A(15):2155-7.

Kaelin WG. The concept of synthetic lethality in the context of anticancer therapy. Nat Rev Cancer 2005; 5(9):689-98.

Lee KF, Simon H, Chen H, Bates B, Hung MC, Hauser C. Requirement for neuregulin receptor erbB2 in neural and cardiac development. Nature 1995; 378(6555):394-8.

Lin NU, Diéras V, Paul D et al. Multicenter phase II study of lapatinib in patients with brain metastases from HER2-positive breast cancer. Clin Cancer Res 2009; 15(4):1452-9.

Miller KD, Chap LI, Holmes FA et al. Randomized phase III trial of capecitabine compared with bevacizumab plus capecitabine in patients with previously treated metastatic breast cancer. J Clin Oncol 2005; 23(4):792-9.

Moja L, Tagliabue L, Balduzzi S et al. Trastuzumab containing regimens for early breast cancer. Cochrane Database Syst Rev 2012(4): CD006243.

Montemurro F, Choa G, Faggiuolo R et al. Safety and activity of docetaxel and trastuzumab in HER2 overexpressing metastatic breast cancer: a pilot phase II study. Am J Clin Oncol 2003; 26(1):95-7.

Nicholson RI, Gee JM, Harper ME. EGFR and cancer prognosis. Eur J Cancer 2001; 37 Suppl 4:S9-15.

Pegram MD, Lipton A, Hayes DF et al. Phase II study of receptor-enhanced chemosensitivity using recombinant humanized anti-p185HER2/neu monoclonal antibody plus cisplatin in patients with HER2/neu-overexpressing metastatic breast cancer refractory to chemotherapy treatment. J Clin Oncol 1998; 16(8):2659-71.

Piccart-Gebhart MJ, Procter M, Leyland-Jones B et al. Trastuzumab after adjuvant chemotherapy in HER2-positive breast cancer. N Engl J Med 2005; 353(16):1659-72.

Pietras RJ, Fendly BM, Chazin VR, Pegram MD, Howell SB, Slamon DJ. Antibody to HER-2/neu receptor blocks DNA repair after cisplatin in human breast and ovarian cancer cells. Oncogene 1994; 9(7):1829-38.

Pietras RJ, Poen JC, Gallardo D, Wongvipat PN, Lee HJ, Slamon DJ. Monoclonal antibody to HER-2/neureceptor modulates repair of radiation-induced DNA damage and enhances radiosensitivity of human breast cancer cells overexpressing this oncogene. Cancer Res 1999; 59(6):1347-55.

Robson M, Im SA, Senkus E et al. Olaparib for metastatic breast cancer in patients with a germline BRCA mutation. N Engl J Med 2017; 377(6):523-33.

Romond EH, Perez EA, Bryant J et al. Trastuzumab plus adjuvant chemotherapy for operable HER2-positive breast cancer. N Engl J Med 2005; 353(16):1673-84.

Salomon DS, Brandt R, Ciardiello F, Normanno N. Epidermal growth factor-related peptides and their receptors in human malignancies. Crit Rev Oncol Hematol 1995; 19(3):183-232.

Scheuer W, Friess T, Burtscher H, Bossenmaier B, Endl J, Hasmann M. Strongly enhanced antitumor activity of trastuzumab and pertuzumab combination treatment on HER2-positive human xenograft tumor models. Cancer Res 2009; 69(24):9330-6.

Schneeweiss A, Chia S, Hickish T et al. Pertuzumab plus trastuzumab in combination with standard neoadjuvant anthracycline-containing and anthracycline-free chemotherapy regimens in patients with HER2-positive early breast cancer: a randomized phase II cardiac safety study (TRYPHAENA). Ann Oncol 2013; 24(9):2278-84.

Seshadri R, Firgaira FA, Horsfall DJ, McCaul K, Setlur V, Kitchen P. Clinical significance of HER-2/neu oncogene amplification in primary breast cancer. The South Australian Breast Cancer Study Group. J Clin Oncol 1993; 11(10):1936-42.

Sithanandam G, Anderson LM. The ERBB3 receptor in cancer and cancer gene therapy. Cancer Gene Ther 2008; 15(7):413-48.

Slamon D, Eiermann W, Robert N et al. Adjuvant trastuzumab in HER-2-positive breast cancer. N Engl J Med 2011; 365(14):1273-83.

Slamon DJ, Clark GM, Wong SG, Levin WJ, Ullrich A, McGuire WL. Human breast cancer: correlation of relapse and survival with amplification of the HER-2/neu oncogene. Science 1987; 235(4785):177-82.

Slamon DJ, Godolphin W, Jones LA et al. Studies of the HER-2/neu proto-oncogene in human breast and ovarian cancer. Science 1989; 244(4905):707-12.

Slamon DJ, Leyland-Jones B, Shak S et al. Use of chemotherapy plus a monoclonal antibody against HER2 for metastatic breast cancer that overexpresses HER2. N Engl J Med 2001; 344(11):783-92.

Sonnenblick A, de Azambuja E, Azim HA, Piccart M. An update on PARP inhibitors moving to the adjuvant setting. Nat Rev Clin Oncol 2015; 12(1):27-41.

Tolaney SM, Barry WT, Dang CT et al. Adjuvant paclitaxel and trastuzumab for node-negative, HER2-positive breast cancer. N Engl J Med 2015; 372(2):134-41.

Tutt A, Robson M, Garber JE et al. Oral poly(ADP-ribose) polymerase inhibitor olaparib in patients with BRCA1 or BRCA2 mutations and advanced breast cancer: a proof-of-concept trial. Lancet 2010; 376(9737):235-44.

Verma S, Miles D, Gianni L et al. Trastuzumab emtansine for HER2-positive advanced breast cancer. N Engl J Med 2012; 367(19):1783-91.

von Minckwitz G, Procter M, de Azambuja E et al. Adjuvant pertuzumab and trastuzumab in early HER2-positive breast cancer. N Engl J Med 2017; 377(2):122-31.

Yarden Y. The EGFR family and its ligands in human cancer. signalling mechanisms and therapeutic opportunities. Eur J Cancer 2001; 37 Suppl 4:S3-8.

Yardley DA, Brufsky A, Coleman RE et al. Phase II/III weekly nab-paclitaxel plus gemcitabine or carboplatin versus gemcitabine/carboplatin as first-line treatment of patients with metastatic triple-negative breast cancer (the tnAcity study): study protocol for a randomized controlled trial. Trials 2015; 16:575.

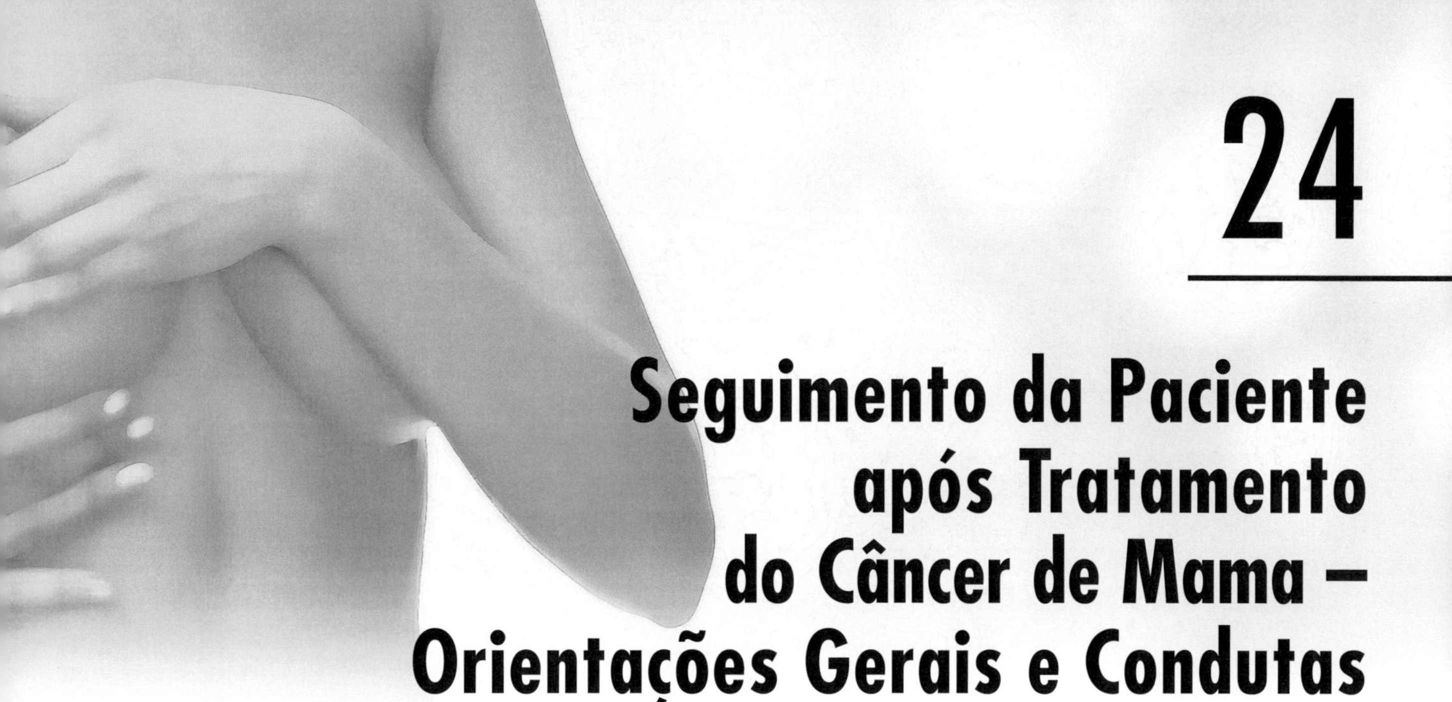

24

Seguimento da Paciente após Tratamento do Câncer de Mama – Orientações Gerais e Condutas

Amândio Soares Fernandes Júnior
Carolina Patrícia Mendes Rutkowski
Leticia Carvalho Neuenschwander

INTRODUÇÃO

O câncer de mama é a segunda neoplasia mais comum entre as mulheres no mundo e sua incidência tem aumentado significativamente nas últimas décadas, segundo dados da Organização Mundial da Saúde (OMS). Cerca de 1,7 milhão de casos novos foram diagnosticados em 2012. Esse número representa cerca de 12% de todos os casos novos de câncer e 25% dos que acometem as mulheres. A sobrevida do câncer de mama aumentou significativamente em virtude do diagnóstico precoce e dos avanços nos métodos de tratamento da doença, o que também ocasionou o aumento da prevalência do câncer de mama. Atualmente, as mulheres com diagnóstico de câncer de mama em estádio inicial, sem comprometimento de linfonodos na axila, alcançam sobrevida em 5 anos de aproximadamente 95% a 98%.

A partir desses dados, o seguimento da paciente após o tratamento do câncer de mama torna-se um tema de grande relevância, sendo obrigatório estabelecer uma rotina para essas pacientes. Convém enfatizar que esse seguimento não deve dirigir-se apenas ao diagnóstico da recidiva da doença, mas atender todas as necessidades dessas pacientes. Nesse sentido, o seguimento deve contemplar a avaliação de possíveis efeitos colaterais tardios do tratamento do câncer, o acompanhamento psicossocial e familiar, a orientação quanto ao estilo de vida a ser adotado, incluindo orientações dietéticas e em relação à necessidade de prática de atividade física, e o rastreio de uma segunda neoplasia.

No passado, o acompanhamento médico após o tratamento do câncer de mama incluía visita médica regular, exame físico, avaliação hematológica completa, bioquímica do sangue, marcadores tumorais, radiografia de tórax e, às vezes, ultrassonografia, tomografia computadorizada e/ou cintilografia óssea. A adoção de uma vigilância intensiva baseava-se na hipótese de que a detecção precoce da recidiva da doença poderia aumentar a sobrevida ou pelo menos melhorar a qualidade de vida dessas pacientes. No entanto, as evidências deixam claro que a vigilância intensiva não tem impacto na sobrevida nem na qualidade de vida e não é custo-efetiva.

Infelizmente, mesmo com os dados disponíveis na literatura e nas diretrizes publicadas (Sociedade Americana de Oncologia Clínica [ASCO], National Comprehensive Cancer Network [NCCN], Sociedade Européia de Oncologia [ESMO]) com recomendações claras, a prática adotada na rotina médica é extremamente heterogênea.

SEGUIMENTO INTENSIVO *VERSUS* SEGUIMENTO CLÍNICO

Com base no raciocínio de que o diagnóstico precoce da recidiva do câncer de mama poderia contribuir para o aumento da sobrevida global e da qualidade de vida das pacientes, historicamente se recomendava um seguimento intensivo.

O seguimento intensivo consta de avaliação clínica, laboratorial, radiológica e cintilografia óssea realizada regularmente, ou seja, com data previamente estabelecida.

Embora em tese se acreditasse que o seguimento intensivo com exames periódicos favoreceria o diagnóstico precoce de uma eventual recidiva, melhorando os resultados clínicos, essa hipótese não se confirmou em estudos clínicos.

Dois estudos multicêntricos e randomizados de grande porte, realizados no final da década de 1980, avaliaram prospectivamente o impacto do seguimento fundamentado em consultas clínicas periódicas e mamografia e os demais exames realizados de acordo com a indicação clínica, ou seja, com a presença de sintomas que levasse à suspeita de recidiva da doença, comparado com o seguimento intensivo, que consistia em avaliações clínicas e realização periódica de exames de imagem. Os resultados dos dois estudos mostraram que não houve diferença na sobrevida entre os dois grupos.

A ausência de ganho de sobrevida global com o seguimento intensivo pode ser explicada por três fatores principais: (1) pela pequena diferença de tempo de diagnóstico de recidiva entre os grupos, secundária ao fato de que a avaliação clínica criteriosa direciona a solicitação de exames de propedêutica necessários na maioria das vezes; (2) a maioria das recidivas do câncer de mama é diagnosticada no intervalo entre as visitas médicas programadas, quando as pacientes apresentam algum tipo de sintoma, levando a procurar assistência médica; (3) não há papel estabelecido para o tratamento local da recidiva à distância do câncer de mama.

Em um desses estudos foi realizada a avaliação da qualidade de vida e também não houve diferença entre os grupos. Entretanto, em questionário aplicado às pacientes, mais de 70% responderam que gostariam de ter consultas médicas periódicas e realizar exames, mesmo se assintomáticas.

Essa preferência pode ser interpretada tanto como um reflexo da crença das pacientes de modo geral acerca de qualquer intervenção médica, especialmente quando não têm informações acuradas sobre os riscos e reais benefícios, quanto como um efeito psicológico, tendo em vista que, como regra geral, o fato de sentir-se avaliado e monitorado de perto traz, de algum modo, uma sensação de segurança.

No entanto, ainda nesse sentido, cabe a discussão do outro ponto de vista, ou seja, o impacto psicológico negativo que o monitoramento intensivo provoca: da ansiedade causada por cada exame, do medo de cada resultado e do risco de falso-positivos.

Reiterando esses resultados, revisão da literatura publicada pela Cochrane em 2016 avaliou cinco estudos randomizados, envolvendo 4.023 pacientes, e concluiu que programas de acompanhamento embasados em exames físicos regulares e mamografia anual são tão efetivos quanto abordagens mais intensivas fundamentadas na realização regular de exames laboratoriais e de imagem.

SÍTIOS MAIS COMUNS DE RECIDIVA

O conhecimento dos sítios mais comuns de recidiva da doença é de extrema importância no seguimento das pacientes tratadas. Essa informação orienta a escolha dos exames complementares mais relevantes para a detecção da recidiva.

A histologia da lesão primária, o tamanho do tumor e a extensão do envolvimento dos linfonodos axilares ao diagnóstico influenciam o risco e o padrão de recorrência da doença.

Embora mais recentemente tenha sido descrito que subtipos moleculares do câncer de mama influenciam o comportamento biológico da doença, ainda são necessários esclarecimentos sobre o padrão de recidiva relacionado com cada subtipo molecular.

Os sítios mais frequentes de recidiva do câncer de mama são o esqueleto ósseo, a recorrência local, os pulmões e as pleuras, o fígado e o sistema nervoso central. Infelizmente, é possível se surpreender com a recidiva do câncer de mama para os mais variados sítios, dependendo especialmente do subtipo histológico. Por exemplo, as recidivas do carcinoma lobular invasor, com muita frequência, têm tropismo por vísceras (estômago, ovário) e também pelo peritônio.

A partir do conhecimento da história natural do câncer de mama, é possível suspeitar facilmente da presença de doença metastática em virtude dos sinais e sintomas (Quadro 24.1).

Quadro 24.1 Sinais e sintomas de recorrência da doença

Sítio de recidiva	Sinais e sintomas
Locorregional	Massa na mama ou na axila após cirurgia conservadora Massa na parede torácica ou na axila após mastectomia radical *Rash* localizado na mama operada ou na parede torácica Linfonodomegalia axilar, supraclavicular, infraclavicular e cervical
Óssea	Dor localizada e progressiva Dores irradiando para região posterior dos membros inferiores
Pleuropulmonar	Dor torácica, tosse, dispneia Derrame pleural
Hepática	Desconforto no hipocôndrio direito com dor, perda de peso, hepatomegalia e icterícia
SNC	Cefaleia persistente, alteração do *status* mental, crise convulsiva, perda sensorial ou motora focal

SNC: sistema nervoso central.

Quadro 24.2 Efeitos colaterais do tratamento a longo prazo

Secundários à cirurgia
Efeito cosmético, cicatrizes, aderências Diminuição de força em membro superior, dor à movimentação do membro Dor em região torácica Linfedema
Secundários à radioterapia
Segunda neoplasia Hipotireoidismo Pneumonite, fibrose pulmonar Insuficiência cardíaca Linfedema
Secundários à terapia sistêmica
Segunda neoplasia Ototoxicidade Cardiomiopatia Nefrotoxicidade Menopausa precoce Infertilidade Fogachos Osteoporose Neuropatia Disfunção cognitiva Ganho de peso Fadiga Disfunção sexual Secura vaginal

COMPONENTES DO SEGUIMENTO

Avaliação clínica e exame físico

A avaliação médica periódica, embora limitada em sua capacidade de detectar doença recorrente assintomática, é peça fundamental na construção do vínculo médico-paciente e fornece evidências excelentes sobre o *status* geral de saúde das pacientes e os problemas psicológicos que não podem ser obtidos de outra maneira. É nesse espaço da consulta médica que a paciente pode descrever o que vem sentindo ao retomar suas atividades e rotina após o tratamento, permitindo assim ao médico mensurar, ainda que de modo subjetivo, seu bem-estar e/ou as limitações causadas pelo tratamento (Quadro 24.2).

É importante ainda avaliar a presença de sintomas constitucionais, bem como questionar acerca de sintomas relacionados com os diversos sistemas, com atenção para os sinais que possam sugerir a necessidade de maior investigação de possível recidiva da doença ou segunda neoplasia.

O momento da consulta para controle clínico é também o momento de avaliar o impacto psicossocial deixado pelo câncer, a longo prazo, na paciente.

Não são incomuns mudanças no padrão de humor, insônia, crises de angústia e ansiedade, bem como alterações nas relações familiares e de trabalho.

O exame clínico da mama, do plastrão e das cadeias linfonodais adjacentes deve ser realizado a cada consulta e, embora não seja o método mais sensível, pode detectar recorrência da doença, um segundo tumor primário e alguns efeitos adversos relacionados com o tratamento.

Desenhos esquemáticos ou fotos da mama e do plastrão, ilustrando alterações pós-operatórias e pós-radioterapia, podem ser úteis para documentar e acompanhar ao longo do tempo.

Além disso, o exame físico deve incluir os diversos sistemas com avaliação musculoesquelética, pulmonar, cardíaca e neurológica.

Avaliação de recidiva locorregional

Cerca de 4% das mulheres submetidas a tratamento de câncer de mama em estádio precoce desenvolverão recidiva mamária ipsilateral. Sabe-se que a recidiva locorregional do câncer de mama está associada a aumento significativo no risco de metástase à distância e morte. Os dados da literatura sugerem que pacientes assintomáticas com recidivas locorregionais isoladas têm sobrevida maior quando comparadas com as sintomáticas. Isso decorre de três fatores principais: (1) pacientes com diagnóstico de recorrência local detectável apenas por exame de imagem têm menor incidência de doença à distância; (2) o tamanho da lesão recorrente é um fator prognóstico estabelecido; (3) a recorrência local detectada precocemente aumenta as possibilidades de tratamento local.

Mamografia

Embora a evidência seja limitada, o rastreio periódico com mamografia parece ter maior impacto na redução da mortalidade. Tanto na mama submetida a tratamento cirúrgico conservador como na contralateral, a importância da mamografia foi demonstrada em diversas revisões e séries retrospectivas. Mais de 50% das recidivas locorregionais tratáveis são diagnosticadas através da mamografia, e a sobrevida da paciente que tem a recidiva detectada clinicamente é claramente inferior à daquela cuja recidiva foi detectada apenas pelo exame.

As diversas diretrizes estabelecem periodicidade anual para a realização da mamografia. Como um estudo clínico para avaliar essa questão não é viável por motivos éticos e metodológicos, os dados são provenientes de avaliações retrospectivas e revisões sistemáticas. Uma abordagem adaptada consideraria o risco individual de recorrência locorregional e de novo tumor primário, bem como os riscos associados à idade e às comorbidades.

Ultrassonografia de mama e axilas

Estudo retrospectivo analisou 12.230 exames de ultrassom de mama realizados entre 2011 e 2012 em mulheres com mamografias negativas nos EUA. Dessas, 6.584 eram pacientes com história prévia de câncer de mama. Esse estudo conclui que o rastreio complementar com ultrassonografia aumenta a detecção de segundas neoplasias e/ou recidivas locorregionais em estádio precoce.

Diante desta informação, é importante considerar esse exame complementar à mamografia em casos selecionados. Não é recomendado o uso rotineiro da ultrassonografia da mama como parte da vigilância.

Ressonância nuclear magnética das mamas

A ressonância nuclear magnética (RNM) das mamas não está recomendada de rotina no acompanhamento de pacientes após o tratamento do câncer de mama. Revisão sistemática da literatura, publicada em 2012, concluiu que, embora esse exame tenha alta sensibilidade e boa especificidade em detectar recorrência de câncer de mama, o nível de evidência disponível para essa indicação é baixo e historicamente seu uso não se mostrou superior ao da mamografia com biópsia.

A RNM de mama pode ser útil quando a mamografia (com ou sem ultrassonografia de mama) não é conclusiva.

Rastreio de recidiva à distância

Marcadores tumorais séricos

Existem marcadores bioquímicos relacionados com o câncer de mama e cujos valores se elevam com o aumento da carga tumoral. São eles: CA15-3, CEA e CA27-29.

Estudos prospectivos avaliaram o monitoramento de recorrência assintomática do câncer de mama com marcadores tumorais. Em um estudo com 924 pacientes, a sensibilidade do CA15-3 elevado acima do valor de referência estabelecido foi de 40,2% para a predição de doença metastática. Em outro estudo, que incluiu 1.023 pacientes seguidas com avaliação seriada de CA15-3, 54% apresentaram elevação desse marcador tumoral, em média, 4,2 meses antes do diagnóstico de recorrência à distância.

Elevações falso-positivas dos marcadores são relatadas em cerca de 3% das pacientes em virtude de doenças autoimunes e hepáticas, principalmente. Nesse contexto, geralmente são realizados múltiplos exames de imagem e biópsias desnecessárias.

Por esses motivos, não está indicada a realização de dosagens séricas de marcadores tumorais no seguimento de pacientes assintomáticas.

Exames bioquímicos

Na paciente em tratamento com hormonoterapia adjuvante, exames bioquímicos devem ser realizados periodicamente com o objetivo de monitorizar possíveis eventos adversos relacionados com as medicações.

Após esse período, ou nas pacientes que não estão em uso de hormonoterapia adjuvante, não há indicação de realização rotineira de exames bioquímicos.

Exames de imagem

Não há dados na literatura que demonstrem benefício clínico do rastreio de recidiva à distância do câncer de mama com exames de imagem em pacientes assintomáticas.

Em estudos de coorte retrospectivos e em uma metanálise de 16 estudos, a tomografia computadorizada por emissão de pósitrons (PET-CT) foi consistentemente mais sensível do que os exames convencionais de imagem e marcadores tumorais séricos para o diagnóstico precoce de doença recidivada. No entanto, não foi avaliado o impacto em termos de sobrevida e qualidade de vida e, até o momento, parece improvável que essa abordagem ofereça benefício quanto a esses aspectos.

DENSITOMETRIA ÓSSEA

As mulheres com história de câncer de mama apresentam risco maior de osteoporose como resultado do tratamento prévio do câncer. Portanto, é importante analisar a realização de avaliação basal de rastreamento nas mulheres com mais de 65 anos, de 60 a 64 anos com fatores de risco (história familiar de osteoporose, peso corporal < 70kg, história de fratura não traumática, tabagista, etilista, sedentária), na pós-menopausa que tomam inibidor de aromatase e que desenvolvem menopausa precoce relacionada com o tratamento.

PROTOCOLOS DIFERENCIADOS DE SEGUIMENTO COM BASE EM SUBGRUPOS MOLECULARES

Com a classificação molecular do câncer de mama e o surgimento das terapias-alvo houve uma mudança na história natural do câncer de mama. O conhecimento de subtipos moleculares com padrões de progressão e de resposta aos tratamentos absolutamente distintos tornou possível a indicação de tratamento personalizado a essas pacientes com base nos fatores preditivos e nos prognósticos do tumor. Com esse novo contexto, um questionamento que surge é se, diante das novas opções terapêuticas, haveria benefício em realizar diagnóstico precoce de doença metastática.

Os dois grandes ensaios prospectivos que avaliaram o seguimento intensivo do câncer de mama foram realizados em uma era que antecedeu o desenvolvimento de muitas modalidades de imagem e terapias oncológicas atualmente disponíveis. Muitos dos novos regimes de tratamento são mais eficazes e menos tóxicos do que os medicamentos mais antigos.

Em busca da definição de um possível novo padrão de seguimento diante do acesso a exames e tratamentos mais modernos, um estudo alemão, publicado em 2015, avaliou 813 pacientes com realização periódica de marcadores tumorais e, naquelas que apresentaram elevação seriada de seus valores, realizou PET-CT e RNM de corpo inteiro. Esse estudo identificou 44 pacientes com elevação de marcadores, 34 das quais tiveram diagnóstico de recidiva pelos exames de imagem. Esse estudo foi de braço único e, portanto, não levantou a possibilidade de comparação dessa alternativa de seguimento intensivo com o seguimento clínico. Em seus resultados, descreveu sobrevida média de 4,4 anos para os tumores de subtipo luminal A, 3,4 anos para os de subtipo luminal B, 2,9 anos para os HER-2-enriquecidos e 1 ano para os triplo-negativos. Esses dados são compatíveis com a história natural da doença de cada um desses subtipos moleculares, de modo que não possibilita também afirmar, por comparação histórica, que a identificação precoce da recidiva tenha promovido benefício clínico.

Assim, mesmo diante das terapias-alvo atualmente disponíveis, não há, até o momento, dados estatisticamente significativos que demonstrem que o tratamento precoce do câncer de mama recidivado melhore os resultados clínicos. Isso pode ser explicado pela ausência de obtenção de cura para o câncer de mama metastático mesmo com o uso das terapias-alvo, bem como pela ausência de benefício estabelecido para a realização de tratamento local da recorrência à distância do câncer de mama.

PACIENTES IDOSAS

Tendo em vista a mediana de idade de incidência do câncer de mama na população de 63 anos, assim como o aumento da expectativa de vida da população, é de suma importância estabelecer a melhor conduta para o seguimento desse grupo de pacientes.

Revisão da literatura que incluiu 1.846 pacientes com mais de 65 anos e avaliou o impacto do rastreio mamográfico no seguimento após o tratamento do câncer de mama demonstrou seu efeito protetor em relação à mortalidade por essa doença.

Esses dados caminham em comunhão total com uma premissa atualmente muito bem estabelecida: não é adequado que as condutas médicas estejam fundamentadas apenas na idade cronológica. Cabe realizar uma avaliação geriátrica ampla para a criação de um plano de cuidados adequado para a paciente idosa de maneira individualizada.

HÁBITOS DE VIDA E PREVENÇÃO DE DOENÇA

Dieta saudável, atividade física regular e manutenção do peso corporal ideal têm sido associados à diminuição do risco de recidiva do câncer de mama.

Estudo prospectivo, publicado no *JAMA* em 2005, avaliou 2.987 mulheres após o diagnóstico de câncer de mama e demonstrou redução de 60% no risco de recidiva do câncer, menor mortalidade pela doença e menor probabilidade de morrer por outras causas naquelas que caminhavam por pelo menos 30 minutos, em média, cinco vezes por semana, na velocidade de 5 a 6km por hora, ou que fizeram exercícios equivalentes após o término do tratamento.

Metanálise publicada em 2015 analisou dados de 22 estudos prospectivos com 123.574 pacientes e também avaliou o impacto da atividade física na mortalidade e recorrência do câncer de mama. Os resultados demonstram associação significativa entre atividade física regular e redução do risco de morte.

Em relação ao consumo de álcool, o maior estudo que avaliou essa questão foi o *Life After Cancer Epidemiology* (LACE), com 1.897 sobreviventes de câncer de mama feminino. Nesse estudo, as pacientes que bebiam mais de 6g de álcool diariamente apresentavam taxas significativamente maiores de recidiva e morte decorrente de câncer de mama do que as que ingeriam menos de 0,5g por dia. O aumento do risco de recorrência foi maior entre as mulheres na pós-menopausa e obesas.

A obtenção de evidências científicas definitivas para confirmar ou refutar os efeitos de fatores dietéticos específicos sobre os riscos de câncer representa um desafio. A dificuldade se deve ao fato de que, de modo geral, os estudos na área se concentram em analisar um ou outro nutriente ou alimento específico, de maneira isolada, não considerando a complexidade dos alimentos e dos padrões alimentares, a duração do tempo de exposição e as grandes variações metabólicas individuais.

Na pesquisa sobre a relação entre nutrição e câncer devem ser investigados padrões e comportamentos alimentares mais abrangentes. Um estudo recente mostrou que indivíduos que apresentaram maior adesão às Diretrizes da Sociedade Americana de Cancerologia sobre Nutrição e Atividade Física para Prevenção do Câncer tiveram menor taxa de mortalidade por câncer e por doenças cardiovasculares.

Com base nas evidências disponíveis, a Sociedade Americana do Cancerologia (ACS) desenvolveu diretrizes nutricionais e de atividade física para sobreviventes de câncer. Os pontos principais das recomendações incluem:

- Manutenção de peso corporal saudável.
- Adoção de um estilo de vida fisicamente ativo envolvendo pelo menos 150 minutos de atividade física por semana.
- Consumo de dieta saudável com pelo menos cinco porções de frutas e vegetais por dia e ingestão limitada de alimentos processados e carnes vermelhas.

RECOMENDAÇÕES DAS PRINCIPAIS DIRETRIZES INTERNACIONAIS

Embora todas as diretrizes reiterem a importância da avaliação clínica, sua frequência e duração nunca foram adequadamente avaliadas em estudo randomizado. Por esse motivo, há grande variação nas recomendações disponíveis (Quadro 24.3). Como regra, não há indicação de exames de imagem ou bioquímicos em pacientes assintomáticas. Entretanto, em pesquisa realizada entre 3.245 oncologistas membros da ASCO, o uso de exames de imagem no seguimento de pacientes assintomáticas variou entre 7% e 15%, e mais de 80% dos médicos responderam que solicitam exames bioquímicos e provas de função hepática pelo menos uma vez ao ano.

Quadro 24.3 Recomendações das principais diretrizes internacionais

NCCN	ASCO	ESMO
História e exame físico uma a quatro vezes por ano por 5 anos, depois anualmente	História e exame físico a cada 3 a 4 meses por 2 anos, a cada 6 meses nos anos 3 a 5, depois anualmente	História e exame físico a cada 3 a 4 meses por 2 anos, a cada 6 meses nos anos 3 a 5, depois anualmente
Mamografia a cada 12 meses. Imagem de mama reconstruída não indicada	Mamografias a cada 6 a 12 meses; manter a cada 12 meses após estabilização dos achados após o término do tratamento locorregional	Mamografia e ultrassonografia anuais. RNM indicada em pacientes jovens, principalmente em caso de mamas densas e/ou predisposição genética
Na ausência de sinais e sintomas sugestivos de doença recorrente, exames laboratoriais e de imagem não são indicados	Exames laboratoriais e de imagem não indicados de rotina	Exames laboratoriais e de imagem não indicados em pacientes assintomáticas e que não estejam em uso de hormonoterapia adjuvante
Estimular atividade física, dieta saudável, manutenção de peso corporal ideal, consumo limitado de álcool	As pacientes devem ser estimuladas a realizar o autoexame das mamas e orientadas em relação aos sinais e sintomas de recidiva	Estimular hábitos de vida saudáveis, encaminhar as obesas para acompanhamento nutricional
Rastreio periódico para alterações na história familiar. Aconselhamento genético, se indicado	Mulheres com alto risco de predisposição genética devem ser encaminhadas para avaliação do geneticista	Avaliação de linfedema, alterações posturais e encaminhamento para fisioterapia, se indicado. Rastreio de alterações de humor

CONSIDERAÇÕES FINAIS

O grande desafio para a comunidade médica é, objetivamente, oferecer à população de sobreviventes do câncer de mama, que é muito heterogênea e carrega entre seus diversos subgrupos necessidades absolutamente distintas, um plano de seguimento adequado, embasado em evidências, e que garanta o melhor resultado clínico possível.

Assim, conhecendo as evidências clínicas disponíveis, os benefícios e riscos das diferentes abordagens, a melhor maneira de conduzir o seguimento em longo prazo da paciente que completou o tratamento do câncer de mama é, sem dúvida, individualizar. E individualizar só é possível com a construção de uma relação médico-paciente sólida, que permita conhecer as demandas da paciente em questão. Um plano de cuidados deve ser estabelecido, e a paciente deve ser informada sobre as opções e evidências que o apoiam. A paciente deve ser abordada de modo amplo e avaliada em relação a todo o panorama que envolve um sobrevivente de câncer. Além da avaliação de possível recidiva da neoplasia, deve ser feita a avaliação do estilo de vida da paciente, suas comorbidades e os efeitos colaterais tardios do tratamento oncológico. Seu contexto familiar, social e psicológico deve ser considerado. A paciente precisa ter acesso ao profissional que a acompanha, e suas questões devem ser consideradas com atenção. Assim, com conhecimento da história natural da doença e uma escuta atenta, é possível realizar um seguimento criterioso, adequado e custo-efetivo.

Leitura complementar

Arpino G, Bardou VJ, Clark GM, Elledge RM. Infiltrating lobular carcinoma of the breast: tumor characteristics and clinical outcome. Breast Cancer Res 2004; 6:R149-56.

Brennan ME, Houssami N. Overview of long term care of breast cancer survivors. Maturitas 2011; 69(2):106-12.

Canceraustralia.gov.au [homepage on the Internet]. Breast cancer statistics, 2011 [updated April 30, 2014]. Surry Hills, Australia: National Breast and Ovarian Cancer Centre (NBOCC). Disponível em: http://canceraustralia.gov.au/affected-cancer/cancer-types/breast-cancer/breast-cancer-statistics. Acesso em 25 de maio de 2014.

Chopra I, Chopra A. Follow-up care for breast cancer survivors: improving patient outcomes. Patient Relat Outcome Meas 2014 Aug 30; 5:71-85. doi: 10.2147/PROM.S49586. eCollection 2014.

de Bock GH, Bonnema J, van der Hage J, Kievit J, van de Velde CJ. Effectiveness of routine visits and routine tests in detecting isolated locoregional recurrencesafter treatment for early-stage invasive breast cancer: a meta-analysis and systematic review. J Clin Oncol 2004 Oct 1; 22(19):4010-8. PMID:15459225 DOI:10.1200/JCO.2004.06.080.

Di Gioia D, Stieber P, Schmidt GP, Nagel D, Heinemann V, Baur-Melnyk A. Early detection of metastatic disease in asymptomatic breast cancer patients with whole-body imaging and defined tumour marker increase. Br J Cancer 2015 Mar 3; 112(5):809-18. doi: 10.1038/bjc.2015.8. Epub 2015 Feb 3.

Dixon JM, Montgomery DA. Extended follow-up of breast cancer patients in clinic wastes time for both patients and doctors: the case for. Breast Cancer Res 2008;10 Suppl 4:S7. doi: 10.1186/bcr2167. Epub 2008 Dec 18. PMID:19128445.

Grunfeld E. Optimizing follow-up after breast cancer treatment. Curr Opin Obstet Gynecol 2009 Feb; 21(1):92-6. PMID:19130633.

Henry NL, Hayes DF, Ramsey SD, Hortobagyi GN, Barlow WE, Gralow JR. Promoting quality and evidence-based care in early stage breast cancer follow-up. J Natl Cancer Inst 2014 Apr; 106(4):dju034. doi: 10.1093/jnci/dju034. Epub 2014 Mar 13.

Holmes MD, Chen WY, Feskanich D, Kroenke CH, Colditz GA. Physical activity and survival after breast cancer diagnosis. JAMA 2005; 293(20):2479.

Isasi CR, Moadel RM, Blaufox MD. A meta-analysis of FDG-PET for the evaluation of breast cancer recurrence and metastases. Breast Cancer Res Treat 2005; 90(2):105.

Kwan ML, Kushi LH, Weltzien E et al. Alcohol consumption and breast cancer recurrence and survival among women with early-stage breast cancer: The life after cancer epidemiology study. J Clin Oncol 2010 Oct 10; 28(29):4410-6. doi: 10.1200/JCO.2010.29.2730. Epub 2010 Aug 30.

Lahart IM, Metsios GS, Nevill AM, Carmichael AR. Physical activity, risk of death and recurrence in breast cancer survivors: A systematic review and meta-analysis of epidemiological studies. Acta Oncol 2015 May; 54(5):635-54. doi: 10.3109/0284186X.2014.998275. Epub 2015 Mar 9.

Lash TL, Fox MP, Buist DS et al. Mammography surveillance and mortality in older breast cancer survivors. J Clin Oncol 2007 Jul 20; 25(21):3001-6. Epub 2007 Jun 4.

Margenthaler JA, Allam E, Chen L et al. Surveillance of patients with breast cancer after curative-intent primary treatment: current practice patterns. J Oncol Pract 2012 Mar; 8(2):79-83. doi: 10.1200/JOP.2011.000289. Epub 2011 Dec 13.

Montgomery DA, Krupa K, Cooke TG. Alternative methods of follow up in breast cancer: a systematic review of the literature. Br J Cancer 2007 Jun 4; 96(11):1625-32. Epub 2007 May 8. PMID:17486134 PMCID:PMC2359932 DOI:10.1038/sj.bjc.6603771

Montgomery DA, Krupa K, Cooke TG. Follow-up in breast cancer: does routine clinical examination improve outcome? A systematic review of the literature. Br J Cancer 2007 Dec 17; 97(12):1632-41. Epub 2007 Nov 13. PMID:18000508 PMCID:PMC2360278 DOI:10.1038/sj.bjc.6604065

Pestalozzi BC, Zahrieh D, Mallon E et al. Distinct clinical and prognostic features of infiltrating lobular carcinoma of the breast: combined results of 15 International Breast Cancer Study Group clinical trials. J Clin Oncol 2008; 26:3006-14.

Quinn EM, Coveney AP, Redmond HP. Use of magnetic resonance imaging in detection of breast cancer recurrence: a systematic review. Department of Academic Surgery, Cork University Hospital/University College Cork, Cork, Ireland.

Rock CL, Doyle C, Demark-Wahnefried W et al. Nutrition and physical activity guidelines for cancer survivors. CA Cancer J Clin 2012; 62(4):243. Epub 2012 Apr 26.

Rosselli Del Turco M, Palli D, Cariddi A, Ciatto S, Pacini P, Distante V. Intensive diagnostic follow-up after treatment of primary breast cancer. A randomized trial. National Research Council Project on Breast Cancer follow-up. JAMA 1994 May 25; 271(20):1593-7 PMID: 7848404.

Runowicz CD, Leach CR, Henry NL et al. American Cancer Society/American Society of Clinical Oncology Breast Cancer Survivorship Care Guideline. J Clin Oncol 2016 Feb 20; 34(6):611-35. PMID:26644543 DOI:10.1200/JCO.2015.64.3809.

SEER.cancer.gov [homepage on the Internet]. SEER Stat Fact Sheets: Breast Cancer, 2011. Bethesda, MD: National Cancer Institute, Surveillance Epidemiology and End Results (SEER). Disponível em: http://www.seer.cancer.gov/statfacts/html/breast.html. Acesso em 25 de maio de 2014.

Senkus E, Kyriakides S, Ohno S et al. ESMO Guidelines Committee. Primary breast cancer: ESMO Clinical Practice Guidelines for diagnosis, treatment and follow-up. Ann Oncol 2015 Sep; 26 Suppl 5:v8-30.

Song SE, Cho N, Chang JM, Chu AJ, Yi A, Moon WK. Diagnostic performances of supplemental breast ultrasound screening in women with personalhistory of breast cancer. Acta Radiol. 2017 Jan 1:284185117725779. doi: 10.1177/0284185117725779.

The GIVIO Investigators. Impact of follow-up testing on survival and health-related quality of life in breast cancer patients. A multicenter randomized controlled trial. JAMA 1994 May 25; 271(20):1587-92.

Wcrf.org [homepage on the Internet]. Breast cancer. London, UK: World Cancer Research Fund International. Disponível em: http://www.wcrf.org/cancer_statistics/data_specific_cancers/breast_cancer_statistics.php. Acesso em 10 de março de 2014.

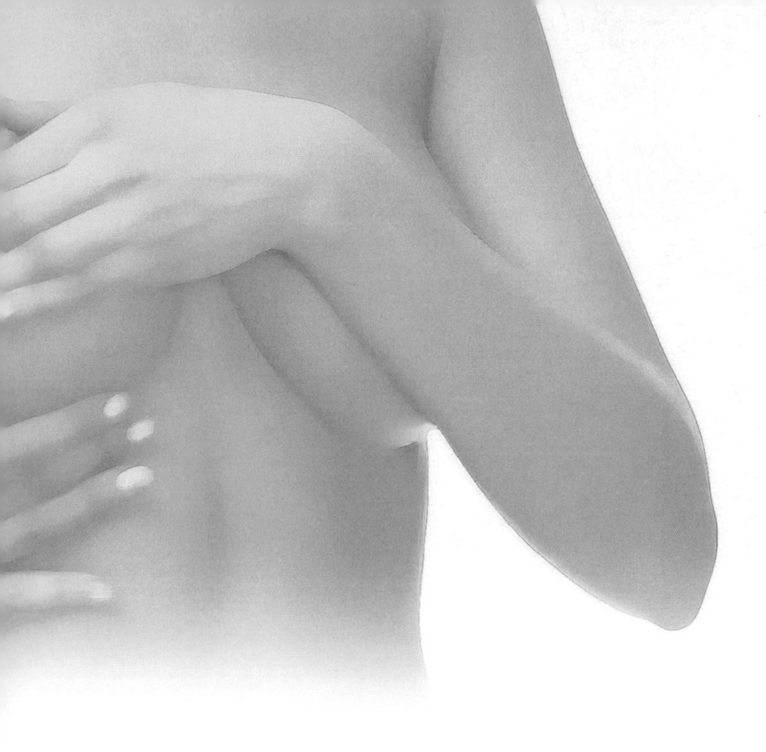

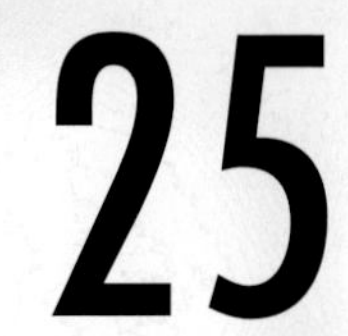

Reconstrução Mamária

Douglas de Miranda Pires
Letícia Guerra Monteiro Pinheiro
João Henrique Penna Reis

INTRODUÇÃO

Uma importante modalidade no tratamento do câncer de mama é o cirúrgico, que se tornou menos mutilante no último século. A reconstrução mamária, parte essencial do tratamento do câncer de mama, pode ser fundamentada em implantes ou em tecidos autólogos. Ambas oferecem opções reconstrutivas satisfatórias, cada uma com suas vantagens e desvantagens.

O câncer de mama é a principal causa de morte por câncer em mulheres ao redor do mundo, com aproximadamente 57.960 novos casos registrados no Brasil em 2016. Aproximadamente 30% a 40% das pacientes que têm o diagnóstico de câncer de mama são submetidas à mastectomia total, e essa tendência vem crescendo. Antes dos anos 1970, o câncer de mama era tratado mediante mastectomia à Halsted, que envolvia não apenas a remoção da mama e dos linfonodos axilares, mas também dos músculos peitorais. Além de extremamente desfigurante para as pacientes, esse procedimento não deixava boas opções para a reconstrução. No início dos anos 1970 foi introduzida a mastectomia radical modificada. Com essa técnica o músculo peitoral maior era preservado, o que melhorava o contorno das mamas e aumentava as possibilidades de reconstrução mamária. Atualmente, a mastectomia mais realizada é a total, que consiste na remoção do complexo areolopapilar (CAP) com uma elipse de pele adjacente ao redor.

Para as mulheres que necessitam de mastectomia terapêutica para o tratamento do câncer de mama ou profilática, nas pacientes sabidamente com predisposição genética ao câncer de mama, a mastectomia preservadora de pele (*skin sparing mastectomy* [SSM]) seguida de reconstrução mamária imediata é uma excelente opção que possibilita a ressecção completa do tecido mamário, preservando o envelope de pele que receberá o implante ou o retalho.

Outra opção cirúrgica é a mastectomia preservadora do complexo CAP (*nipple sparing mastectomy* [NSM]), que, além da pele, preserva o envelope cutâneo e o complexo areolopapilar (Figura 25.1).

Em seu estudo, Galimbert e cols. relatam que a NSM se mostrou significativamente melhor em comparação com a SSM em relação à imagem corporal, à satisfação com a aparência, à sensibilidade do mamilo e no que diz respeito à sensação de mutilação.

ONCOPLASTIA MAMÁRIA

Além do avanço nas técnicas de mastectomia, a crescente consolidação da cirurgia oncoplástica vem melhorando as possibilidades de reconstrução. A cirurgia

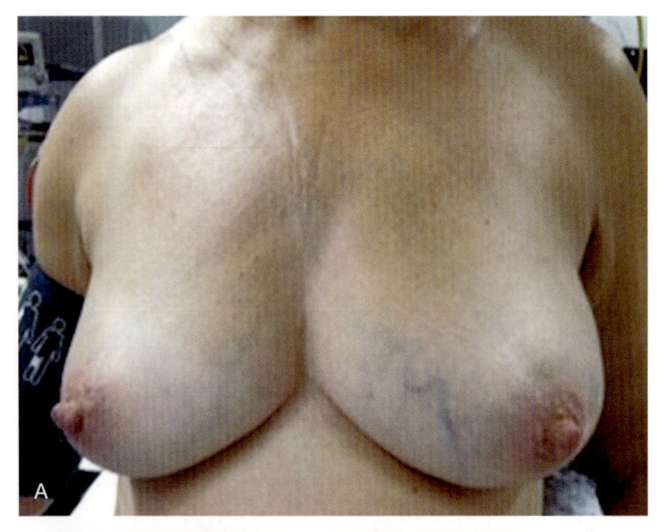

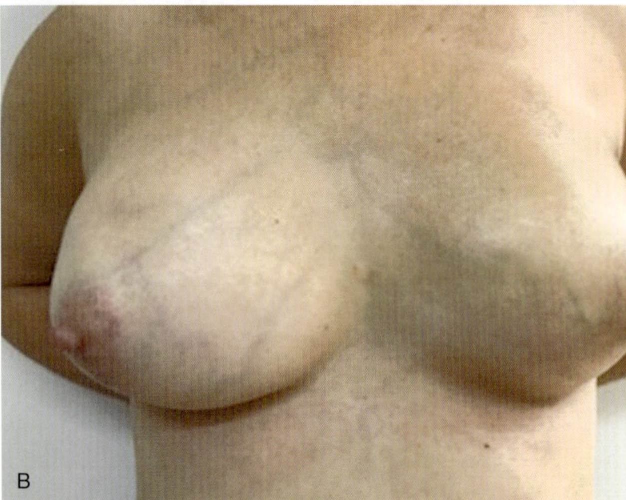

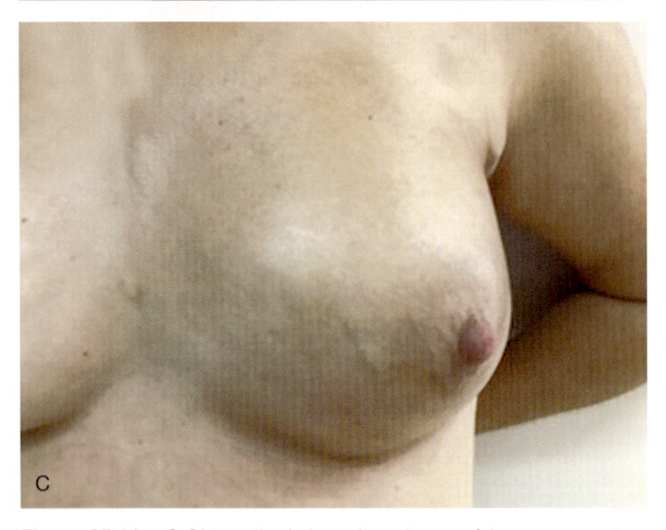

Figura 25.1A a **C** Obtenção de boa simetria mamária com a mastectomia preservadora de aréola e papila à esquerda.

mamária oncoplástica inclui técnicas que combinam a mastectomia ou a excisão de patologia mamária associada à reconstrução, visando melhorar o resultado estético e oncológico. Engloba um grande espectro de técnicas, que vão desde a escolha de uma incisão mais estética até a reconstrução parcial da mama, mastectomia terapêutica, simetrizações e reconstruções do CAP, tatuagem do CAP e lipoenxertia.

Paralelamente ao refinamento das técnicas da cirurgia oncoplástica, outros eventos têm acelerado a demanda pela reconstrução. Em estudo publicado por Challoner e cols., após a recomendação da diretriz do NICE do Reino Unido de que todas as mulheres tivessem acesso à reconstrução, foi registrado um aumento da atenção das mulheres em relação a essa nova realidade, ampliando a taxa de reconstrução mamária imediata de 10% a 43%.

O número relativamente pequeno de cirurgiões plásticos envolvidos no treinamento de cirurgiões mamários e a crescente demanda pela cirurgia oncoplástica foram outro fator que estimulou alguns cirurgiões mamários a desenvolverem suas próprias habilidades em algumas áreas da oncoplastia. A demanda das pacientes pela reconstrução e o aumento da necessidade de envolvimento com a patologia mamária levaram alguns cirurgiões mamários a buscar essa subespecialização.

A proporção de cirurgiões mamários que realizam mamoplastia terapêutica cresceu significativamente desde 2010, de 55% a 82%, enquanto o número de mamoplastias terapêuticas realizadas em conjunto pelo cirurgião mamário e o cirurgião plástico diminuiu três vezes e o das realizadas apenas pelo cirurgião plástico diminuiu 27%. A proporção de cirurgiões plásticos que realizam mamoplastia redutora e mastopexia permaneceu estacionada, enquanto a de procedimentos realizados pelo cirurgião mamário apresentou aumento de 56% em 2010 para 82% em 2015, ambos os procedimentos relacionados ou não com o câncer de mama. Já a taxa de realização desses procedimentos em conjunto entre as especialidades caiu pela metade durante o período avaliado.

A proporção de cirurgiões plásticos que realizam a reconstrução mamária com retalho do grande dorsal permaneceu estável, ao passo que houve um crescimento de 67% em 2010 para 81% em 2015 de cirurgiões mamários que realizam essa técnica. O uso do enxerto autólogo de gordura também aumentou nesse período, quando houve um aumento proporcional de 44% no de cirurgiões plásticos que realizam esse procedimento, porém o que mais impressionou foi o aumento de 112% no número de cirurgiões mamários (Figura 25.2).

Com isso a reconstrução mamária, antes remetida apenas aos cirurgiões plásticos, continua sendo realizada majoritariamente por esses profissionais. No entanto, nos últimos anos os cirurgiões mamários têm acrescentado variedade maior de técnicas cirúrgicas, assim como

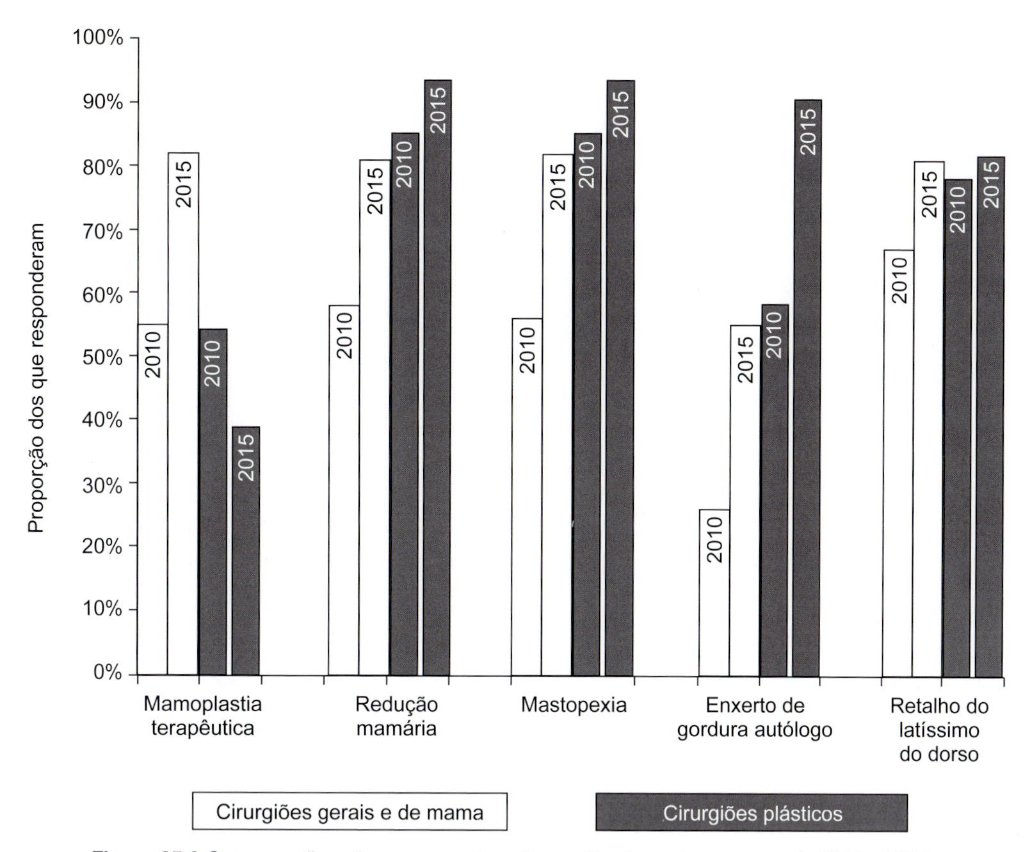

Figura 25.2 Comparação entre os procedimentos realizados entre os anos de 2010 e 2015.

introduzido, desde o início, uma abordagem mais integral das pacientes que demandam ressecção do câncer de mama, associando técnicas de oncoplastia ou mesmo a reconstrução mamária.

Implantes

No início da década de 1960, Cronin e Gerow desenvolveram a prótese de silicone e a utilizaram na mamoplastia de aumento. Rapidamente, esses implantes começaram a ser usados na reconstrução de mamas mastectomizadas. Inicialmente, a reconstrução mamária com próteses era realizada em tempo único. Com o desenvolvimento de expansores tissulares por Radovan, criou-se uma nova possibilidade tanto na reconstrução imediata como na tardia, e durante os anos 1980 a popularidade da reconstrução em dois tempos se sobrepôs à da reconstrução em um tempo.

O uso de próteses e expansores é o método mais rápido e presumivelmente mais fácil de reconstrução mamária. O pré-requisito para a reconstrução mamária com prótese é um adequado envelope cutâneo que cubra o implante, habitualmente inserido no plano submuscular (Figura 25.3).

Todos os modelos de silicone contêm uma cápsula de silicone duro, que pode ser texturizada ou lisa. Os implantes mais modernos são texturizados para diminuir a incidência de migração e a contratura capsular, assim como para ajudar a definir o sulco inframamário e a ptose. Tanto os implantes de silicone como os salinos podem ter formato redondo ou anatômico. Os de

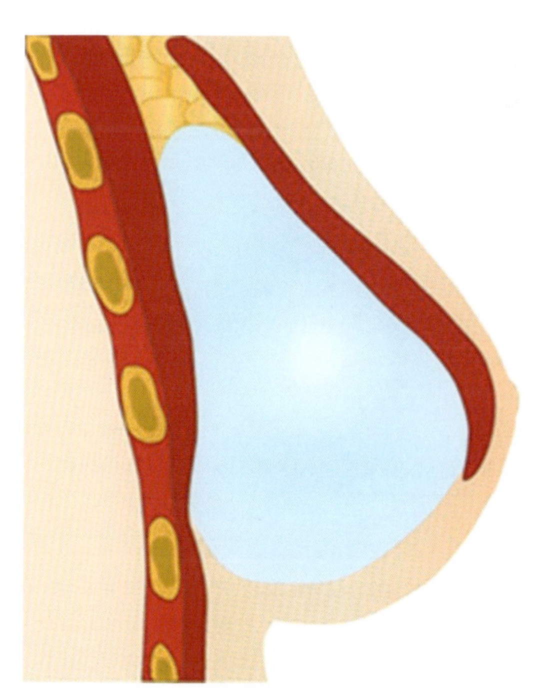

Figura 25.3 Inserção retroperitoneal de implante mamário com tecido subcutâneo inferiormente.

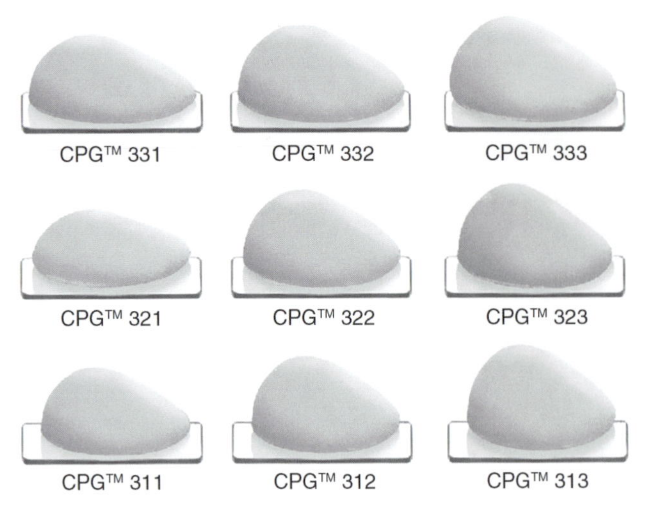

Figura 25.4 Implantes anatômicos texturizados.

silicone proporcionam uma sensação tátil mais natural do que os salinos (Figura 25.4).

Timing da reconstrução

A reconstrução mamária em um só tempo pode oferecer vantagens em comparação à tardia: diminui a angústia, melhora as possibilidades de a mulher se vestir, a imagem corporal e a autoestima, diminui a ansiedade e a depressão, além de melhorar os aspectos relacionados com a sexualidade, mas o principal benefício é a potencial diminuição de cirurgias.

A reconstrução com prótese pode ser realizada na maioria das pacientes submetidas à SSM e à NSM:

- **Pacientes ideais:** mamas de qualquer tamanho, casos uni ou bilaterais, reconstrução imediata ou tardia, pacientes saudáveis ou com pouca morbidade concomitante.
- **Contraindicações relativas:** radioterapia prévia, obesidade mórbida e tabagismo.

A radioterapia tem impacto negativo de 40% a 90% no resultado estético da mama reconstruída. Por outro lado, evitar ou adiar a reconstrução mamária nessas pacientes ocasionará mais angústia e irá piorar a sensação de bem-estar nesse período.

A radioterapia pós-mastectomia diminui a chance de recorrência local e melhora a sobrevida, devendo ser administrada quando indicada independentemente da reconstrução mamária (Figura 25. 5).

Procedimentos subsequentes são mais comuns após reconstrução com prótese e podem envolver a mama ipsilateral e a contralateral. Em relação à reconstrução bilateral, a característica da mama é menos importante, e as duas mamas reconstruídas serão bastante similares.

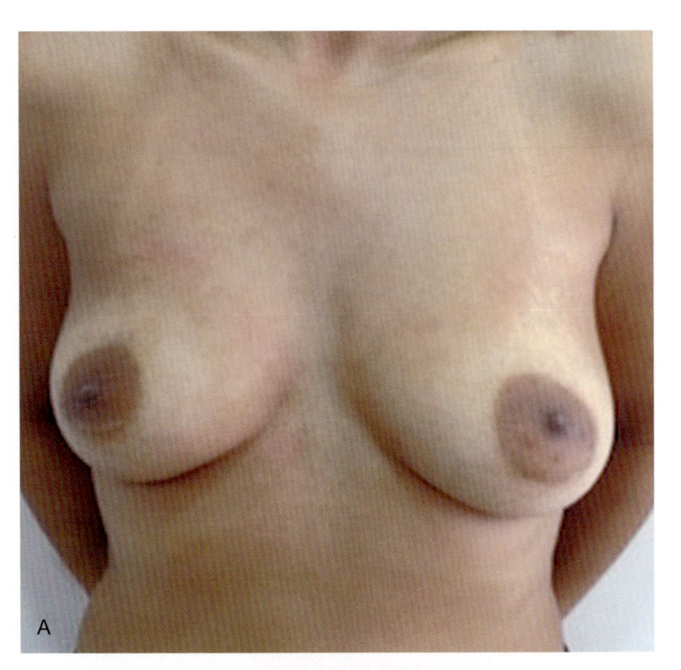

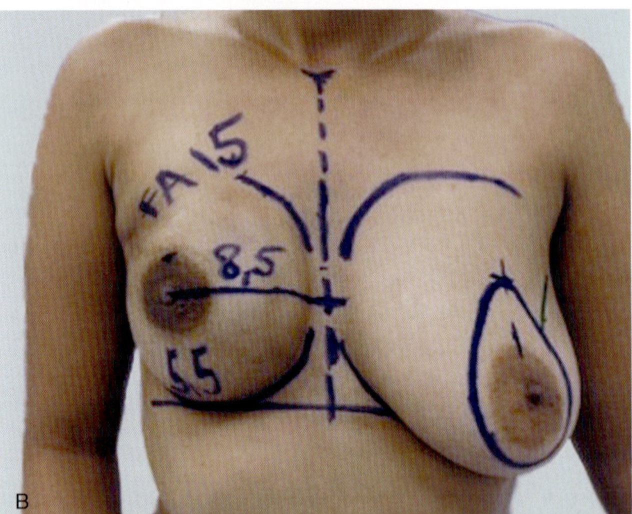

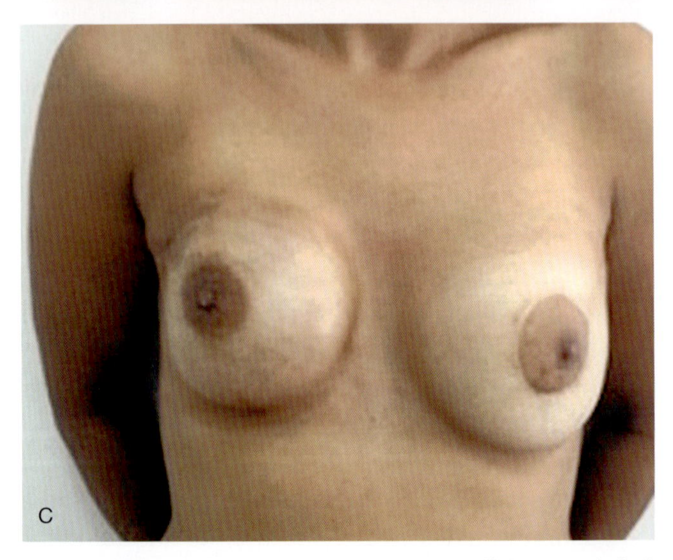

Figura 25.5A a **C** Quadrantectomia em mama direita associada à radioterapia adjuvante. Após novo tumor primário, foi realizada mastectomia preservadora de aréola e papila à direita associada à mastoplastia contralateral.

Técnica cirúrgica

Algumas vezes a mastectomia é considerada em pacientes com mamas pequenas a moderadas, sendo selecionada a incisão radiada e lateral à aréola, periareolar, no sulco inframamário e em uma abordagem via T invertido.

A escolha do implante permanente é feita com base no diâmetro externo e interno da base da mama, assim como no peso da peça cirúrgica da mastectomia. Implantes anatômicos ou redondos podem ser escolhidos de acordo com as características ou com o desejo das pacientes. Os implantes são colocados em localização pré-peitoral (raramente) ou retropeitoral, podendo estar totalmente (loja completa) ou parcialmente (loja parcial) cobertos pelo músculo. Uma compartimentalização adequada do implante é necessária para evitar sua migração tanto lateral como inferiormente. Principalmente quando são usados implantes anatômicos, convém certificar-se do adequado posicionamento, sendo essencial a compartimentalização para prevenir a rotação. Uma vez a prótese esteja adequadamente posicionada e segura, o envelope da mastectomia deve ser reposicionado com o cuidado de colocar o CAP na localização adequada.

Esse tipo de reconstrução é indicado para pacientes com mamas de volume menor, menos ptóticas e com retalhos saudáveis da mastectomia. A simetria é de difícil obtenção na reconstrução em um só tempo. Além disso, as taxas de complicações, como infecção, necrose e exposição do implante, são maiores do que com o método em dois tempos. Após a reconstrução em um tempo, a mama adquire formato menor e menos ptótico em relação ao método em dois tempos (Figura 25.6).

Em uma metanálise que incluiu 17 artigos, representando 14.840 pacientes, Lee e cols· compararam os grupos em relação a complicações, à satisfação estética e ao custo total da reconstrução completa.

O primeiro resultado analisado foi a incidência de complicações pós-operatórias, sendo relatado aumento geral no risco de complicações no grupo da reconstrução de mama em um tempo quando comparado com o grupo da reconstrução em dois tempos (p = 0,03). A análise estética foi realizada pela equipe médica, pelas pacientes e por leigos. A satisfação estética foi discretamente maior no grupo submetido à reconstrução mamária em um tempo em relação à realizada em dois tempos (p = 0,097), e o custo total da reconstrução mamária foi menor no grupo que realizou o procedimento em um só tempo.

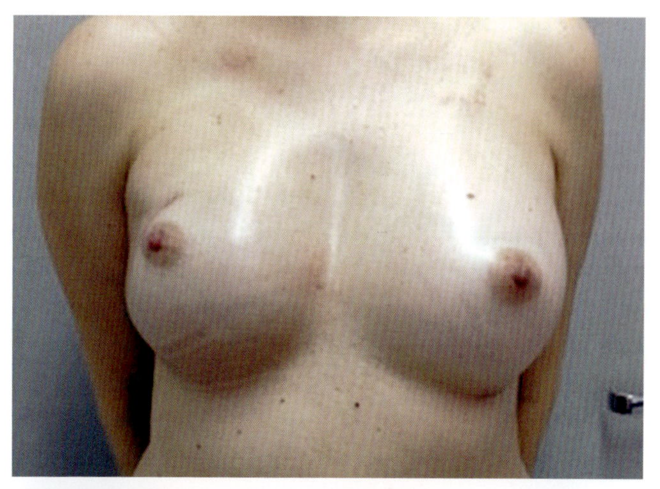

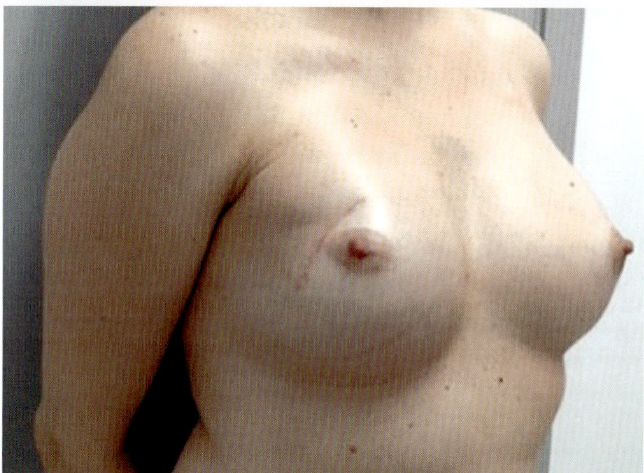

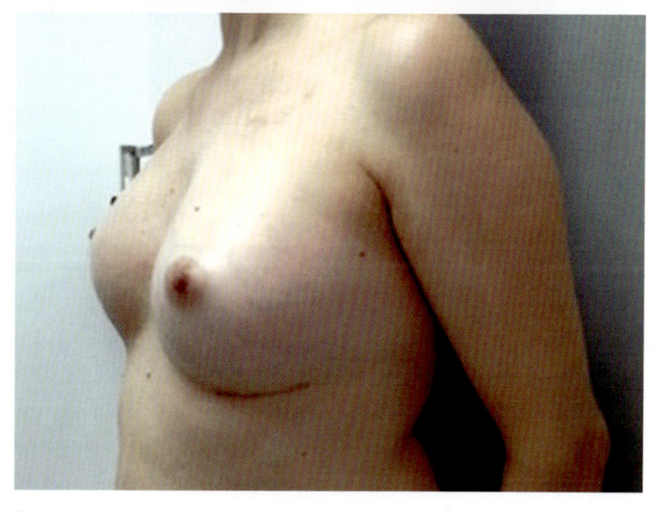

Figura 25.6 Mastectomia preservadora de aréola e papila à direita associada à mamoplastia de aumento contralateral.

Complicações

Os fatores de risco são: comorbidades (diabetes, hipertensão, imunodeficiência), tabagismo, características mamárias (mama adiposa × glandular), índice de mama corporal elevado, hipertrofia mamária, infecção, seroma, hematoma, exposição do implante e linfoma anaplásico de células gigantes.

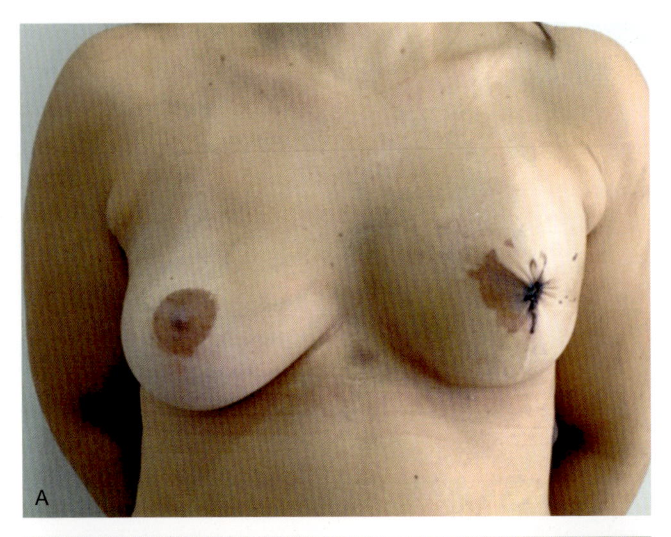

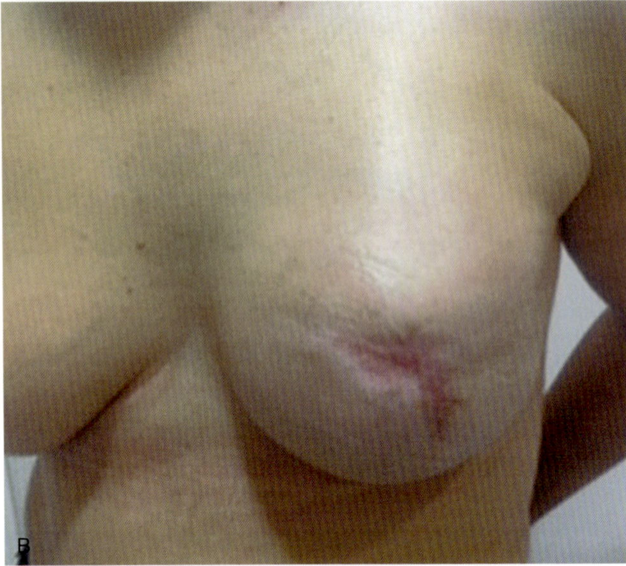

Figura 25.7A e **B** Mastectomia preservadora de pele à esquerda complicada por discreta necrose na borda do retalho cutâneo e epiteliólise. Manteve um bom resultado cosmético após realização de curativos especiais.

Persiste o desafio de tratar de maneira satisfatória as pacientes com macromastia e mamas ptóticas. Com frequência, essas pacientes precisam ser submetidas a procedimentos cirúrgicos corretivos difíceis e experimentam taxas inaceitáveis de falência da reconstrução mamária.

Gunnarsson e cols. avaliaram a possibilidade de pré-modelamento mamário, seguido da NSM profilática com inserção direta do implante, em um pequeno grupo de pacientes. Essa abordagem cirúrgica em dois tempos, realizada com intervalo de 2 meses entre as cirurgias, apresentou sucesso completo, sem nenhuma necrose do CAP.

RECONSTRUÇÃO MAMÁRIA COM EXPANSOR

Entre as diversas técnicas de reconstrução mamária pós-mastectomia, a reconstrução com expansores e próteses é uma das mais utilizadas atualmente, por ser confiável, custo-efetiva e poder ser empregada em diversas condições clínicas coexistentes. Apesar de a reconstrução com tecido autólogo apresentar resultados estéticos mais naturais a longo prazo, a reconstrução com expansores e implantes exibe algumas vantagens, como tempo cirúrgico menor, recuperação mais rápida e ausência de sequela em sítio doador.

Preferencialmente, a reconstrução com expansor é realizada no momento da mastectomia, mas pode ser executada também em um segundo momento (reconstrução tardia). A reconstrução consiste na formação de uma loja submuscular por meio da dissecção e elevação do músculo peitoral maior, seja em sua porção inferolateral, seja mediante sua desinserção completa na porção inferior e medial. A fáscia ou porção anterior do serrátil também pode ser utilizada para a construção de uma bolsa completa. O expansor é posicionado nesse espaço e, após a expansão completa até o volume desejado, poderá ser trocado por uma prótese definitiva. Uma alterativa para a obtenção de uma cobertura completa consiste no emprego de matriz acelular de origem humana ou bovina.

Em 1957 houve o primeiro relato de expansão tecidual para cobertura de um defeito subauricular. Nas últimas décadas, o interesse por expansores aumentou, acompanhado de um importante desenvolvimento tecnológico. Os implantes passaram a ter a válvula incorporada à sua superfície e a ser texturizados. Assim, deixou de ser necessária a formação de uma loja para a válvula remota, e a texturização reduziu o deslocamento do expansor.

Mamas de tamanho médio e pequenas se beneficiam mais da reconstrução com expansores e implantes. O objetivo é obter uma mama bem projetada de tamanho médio com pequena ptose, o que costuma significar que a mama contralateral deverá ser simetrizada por mastopexia de aumento ou redução. Entretanto, mesmo as mamas mais volumosas podem ser submetidas à reconstrução com implante por meio de mastectomia redutora de pele. Nesses casos, a indicação inicial é de reconstrução com retalhos autólogos, mas o expansor e a prótese podem ser opções para a paciente que deseja reduzir as mamas.

Desse modo, a quase totalidade das pacientes é de candidatas à reconstrução com expansores e próteses. No entanto, outras formas de reconstrução seriam mais bem recomendadas para as mamas previamente irradiadas em virtude do alto índice de complicações, como extrusão, contratura capsular ou deslocamento do implante. As indicações de radioterapia pós-mastectomia têm aumentado, incluindo pacientes com tumores T3 e T4, axila comprometida, doença multifocal, entre outras. Consequentemente, um número maior de complicações é esperado em reconstruções com expansor e prótese.

Normalmente, após a cirurgia e a colocação do expansor parcialmente inflado, a expansão inicia-se após 2 semanas. Caso a radioterapia seja necessária por motivos clínicos e anatomopatológicos, desinsufla-se o expansor para sua execução, e a expansão será retomada após o término do tratamento. Caso a quimioterapia seja realizada inicialmente, faz-se a expansão gradual durante a aplicação da quimioterapia e procede-se à troca do expansor por prótese antes do início da radioterapia. Apesar disso, a melhor opção para as pacientes que recebem radioterapia é o transplante com tecido autólogo.

Técnica cirúrgica

A cirurgia de mastectomia tem sofrido importantes modificações nos últimos anos no que se refere ao envelope de pele a ser preservado, como a mastectomia tradicional, a poupadora de pele (*skin-sparing*), a poupadora de pele e complexo areolomamilar (*niple-sparing*) e a mastectomia com redução de pele (*skin reducing - wise pattern*). Sem dúvida, a preservação de pele e do complexo areolomamilar muito colaborou para a melhora nos resultados da reconstrução com expansores e prótese.

Durante a mastectomia, a preservação da fáscia do peitoral maior e do sulco inframamário é essencial para o bom resultado da reconstrução. A fáscia do peitoral maior auxilia a resistência e a consistência da cobertura muscular, evitando o rompimento e o esgarçamento das fibras musculares. O sulco, por sua vez, é importante componente da anatomia mamária, não existindo grandes dificuldades em sua preservação.

Após o término da mastectomia, inicia-se a reconstrução a partir da análise dos retalhos cutâneos. Boas viabilidade e perfusão são importantíssimas para um bom resultado estético. Essa análise tem por base a perfusão, o turgor e o sangramento.

Uma vez viáveis os retalhos, inicia-se a confecção da loja submuscular, que poderá ser completa ou parcial. Suas dimensões terão as mesmas medidas da mama contralateral. O objetivo principal é que o expansor tenha a cobertura de tecidos moles e não fique exposto à sutura em virtude do risco de extrusão.

Com a paciente na posição supina e com o braço aduzido, a confecção da loja subpeitoral se inicia pelo aspecto lateral do músculo, procedendo-se à sua dissecção e elevação em relação à sua inserção no gradil costal. As aponeuroses do reto abdominal e do oblíquo são expostas e devem ser preservadas. Em seguida, o músculo peitoral é elevado e desinserido medialmente em sua porção esternal. Superiormente, o músculo é facilmente elevado por dissecção romba, na maior parte das vezes em um plano pouco vascularizado. Convém preservar os vasos toracoacromiais e as perfurantes intercostais, especialmente no segundo espaço, os quais são muito importantes para manter uma boa perfusão dos retalhos cutâneos.

A cobertura completa do implante é possível por meio da elevação do serrátil anterior. No entanto, a parede torácica fica mais exposta e dolorida. Além disso, o contorno lateral inferior da mama perde parte de seu formato. Eventualmente, basta a dissecção da fáscia do serrátil para obtenção da loja completa e preservação da cobertura da parede torácica. Para um bom posicionamento e para evitar a rotação do expansor ou implante, a loja submuscular deve ser confeccionada no tamanho adequado ao volume do implante selecionado. A dissecção medial deve ser afastada pelo menos 1 a 2cm da linha média e seu limite lateral deve coincidir com a linha axilar anterior. Para maximizar a projeção e o preenchimento do polo inferior, a loja deve ser dissecada inferiormente, ultrapassando em 1 a 2cm o sulco inframamário abaixo do plano muscular.

Nesse ponto é realizada uma rigorosa hemostasia, combinada com a lavagem da loja. Diversas soluções salinas são utilizadas. As mais comuns consistem na combinação de soro fisiológico com antibióticos (p. ex., 80mg de gentamicina e 1g de cefazolina), soro fisiológico com povidina tópica diluída ou apenas soro fisiológico sem nenhum componente adicionado. Infecções subclínicas têm sido identificadas como possíveis causadoras de contratura capsular. Entretanto, nenhuma dessas soluções teve sua eficácia comprovada.

O expansor é desinflado de qualquer volume de ar e posicionado na loja, observando-se as marcações de posição de seu polo inferior no caso de expansor anatômico. Então, 60 a 120mL de soro são infundidos pela válvula. Recomenda-se soro fisiológico tingido de azul de metileno para facilitar a visualização e a confirmação da punção correta da válvula no momento da expansão ambulatorial. A expansão intraoperatória com volumes maiores pode ser feita a depender da viabilidade e da elasticidade dos tecidos moles da loja submuscular e dos retalhos cutâneos. A colocação de drenos é recomendada, mas sua utilização varia de acordo com a experiência de cada cirurgião.

Matriz dérmica acelular

A matriz dérmica acelular (ADM) é um biomaterial derivado de tecidos de animais ou humanos cujo processo de fabricação remove todas as células. Trata-se de um grande auxiliar na reconstrução mamária, funcionando como uma extensão do músculo peitoral, cobrindo a porção inferolateral do expansor ou da prótese. Assim, não se faz necessária a dissecção do serrátil ou de sua fáscia. A ADM é suturada no músculo peitoral e irá proporcionar uma loja maior, além de maior projeção do expansor e do implante. Essa maior expansão possiblita melhor preenchimento do polo inferior, o que proporciona contorno e ptose mais naturais. Apesar dessas vantagens, seu custo é elevado e, segundo alguns autores, acarreta complicações precoces, como seroma, infecção e contratura capsular.

Expansão

A expansão com soro fisiológico se inicia de 10 a 15 dias após a cirurgia inicial e é um procedimento ambulatorial que se repete a cada semana, a critério do cirurgião e da paciente. Em geral, são infundidos pequenos volumes (até 120mL) de acordo com a aparência do retalho cutâneo e o desconforto da paciente. A expansão precoce é um pouco facilitada pela ausência de tecido fibrótico cicatricial. Após 6 a 8 semanas, a expansão se torna mais resistente em virtude da formação de tecido cicatricial mais rígido.

Troca do expansor pelo implante definitivo

O segundo passo da reconstrução consiste na troca do expansor pelo implante selecionado. A incisão é realizada na mesma incisão da mastectomia e colocação do expansor. O músculo e a cápsula são abertos preferencialmente fora da projeção da incisão para reduzir o risco de extrusão. A realização de capsulotomia é controversa, podendo ser decidida em função da ocorrência de contratura e da espessura da cápsula.

Desse modo a reconstrução com expansor e implante é segura, confiável e eficaz. Em combinação com técnicas de mastectomia preservadora de pele, aréola e mamilo, proporciona reconstruções que preservam o contorno mamário e evita cirurgias extensas e manipulação de tecidos além da mama com resultados muito satisfatórios.

RECONSTRUÇÃO MAMÁRIA COM RETALHOS MIOCUTÂNEOS

O câncer de mama é o tipo de câncer que mais acomete as mulheres no Brasil e em todo o mundo. Em razão de sua incidência elevada, é uma das maiores preocupações sobretudo por causa do impacto psicológico e social que acarreta à saúde da mulher. Viver com uma doença associada a estigmas, sofrer preconceitos, conviver constantemente com incertezas e a probabilidade de recorrência são situações extremamente angustiantes.

O tratamento cirúrgico do câncer de mama sofreu várias mudanças nas últimas décadas; entretanto, em virtude do diagnóstico tardio ou da presença de tumores biologicamente agressivos, a mastectomia radical modificada permanece como o tratamento cirúrgico mais realizado e a remoção desse órgão, juntamente com as terapias adjuvantes, contribui para o desenvolvimento de complicações físicas e transtornos psicológicos que influenciam negativamente a qualidade de vida das pacientes.

A ausência da mama altera a imagem corporal da mulher e produz a sensação de mutilação e perda da feminilidade e da sensualidade. Na tentativa de reduzir os sentimentos negativos desencadeados pela doença e seu tratamento, melhorar a autoestima, suprir a falta da mama e facilitar o vestuário, a reconstrução mamária tem ganhado cada vez mais impulso, assumindo papel importante no tratamento. Trata-se de um procedimento seguro que não aumenta o risco de recorrência nem interfere na detecção da doença, além de não ocasionar o atraso das terapias adjuvantes.

Embora 35% a 40% das mulheres diagnosticadas a cada ano com câncer de mama sejam submetidas à mastectomia total, historicamente menos de 25% delas irão se submeter a uma reconstrução imediata.

Existem diversas técnicas de reconstrução mamária, incluindo técnicas com retalhos locais e técnicas de mamoplastia, uso de materiais aloplásticos (expansores teciduais e próteses), retalhos autólogos ou, ainda, a utilização de técnicas combinadas. Nenhum procedimento é superior ao outro em todos os quesitos; entretanto, as pacientes sempre se beneficiam de uma escolha criteriosa, fundamentada na experiência do cirurgião, na vontade da paciente e, principalmente, nas indicações e contraindicações de cada técnica.

A reconstrução da mama passou por grande avanço nas últimas décadas em decorrência do aprimoramento técnico e do desenvolvimento de novas técnicas. A melhor compreensão da anatomia da vascularização cutânea, associada à transferência de tecidos vascularizados à distância, possibilitou ao cirurgião novas alternativas diante de uma paciente com câncer de mama.

Nesse contexto, o emprego de retalhos miocutâneos ocupa posição de destaque na cirurgia reconstrutora moderna, sendo os retalhos de músculo grande dorsal e de músculo reto abdominal os tecidos autólogos mais comumente utilizados para reconstrução mamária.

O primeiro relato sobre o uso do músculo reto abdominal vertical foi publicado por Drever em 1977. Em 1979, Holmstrom empregou pela primeira vez o retalho miocutâneo do reto abdominal para reconstrução da mama. No mesmo ano, Robbins descreveu esse retalho como pediculado. Contudo, esse retalho só foi popularizado em 1982 por Hartrampf e cols., que descreveram o retalho pediculado do músculo reto abdominal transverso (TRAM) para reconstrução da mama.

O retalho TRAM apresenta inúmeros benefícios em relação às técnicas convencionais, como a utilização de grandes volumes, maior flexibilidade na montagem do retalho, oferecer à neomama contornos e consistência mais naturais, melhores resultados a longo prazo e eliminar (ou pelo menos reduzir) a necessidade de implantes. Mais de 90% das mulheres relatam satisfação com o resultado estético dessa técnica.

A reconstrução mamária utilizando o TRAM é considerada a técnica de escolha para reconstrução mamária com tecido autólogo e não parece reduzir a efetividade do tratamento oncológico proporcionada pela mastectomia, embora o grande dorsal apresente menores complicações quando comparado ao TRAM e tenha um excelente resultado, principalmente quando se realiza o chamado grande dorsal estendido.

O retalho miocutâneo do grande dorsal foi descrito e utilizado pela primeira vez pelo cirurgião italiano Iginio Tansini, em 1897, como um novo conceito em cobertura dos defeitos da parede torácica resultantes de amputações mamárias realizadas no final do século XIX. Sob a influência da escola de Halsted, hostil à cirurgia plástica, as coberturas por grande dorsal caíram no esquecimento, sendo redescobertas por Olivari em 1976 e se tornando, a partir daí, uma técnica de base para a reconstrução mamária.

A utilização do grande dorsal está indicada quando não é possível a reconstrução com tecidos autólogos locorregionais. A necessidade de pele após a mastectomia, a falha de reconstrução com próteses, a correção de defeitos após retirada de quadrante da mama, a ressecção do peitoral maior, a necessidade de preenchimento axilar e a presença de fatores de risco que contraindiquem o TRAM, como tabagismo, hipertensão, diabetes, obesidade e depressão, também estão entre os critérios para a escolha do retalho do grande dorsal, assim como deve ser respeitada a preferênciada paciente.

Descrição da técnica

O retalho do músculo reto abdominal consiste na utilização do excesso de pele e tecido da área infraumbilical sobre o músculo reto abdominal em conjunto com o próprio músculo, possibilitando, portanto, a ressecção de grandes volumes. Para que haja um retalho é necessária a existência de uma área receptora, que é o sítio de uma mastectomia prévia, e de uma área doadora com boa vascularização. Na confecção da área receptora é fundamental a preservação do sulco inframamário a fim de permitir uma forma simétrica em relação à mama contralateral, além de uma loja mamária para receber o retalho de maneira adequada e suficiente. O conceito anatômico do TRAM baseia-se nas artérias epigástricas superiores, que promovem a irrigação do retalho.

A região doadora é definida pela prega cutânea formada desde a região suprapúbica e se estende para ambas as cristas ilíacas anteroposteriores. As extremidades dessas linhas se unem a outra linha que passa pela borda superior da cicatriz umbilical. Desse modo surge a delimitação da área doadora como uma elipse de tecido dermogorduroso na região infraumbilical. A definição da área doadora depende basicamente de sua irrigação. Inicialmente, Hartrampf dividiu o abdome inferior em quatro zonas, sendo a primeira referente ao músculo reto abdominal escolhido, a segunda referente à região sobre o músculo reto abdominal contralateral, a terceira na porção lateral do retalho ipsilateral ao músculo escolhido e a quarta, a porção do retalho mais distante na região contralateral.

Estudos mostraram a melhor perfusão da zona adjacente ipsilateral ao músculo reto abdominal a ser rotacionado em relação à região adjacente contralateral; portanto, sugere-se uma mudança entre as zonas II e III. Acredita-se que com isso a melhor irrigação do retalho abdominal inferior seja feita inicialmente pelos vasos perfurantes saindo diretamente do músculo abdominal (zona I), seguidos pela região lateral ipsilateral adjacente (zona II), depois pela adjacente contralateral (zona III) e finalmente pela porção lateral contralateral do retalho (zona IV) (Figuras 25.8 e 25.9), essas duas últimas devendo ser desprezadas nas reconstruções monopediculadas em virtude de sua baixa perfusão.

O músculo reto abdominal pode ser escolhido independentemente do lado ou até mesmo ser usado bilateralmente, conforme a necessidade. Segundo Maxwell, é melhor a vascularização ipsilateral em retalhos monopediculados do que nos contralaterais e, além disso, melhora o resultado estético abdominal, evitando o abaulamento epigástrico da rotação do músculo. De qualquer modo,

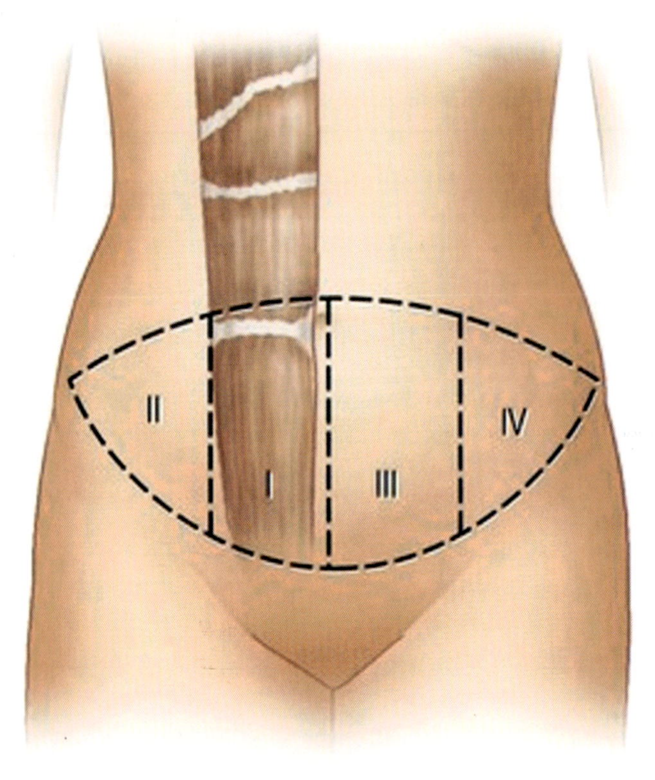

Figuras 25.8 TRAM – Zonas I, II, III e IV.

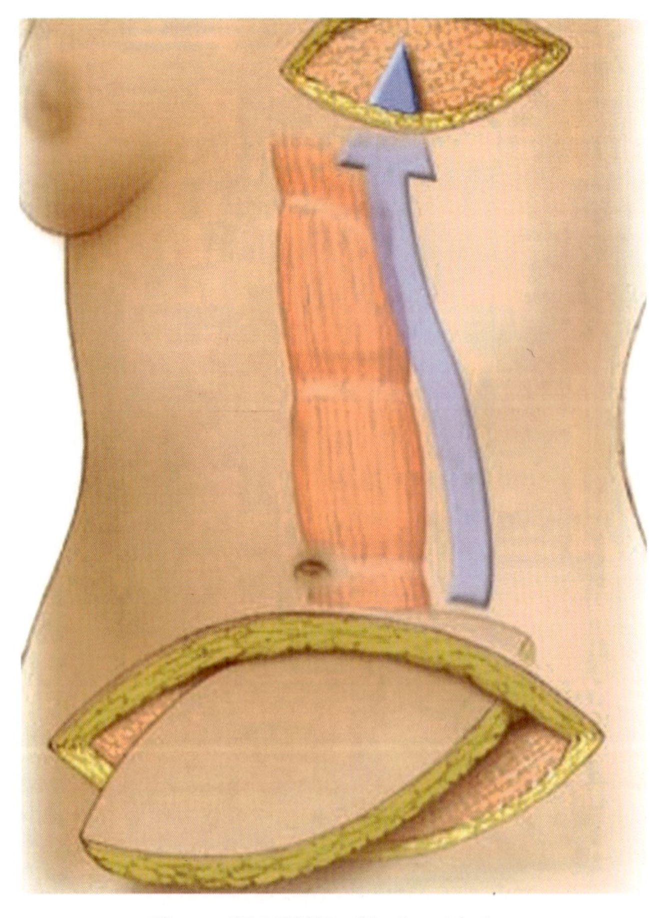

Figuras 25.9 TRAM – Técnica cirúrgica.

cada caso exigirá do cirurgião um estudo minucioso para definição do melhor planejamento e suas escolhas para aquela paciente. Vale ressaltar que o túnel dermocutâneo a ser preparado e por onde será deslocado o retalho pediculado deve estar localizado na porção medial do sulco inframamário e comunicará a loja receptora com a porção supra-aponeurótica superior do abdome.

A drenagem venosa é feita pelas veias epigástricas superior e inferior, que se anastomosam por inosculação no interior do músculo. Foi descrita a presença de válvulas no sistema venoso profundo orientadas em sentido ascendente nas veias superiores e descendente nas inferiores, o que poderia ocasionar prejuízo na drenagem do retalho quando elevado com pedículo superior. A denervação do reto abdominal é inevitável e provoca atrofia muscular, sendo feita pelos últimos ramos intercostais e pelo nervo ílio-hipogástrico. O retalho é desepitelizado e o excesso de tecido descartado. A parede abdominal é reconstruída com tela de márlex e drenos de sucção são colocados na mama e no abdome.

Nessa técnica cirúrgica, a paciente é na verdade submetida a uma abdominoplastia com transposição do umbigo (determinada pelo modo como o tecido é retirado para reconstrução), o que pode ser do agrado de muitas pacientes em razão da melhoria do contorno da região abdominal. Esse procedimento costuma cursar com cicatriz pouco visível, a qual pode ser mantida em posição muito baixa, próximo à sínfise púbica.

A abordagem cirúrgica do grande dorsal consiste na confecção de uma ilha de pele total do dorso da paciente sobrejacente ao músculo grande dorsal, que deve ser dissecado de acordo com o volume necessário, com limites inferiormente à espinha ilíaca, medialmente à interseção da fáscia toracolombar com o trapézio, lateralmente à borda livre do grande dorsal e superiormente à interseção com o úmero. É realizada uma incisão na cicatriz da cirurgia prévia (mastectomia), criando uma loja para a prótese e o grande dorsal. Realiza-se a transferência do retalho com a criação de túnel entre a região dorsal e a mama e a colocação de prótese de silicone submuscular, quando necessário (a técnica mais habitual), ou sem prótese (quando se utiliza o grande dorsal estendido).

Indicações e seleção de pacientes

A reconstrução com retalhos miocutâneos está indicada em casos de defeitos extensos após mastectomia – nas reconstruções imediatas, quando existe necessidade de grande reposição de pele após a mastectomia, e nas

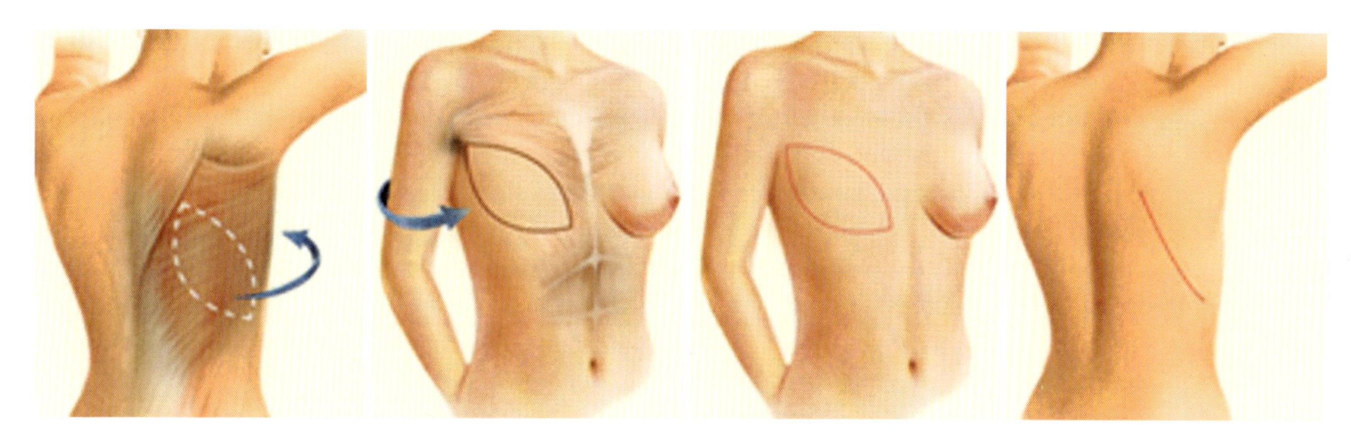

Figuras 25.10 Grande dorsal – Técnica cirúrgica.

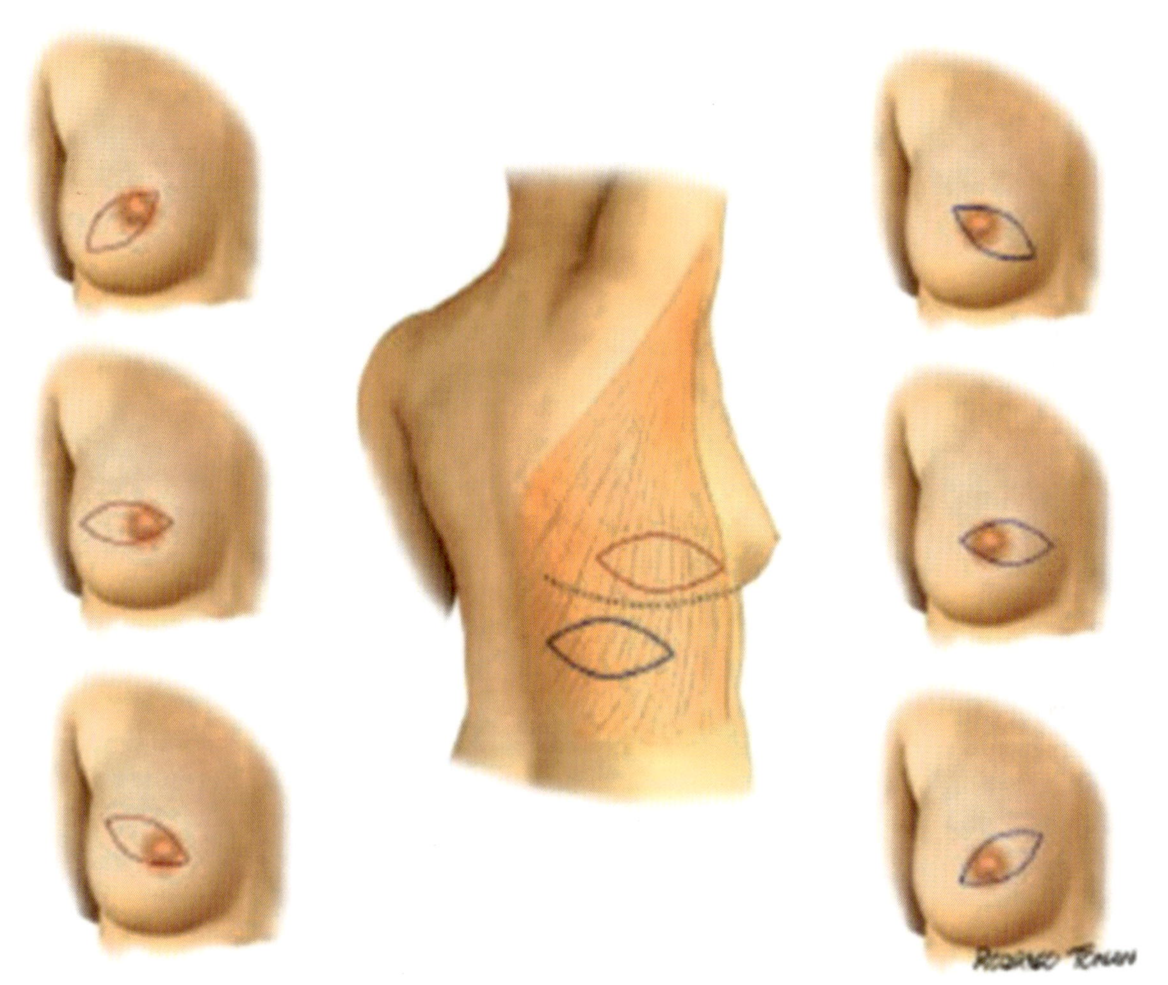

Figuras 25.11 Grande dorsal – Posicionamento da ilha de pele.

tardias, com a necessidade de pele ou quando existem sequelas importantes de radioterapia na parede torácica; falha em reconstrução com próteses – como nos casos de contraturas capsulares severas ou perda do implante ou em reconstruções parciais da mama, quando se opta por reconstrução com grande dorsal de pequeno volume.

A reconstrução com TRAM está contraindicada em pacientes com cirurgia abdominal prévia no abdome superior com lesão dos vasos epigástricos profundos superiores, como em colecistectomia aberta, ou cirurgias que lesionem as perfurantes subcutâneas do retalho, como em abdominoplastias e lipoaspiração muito extensa, além daquelas que não contam com área doadora suficiente, mulheres jovens que desejam engravidar, portadoras de diabetes descompensado e obesas mórbidas.

As pacientes tabagistas apresentam risco maior de necrose do retalho, necrose abdominal e hérnias, quando comparadas às não fumantes. Ebrlein e cols. descreveram 7% de perdas parciais em 101 pacientes submetidas à reconstrução com TRAM. Todas as perdas estavam relacionadas com o tabagismo pesado. Quando as pacientes param de fumar por pelo menos 3 semanas antes da cirurgia, a incidência de complicações diminui de maneira significativa.

As contraindicações relativas podem estar relacionadas com as atividades da paciente (p. ex., praticantes de esportes e atividades laborais que necessitem do emprego de força física devem ser avaliadas com cautela). Comorbidades como vasculopatias, diabetes, colagenases, obesidade, doenças crônicas debilitantes e incapacidade de longo período de afastamento das atividades habituais são também consideradas contraindicações relativas.

Complicações

Uma das principais vantagens da utilização do retalho TRAM está em dispensar o uso de prótese. Assim, evita muitas das complicações associadas a seu uso, como infecção, contratura capsular, exteriorização, além de possível necessidade de substituição posterior.

Técnicas de reconstrução que utilizam exclusivamente tecido autólogo alcançam como resultado uma mama mais natural ao toque e quanto à aparência, além de alterarem seu tamanho no mesmo sentido das variações de peso, bem como promovem as modificações no decurso do processo de envelhecimento, exatamente como aconteceria com a mama normal. Por fim, implicam a necessidade de um número menor de procedimentos de revisão e de restabelecimento da simetria do que nas técnicas de reconstrução com próteses.

As complicações associadas à reconstrução mamária com emprego do TRAM podem ser agrupadas em duas categorias: as complicações relacionadas com retalho e com a área doadora. As complicações sistêmicas, como trombose venosa profunda, embolia pulmonar, infecções e perdas volêmicas, são as mais comumente associadas ao TRAM e menos comuns com o uso do grande dorsal.

As complicações decorrentes da técnica podem ocorrer na área doadora ou no retalho utilizado na reconstrução. No que se refere à morbidade da área doadora, complicações como hérnias abdominais, abaulamentos, rejeição ou infecção das telas abdominais, deiscências, pontos de fraqueza da parede abdominal e sua interferência com as atividades diárias têm sido debatidas desde a introdução do TRAM.

Segundo Ascherman e cols., as taxas de complicações abdominais decorrentes da utilização do TRAM na reconstrução mamária são baixas e, por isso, essa técnica permanece como boa opção para as mulheres que procuram a reconstrução mamária. O retalho bipediculado é mais seguro em relação à vascularização, porém tem como consequências taxas maiores de complicações na área doadora.

No que se refere à morbidade do retalho do TRAM, o comprometimento da vascularização do retalho talvez seja o principal temor, pois envolve a rotação de um retalho pediculado, o que pode ocorrer tanto por deficiência de irrigação como por estase venosa. Esse comprometimento pode acontecer em diversos graus, desde uma pequena porção de deiscência de bordos cirúrgicos até a necrose parcial ou completa do retalho. Além disso, podem ocorrer a formação de hematoma e a infecção.

O uso de retalho TRAM implica uma cirurgia de grande magnitude, mais demorada e com maior perda sanguínea. Assim, a hospitalização e o período de recuperação pós-operatório são, na maior parte dos casos, mais longos do que nas demais técnicas de reconstrução. As pacientes permanecem internadas durante 5 a 7 dias e o retorno às atividades habituais pode demorar de 2 a 4 meses.

Pacientes com história de tabagismo, diabéticas, obesas ou com excesso de peso apresentam risco maior de complicações do retalho. O TRAM só deve ser utilizado quando existe tecido adiposo abdominal suficiente para reconstruir a mama. Em doentes muito magras, o uso de retalhos a partir do abdome não é uma boa escolha, sendo mais adequado o uso do grande dorsal.

Apesar do tempo mais prolongado de cirurgia para reconstrução mamária autóloga com o emprego do TRAM, associado a mais tempo para a recuperação física, essa técnica normalmente exige número menor de revisões e procedimentos de simetria, além de ser considerada oncologicamente segura e com poucas complicações graves.

A reconstrução com TRAM é uma excelente escolha para reconstruções mamárias em pacientes adequadamente selecionadas, já que, além da ausência de complicações relacionadas com o uso de implantes, os resultados cosméticos tornam possível a criação de um volume mamário geralmente macio, maleável e ptótico com capacidade incomparável de imitar uma mama natural.

A seleção do tecido a ser utilizado para a reconstrução depende da quantidade necessária de tecido, da quantidade de tecido disponível no local doador e também do estilo de vida e do desejo da doente, além da presença de patologias associadas.

Como em qualquer procedimento cirúrgico, a reconstrução mamária com retalho do músculo grande dorsal também não está livre de complicações. As mais comuns são seroma (principalmente na área doadora), contratura capsular, deiscência de sutura, infecção, necrose, diminuição da mobilidade e força do ombro, escápula alada, hérnia dorsal e, por fim, a extrusão de prótese de silicone colocada. Cabe salientar que a maior parte dessas complicações pode receber tratamentos não invasivos, devendo ser cogitada nova abordagem cirúrgica apenas em casos selecionados, como necrose tecidual ou extrusão da prótese.

Fatores de risco para possíveis complicações são obesidade, tabagismo, reconstrução bilateral e anomalias anatômicas

As complicações citadas apresentam índices menores de incidência quando são realizadas reconstruções tardias e em pacientes que não receberam radioterapia adjuvante. Muitos centros americanos optam pela radioterapia antes da reconstrução mamária imediata, uma vez que tecidos não pertencentes ao leito mamário (retalhos musculares, pele e próteses) seriam irradiados sem necessidade, contribuindo para as complicações já citadas, mas, em contrapartida, pacientes que recebem radioterapia após o procedimento cirúrgico a toleram bem.

CONSIDERAÇÕES FINAIS

As técnicas de reconstrução mamária evoluíram em conjunto com os tratamentos neoadjuvantes e podem ser divididas em quatro categorias:

- Reconstrução mamária com base em implantes – expansores de tecidos.
- Reconstrução mamária com base em tecidos autólogos.
- Reconstrução mamária com combinação de ambos (retalhos e implantes).
- Reconstrução mamária utilizando lipoenxertia.

No entanto, a lipoenxertia é usada principalmente para corrigir assimetrias após reconstrução, podendo ser realizada no momento da cirurgia, de maneira imediata, assim como em fase mais tardia. Finalmente, a reconstrução mamária com próteses pode ser realizada em um ou dois tempos, se houver a necessidade de expansão tissular.

As várias estratégias reconstrutivas devem integrar o armamentário de todos os cirurgiões mamários, que devem estar aptos a discutir com a paciente a melhor abordagem. De fato, a reconstrução mamária deve ser individualizada, levando em consideração não apenas a oncologia tumoral, mas também as condições e o desejo da paciente em relação ao momento de realizá-la. Portanto, oferecer à paciente a oportunidade de reconstrução mamária é um componente importante do tratamento do câncer de mama. Apesar de representar um processo complexo de tomada de decisões, que inclui diferentes aspectos, o número total de reconstruções mamárias tem aumentado consideravelmente.

Leitura complementar

Albornoz CR, Bach PB, Mehrara BJ et al. A paradigm shift in U.S. Breast reconstruction: increasing implant rates. Plast Reconstr Surg 2013; 131(1):15-23.

Alderman AK, Kuhn LE, Lowery JC, Wilkins EG. Does patient satisfaction with breast reconstruction change over time? Two-year results of the Michigan Breast Reconstruction Outcomes Study. J Am Coll Surg 2007; 204:7-12.

Anderson PR, Freedman G, Nicolaou N et al. Postmastectomy chest wall radiation to a temporary tissue expander or permanent breast implant e is there a difference in complication rates? Int J Radiat Oncol Biol Phys 2009; 74:81-5.

Antony AK, McCarthy CM, Cordeiro PG et al. Acellular human dermis implantation in 153 immediate two-stage tissue expander breast reconstructions: determining the incidence and significant predictors of complications. Plast Reconstr Surg 2010; 125:1606-14.

Ascherman JA, Seruya M, Bartsich SA. Abdominal wall morbidity following unilateral and bilateral breast reconstruction with pedicled TRAM flaps: an outcomes analysis of 117 consecutive patients. Plast Reconstr Surg 2008; 121:1-8.

Atisha D, Alderman AK, Lowery JC, Kuhn LE, Davis J, Wilkins EG. Prospective analysis of long-term psychosocial outcomes in breast reconstruction: two-year postoperative results from the Michigan Breast Reconstruction Outcomes Study. Ann Surg 2008; 247(6):1019-28.

Baschnagel AM, Shah C, Wilkinson JB et al. Failure rate and cosmesis of immediate tissue expander/implant breast reconstruction after postmastectomy irradiation. Clin Breast Cancer 2012; 12:428-32.

Basu CB, Leong M, Hicks MJ. Acellular cadaveric dermis de- creases theinflammatory response in capsule formation in reconstructive breast surgery. Plast Reconstr Surg 2010; 126:1842-7.

Berry M, Kell MR. Radiotherapy and breast reconstruction a meta--analysis. Breast Cancer Res Treat 2011; 127:15-22.

Bertozzi N, Pesce M, Santi P, Raposio E. Tissue expansion for breast reconstruction: Methods and techniques. Ann Med Surg 2017; 21:34-44.

Blondeel N, Boeckx WD, Vanderstraeten GG et al. The fate of the oblique abdominal muscles after free TRAM flap surgery. Br J Plast Surg 1997; 50:315-21.

Blondeel N, Vanderstraeten GG, Monstrey S et al. The donor site morbidity of free DIEP flaps and free TRAM flaps for breast reconstruction. Br J Plast Surg 1997; 50:322-30.

Brenelli F, Urban C, Frasson R, Frasson A. Reconstrução mamária com retalhos miocutâneos. In: Frasson A, Novita G, Millen E et al (eds.) Doenças da Mama: guia de bolso baseado em evidências. São Paulo: Editora Atheneu, 2013:277-83.

Breuing KH, Warren SM, Immediate bilateral breast reconstruction with implants and inferolateral AlloDerm slings. Ann Plast Surg 2005; 55:232-9.

Breuing KH, Warren SM. Immediate bilateral breast reconstruction with implants and inferolateral AlloDerm slings. Ann Plast Surg 2005; 55:232-9.

Challoner T, Skillman J, Wallis K, Vourvachis M, Whisker L, Hardwicke J. Oncoplastic techniques: attitudes and changing practice amongst breast and plastic surgeons in Great Britain. The Breast 2017; 34:58-64.

Chang DW, Reece GP, Wang B et al. Effect of smoking on complicantions in patients undergoing free TRAM flap breast reconstruction. Plast Reconstr Surg 2000; 105:2374-80.

Colwell AS, Damjanovic B, Zahedi B et al. Retrospective review of 331 consecutive immediate single-stage implant reconstructions with acellular dermal matrix: indications, complications, trends, and costs. Plast Reconstr Surg 2011; 128:1170-8.

Cordeiro P, McCarthy C. A single surgeon's 12-year experience with tissue expander/implant breast reconstruction: part I A prospective analysis of early complications. Plast Reconstr Surg 2006; 118:825-31.

Cordeiro PG, Jazayeri L. Two-stage implant-based breast reconstruction: an evolution of the conceptual and technical approach over a two-decade period. Plast Reconstr Surg 2016; 138:1-11.

Cordeiro PG, McCarthy CM. A single surgeon's 12-year experience with tissue expander/implant breast reconstruction: Part II. An analysis of longterm complications, aesthetic outcomes, and patient satisfaction. Plast Reconstr Surg 2006; 118:832-9.

De Lorenzi F, Brenelli F, Thomazini MV et al. Reconstrução mamária com retalhos miocutâneos. In: Boff RA, Carli AC, Brenelli H et al (eds.) Compêndio de mastologia: abordagem multidisciplinar. Caxias do Sul: Lorigraf, 2015:567-80.

Dini M, Quercioli F, Mori A, Agostini T. Expanding the indications for latissimus dorsi musculocutaneous flap in totally autologous breast reconstruction: the extended variant. Annals of Surg Oncol 2011; 18:266-70.

Djohan R, Gage E, Bernard S. Breast reconstruction options following mastectomy. Cleve Clin J Med 2008; 75(Suppl 1):S17-23.

Drever JM. The epigastric island flap. Plast Reconstr Surg 1977; 59(3): 343-6.

Eberlein TJ, Crespo LD, Smith TL et al. Prospective evaluation of immediate reconstruction after mastectomy. Annals of Surgery 1996; 18:29-36.

Endress R, Choi MSS, Lee GK. Use of fetal bovine acellular dermal xenograft with tissue expansion for staged breast reconstruction. Ann Plast Surg 2012; 68:338-41.

Fernandéz-Frias AM, Aguilar J, Sánchez JA et al. Immediate reconstruction after mastectomy for breast cancer: wich factors affects its course and final outcome? Journal of the Americam College of Surgeons 2009; 208(1):126-133.

Galimberti V et al. Nipple-sparing and skin-sparing mastectomy: review of aims, oncological safety and contraindications. The Breast 2017. Disponível em: htpp://dx.doi.org/10.1016/j.breast.2017.06.034.

Gunnarsson G, Bille C, Wamberg P, Thomsen J. Prophylactic nipple -sparing mastectomy and direct-to-implant reconstruction of large and ptotic breast: is sreshaping of challenging breast a key to success? Plast Reconst Surg 2017; 140(3):449-54.

Handel N, Silverstein MJ. Breast cancer diagnosis and prognosis in augmented women. Plast Reconstr Surg 2006; 118:587-96.

Hartrampf CR, Scheflan M, Black PW. Breast reconstruction with a transverse abdominal island flap. Plast Reconstr Surg 1982; 69:216.

Hirsch EM, Seth AK, Dumanian GA et al. Outcomes of tissue expander/implant breast reconstruction in the setting of prereconstruction radiation. Plast Reconstr Surg 2012; 129:354-61.

Holm C et al. Perfusion zones of the DIEP flap revisited: a clinical study. Plast Reconstr Surg 2006; 117(1):37-43.

Holmström H. The free abdominoplasty flap and its use in breast reconstruction. An experimental study and clinical case report. Scand J Plast Reconstr Surg 1979; 13(3):423-7.

Hu E, Alderman AK. Breast reconstruction. Surg Clin North Am 2007; 87:453-67.

Imahiyerobo Jr T, Small K, Sackeyfio R, Hoffman H, Talmor M. Transition from round to shaped implants in immediate breast reconstruction: our preferred approach and clinical outcomes. Aesthetic Plast Surg 2017; 41:284-92.

Jassem J. Post-mastectomy breast radiation therapy after breast reconstruction: Indications, timing and results. The Breast 2017. Disponível em: htpp://dx.doi.org/10.1016/j.breast.2017.06.037.

Junior FCO, Mélega JM, Pinheiro AS, Pereira RF. Reconstrução mamária total: técnicas e complicações. Rev Bras Cir Plást 2010; 25(supl.1):62.

Kraemer O, Andersen M, Siim E. Breast reconstruction and tissue expansion in irradiated versus not irradiated women after mastectomy. Scand J Plast Reconstr Surg Hand Surg 1996; 30:201-6.

Kroll SS, Baldwin B. A comparison of outcomes using three different methods of breast reconstruction. Plast Reconstr Surg 1992; 90:455-62.

Kronowitz SJ, Kuerer HM. Advances and surgical decision-making for breast reconstruction. Cancer 2006; 107:893-907.

Krueger EA, Wilkins EG, Strawderman M. Complications and patient satisfaction following expander/implant breast reconstruction with and without radiotherapy. Int J Radiat Oncol Biol Phys 2001; 49:713-21.

Lee K, Mun G. Comparison of one-stage vs two-stage prosthesis-based breast reconstruction: a systematic review and meta-analysis. The Am J Surg 2016; 212:336-4.

Mandrekas AD, Zambacos GJ, Zervoudis S: Tram flap breast reconstruction and weight fluctuations: it is alive! Plast Reconstr Surg 2003; 112:696-7.

Marco G, Nicolò B, Michele Pio G et al. Breast reconstruction with anatomical implants: a review of indications and techniques based on current literature. Ann Med Surg 2017; 21:96-104.

Maurice YN. Implant-based breast reconstruction following conservative mastectomy: one-stage vs. two stage approach. Glan Surg 2016; 5(1):47-54.

McCarthy CM, Mehrara BJ, Riedel E et al. Predicting complications following expander/implant breast reconstruction: an outcomes analysis based on preoperative clinical risk. Plast Reconstr Surg 2008; 121:1886-92.

McCarthy CM, Pusic AL, Disa JJ et al. Unilateral postoperative chest wall radiotherapy in bilateral tissue expander/implant reconstruction patients: a prospective outcomes analysis. Plast Reconstr Surg 2005; 116:1642-7.

McCue JD, Migliori M, Cunningham BL. Expanders and breast reconstruction with gel and saline implants. In: Hall-Findlay EJ, Evans GRD (eds.) Aesthetic and reconstructive surgery of the breast 1. ed. New York: Elsevier Ltd., 2010:29-50.

Munhoz AM, Duarte G, Ishida L, Cunha M, Ferreira MC. Reconstrução mamária pós-mastectomia com tecido autógeno – Avaliação comparativa de resultados e complicações. Rev Ginec Obstet 2002; 13:60-6.

Munhoz AM, Ferreira MC. Reconstrução mamária com microcirurgia. In: Pinotti JA (ed.) Tratado de ginecologia. São Paulo – SP: Revinter, 2004.

Nahabedian MY, Momen B. Lower abdominal bulge after deep inferior epigastric perforator flap (DIEP) breast reconstruction. Ann Plast Surg 2005; 54:124-9.

Nano MT, Gill PG, Kollias J, Bochner MA, Malycha P, Winefield HR. Psychological impact and cosmetic outcome of surgical breast cancer strategies. ANZ J Surg 2005; 75(11):940-7.

Nava MB, Catanuto G, Pennati A, Cividin VV, Spano A. Expander-implants breast reconstruction. In: Neligan PC (ed.) Plastic surgery 3. ed. New York: Elsevier Ltd., 2013:336-69.

Neumann CG. The expansion of an area of skin by progressive distention of a subcutaneous balloon, Plast Reconstr Surg 1957; 19:124-30.

Nolan J, Jenkins RA, Kurihara K, Schultz RC. The acute effects of cigarette smoke exposure on experimental skin flaps. Plast Reconstr Surg 1985; 75:544-51.

Oliveira RR, Morais SS, Sarian LO. Efeitos da reconstrução mamária imediata sobre a qualidade de vida de mulheres mastectomizadas. Rev Bras Ginecol Obstet 2010; 32(12):602-8.

Parker PA, Youssef A, Walker S et al. Short-term and long-term psychosocial adjustment and quality of life in women undergoing different surgical procedures for breast cancer. Ann Surg Oncol 2007; 14:3078-89.

Peters W. Update on anaplastic large cell lymphoma in women with breast implants Plast Surg 2014; 22(4):267-9.

Petit J, Rietjens M, Garusi C. Breast reconstructive techniques in cancer patients: which ones, when to apply, which immediate and long term risks? Crit Rev Oncol Hematol 2001; 38:231-9.

Rietjens M, Urban CA. Cirurgia da mama. Estética e reconstrutora. Rio de Janeiro: Revinter 2007:418-54.

Robbins TH. Rectus abdominis myocutaneous flap for breast reconstruction. Aust N Z J Surg 1979; 49(5):527-30

Salzberg CA, Nonexpansive immediate breast reconstruction using human acellular tissue matrix graft (AlloDerm). Ann Plast Surg 2006; 57:1-5.

Saulis AS, Mustoe TA, Fine NA. A retrospective analysis of patient satisfaction with immediate postmastectomy breast reconstruction: comparison of three common procedures. Plast Reconstr Surg 2007; 119:1669-76; discussion 1677-1668.

Sbitany H, Sandeen SN, Amal AN et al. Acellular dermis-assisted prosthetic breast reconstruction versus complete submuscular coverage: a head-to-head comparison of outcomes. Plast Reconstr Surg 2009; 124:1735-40.

Shaikh-Naidu N, Preminger B, Rogers K, Messina P, Gayle L. Determinants of aesthetic satisfaction following TRAM and implant breast reconstruction. Ann Plast Surg 2004; 52:465-70.

Spear SL, Mardini S, Ganz JC. Resource cost comparison of implant-based breast reconstruction versus TRAM flap breast reconstruction. Plast Reconstr Surg 2003; 112:101-5.

Steven J, Kronowitz MD, Geoffrey L, Robb MD. Radiation therapy and breast reconstruction: a critical review of the literature. Plast Reconstr Surg 2009 124:395-408.

Tallet AV, Salem N, Moutardier V et al. Radiotherapy and immediate twostage breast reconstruction with a tissue expander and implant: complications and esthetic results. Int J Radiat Oncol Biol Phys 2003; 57:136-42.

Thorne CH, Beasley RW, Aston SJ, Bartlett SP, Gurtner GC, Spear SL. Breast reconstruction: TRAM flap techniques. In: Grabb and Smith's slastic sugery. 6. ed. Philadephia: Lippincott Williams & Wilkins 2007; 641-7.

Zheng MH, Chen J, Kirilak Y et al. Porcine small intestine submucosa (SIS) is not an acellular collagenous matrix and contains porcine DNA: possible implications in human implantation. J Biomed Mater Res B Appl Biomater 2005; 73:61-7.

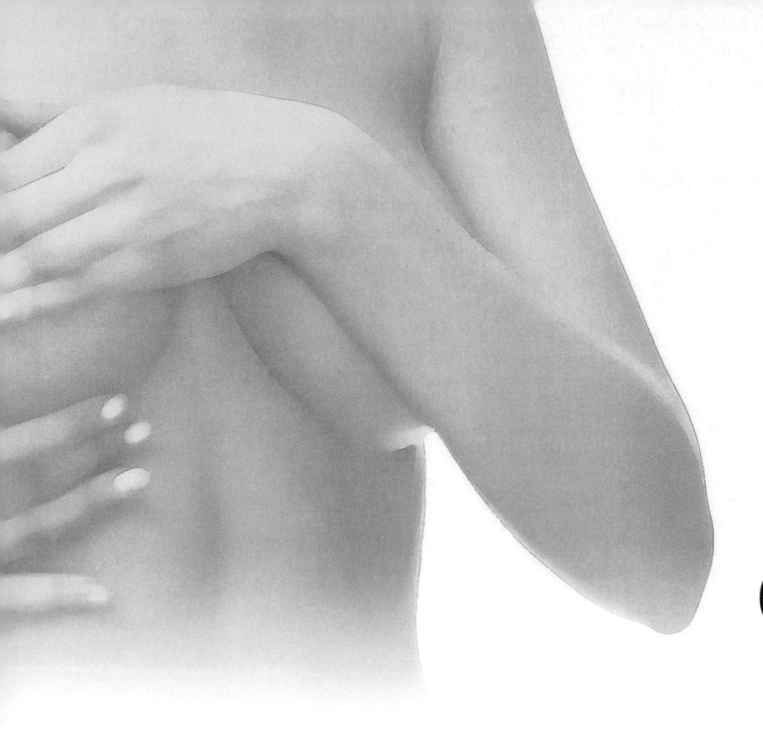

26

Avanços na Abordagem do Câncer de Mama

Antônio Frasson
Betina Vollbrecht
Isabela Miranda
Nathalia Rossato

DIAGNÓSTICO

Ressonância nuclear magnética (RNM) mamária

As imagens de RNM são resultantes da interação de ondas de radiofrequência com o núcleo do átomo de hidrogênio e podem ser obtidas nos planos axial, sagital, sagital oblíquo e coronal e em diferentes sequências. O exame é realizado com a paciente em decúbito ventral com as mamas posicionadas em bobina dedicada e os braços acima da cabeça, em suporte específico. Ela deve estar o mais confortável possível para que não se movimente durante a aquisição de imagens e para que os movimentos respiratórios também não interfiram na qualidade do exame.

A análise do exame é fundamentada na avaliação simultânea da morfologia das lesões e de seu padrão de impregnação do contraste (cinética de captação). A classificação BI-RADS conta também com uma versão para padronização dos achados em RNM de mamas.

O exame é indicado como método complementar no rastreamento de pacientes com alto risco de câncer de mama, na avaliação da integridade de implantes de silicone e em caso de suspeita de carcinoma oculto da mama. Também tem papel na avaliação de multicentricidade e multifocalidade das lesões (auxiliando o planejamento terapêutico), na avaliação de resposta à quimioterapia neoadjuvante, no esclarecimento da natureza de determinado achado quando a mamografia e a ultrassonografia não são capazes de estabelecer o diagnóstico radiológico e em caso de suspeita de recorrência local após cirurgia conservadora, auxiliando o diagnóstico diferencial com alterações cicatriciais. Sua indicação deve ser ponderada para obtenção do máximo rendimento do método (Quadro 26.1).

A sensibilidade da RNM de mamas é mais alta do que a da mamografia (> 90% para carcinoma invasivo de mama e menor para carcinoma *in situ* e neoplasias lobulares), porém a especificidade continua relativamente baixa, o que pode ocasionar aumento nos achados falso-positivos e consequentes procedimentos invasivos desnecessários. Trata-se também de um exame de alto custo e de menor disponibilidade e que exige mais tempo para sua realização, além de ser necessário o uso de contraste intravenoso (o agente paramagnético gadolínio). As vantagens do método consistem em não utilizar radiação ionizante, produzir imagem anatômica com muitos detalhes e não sofrer influência da densidade mamária.

As contraindicações absolutas à RNM são: presença de marca-passo, clipe de aneurisma cerebral ferromagnético, implante coclear, objeto metálico ferromagnético na córnea, alergia ao gadolínio, desfibrilador im-

Quadro 26.1 Indicações da ressonância nuclear magnética mamária

Indicação		Descrição
Rastreamento	De acordo com evidências	Portadoras de mutação *BRCA* Mulheres com parente de primeiro grau com mutação *BRCA* Risco de desenvolver câncer de mama > 20%
	Consenso de especialistas	Mulheres tratadas com radioterapia no tórax entre 10 e 30 anos de idade Portadoras de mutação do gene *TP53* e do gene *PTEN*
	Evidência insuficiente para recomendação contrária	Risco de desenvolver câncer entre 15% e 20% Neoplasia lobular *in situ* Hiperplasia lobular atípica Hiperplasia ductal atípica Mamas densas na mamografia História pregressa de câncer de mama
Diagnóstica		Casos não conclusivos em exame clínico, mamografia e ultrassonografia Carcinoma oculto Planejamento terapêutico Avaliação da resposta à quimioterapia neoadjuvante Suspeita de recidiva Diagnóstico das complicações de implante mamário

plantado, alguns tipos de clipes carotídeos e próteses valvares e projétil de arma de fogo próximo a vaso. As contraindicações relativas são claustrofobia, dificuldade em permanecer em decúbito ventral, agitação e obesidade. O gadolínio não deve ser utilizado nas gestantes.

Tomossíntese

A tomossíntese consiste em um método de imagem digital que possibilita a visibilização de planos individuais da mama, diminuindo a sobreposição de estruturas. Trata-se de uma avaliação puramente anatômica da mama e representa uma das mais recentes inovações em método de imagem mamária.

As imagens são obtidas a partir de uma série de exposições de baixa dose de radiação, à medida que o tubo de raios X se move em uma trajetória em forma de arco sobre a mama. A partir daí são feitas reconstruções em 3D com cortes que podem chegar à espessura de apenas 1mm.

A dose total de radiação para o exame é semelhante à utilizada na mamografia digital, porém, quando se adiciona a tomossíntese à mamografia digital, a dose é dobrada, ainda assim ficando abaixo do limite aprovado pelo Food and Drug Administration (FDA).

Mesmo com resultados bastante promissores, a tomossíntese ainda é um método em estudo, sendo importante salientar que seu uso ainda não está consolidado no rastreamento do câncer de mama e não existe um protocolo de exame definido (se deve ser realizada em uma ou duas incidências e se deve ser sempre acompanhada de mamografia digital).

Por diminuir a sobreposição de imagens, seu uso parece estar bem indicado em casos de mamas densas em que lesões menores podem ficar obscurecidas pelo tecido mamário na mamografia convencional e na melhor avaliação das densidades mamárias assimétricas. Já a identificação e a caracterização das microcalcificações podem ser prejudicadas devido aos cortes muito finos da imagem e ao obscurecimento inerente ao método.

TRATAMENTO

Cirurgias redutoras de risco: mastectomia redutora de risco

A cirurgia mamária redutora de risco é uma estratégia que pode ser discutida nos casos de pacientes com risco muito alto de desenvolver neoplasia mamária. Esse grupo é reconhecido como o de pacientes que têm risco > 50% ao longo da vida de desenvolver a doença e, além disso, com a identificação de mutação patogênica na linhagem germinativa em genes conhecidamente relacionados com o câncer de mama, como, por exemplo, os genes *BRCA1* e *BRCA2* (associados à síndrome do câncer hereditário de mama e ovário).

Diversos outros genes são conhecidos em razão do risco alto a moderado para o desenvolvimento de câncer de mama, quando identificada mutação patogênica. No entanto, em virtude da descoberta mais recente desses genes, existem menos estudos demonstrando benefício em cirurgias redutoras de risco. Portanto, a discussão sobre a mastectomia redutora de risco nesse grupo de pacientes deve ser considerada de acordo com a história familiar.

Após a identificação inicial da síndrome de câncer de mama e ovário hereditário (*hereditary breast and ovarian cancer syndrome* [HBOC]) em 1971, alguns cirurgiões realizaram a remoção profilática das mamas e dos ovários em mulheres de famílias com suspeita de HBOC. No entanto, havia um ceticismo na comunidade médica sobre a eficácia dessas cirurgias. Nos anos 1990, quando se tornaram disponíveis testes clínicos para detecção de mutação nos genes *BRCA1* e *BRCA2*, as pacientes portadoras da mutação sem diagnósticos de câncer puderam ser adequadamente identificadas, mas nenhum estudo comprovava a eficácia das estratégias preventivas.

Entre os anos de 1999 e 2004 foram publicados os resultados de quatro estudos observacionais retrospectivos e prospectivos. Esses estudos compararam os resultados em mulheres que realizaram mastectomia redutora de risco com os de mulheres com os mesmos riscos que não realizaram a cirurgia e demonstraram redução de 90% ou mais no grupo de mulheres que realizaram a cirurgia, embora nenhum tenha demonstrado benefício em termos de sobrevida global nas pacientes que realizaram a cirurgia quando comparadas com as que não a realizaram.

Esse tipo de cirurgia é indicado como o método mais efetivo para reduzir a incidência de câncer de mama nas pacientes de alto risco. No entanto, sua indicação deve ser discutida com a paciente, uma vez que não foi comprovado benefício em termo de sobrevida nos estudos atuais. Por isso, deve ser evitado o uso da expressão cirurgia profilática.

A idade recomendada para realização da cirurgia não se baseia em estudos controlados. A média de idade ao diagnóstico de câncer de mama nas pacientes de alto risco é de 35 a 40 anos; por isso, a mastectomia redutora de risco deve ser discutida como opção para as pacientes com prole completa e nessa faixa etária. No entanto, não existe idade-limite para a cirurgia, e a discussão deve ser embasada na expectativa de vida da paciente, nos riscos cirúrgicos, na história familiar e na presença de mutação. Uma paciente de 60 anos de idade portadora de mutação no gene *BRCA2* tem risco cumulativo de 48% de desenvolver câncer de mama até a idade de 80 anos.

Existe disponível uma grande variedade de técnicas para realização da mastectomia redutora de risco, que vão desde a mastectomia total (com retirada do máximo possível de pele e do complexo areolopapilar) até a adenomastectomia (poupando o complexo areolopapilar). Atualmente, está bem difundida a realização de adenomastectomias e mastectomias poupadoras de pele (estas preservam apenas a pele e não o complexo areolopapilar) para cirurgias redutoras de risco. A reconstrução mamária imediata com prótese ou expansor deve ser oferecida às pacientes, e a determinação quanto aos tipos de incisão, cirurgia e técnica de reconstrução deve considerar a experiência do cirurgião, o desejo da paciente e as características anatômicas da mama.

Cabe destacar que a indicação de adenomastectomia e mastectomia poupadora de pele para tratamento de pacientes com câncer é estruturada em estudos que mostram resultados de recidiva e sobrevida global similares aos das pacientes tratadas com mastectomia, apesar de se assumir uma possibilidade de tecido glandular residual maior nessas técnicas.

A cirurgia mamária redutora de risco deve ser adotada após análise criteriosa de cada caso por equipe multidisciplinar e sem necessidade de urgência. Os benefícios, os riscos e os resultados de estudos demonstrando redução de 90% na incidência, mas sem benefício na sobrevida global, devem ser sempre discutidos com as pacientes.

A salpingooforectomia redutora de risco é recomendada para redução da incidência e mortalidade do câncer de ovário em pacientes com síndrome HBOC. Além da prevenção de câncer de ovário, essa cirurgia foi avaliada também quanto ao possível efeito na redução do câncer de mama. Pelo menos cinco estudos demonstraram redução de aproximadamente 50% no risco de câncer de mama quando a cirurgia foi realizada antes da menopausa. No entanto, um estudo alemão recente analisou esse objetivo com o uso de um critério adicional para minimizar o potencial de vieses dos estudos. Esse estudo excluiu mulheres com câncer prévio de mama ou ovários, considerou mastectomia redutora de risco como evento de censura e alocou pessoa-tempo antes da cirurgia. Os investigadores relataram ausência de efeito da salpingooforectomia redutora de risco para redução do câncer de mama.

Neste momento, portanto, deve-se ter precaução ao sugerir que a diminuição na incidência do câncer de mama é um efeito bem estabelecido quando a salpingooforectomia é realizada antes da menopausa, embora a maioria dos estudos demonstre esse dado.

Cirurgia da axila: quando é possível evitar o esvaziamento axilar

Historicamente, o tratamento cirúrgico oncológico da mama e da axila baseou-se no princípio proposto por Halsted de que o tumor se disseminava de maneira ordenada da mama para os linfonodos axilares e a partir daí para pontos distantes. Desse modo, indicava-se a ressecção de toda a mama e do conteúdo axilar com radicalidade máxima.

A publicação de Veronesi de 1995, em que a linfadenectomia axilar foi comparada com a biópsia de linfonodo sentinela (BLS), demonstrou a mesma eficácia de ambos os métodos, mas com menor morbidade no BLS, e desde então seu emprego está amplamente difundido para a abordagem axilar no câncer de mama inicial.

Atualmente, com o emprego da quimioterapia neoadjuvante há a possibilidade de ampliação das indicações de cirurgia conservadora de mama e axila, especialmente nos casos com boa resposta ao tratamento. Assim, passou-se a questionar a necessidade de linfadenectomia axilar, níveis I e II, especialmente após as evidências de que em 50% a 58% dos casos em que ela foi empregada os linfonodos se apresentaram livres de comprometimento.

Estudo multicêntrico, randomizado, denominado ACOSOG Z0011, publicado no *JAMA* em 2011, avaliou o impacto do esvaziamento axilar na sobrevida global das pacientes com linfonodo sentinela comprometido que realizaram cirurgia conservadora, seguida de tratamento adjuvante, incluindo radioterapia. Os resultados indicam que mulheres com linfonodo sentinela positivo e estadiamento clínico T1-T2 que realizaram radioterapia seguida de terapia sistêmica adjuvante não têm benefício adicional com o esvaziamento axilar em termos de controle local da doença, sobrevida livre de doença ou sobrevida global, além de redução de morbidade pós-operatória.

Outro estudo semelhante, denominado AMAROS, publicado em 2014 no *The Lancet,* objetivou comprovar a não inferioridade da radioterapia axilar comparada ao esvaziamento axilar em relação à recorrência axilar em 5 anos nos pacientes com BLS positiva. Não houve diferença significativa entre os dois grupos quanto à recorrência axilar em 5 anos, à sobrevida livre de doença e à sobrevida global. Houve diferença significativa na incidência e severidade do linfedema a favor do grupo de radioterapia. Os resultados desse estudo confirmam que o método de escolha no manejo da axila nos pacientes com BLS positiva não tem efeito na sobrevida, mas afeta consideravelmente a morbidade.

Recentemente foi publicado um estudo retrospectivo do Instituto Europeu de Oncologia (IEO) que investigou os resultados de uma série consecutiva de pacientes submetidas a tratamento neoadjuvante entre 2000 e 2010. Trata-se do primeiro estudo clínico a demonstrar a segurança da BLS após quimioterapia neoadjuvante (QT neo), cujo enfoque principal foi avaliar a taxa de recidiva axilar e sobrevida global dessas pacientes com uma abordagem diferenciada dos resultados. Nesse estudo, um grupo de 147 pacientes com axila cN1/2 anterior ao tratamento neoadjuvante tornou-se cN0 após a quimioterapia e foi submetido a BLS com esvaziamento axilar quando um linfonodo sentinela era positivo. Esses dados foram comparados com uma série consecutiva de 247 pacientes tratados durante o mesmo período que eram cN0 antes da neoadjuvância e assim permaneceram após o tratamento.

Após o acompanhamento médio de 61 meses, a recidiva axilar ocorreu apenas em uma paciente cN0 (0,4%) e em uma paciente cN1/N2 (0,7%) como primeiro evento. Além disso, ocorreram uma recidiva local e uma regional simultâneas em cada grupo, sugerindo que a BLS é aceitável em pacientes cN1/2 que se tornam cN0 após a terapia neoadjuvante. Além disso, os resultados das taxas de sobrevida foram muito semelhantes nos dois grupos, com uma sobrevida global em 5 anos de 90,7%, sendo 93,3% no grupo inicialmente cN0 e 86,3% naquelas pacientes inicialmente cN1/N2.

A partir dos resultados da publicação desse estudo, torna-se factível a realização de BLS em pacientes cN1/2 que se tornam cN0 após terapia neoadjuvante, particularmente naquelas sem doença residual na mama (pT0/pTx), pois o *status* do linfonodo sentinela mantém a expectativa de bom prognóstico. Já nos casos de pacientes com doença residual pT1/2/3, a linfadenectomia axilar não influencia a sobrevida global, a sobrevida livre de doença e nem mesmo o controle local.

O Painel de Conferência de St. Gallen 2015 também considerou que a BLS é apropriada em pacientes com axila clinicamente positiva na apresentação cujo estadiamento tenha sido modificado após a quimioterapia neoadjuvante, mas que é necessário o esvaziamento axilar se um linfonodo sentinela é positivo. As taxas de falso-negativos, no entanto, permanecem elevadas, a menos que três ou mais linfonodos sentinelas sejam examinados.

Influência do subtipo molecular no tratamento sistêmico

Em 2001, Perou e Sorlie classificaram o câncer de mama em quatro subgrupos moleculares com importantes diferenças prognósticas. São eles: luminal A, luminal B, HER2 superexpresso e triplo-negativo. O Quadro 26.2 apresenta as características de cada subtipo.

O prognóstico do câncer de mama está diretamente relacionado com o subtipo molecular, especialmente no que se refere à sobrevida global e às metástases à distância. Os tumores luminais são os que apresentam melhor prognóstico, enquanto os subtipos triplo-negativos se caracterizam por sobrevida pior.

Quadro 26.2 Subtipos moleculares

Subtipo	RE	RP	HER2	Ki67
Luminal A	Positivo	Positivo	Negativo	< 14%
Luminal B	Positivo	Positivo/negativo	Negativo	> 14%
Triplo-negativo	Negativo	Negativo	Negativo	-
HER 2 superexpresso	Negativo	Negativo	Positivo	-

A escolha da terapêutica em caso de câncer de mama é diretamente influenciada pelo subtipo molecular. O grupo de tumores luminal A responde muito bem à hormonoterapia. O grupo de tumores luminal B apresenta níveis menores de expressão de estrogênio e podem ter receptor de progesterona negativo, apresentando mais agressividade e pior prognóstico quando comparado ao grupo luminal A, com maior incidência de comprometimento axilar. Apresenta taxa menor de resposta à hormonoterapia e maior tendência de resposta à quimioterapia associada à hormonoterapia adjuvante. Os subtipos com superexpressão de HER2 são clinicamente mais agressivos, respondendo bem à quimioterapia, especialmente aos esquemas que associam o trastuzumabe. No cenário neoadjuvante, são bons respondedores. Os tumores triplo-negativos caracterizam-se por maior agressividade e pior prognóstico, além de altas taxas de recorrência sistêmica.

No cenário da neoadjuvância, sabe-se que os tumores HER2 e triplo-negativos podem atingir taxas de resposta patológica completa de 45,4% e 38,2%, respectivamente, segundo o estudo ACOSOG Z1071, no qual os tumores luminais apresentaram média de resposta de 11,4%.

PREVENÇÃO

Quando está indicado o aconselhamento genético para mulheres com câncer de mama?

As mulheres têm cerca de 12% de risco de desenvolverem câncer de mama durante suas vidas. Estima-se que 20% a 30% de todos os casos de câncer de mama sejam de origem familial e os outros 70% a 80% sejam esporádicos, resultantes da exposição a múltiplos fatores de risco. No entanto, apenas 5% a 10% de todos os casos de câncer de mama são atribuídos a mutações em um pequeno número de genes conhecidos que podem ser transmitidos de geração em geração. Essas famílias com câncer hereditário representam um pequeno grupo dentre todos os casos de mama diagnosticados anualmente. Ainda assim, a importância desse grupo de mulheres é absolutamente relevante. Os indivíduos com mutação em um desses genes apresentam risco significativamente maior de desenvolver câncer de mama, um segundo câncer de mama, bem como outros tipos de câncer. Esse grupo de pessoas é beneficiado com tratamento específico e com ações preventivas já bem estabelecidas, tornando-se um avanço mais importante nas descobertas contra o câncer nos últimos anos em virtude do grande potencial de se exercer uma medicina preventiva com custo e eficácia relevantes.

A avaliação de um indivíduo com risco de câncer de mama familiar ou hereditário é fundamentada na história familiar do paciente e, em caso de paciente com doença diagnosticada, também nas características da neoplasia (como subtipos histológicos, características imuno-histoquímicas, idade no momento do diagnóstico). Desse modo, toda a identificação baseia-se em uma anamnese completa, questionando a história familiar.

As pacientes que apresentam critérios para possível neoplasia de origem familial necessitam de avaliação genética, uma vez que o diagnóstico de câncer hereditário resulta em condutas diferenciadas de manejo para a paciente e seus familiares em risco, incluindo prevenção, *screening* e tratamento diferenciados. Esses critérios são bem estabelecidos por diretrizes internacionais (como US Preventive Task Force, National Comprehensive Cancer Network [NCCN] e European Society for Medical Oncology [ESMO]), nas quais foram embasadas as recomendações da Agência Nacional de Saúde Suplementar (ANS). Os critérios apresentam algumas variações, passando pelo percentual de resultados positivos estabelecido como critério mínimo (p. ex., algumas diretrizes consideram benéfico testar quando a chance de resultado positivo é maior do que aproximadamente 10%, enquanto outras fazem o teste quando maior do que 5%). No Brasil, o sistema de saúde suplementar privado (os convênios) cobre as consultas com geneticista e os exames genéticos complementares, quando indicados segundo as normas da ANS (Quadro 26.3).

Como são múltiplos os critérios detalhados, convém manter-se atento ao fato de que a história familiar é dinâmica, ou seja, a paciente pode não apresentar os critérios no momento, mas preenchê-los em uma próxima visita. A decisão quanto à necessidade de testagem laboratorial ou avaliação clínica para algumas síndromes de predisposição ao câncer com critérios clínicos cabe ao geneticista. A testagem laboratorial, como ressaltado previamente, deve ser oferecida com o aconselhamento pré e pós-teste, prevendo em conjunto com as pacientes os possíveis resultados e suas consequências psicológicas e terapêuticas.

Quadro 26.3 Critérios de encaminhamento para avaliação genética

Individuo afetado com um ou mais dos seguintes:	Individuo não afetado com câncer com um ou mais dos seguintes:
Câncer de ovário de origem epitelial Tumores mucinosos podem estar associados à síndrome de Lynch (incluindo trompas e câncer peritoneal primário) Mutação conhecida na família relacionada com câncer Câncer de mama triplo-negativo em idade ≤ 60 anos Idade jovem para câncer de mama (p. ex., testagem do gene *BRCA* é sugerida quando ≤ 45 anos ou < 50 anos se história familiar desconhecida) Dois cânceres de mama primários (concomitantes ou não, ipsilateral ou contralateral) Câncer de mama masculino Descendência judia Ashkenazi com câncer de mama, ovário ou pancreático em qualquer idade Câncer de mama em qualquer idade e: ≥ 1 parente de até terceiro grau com câncer de mama antes de 50 anos ou 1 parente de até terceiro grau com câncer de ovário epitelial ≥ 2 parentes de até terceiro grau com câncer de mama e/ou pancreático câncer pancreático populações de risco aumentado – os critérios podem ser adaptados História pessoal de câncer de mama invasor ou CDIS ou familiar de três ou mais, incluindo múltiplos primários no mesmo indivíduo: câncer de tireoide; câncer de endométrio câncer gástrico difuso; câncer adrenocortical câncer de pâncreas; sarcoma alterações dermatológicas e/ou macrocefalia leucemia; linfoma; câncer de intestino melanoma; câncer de próstata (Gleason >7) carcinoma adrenocortical; câncer de rim pólipos hamartomosos do trato gastrointestinal	≥ 2 tumores primários na mama, em um indivíduo ou em dois indivíduos diferentes do mesmo lado da família (ou materno ou paterno) Familiar até terceiro grau com: ≥ 1 câncer de ovário câncer de mama masculino mutação patogênica conhecida ≥ 2 tumores primários na mama, em um indivíduo ou em dois indivíduos diferentes do mesmo lado da família (ou materno ou paterno) com pelo menos um antes dos 50 anos ≥ 1 parente de primeiro ou segundo grau com câncer de mama antes dos 45 anos História familiar de três ou mais (incluindo múltiplos primários em um mesmo indivíduo): câncer de tireoide; câncer de endométrio câncer gástrico difuso; câncer adrenocortical câncer de pâncreas; sarcoma alterações dermatológicas e/ou macrocefalia leucemia; linfoma melanoma; câncer de próstata (Gleason >7) carcinoma adrenocortical; câncer de rim pólipos hamartomosos do trato gastrointestinal câncer de intestino

Fonte: adaptado do NCCN versão 2017.

Leitura complementar

Nelson HD. Screening for breast cancer: an update for the U.S. Preventive Services Task Force. Ann Intern Med 2009; 151:727-37.

Schopper D. How effective are breast cancer screening programmes by mammography? Review of the current evidence. Eur J Cancer 2009; 45:1916-23.

Frasson A et al. Doenças da mama: guia de bolso baseado em evidências. São Paulo: Ed Atheneu, 2013. 518p.

NCCN Clinical Practice Guidelines in Oncology (NCCN Guidelines). Version 1.2016 – july 27, 2016.

27

Fisioterapia para a Mulher com Câncer de Mama

Nazir Felippe Gomes
Valéria Andrade Pinto

INTRODUÇÃO

O câncer de mama é a neoplasia com maiores incidência e mortalidade na população feminina em todo o mundo. O tratamento da doença é capaz de afetar os componentes físico, funcional, emocional e social das mulheres, o que interfere diretamente no papel que elas exercem na sociedade.

A equipe de fisioterapia integra a equipe multidisciplinar na assistência às pacientes com câncer de mama, e a atuação desses profissionais minimiza as perdas de função causadas pelo tratamento cirúrgico e adjuvante.

Segundo Ebaugh, Spinelle e Schutz (2011), é comum que mulheres em tratamento para o câncer de mama relatem dor no membro superior homolateral à cirurgia, diminuição da amplitude do movimento (ADM) do ombro, fraqueza muscular e linfedema, o que limita a execução das atividades da vida diária.

Tradicionalmente, as mulheres com câncer de mama são classificadas de acordo com a Classificação Internacional de Doenças (CID), que fornece informações sobre a doença. No entanto, essa classificação isoladamente não orienta sobre o processo saúde-doença, uma vez que uma mesma condição de saúde não causa necessariamente as mesmas repercussões funcionais em diferentes indivíduos.

Diante dessa perspectiva, a Organização Mundial da Saúde (OMS) propôs a Classificação Internacional de Funcionalidade, Incapacidade e Saúde (CIF), que é um sistema de classificação da função e incapacidade. A CIF considera a funcionalidade um componente da saúde do indivíduo e não envolve apenas a doença, mas abrange também a capacidade de realização de atividades e tarefas relevantes da vida diária, a participação na sociedade e os aspectos pessoais e ambientais. Portanto, a CID e a CIF são classificações complementares e facilitam a compreensão do perfil funcional de cada paciente.

A busca por melhores estratégias de tratamento fisioterapêutico se faz por meio do conhecimento da patologia, com o tratamento e suas consequentes complicações. A abordagem fisioterapêutica está relacionada ao tratamento e suas complicações, que podem ser de curto, médio ou longo prazo:

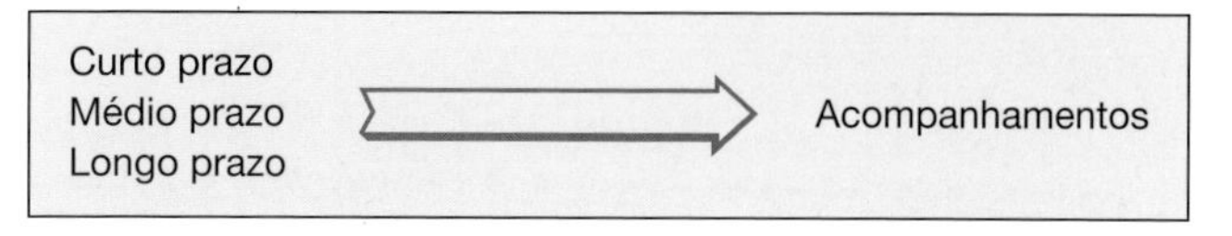

COMPLICAÇÕES A CURTO E MÉDIO PRAZO

- Infecções na área cirúrgica.
- Deiscência e necrose.
- Hematoma.
- Seroma/linfocele.

- Dor.
- Lesão nervosa.
- Encurtamento muscular.
- Retração muscular.
- Fibrose.
- Limitação movimento ombro.
- Restrição da ADM articular.

COMPLICAÇÕES A LONGO PRAZO

- Capsulite adesiva.
- Linfedema.
- Erisipela.

Segue uma breve descrição sobre as complicações mais comumente observadas pela equipe de fisioterapia durante o tratamento do câncer de mama.

DOR

A dor é um sintoma complexo, subjetivo e de alta prevalência nos pacientes oncológicos. Cerca de 33% das pacientes diagnosticadas com câncer ainda se queixam de dor mesmo após a conclusão do tratamento. A frequência da síndrome dolorosa pós-mastectomia é alta, variando entre 20% e 50%, sendo comum o uso de medicamentos para o alívio desse sintoma. No entanto, existem outras medidas terapêuticas que, somadas à medicação, resultam no controle efetivo e prolongado da dor.

Vários recursos fisioterapêuticos são utilizados para tratar a dor, como:

- Eletroterapia: neuroestimulação elétrica transcutânea (TENS).
- Crioterapia: como forma de resfriamento para diminuição dos fluxos sanguíneo e linfático do membro homolateral à cirurgia.
- Drenagem linfática manual.
- Mobilização articular.
- Acupuntura.
- *Kinesio taping*.

SEROMA/LINFOCELE

Seroma/linfocele constituem complicações caracterizadas pelo acúmulo de linfa sob a pele após mastectomia ou quadrantectomia com dissecção axilar. As pacientes normalmente referem dor na região cicatricial, inchaço, vermelhidão e aumento da temperatura local.

A fisioterapia contribui no cuidado do seroma e da linfocele com intervenção por meio de crioterapia e curativo compressivo por *kinesio taping* (Figura 27.1).

FIBROSE DO COLETOR LINFÁTICO

A fibrose do coletor linfático é uma complicação comum no pós-operatório e se caracteriza por fibrose no cordão da rede linfática, ocasionando dor persistente e

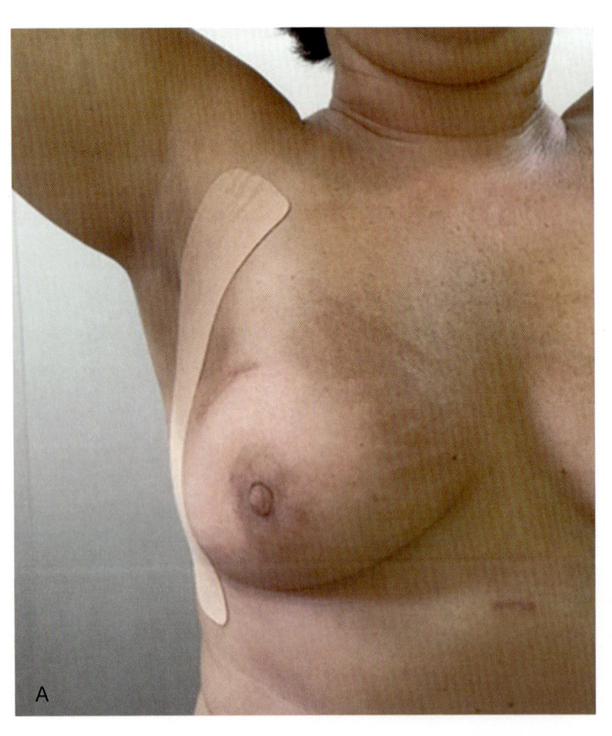

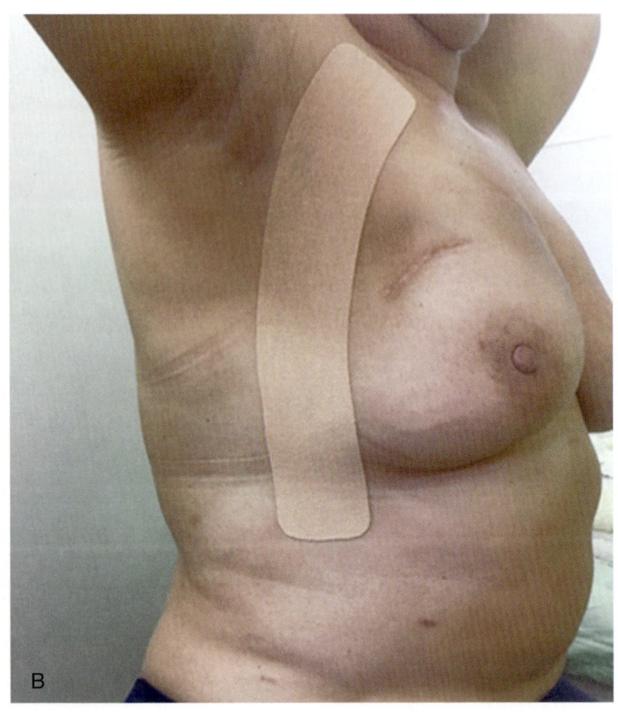

Figura 27.1A e **B** Compressão do seroma com *kinesio taping*.

diminuição da mobilização do membro homolateral à cirurgia (Figura 27.2).

A fisioterapia pode aliviar e conduzir à melhora da fibrose do coletor linfático com recurso do contraste (ultrassom/crioterapia), seguido por manipulação miofascial e ganho gradual de ADM por meio de alongamento e exercícios.

REDUÇÃO DE ADM

A redução da ADM é uma complicação consequente ao tratamento cirúrgico e à radioterapia, que podem acarretar imobilidade ou restrição dos movimentos do membro homolateral à cirurgia. O problema é resolvido com mobilização articular, alongamentos, crioterapia e fortalecimento em posição alongada (Figura 27.3).

A lesão nervosa também pode somar-se às complicações, resultando em alteração do ritmo escapuloumeral, assim como diminuição da força muscular.

LINFEDEMA

O linfedema é definido como alteração dinâmica ou mecânica do sistema linfático, ocasionando acúmulo de água, eletrólitos, proteínas de alto peso molecular e outros elementos no espaço intersticial. Como conse-

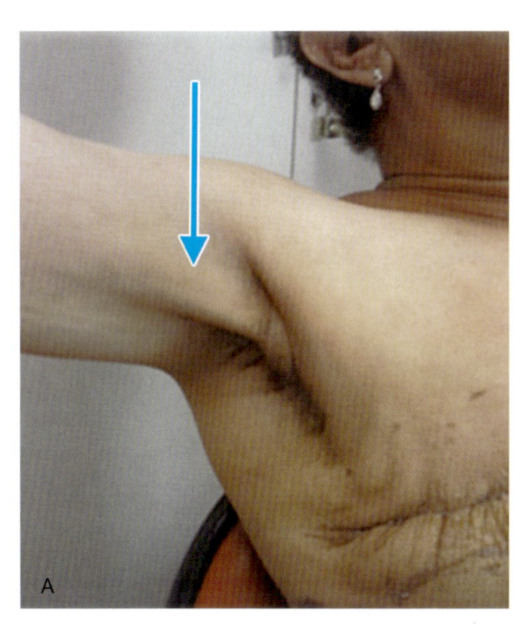

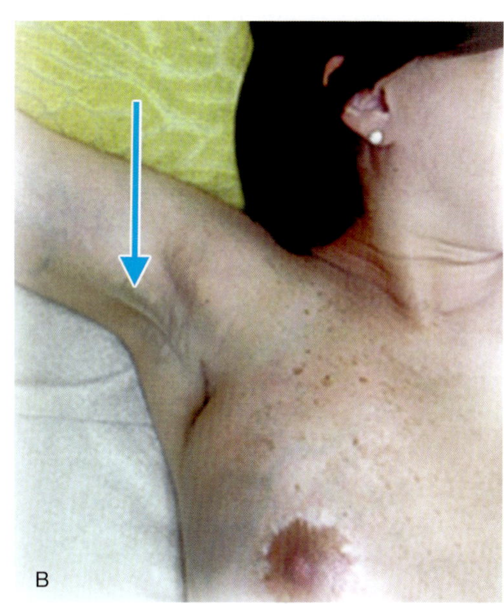

Figura 27.2A e **B** Fibrose do coletor linfático.

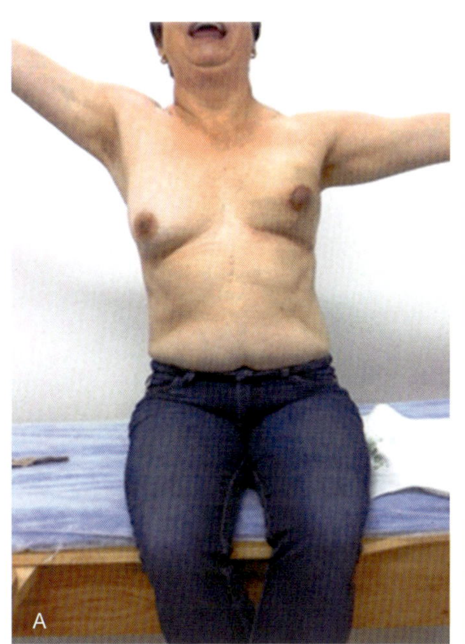

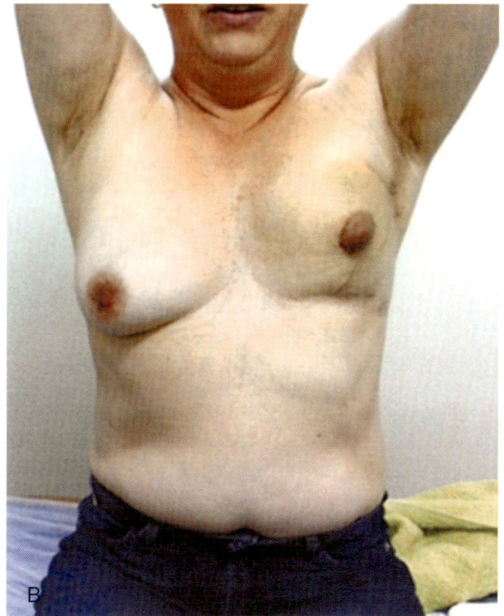

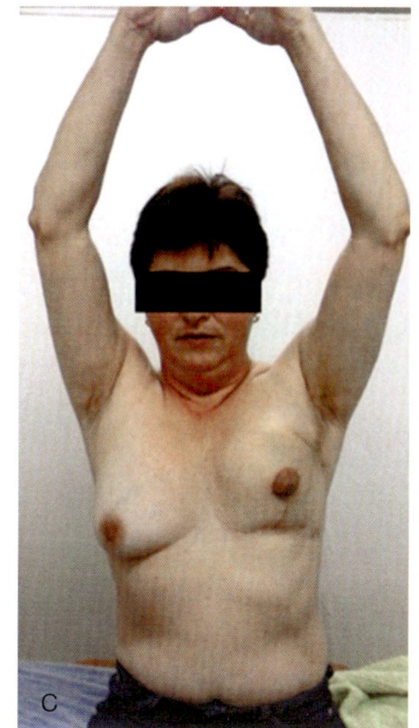

Figura 27.3A a **C** Aumento gradual da amplitude de movimento do ombro.

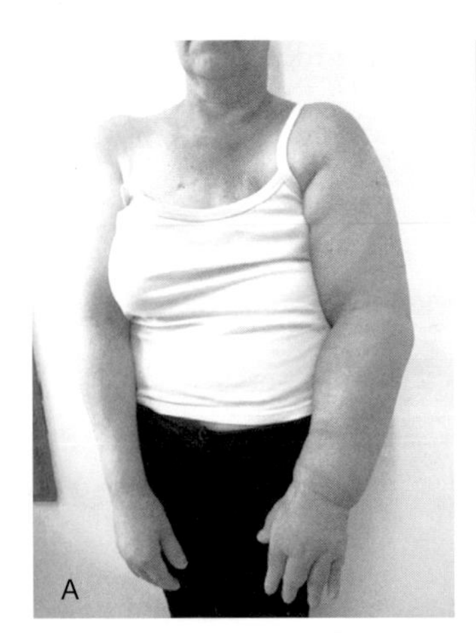

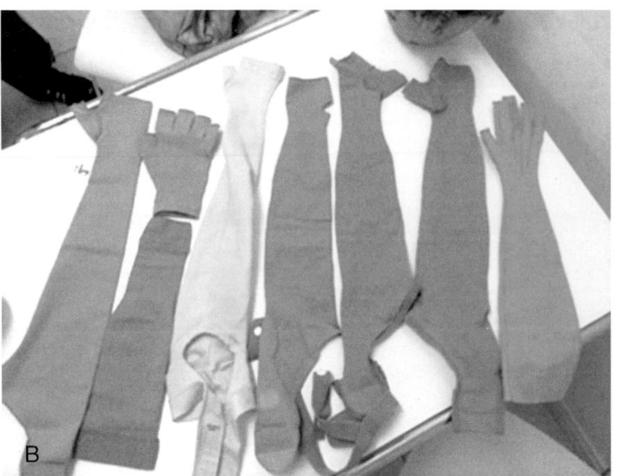

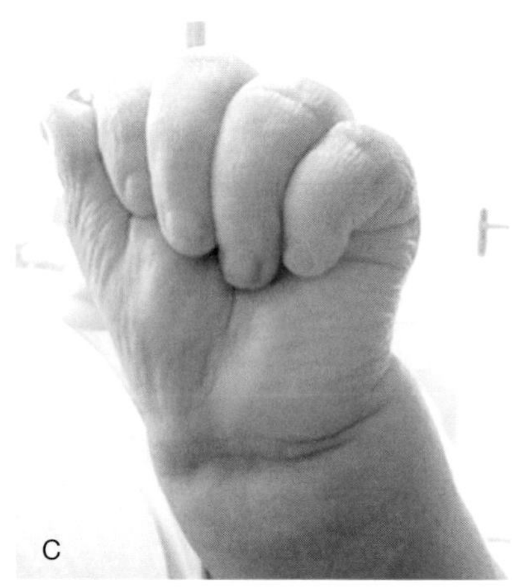

Figura 27.4A a **C** Linfedema secundário ao câncer de mama.

quência, ocorre aumento progressivo de volume da extremidade ou da região corporal com diminuição de sua capacidade funcional e imunológica, aumento de peso e modificações morfológicas. Essa complicação atinge cerca de 20% das pacientes após o tratamento do câncer de mama (Figura 27.4).

Fatores de grande influência no desenvolvimento do linfedema após a cirurgia do câncer de mama são: número de linfonodos removidos, radioterapia na axila, infecção pós-operatória, infecção do braço homolateral à cirurgia, obesidade e idade avançada.

A instalação de um quadro de linfedema deve ser prevenida e retardada desde o esvaziamento axilar por meio de orientações sobre o cuidado com o membro.

Diante dos resultados clínicos observados, a combinação das seguintes medidas é a maneira mais eficaz de tratar essa complicação:

- resfriamento por crioterapia;
- hidratação da pele;
- drenagem linfática manual;
- enfaixamento compressivo;
- uso de braçadeiras.

CONSIDERAÇÕES FINAIS

O trabalho da equipe de fisioterapia ganha destaque na melhora da qualidade de vida das mulheres com câncer de mama, uma vez que a sobrevida dessas mulheres tem aumentado nas últimas décadas e grande parcela das pacientes submetidas ao tratamento da doença evolui com alguma sequela funcional.

Leitura complementar

Brasil. Instituto Nacional de Câncer José de Alencar Gomes e Silva/ Ministério da Saúde. Estimativa 2016: incidência do câncer no Brasil. Rio de Janeiro (RJ): INCA, 2015.

Couceiro TCM, Menezes TC, Valênça MM. Síndrome dolorosa pós-mastectomia. A magnitude do problema. Rev Bras Anestesiol 2009; 53(3):358-65.

Ebaugh D, Spinelli B, Schmitz KH. Shoulder impairments and their association with symptomatic rotator cuff disease in breast cancer survivors. Med Hypotheses 2011; 77(4):481-7.

Khan MA. Effect of preoperative intravenous steroids on seroma formation after modified radical mastectomy. J Ayub Med Coll Abbottabad 2017; 29(2):207-10.

Sampaio RF, Mancini MC, Fonseca ST, Miranda AD, Bittencourt NFN, Gonçalves GGP. Aplicação da classificação internacional de funcionalidade, incapacidade e saúde (CIF) na prática clínica do fisioterapeuta. Rev Bras Fisioter 2005; 9(2):129-36.

Sayegh HE, Asdourian MS, Swaroop MN et al. Diagnostic methods, risk factors, prevention, and management of breast cancer-related lymphedema: past, present, and future directions. Curr Breast Cancer Rep 2017; 9(2):111-21.

Sousa E, Carvalho FN, Bergmann A, Fabro EAN, Dias RA, Koifman RJ. Funcionalidade de membro superior em mulheres submetidas ao tratamento do câncer de mama. Revista Brasileira de Cancerologia 2013; 59(3):409-17.

van den Beuken-van Everdingen MHJ, Riije JM, Kessels AG. Schouten HC, van Kleef M, Patijn J. Prevalence of pain in patients with cancer: a systematic review of the past 40 years. Annals of Oncology 2007; 18(9):1437-49.

28

Quem Tem Medo do Câncer de Mama?

Sandra Starling

INTRODUÇÃO

Com o título acima, publiquei artigo assinado no jornal *Estado de Minas* às vésperas da cirurgia a que me submeti em maio/junho de 1995. Creio ter mostrado, previamente, o que eu havia escrito ao Dr. Henrique Moraes Salvador Silva, meu mastologista.

Soube depois, por amigas minhas, que muitas delas correram aos médicos para se assegurarem de que não tinham a doença. Esse efeito – ajudar outras pessoas – é agora, também, o que me move a atender o honroso convite que me foi formulado para escrever nesta publicação.

Abrirei meu coração, ainda que lágrimas me venham aos olhos…

Na primavera de 1995 eu tinha 51 anos de idade. Havia sido histerectomizada dois anos antes e entrado na menopausa, quando fiquei sabendo que a tia de meu marido, apenas três meses mais velha que eu, tinha acabado de ser operada de câncer de mama. Corri de Brasília – onde eu trabalhava – a Belo Horizonte para me submeter a uma mamografia, o que a dedicação integral à política me impedia de fazer com regularidade. Estava em meu segundo mandato como deputada federal e Fernando Henrique Cardoso começava a deitar e rolar, fazendo toda sorte de reformas econômicas – as mesmas que, quando intentadas antes, haviam travado a Revisão Constitucional de 1993. Eu tinha pressa em voltar.

Fiz a mamografia, conduzida por uma médica, e, já que meu voo de volta só sairia no fim da tarde, fui aproveitar o resto do tempo para resolver umas pendências. Chegando em casa para pegar a maleta de viagem, recebo o recado: o Dr. José Salvador Silva, então meu ginecologista, me procurava sem cessar. Liguei-lhe. Pediu-me para voltar ao Hospital Mater Dei, pois havia dado um problema no meu exame. Daí pra frente, branco total, exceto quando Henrique Salvador, seu filho, enfiou-me uma agulha do tamanho do mundo na mama direita e balançou a cabeça em sinal positivo para o pai. Nada mais vi, nem me foi perguntado – se é que me lembro de qualquer outra coisa naquela tarde infinita. Infinita ou infinda.

Tomei o voo da TAM (atual LATAM); procurei uma poltrona na última fileira – era fumante inveterada e ainda se permitia fumar em aviões – e fiquei, angustiada, me perguntando: “E se eu estiver com câncer?” Recordava-me, incessantemente, de que toda a família de minha mãe, cinco pessoas, mesmo sem incluí-la – pois sobre ela não chegou a haver pesquisa por ocasião de seu falecimento, embora houvesse suspeitas do comprometimento de seu cérebro – havia morrido de câncer.

"Aquela doença-que-a-gente-não-fala-o-nome", como se dizia quando eu era menina.

Nem sei o que falei para meu marido sobre o nódulo encontrado.

O Dr. José Salvador Silva havia mandado que eu aguardasse um telefonema dele, que veio no mesmo dia em que fiquei sabendo que seria avó pela primeira vez. Avó de João Vitor de Azevedo Coelho, hoje residente em Brookline, Massachusetts, EUA.

CÉU E INFERNO

"Meus pêsames e meus parabéns" – disse-me o Dr. José Salvador, ao lado do filho, quando abri meus olhos no quarto do hospital, depois da cirurgia. "Você tinha um carcinoma na mama direita, mas agora está curada. Garanto-lhe que vai viver, pelo menos, mais vinte anos."

Lá se foram 22 anos e oxalá nunca mais eu tenha que passar por essa enfermidade.

Quero morrer como um passarinho: de que morrem os passarinhos? Só sei que do nada caem duros, duros, e lá ficam inertes, aquelas coisinhas tão mimosas. Queria ser mimosa e morrer como um passarinho, caindo dura no chão.

Lembro-me de que a rica herdeira da Kodak, Linda Eastman, então esposa do ex-*beatle* Paul McCartney, foi operada de câncer de mama no mesmo dia em que eu fui e, dois anos depois, veio a falecer...

Volto à cena no quarto de hospital: "parecem um par de jarras" – ri para mim mesma. Veio à minha mente que, quando menina, minha mãe falava desse jeito de pessoas que se vestiam iguais. Ambos usavam o jaleco branco. Acesso de riso contido... Viro o rosto para não dar vexame. Começo logo a chorar, vendo o espanto de meu marido ao lado da cama após tão impactante comunicação.

Assim ficam as emoções da pessoa que tem de enfrentar um câncer: riso e choro. Choro e riso. Na mesma hora fiquei tomada pela euforia quando tive a notícia de que com o esvaziamento das axilas nada havia sido encontrado. Ainda não havia como detectar o linfonodo "sentinela". Depois, a depressão profunda a cada vez que tinha de ir às sessões de fisioterapia ou de radioterapia. Tinha raiva profunda, imensa raiva das pessoas sãs, a começar pelo círculo mais próximo: por que logo eu? Punha para tocar, seguidamente, duas músicas: Tim Maia cantando "Como uma onda no mar", de Lulu Santos e Nelson Motta ("Nada do que foi será do jeito que já foi um dia...") e Maria Callas se entregando à primeira ária da belíssima ópera *Lucia de Lammermoor*, de Gaetano Donizetti. À época, cheguei a gravar uma cópia dessa obra-prima para oferecê-la ao Dr. José Salvador, exímio apreciador da boa arte.

Humilhação terrível sair do hospital carregando aquela bolsinha de dreno e lá ter de voltar diariamente (diariamente?) para esvaziá-la. Todo mundo usava uma só bolsa. Eu tinha de usar uma e ficar escondendo a outra...

Impossível acreditar nisso, mas Brasília, a capital federal, não possuía aparelho de radioterapia. Na verdade, havia um no Hospital de Base, mas estava estragado e sem perspectiva de conserto. Cheguei a queixar-me junto à vice-governadora do DF, a médica e companheira na política Arlete Sampaio. Era tempo de grandes acontecimentos na vida pública e eu, membro do Congresso Nacional, não poderia me ausentar! Mas não houve outra solução: tive de ficar de molho em Belo Horizonte por 33 dias, para cinco minutos de radiação diária, por cinco dias na semana. Minha traquinagem – palavra da moda em época de Lava-Jato – foi fugir do hospital e ir ao plenário da Câmara dos Deputados declarar que estava em tratamento de câncer de mama e, ainda que sem nenhuma validade regimental, adiantar que meus votos teriam sido tais e quais, se lá pudesse estar quando essa ou aquela matéria fosse apreciada pelo plenário.

Vinha fazendo fisioterapia, em Belo Horizonte, com um excelente profissional, Nazir Felippe Gomes, e tudo indo às mil maravilhas. Aí volto para Brasília e vou continuar tudo lá. Volto crente de que estava abafando, magrinha, magrinha. Até o deputado Padre Roque Zimmerman, meu colega, dizer que eu estava horrível com as pernas muito finas. Tenho "pernas de cambito", já dizia minha mãe. Cruel. Persevero na fisioterapia no que havia de melhor no Distrito Federal, mas, por incrível que pareça, sinto que vou perdendo os movimentos do braço direito. Atrofiado. Está ficando atrofiado e já não estendo o braço nem para a frente, nem para cima, nem para o lado, nem para trás. Meu marido tenta me consolar, dizendo que eu estava parecendo aquele veterano de guerra norte-americano, à época candidato a presidente dos EUA pelo Partido Republicano, Robert Dole. Não acho graça alguma. Depois de um tempo, não consigo mais cumprimentar ninguém.

Aí, perco a paciência e ligo para o Dr. Antônio Ronaldo Nazaré, então chefe do Departamento Médico do Cruzeiro Esporte Clube. Eu era do Conselho Deliberativo do clube. Sou "tarada" por futebol! Nazaré me corta: "Entendo de joelho, não sou especialista em braços." Insisto. "Você entendia só de joelhos, agora vai me curar. Tenho certeza." (Ah, minhas certezas.... do nada... desde menina...) Ele concede e me manda vir a Belo Horizonte e, antes de mais nada, determina que eu faça um ultrassom. Faço. Nenhum dano no ombro. Recebo, porém, um aviso duro: "Agora você vai fazer fisioterapia por trinta dias, sem falhar nem um dia, pela manhã e à tarde, com minha melhor fisioterapeuta, aquela que, quando digo a um atleta que o quero em campo em tanto tempo e ele vai ter de se tratar com ela, o cara chora." Homem chora, sim senhor!

A linguagem do Dr. Nazaré parecia a de um general ou, no mínimo, um coronel. Mas obedeço. Quero ficar boa. Aí, à queima-roupa, a notícia: "Mas você nunca mais vai tirar o sutiã pondo o braço para trás. Nunca mais." Aprendo a frase. Agora, passados tantos anos, aquele disciplinador é um doce de criatura e cuida até, perdoem-me o arroubo anatômico, de fraturas "na ponta do meu nariz". A dura experiência compartilhada fez com que nos tornássemos amigos!

E toque a trabalhar. Sou dedicada e perseverante. Desdobrei-me. A tal fisioterapeuta era o "cão". Quando ela pegava meu braço para fazê-lo se mover, tinha vontade de morder o mundo. Como doía!!!! Mas não falhei dia algum e fui inventando nomes para todos aqueles chatíssimos aparelhos, cones, bolinhas, quadrados, aproveitando para espiar com o rabo do olho cada moço "bonito pra burro" – jogador de algum esporte – que por lá também aprendia o que era bom pra tosse.

Trinta dias. Em seguida, vou ao consultório do Ronaldo Nazaré e já entro perguntando: "Quer ver como meus seios estão lindos?" É que, ao fim e ao cabo, depois de tanto esforço, consegui a proeza de abotoar e desabotoar o sutiã. Claro que o médico não ia se deixar assediar por mim... Hoje, diz ele que eu estava praticando "bullying"... Só me deu os parabéns e me mandou de volta a Brasília, onde eu encararia mais um desafio: concorrer à liderança da bancada parlamentar no ano seguinte. Ganharia aquela parada. Estava pronta para a disputa. Sentia-me renovada, estimulada. Ganhei. Com diferença de um só voto, mas ganhei.

Antes disso, um teste desafiador. Recebera um convite do governo japonês para ir a Gifu discutir a reforma do Conselho de Segurança da ONU. Dedicava-me na Câmara dos Deputados aos temas de relações internacionais, e a programação era sedutora. Achava, no entanto, que não daria conta. A distância, a duração dos voos, os deslocamentos por trem em território japonês, o ritmo alucinante das palestras e recepções, a súbita alteração na alimentação e no clima... Consulto o Dr. José Salvador, que, de bate-pronto, ordena: "Você vai de qualquer jeito." Fui e faço questão de registrar que não me arrependo da maravilhosa experiência que me proporcionaram as autoridades nipônicas, não sem antes deixar de consignar o meu profundo agradecimento ao Deputado Federal Feu Rosa, do Estado do Espírito Santo, meu colega de viagem, que, sabedor do meu delicado estado de saúde, fazia questão de carregar minhas malas e me auxiliar nas escadas rolantes e coisas que tais, naquela terra do sol nascente.

Fazendo todos os controles, de seis em seis meses, toda vez que vou ao Dr. Henrique só respondo ao seu cumprimento dizendo a mesma coisa: "Se estou boa? Vai depender do que você achar aí nesse exame que acabo de fazer..." Em seguida, se meu marido não se encontra por perto, telefono pra ele e digo aliviada: "Acabo de sair do Henrique. Estou boa feito um coco."

Há 22 anos.

A pessoa que tem câncer de mama (mulher ou homem: o grande jurista San Tiago Dantas, por exemplo, morreu de câncer de mama, e muito pouca gente sabe disso) passa a depender emocionalmente primeiro do(s) médico(s) que a atende(m). Depois, da família. Ai de quem não consegue ter um médico competente, seguro e, acima de tudo, compreensivo e carinhoso! Ainda que insistam no linguajar hermético. Não me conformo em ser leiga e insisto, até chegar ao paroxismo da chatice, em que me sejam esclarecidas, ponto por ponto, as tais "necessidades técnicas".

Ai de quem não possui um(a) companheiro(a), filhos e quem mais possa paparicá-lo o tempo todo! Porque a pessoa fica numa fragilidade enorme. Mas também tem de se ajudar. Tem de lutar para não cair na "fossa" total. Tem de levantar a cabeça, tem de prosseguir, tem de querer ficar boa. "Vida que segue", como diria João Saldanha. Tem de acreditar que vai ficar bem de saúde e sair dessa. Daí que muitas (ou muitos) de nós que vivemos esse impacto nos descobrimos outra pessoa depois do sufoco, com mais segurança em si, com muito mais garra de viver.

Outro choque: quando a pessoa se vê mutilada no espelho. Tive de fazer quadrantectomia, e o mamilo direito ficou torto. Para conseguir sobreviver assim, tive de, mil vezes, cantar pra mim mesma, como a Amelinha e o Zé Ramalho: "e um olho cego vagueia procurando por um..." E agarrar-me a um travesseirinho para deitar sem nada me tocar o seio. Outra luta: voltar a ter relações sexuais. A pessoa fica temerosa de não dar conta de se entregar, assim mesmo, mutilada, para outra pessoa. Afinal, o seio é para nós, mulheres, uma parte importantíssima de nossa sexualidade. Tive de procurar um sexólogo.

Mas, porque (quase) tudo tem seu lado positivo, fiquei com uma surpreendente capacidade de previsão meteorológica. Sim, meteorológica! Sei direitinho quando vai chover, pelo que dói o seio operado. Se alguém duvida, que pergunte ao Dr. Henrique Salvador se não é verdade. No duro! Pode achar que é trabalho da minha imaginação, mas é o que sinto.

Finalmente, na fisioterapia, fazer a "caminhada da formiguinha", com o braço para cima e para baixo. E, no período da radioterapia (33 sessões), cometi minha maior imprudência, que assim justifiquei perante o Dr. Miguel Torres Teixeira Leite, o radioterapeuta que me assistia: "Bom, você cuidou muito bem do meu corpo, mas eu mesma tratei de cuidar da minha alma." Tomei 33 garrafas de vinho tinto: uma por dia! Entrementes, escondia as garrafas dos amigos que me visitavam durante a convalescença.

Não posso esquecer de dizer que sou muito supersticiosa e que, por isso, nunca mais aceitei fazer mamografia (bendito aparelho!) com a doutora que eu achava que era quem havia notado o problema inicialmente. Passei a ir ao Dr. Jairo Luiz Coelho Júnior todos esses anos. Pois bem. Outro dia, o Dr. Jairo me confidenciou que foi ele quem havia feito o diagnóstico do achado... Continuo a ir ao seu consultório. Prevalece em mim o passado, mesmo errado, como confesso aqui. Superstição é superstição!!!

E, vitória!, consegui organizar, com o inestimável apoio de meu querido e saudoso colega e amigo, o Deputado Federal José Aristodemo Pinotti, médico de renome nacional, uma sessão especial sobre câncer de mama, na Câmara dos Deputados, mercê do inigualável apoio da Sociedade Brasileira de Mastologia e suas afiliadas estaduais. Colocamos em debate a necessidade de se ter aparelho de mamografia à disposição das mulheres Brasil afora. Até, lá na frente, obrigar o SUS a realizar o exame e depois ver a marcha a ré que foi a portaria "revogando" parte de uma lei, de sorte que se limitasse ao escrutínio de uma mama em cada exame. Mas isso é política no mau sentido, e disso aqui não falo.

Depois veio a rotina de tomar citrato de tamoxifeno, inibidor de estrogênio, diariamente. Nolvadex era o nome de marca do medicamento que eu ingeria naquele tempo. Tomei durante seis anos e meio, embora a indicação médica fosse de apenas cinco anos. Sei lá por que tomei mais tempo e nem quis saber de participar de uma pesquisa randomizada, em que quem fosse sorteado continuava ou não a tomá-lo. Arriscar pra quê? E ainda ter de aguentar certas discussões com ambientalistas que tomavam partido da perpetuação das espécies vegetais. É que o citrato de tamoxifeno era extraído da casca de árvores que só existiam em certas áreas montanhosas, precisamente nos Estados de Washington e Oregon, na costa oeste dos EUA, se não me falha a memória. O aumento da demanda pela droga estava levando, perigosamente, à extinção da espécie. E a droga não podia, ainda, ser sintetizada artificialmente. Daí a batalha pela vida, em seus sentidos amplo ou estrito. De um lado, os defensores da natureza, do outro, quem já tinha câncer e precisava da droga com a urgência de anteontem. Há, como se sabe, ambientalistas "antropocentrados" e outros que buscam preservar qualquer vida, sem hierarquia entre as espécies. O duro é você ter de fazer sua própria escolha...

Tudo se passou quando eu tinha 51 anos. Hoje tenho 73. Espero, com esse depoimento, ajudar, no presente, aos médicos que me lerem, assim como espero, no futuro, ao morrer, ajudar os discípulos de Hipócrates, uma vez que resolvi doar meu corpo à Faculdade de Medicina da Universidade Federal de Minas Gerais para estudos de anatomia e para o que mais os meus despojos puderem servir.

Sou apenas uma continha no rosário dos que viveram ou viverão sobre esta Terra.

e alergias inerentes à paciente e as dificuldades técnicas para a anestesia, de modo a se preparar mais adequadamente, evitando surpresas e complicações.

É primodial a escolha de um ambiente adequado que possibilite a cirurgia com segurança e tranquilidade e cumpra rigorosamente os requisitos exigidos pela Agência Nacional de Vigilância Sanitária, assim como outros órgãos reguladores e protocolos mundiais para a segurança da paciente de maneira geral.

Em muitos casos, o planejamento multidisciplinar irá agregar segurança e maiores possibilidades de sucesso. O preparo adequado da paciente, além dos cuidados rotineiros, muitas vezes irá exigir a presença de outros profissionais que poderão contribui para o sucesso da cirurgia, como nutricionista, psicólogo, psiquiatra, infectologista, hematologista, cirurgião geral, clínico e fisioterapeuta, entre outros.

A associação e a interação profissional, além de promover a segurança e a sensação de maior cuidado na própria paciente, poderá minimizar futuras demandas judiciais, cada vez mais frequentes em virtude dos erros médicos ou decorrentes de complicações que a paciente acredita poderem ser evitadas se ela tivesse sido mais bem tratada pela equipe médica.

TÉCNICA CIRÚRGICA

Princípios gerais

- Disponibilidade de instrumental cirúrgico e aparelhagem adequada a cada tipo de cirurgia. Nesse aspecto, são de extrema importância a adequação e o uso de instrumental específico, uma vez que a manipulação delicada dos tecidos e principalmente da pele com o mínimo de trauma irá contribuir para a redução das intercorrências, como cicatrizes inestéticas, necroses de tecido, serosidades, deiscências e infecção.
- O planejamento das incisões deve obedecer às linhas de tração da pele, posicionando-as de modo a proporcionar e facilitar sua ocultação em dobras anatômicas, transição de unidades anatômicas e vestimentas.
- O emprego de técnica atraumática e o cuidado com a proteção dos tecidos e sua manipulação são importantes para o sucesso do tratamento. Desse modo, devem ser evitados a exposição desnecessária e o consequente ressecamento de áreas cruentas, muitas vezes as protegendo com compressas umedecidas em soro fisiológico.
- Convém empregar com delicadeza pinças e ganchos no manuseio da pele e dos retalhos, evitando traumas e lesões da microcirculação e danos aos tecidos. O uso de afastadores traumáticos poderá aumentar o risco de comprometimento dos retalhos cutâneos.
- Hemostasia suficiente e adequada, evitando-se o uso exagerado de eletrocautério, o que poderá acarretar maior necrose tecidual e respectivas intercorrências.
- Ao reposicionar e suturar os tecidos, devem ser evitadas a permanência de espaços vazios (espaços mortos) e a tração excessiva dos retalhos com sua melhor acomodação. Os pontos não devem ser tensos, mas distribuídos o suficiente para proporcionar bom apropinquamento e delicada eversão das bordas, o que, associado ao uso de instrumentais próprios, irá minimizar o sofrimento desses tecidos, promovendo resultados mais seguros e esteticamente mais satisfatórios.
- O material usado na sutura determinará a qualidade da cicatriz em função da reação tecidual por ele causada. Os diferentes tipos de fios apresentam características peculiares ao material de sua fabricação, causando maior ou menor reação inflamatória. O uso de fios adequados em cada plano de sutura deverá ser levado em consideração, assim como a durabilidade de sua força tênsil. De maneira geral, é preferível a utilização do fio de náilon mais grosso em planos profundos e mais fino em planos mais superficiais. Trata-se de fio com boa resistência, menos alergênico, de uso consagrado e de baixo custo.

Esses cuidados assumem especial relevância na população brasileira, miscigenada, em que são comuns doenças decorrentes da cicatrização, como discromias, hipertrofias e queloides.

Recentemente tem sido popularizado o uso de cola biológica, facilitando e agilizando o fechamento externo da ferida, bem como evitando a necessidade de retirada dos pontos, o que causa desconforto à paciente. No entanto, seu custo ainda é elevado e carece de mais estudos científicos que referendem maior segurança e melhores resultados estéticos com seu uso.

Cirurgias das mamas

Uma grande variedade de técnicas e táticas cirúrgicas compõe o arsenal disponível para o tratamento das mamas. Em relação às mamoplastias redutoras e mastopexias, a maior evolução se deu no estudo do pedículo empregado para deslocamento e reposicionamento do CAP. A confecção dos pedículos é fundamentada na distribuição vascular específica, sendo planejados retalhos axiais de modo a garantir a nutrição adequada do CAP. São descritos pedículos de origem central, lateral, medial, superior, inferior ou em várias combinações (superior e inferior, transverso etc.).

Entre as técnicas consagradas, a descrita por Pitanguy utiliza pedículo superior nutrido medialmente por perfurantes da artéria torácica interna e lateralmente por ramos da artéria torácica externa. A ressecção é realizada mediante pinçamento bidigital da pele e estimativa do excesso tecidual com a elevação do CAP até o ponto de maior projeção do cone mamário, previamente identificado como ponto A, com projeção do sulco mamário sobre a linha hemiclavicular. Segue-se montagem dos pilares lateral e medial glandulares remanescentes, conferindo à cicatriz final o formato de T invertido.

As técnicas que empregam o pedículo medial se baseiam nas perfurantes da artéria torácica interna com a vantagem de possibilitar maior capacidade de rotação e subida do CAP com menor liberação da derme, mantendo boa irrigação via complexo subdérmico.

Liacyr Ribeiro propôs o uso de retalho de pedículo inferior não areolado associado ao pedículo superior. Esse retalho inferior dermoglandular seria utilizado para preencher o polo superior da mama, comumente vazio em pacientes portadoras de ptose mamária. Sua vascularização é originada de ramos perfurantes do quarto, quinto, sexto e espaços intercostais, via artéria torácica interna. É feita a ressecção do excesso de tecido mamário, quando necessário, mantendo-se o pedículo superior areolado e preservando o retalho de pedículo inferior que será posicionado superiormente e fixado sobre o músculo peitoral. Os pilares da mama são reposicionados e fixados entre si e sobre o retalho de pedículo inferior.

Com relação às cicatrizes, são descritas técnicas que resultam em vários formatos: em T invertido, em L, verticais e periareolares. O formato e o tamanho das cicatrizes serão determinados pelo montante de pele a ser ressecado e pela familiaridade do cirurgião com a técnica utilizada.

A mamoplastia de aumento tem apresentado evolução tanto no que se refere ao planejamento técnico como à qualidade dos implantes utilizados. As vias de acesso podem ser a inframamária, a periareolar, a axilar ou, menos frequentemente, a abdominal. Vários estudos procuram determinar o plano cirúrgico de inclusão do implante mamário mais adequado, o qual pode ser subglandular, submuscular (músculo peitoral maior), subfascial ou parcialmente coberto pelo músculo peitoral maior (superior, *dual plane* ou inferiormente). Esses estudos levam em conta fatores como o índice de contratura capsular, a manutenção do posicionamento da mama e do implante a longo prazo e a naturalidade do resultado. Pode-se peceber que, além de cada paciente se beneficiar de técnica ou tática específica, é grande a importância da experiência e adaptação de cada cirurgião às diversas técnicas existentes.

A associação das mamoplastias aos implantes de silicone segue os mesmos princípios das mastopexias, mas com o cuidado de ressecar a pele de maneira mais conservadora em virtude da distensão maior do saco mamário causada pela expansão com o implante.

Cabe salientar também a existência de material inerte nas mamas, o que aumenta o risco de complicações gerais, como infecção, assim como os riscos inerentes aos implantes (p. ex., contraturas capsulares e rejeição). Todos esses fatores deverão ser esclarecidos às pacientes, lembrando que seu uso, apesar de poder contribuir positivamente nos resultados estéticos, exigirá supervisão e acompanhamento a curto, médio e longo prazo, assim como pode haver o risco de complicações locais.

Mais recentemente, o linfoma anaplásico de grandes células foi associado ao uso dos implantes de silicone, porém ainda há a carência de estudos que confirmem essa associação e que determinem os fatores precipitantes e o índice de risco.

A reconstrução mamária é um capítulo à parte em função de sua complexidade. Convém lembrar que todas as considerações até aqui levantadas também se referem à reconstrução das mamas. Não existe divisão na cirurgia de mama, tendo todos os procedimentos caráter estético e reparador. Portanto, os princípios adotados na cirurgia estética, principalmente os que levam em consideração as expectativas da paciente, deverão ser adotados aqui. A finalidade reparadora é o objetivo principal nesses tipos de cirurgia, mas, passado todo o trauma ligado ao câncer (mastectomia, quimioterapia e radioterapia), o que ficará marcado e visível será o resultado cosmético da(s) mama(s) acometida(s). E, em caso de cura, este será o resultado que a paciente levará por toda a vida e que a acompanhará diante do espelho e de seus entes queridos.

RESULTADOS

Os resultados estéticos ideais são aqueles que atendem plenamente as expectativas das pacientes ou até mesmo as superem.

Isso só será possível com o emprego de técnicas adequadas ao biotipo de cada paciente e com todos os cuidados que minimizem ao máximo a ocorrência de complicações, oferecendo à paciente a possibilidade de retorno ao convívio social e ao trabalho o mais breve possível. No entanto, no âmbito estético, caso todo esse cuidado técnico não supra a necessidade emocional da paciente, não será alcançado o resultado pretendido. Um resultado bem-sucedido tem início no pré-operatório com o entendimento claro e aceitação da paciente quanto às possibilidades de complicações ou de resultados aquém dos sonhados por ela, não por limitações técnicas, mas por incompatibilidade de seu contorno corporal e pelas características da pele, lembrando aqui das pacientes ex-obesas, submetidas às gastroplastidas cada dia mais comuns, que apresentam uma perda arquitetural importante da pele em função do grande peso prévio e aspectos nutricionais específicos advindos com a cirurgia realizada.

No entanto, no âmbito estético, caso todo esse cuidado técnico não supra a necessidade emocional da paciente, não será alcançado o resultado pretendido. Um resultado bem-sucedido tem início no pré-operatório com o entendimento claro e a aceitação da paciente quanto às possibilidades de complicações ou de resultados aquém

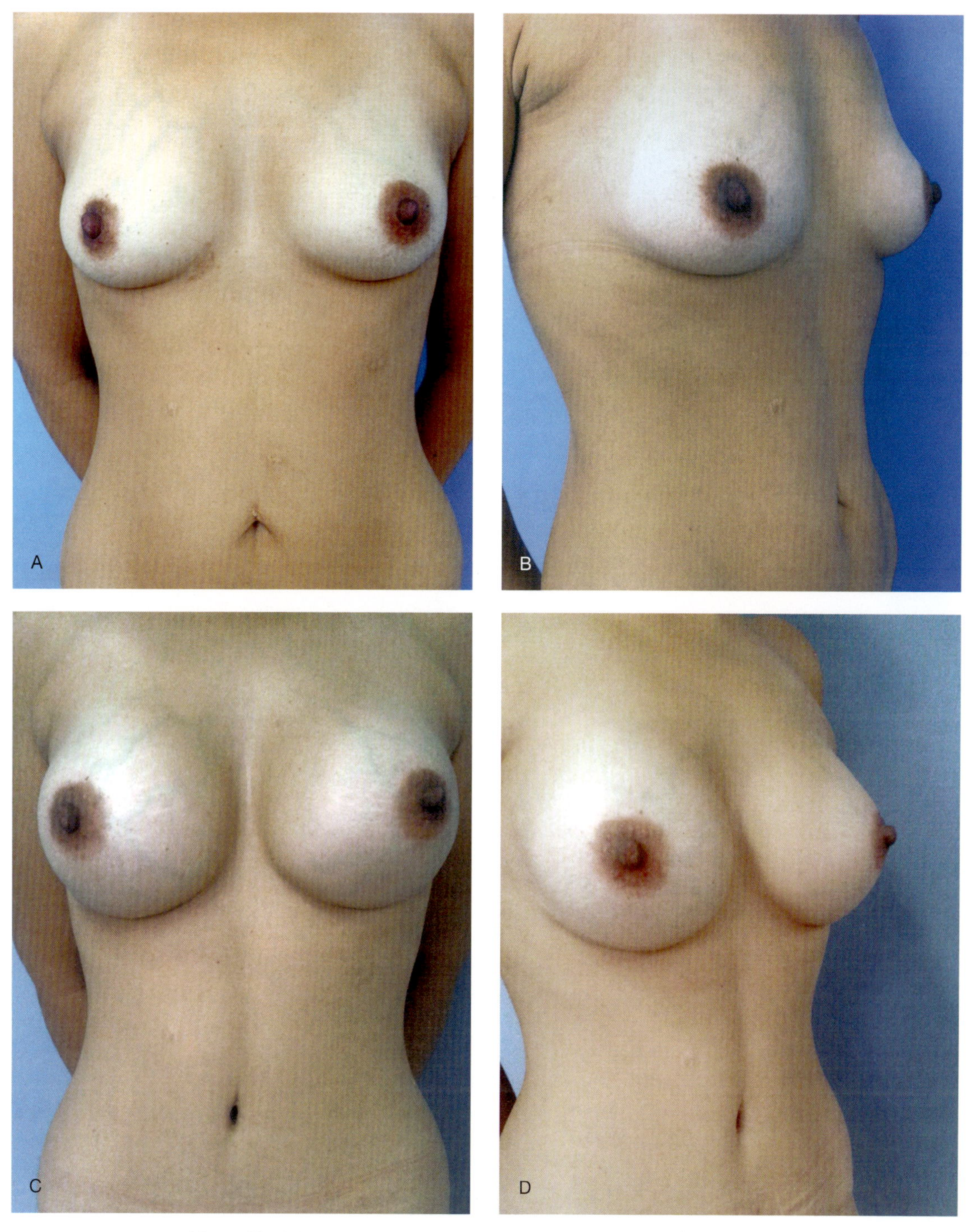

Figura 29.1 Mamoplastia de aumento: pré (**A** e **C**) e pós-operatório (**B** e **D**).

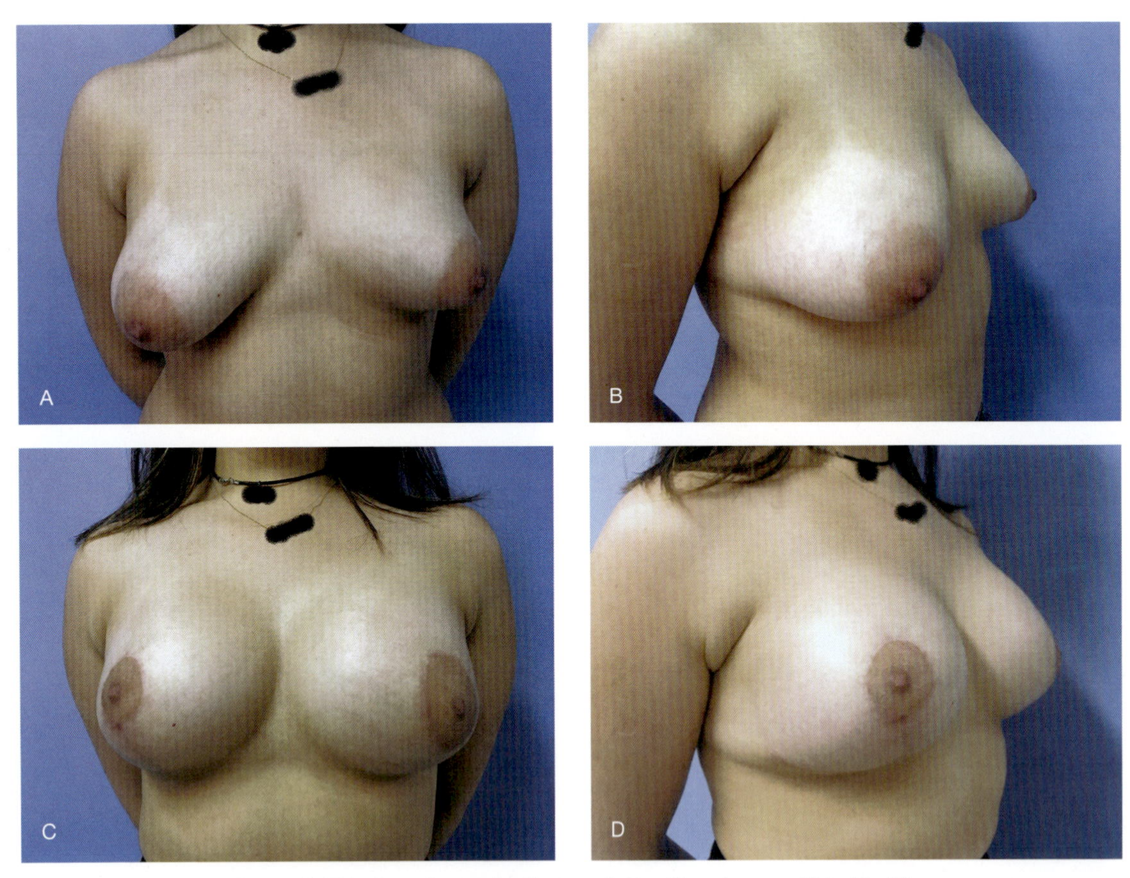

Figura 29.2 Mastopexia com implante: pré (**A** e **C**) e pós-operatório (**B** e **D**).

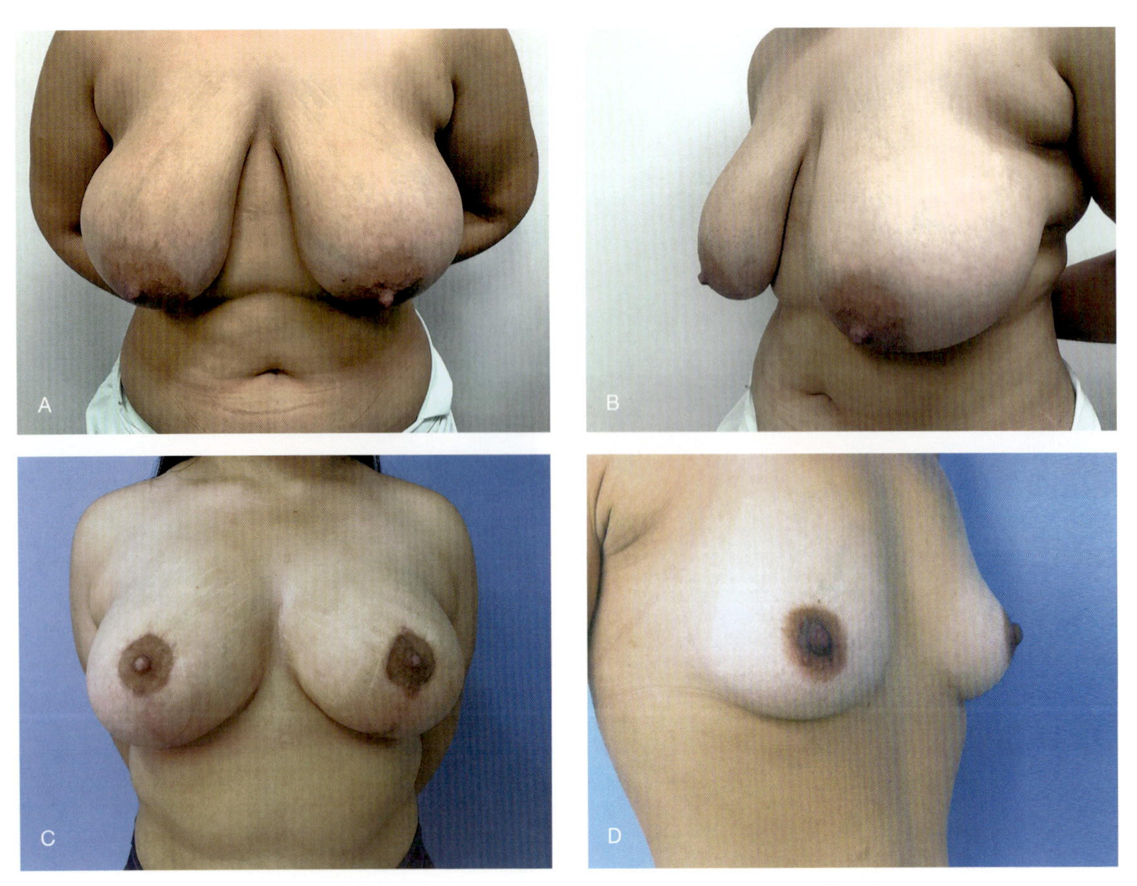

Figura 29.3 Mamoplastia redutora: pré (**A** e **B**) e pós-operatório (**C** e **D**).

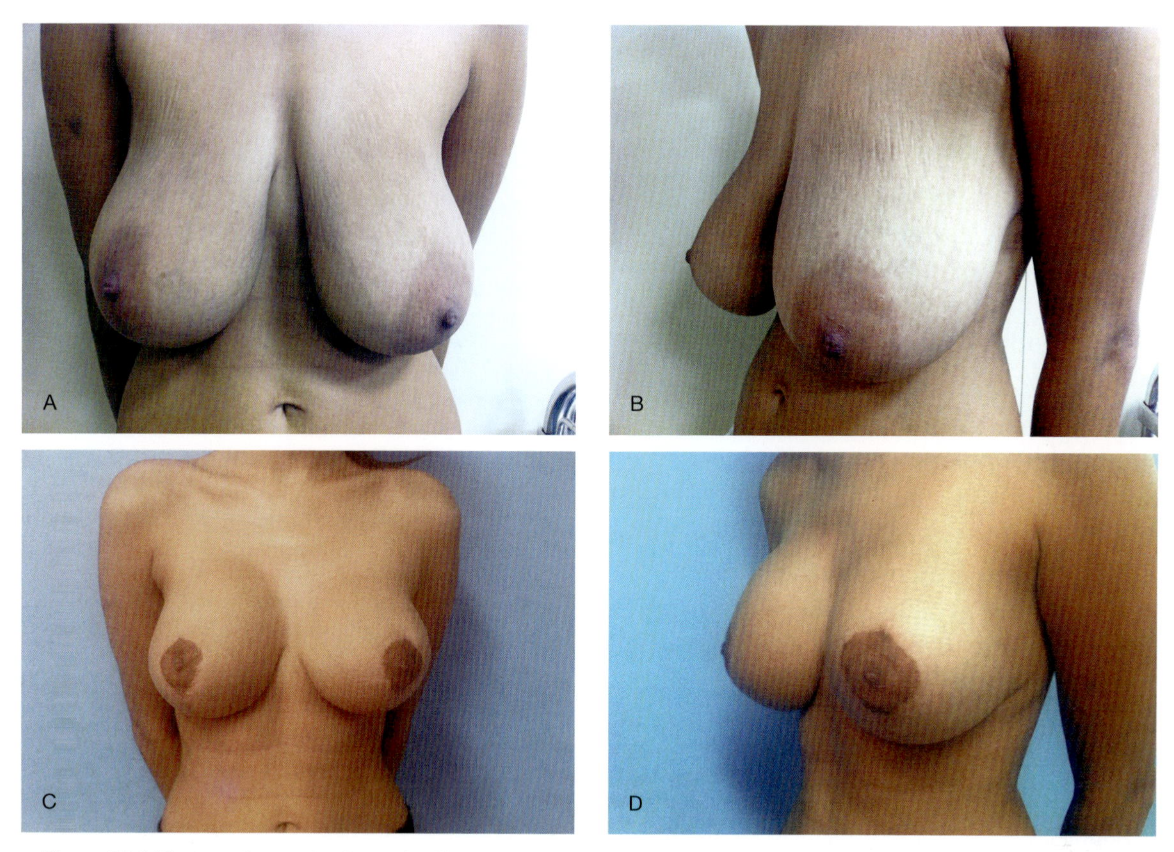

Figura 29.4 Mastopexia com implante de silicone em paciente previamente obesa: pré (A e B) e pós-operatório (C e D).

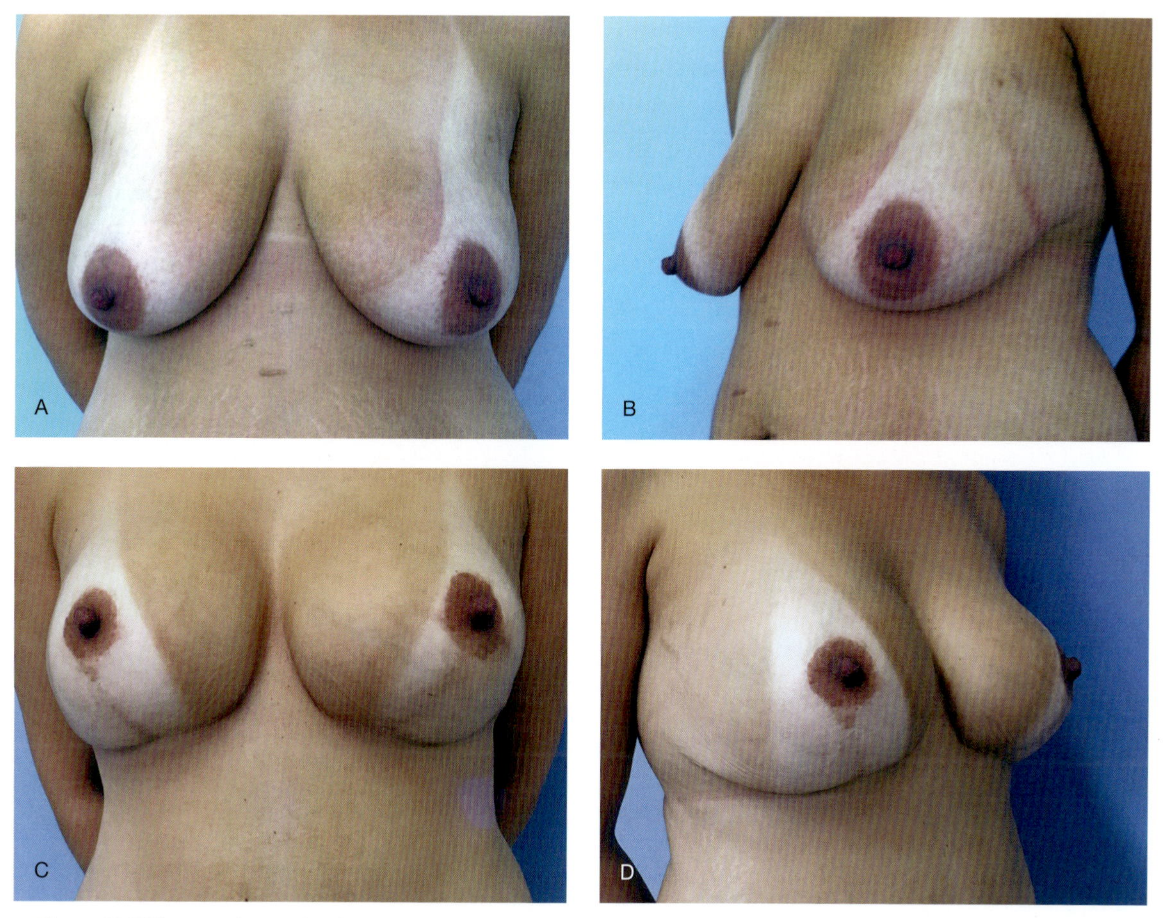

Figura 29.5 Mastopexia com implante de silicone em paciente previamente obesa: pré (**A** e **B**) e pós-operatório (**C** e **D**).

dos sonhados por ela, não por limitações técnicas, mas por incompatibilidade de seu contorno corporal e pelas características da pele. Aqui vale lembrar as pacientes ex-obesas, submetidas às gastroplastias, cada dia mais comumente realizadas, que apresentam uma perda arquitetural importante da pele em função do grande peso anterior e aspectos nutricionais específicos correntes da cirurgia realizada.

Vale destacar a importância, especialmente na cirurgia estética, do consentimento informado devidamente lido, compreendido e assinado pela paciente.

CONSIDERAÇÕES FINAIS

As cirurgias das mamas jamais deverão ser consideradas apenas por seu elemento estético, devendo ser sempre lembrado, em maior ou menor escala, seu caráter reparador.

Os princípios adotados nessas cirurgias são comuns a qualquer cirurgia plástica, com os devidos cuidados na eleição das pacientes e nos cuidados pré, per e pós-operatórios, objetivando reduzir ao máximo as taxas de intercorrências e complicações.

O sucesso da cirurgia está estritamente ligado não apenas aos cuidados técnicos, mas também ao pleno esclarecimento e conhecimento das pacientes em relação a todas as possibilidades de sucesso e insucesso da cirurgia.

Cabe lembrar, também, a importância do entrosamento de uma equipe multidisciplinar no manejo dessas pacientes para que as indicações sejam precisas, sejam obtidos os melhores resultados e as complicações possam ser tratadas completamente e de maneira eficaz, minimizando o estresse e sofrimento não apenas da paciente e de seus familiares, mas também dos profissionais envolvidos.

Leitura complementar

Aboudib JH, Roxo ACW. Avaliação dos resultados tardios de mamoplastia redutora pela técnica peri-areolar. Rev Bras Cir Plást Jan./Mar. 2011; 26(1) .

Achauer BM, Erikson E, Guyuron B, Coleman III JJ, Russel RC, Vander Kolk CA. Plastic surgery – Indications, operations and outcomes. Vol. 5. Mosby Inc, 2000.

Antony AK, Yegiyants SS, Danielson KK et al. A matched cohort study of superomedial pedicle vertical scar breast reduction (100 breasts) and traditional inferior pedicle wise-pattern reduction (100 breasts): an outcomes study over three years. Plast Reconstr Surg 2013 Nov; 132(5):1068-76.

Bezerra FJF, Moura RMG, Maia Neto JD. Lipoenxertia em reconstrução mamária. Rev Bras Cir Plást São Paulo Apr./June 2013; 28(2).

Bhatt RA, Iyengar RJ, Karacaoglu E, Zienowicz RJ. Transabdominal breast augmentation: a review of 114 cases performed over 14 years. Plast Reconstr Surg 2017 Sep; 140(3):476-87.

Cordeiro E, Zhong T, Jackson T, Cil T. The safety of same-day breast reconstructive surgery: an analysis of short-term outcomes. Am J Surg 2017 Sep; 214(3):495-500.

Cosac OM, Camara Filho JPP, Barros APGSH et al. Reconstruções mamárias: estudo retrospectivo de 10 anos. Rev Bras Cir Plást São Paulo Jan./Mar. 2013; 28(1).

Goulart R Jr, Detanico D, Vasconcellos RP, Schütz GR, Santos SG. Reduction mammoplasty improves body posture and decreases the perception of pain. Can J Plast Surg 2013 Spring; 21(1):29-32.

Greco R, Barrett N. Evidence-based medicine: reduction mammaplasty. Plastic & Reconstructive surgery Jan 2017; 139(1):p230e–239e.

Hönig JF, Frey HP, Hasse FM, Hasselberg J. Auto augmentation mastopexy with an inferior-based pedicle. Aesthetic Plast Surg 2009 May; 33(3):302-7.

Hönig JF, Frey HP, Hasse FM, Hasselberg J. Published online 2010 Feb 21. Inferior pedicle autoaugmentation mastopexy after breast implant removal. Aesthetic Plast Surg 2010 Aug; 34(4):447-54.

Kallaway C, Humphreys A, Laurence N, Sutton R. Latissimus dorsi myocutaneous reconstruction: a study of longterm outcomes in a districtgeneral hospital. Ann R Coll Surg Engl 2016 Nov; 98(8):574-7.

Lennox PA, Bovill ES, Macadam SA. Evidence-based medicine: alloplastic breast reconstruction. Plast Reconstr Surg 2017 Jul; 140(1): 94e-108e.

Mélega JM, Zanini SA, Psillakis JM. Cirurgia plástica estética e reparadora. 2. ed. Rio de Janeiro: Medsi.

Montandon RE. Estudo de complicações em próteses mamárias: avaliação de 546 casos em oito anos. Rev Bras Cir Plást 2014; 29(3): 352-60.

Pérez-San-Gregorio MA, Martín-Rodríguez A, Arias-Moreno MJ, Rincón-Fernández ME, Ortega-Martínez JI. Self-reported psychological development in cosmetic breast surgery patients. Medicine (Baltimore) 2016 Dec; 95(49):e5620.

Pitanguy I, Salgado F, Radwanski HN. Princípios da mamaplastia redutora: Experiência na 38ª Enfermaria da Santa Casa da Misericórdia do Rio de Janeiro. Acta Medica Misericordiæ 1999; 2(2):72-9.

Ribeiro RC, Saltz R. Cirurgia da mama – estética e reconstrutora. 2. ed. Rio de Janeiro: Revinter, 2012.

Riccio CA, Zeiderman MR, Chowdhry S et al. Plastic surgery of the breast: keeping the nipple sensitive. Eplasty 2015; 15:e28.

Roncatti C, Batista KT, Roncatti Filho C. Escolha da técnica de mastoplastia de aumento: uma ferramenta na prevenção de litígio médico. Rev Bras Cir Plást 2013; 28(2):253-9.

Rose M, Manjer J, Ringberg A, Svensson H. Surgical strategy, methods of reconstruction, surgical margins and postoperative complications in oncoplastic breast surgery. Eur J Plast Surg 2014; 37(4):205-14.

Saldanha OR, Maloof RG, Dutra RT, Luz OAL, Saldanha Filho O, Saldanha CB. Mamaplastia redutora com implante de silicone. Rev Bras Cir Plást 2010; 25(2):317-24.

Sante AB, Pasian SR. Imagem corporal e características de personalidade de mulheres solicitantes de cirurgia plástica estética. Psicol Reflex Crit 2011; 24(3).

Schwartz MR. Evidence-based medicine: breast augmentation. Plast Reconstr Surg 2017 Jul; 140(1):109e-119e.

Souza A A, Faiwichow L, Ferreira AA, Simão TS, Pitol DN, Máximo FR. Avaliação das técnicas de mamoplastia quanto a sua influência tardia na distância do complexo areolopapilar ao sulco inframamário. Rev Bras Cir Plást 2011; 26(4):664-9.

Steffen N, Valiati AA, Pereira Filho GA, Cunha TF, Ely PB. Implicações da mamoplastia de aumento via transaxilar na pesquisa de linfonodo sentinela: revisão da literatura. Rev Bras Cir. Plást São Paulo Apr./June 2011; 26(2).

Webster R, Machado D, Milani A, Ely PB. Aperfeiçoando a mensuração do volume mamário na reconstrução imediata com expansores permanentes. Rev Bras Cir Plást São Paulo Jan./Mar. 2013; 28(1).

Wong C, Rohrich R. Mastopexy and reduction mammoplasty pedicles and skin resection patterns. Plast Reconstr Surg Glob Open 2014 Aug; 2(8):e202. Published online 2014 Sep 8.

Zhang MX, Chen CY, Fang QQ et al. Risk factors for complications after reduction mammoplasty: a meta-analysis. PLoS One 2016; 11(12): e0167746.

Zhang MX, Chen CY, Fang QQ et al. Risk factors for complications after reduction mammoplasty: A Meta-Na

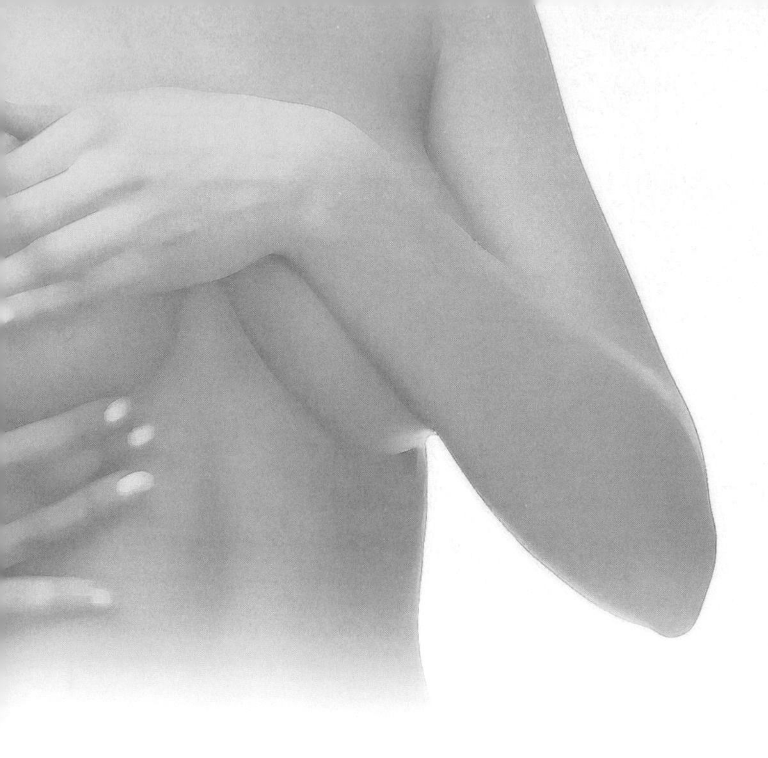

30

Ginecomastia

Ataliba Ronan Horta de Almeida
Dailton Santana Lima Filho
Alessandra Morais Sousa

INTRODUÇÃO

A ginecomastia é um transtorno relativamente comum. Suas causas podem variar desde processos fisiológicos benignos até neoplasias raras. Portanto, para seu diagnóstico o médico deve compreender os fatores hormonais presentes no desenvolvimento da mama e suas alterações patológicas.

Existe um equilíbrio sensível entre os estrogênios e os androgênios nos homens, e qualquer patologia ou medicamento que possa aumentar o estrogênio circulante ou diminuir os níveis de androgênios pode causar ginecomastia. Em virtude das inúmeras etiologias, incluindo a neoplasia, torna-se essencial a realização de uma anamnese cuidadosa e de um exame físico minucioso.

Uma vez diagnosticada a ginecomastia, passa-se ao tratamento de sua causa subjacente. Se isso não for possível, faz-se necessário um acompanhamento mais próximo.

Em determinados casos, o tratamento clínico pode ser tentado e, quando não eficaz, o tecido glandular ou excedente cutâneo pode ser removido por cirurgia.

DESENVOLVIMENTO MAMÁRIO

O desenvolvimento inicial da mama masculina é semelhante ao da feminina. As diferenças surgem principalmente na puberdade, quando ocorrem interações hormonais complexas, resultando em crescimento e maturação da mama feminina adulta.

Durante o desenvolvimento fetal, células epiteliais derivadas da epiderme da área programada para se tornar a aréola proliferam em ductos que se conectam ao mamilo na superfície da pele. As extremidades cegas desses ductos brotam para formar estruturas alveolares. Com o declínio na prolactina fetal, no estrogênio placentário e na progesterona a partir do nascimento, a mama infantil regredirá até a puberdade.

PATOGÊNESE

A ginecomastia é geralmente considerada resultado do desequilíbrio na relação androgênio-estrogênio, em que este último passa a prevalecer. Sob a influência dos estrogênios, os ductos da glândula mamária se alongam e ramificam, com o epitélio ductal se tornando hiperplásico. Há a proliferação dos fibroblastos periductais, e a glândula se torna mais vascularizada. Já o desenvolvimento dos ácinos não ocorre nos homens porque a progesterona, em concentrações encontradas durante a fase luteinizante do ciclo menstrual das mulheres, está naturalmente ausente no sexo masculino.

ETIOLOGIA

Em geral, a ginecomastia, na qual uma hipertrofia glandular benigna surge em jovens antes dos 25 anos, é decorrente de alterações próprias da puberdade, fato ainda não muito bem explicado. Quanto às ginecomastias que acontecem após os 25 ou 30 anos, podem ser o resultado de alguma afecção glandular mais preocupante.

Desde já é importante enfatizar a absoluta necessidade de um estudo anatomopatológico bem-feito da peça obtida após uma cirurgia redutora de ginecomastia diante da possibilidade (sempre presente) da existência de uma neoplasia.

Nos últimos anos tem sido observada maior incidência de casos de ginecomastia, em parte em virtude do aumento no número de pessoas que recorrem ao uso de substâncias hormonais, como é o caso de atletas que procuram melhores resultados no esporte ou jovens que, por vaidade, praticantes do fisiculturismo, também costumam recorrer aos chamados anabolizantes. Também se explica, em parte, pela maior procura de tratamento cirúrgico, motivada pelos transtornos psicológicos causados pelo comprometimento da imagem corporal masculina nos portadores de ginecomastia ao frequentarem piscinas ou praias.

Convém enfatizar que são inúmeras as causas de ginecomastia, as quais, de modo geral, consistem, em última análise, em uma alteração androgênio-estrogênio, em que este último passa a ter maior prevalência.

A ginecomastia pode ocorrer isoladamente ou ser a manifestação de diferentes estados patológicos, quando passa a ser um sinal patognomônico importante. A multiplicidade de síndromes associadas à ginecomastia reflete a complexidade dos mecanismos hormonais responsáveis pelo aumento da glândula mamária no homem.

INCIDÊNCIA

A ginecomastia ocorre em 8 a cada 100.000 indivíduos e é responsável por 65% das patologias mamárias benignas do homem. Acomete 38% a 64% dos jovens saudáveis e 57% dos idosos saudáveis.

CLASSIFICAÇÃO

Existem na literatura vários sistemas de classificação da ginecomastia, sendo o mais utilizado o proposto por Simon e cols. (1973), que leva em consideração características como tamanho da mama e excesso de pele. Simon, Hoffman e Kahn dividiram as ginecomastias em quatro grupos:

- **Grupo 1:** aumento muito discreto da mama, sem redundância (excesso) de pele (Figura 30.1).
- **Grupo 2A:** aumento moderado (anormal) da mama, sem excesso de pele (Figura 30.2).
- **Grupo 2B:** aumento moderado (anormal) da mama, com excesso de pele.
- **Grupo 3:** aumento acentuado da mama, com acentuado excesso de pele, ou mama feminina ptosada.

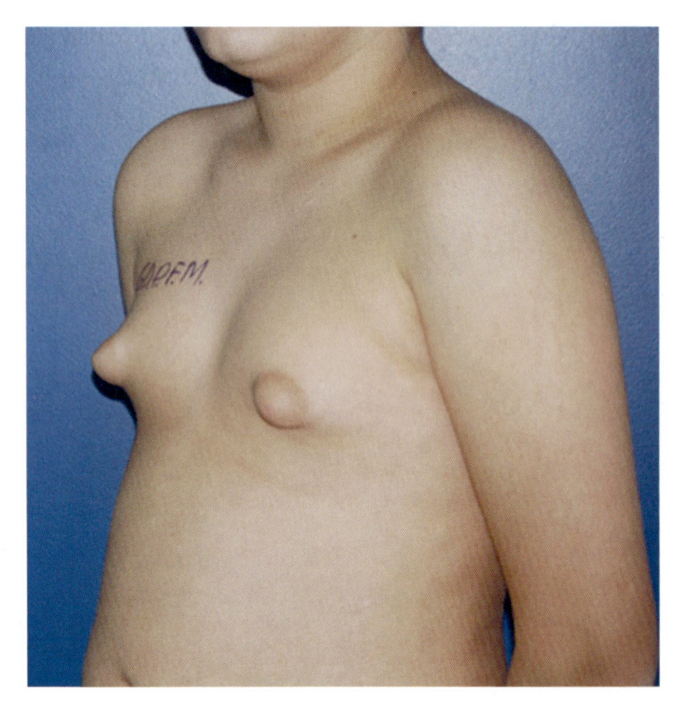

Figura 30.1 Ginecomastia – Grupo 1.

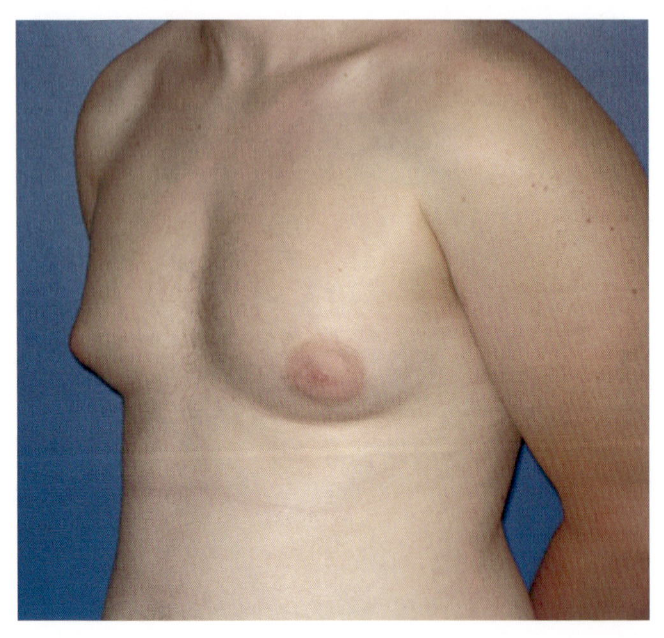

Figura 30.2 Ginecomastia – Grupo 2a.

Etiologicamente, a ginecomastia pode ter origem fisiológica ou patológica:

- **Fisiológica:**
  - Recém-nascido.
  - Adolescente.
  - Terceira idade.
- **Patológica:**
  - Produção ou ação diminuída de testosterona.
  - Anorquia congênita.
  - Síndrome de Klinefelter.
  - Pseudo-hermafroditismo (testículo feminilizante e síndrome de Reifenstein).
  - Insuficiência renal, alterações neurológicas, doenças granulomatosas, trauma, castração.
  - Produção aumentada de estrogênio (secreção de estrogênio, tumores testiculares, carcinoma broncogênico, hermafroditismo verdadeiro).
  - Aumento do substrato para produção de aromatase periférica (doença da suprarrenal, doença hepática, tireotoxicose, prolongada privação nutricional).
  - Aumento da aromatase periférica.
  - Ginecomastia iatrogênica (drogas).

GINECOMASTIA FISIOLÓGICA

A ginecomastia que surge no recém-nascido é decorrente da ação de hormônios placentários maternos e regride rapidamente em algumas semanas. A glândula responde a um nível elevado de prolactina, dando origem a uma secreção líquida leitosa, facilmente obtida mediante a compressão da mama.

Na puberdade, pode surgir entre os 10 e os 20 anos. É quase sempre bilateral, podendo causar algum dolorimento. A etiologia dessa hipertrofia não é bem esclarecida, pois não tem sido observada qualquer alteração hormonal. Para alguns, a ginecomastia na puberdade não seria associada ao aumento do estrogênio circulante, mas da secreção da somatotrofina, que potencializaria a ação da pequena quantidade de estrogênio normalmente presente nos ductos glandulares. O aumento da glândula na adolescência na maioria das vezes não é exagerado, porém suficiente para causar embaraço e ansiedade. Em geral, regride espontaneamente, mas em 25% dos casos permanece por 2 anos ou mais.

No início da terceira idade, a ginecomastia é bilateral, porém surge mais vagarosamente, e sua grande importância nessa fase da vida reside no diagnóstico diferencial com neoplasia maligna.

GINECOMASTIA PATOLÓGICA

A ginecomastia patológica pode resultar de três mecanismos principais:

- Produção ou ação diminuída da testosterona (com ou sem aumento secundário na produção de estrogênio).
- Produção aumentada de estrogênio.
- Drogas (ginecomastia iatrogênica).

Produção ou ação diminuída da testosterona (com ou sem aumento secundário na produção de estrogênio)

Alterações primárias e secundárias de função testicular são múltiplas, porém o fato de a deficiência de testosterona *per se* poder causar ginecomastia é muito bem ilustrado pela *síndrome de anorquia congênita*, em que a produção normal (ou ligeiramente diminuída) de estradiol, na presença concomitante de uma quase completa ausência de testosterona, resulta em ginecomastias bastante volumosas.

O mesmo acontece na *síndrome de Klinefelter*, também chamada de disgenesia dos túbulos seminíferos e que é caracterizada por agenesia dos testículos, azoospermia, ginecomastia e níveis elevados de gonadotrofinas plasmáticas no homem com dois ou mais cromossomos X. Admite-se que seja a alteração cromossômica mais frequente no sexo masculino (1/500 recém-nascidos). A associação de ginecomastia a testículos atrofiados e genitália aparentemente normal sugere o diagnóstico da síndrome, achado que é reforçado pela presença de gonadotrofina hipofisária aumentada na urina. É de fundamental importância o fato de o portador da síndrome apresentar maior incidência e maior bilateralidade de carcinoma mamário, quase igual ao sexo feminino. Por isso, muitos autores, estabelecido o diagnóstico da síndrome, acreditam que uma mastectomia simples, bilateral, se imponha obrigatoriamente como medida terapêutica preventiva.

No pseudo-hermafroditismo masculino com alterações do receptor androgênio é encontrado o indivíduo geneticamente masculino e com fenótipo feminino, exibindo graus variáveis de ginecomastia. Ao mastologista compete diferenciar os vários quadros clínicos porque a conduta terapêutica em caso de ginecomastia depende basicamente do fenótipo e da característica fisiológica de cada caso em particular.

A síndrome descrita por Morris (testículo feminilizante) é a forma mais frequente de pseudo-hermafroditismo masculino, com incidência de 1/20.000 a 1/64.000 nascimentos masculinos. Nessa síndrome, o fenótipo e o comportamento são nitidamente femininos. Nesses casos, a adenomastectomia é injustificável e a ginecomastia é conservada. Ao contrário, impõe-se a terapêutica estrogênica e progesterônica a fim de melhorar a organogênese mamária.

Já na síndrome descrita por Reifenstein, o processo de virilização é mais completo, com os indivíduos assumindo comportamento psicossomático masculino e, como a ginecomastia está quase sempre presente, a adenomastectomia está plenamente justificada. A conduta terapêutica da ginecomastia nesses pacientes com alterações do receptor androgênico nos pseudo-hermafroditas masculinos depende, em última análise, principalmente do comportamento psicossomático de cada paciente em particular.

Insuficiência testicular secundária

A ginecomastia pode ocorrer em paciente com orquite virótica ou leprosa. Em casos de insuficiência renal, pode desenvolver-se após 2 a 9 meses e ser encontrada em 40% a 50% dos pacientes que são submetidos à hemodiálise. A ginecomastia também pode ser encontrada em paraplégicos e em alguns casos de distrofia miotônica, assim como em algumas doenças granulomatosas. Finalmente, pode também desenvolver-se, como é óbvio, em pacientes castrados ou traumatizados.

Produção aumentada de estrogênios

O aumento da secreção testicular de estrogênios pode ser o resultado do aumento das gonadotrofinas plasmáticas, como, por exemplo, em casos de produção anormal de gonadotrofinas coriônicas pelos tumores testiculares ou carcinoma broncogênico, as quais também são produzidas pelos ovários de homens com hermafroditismo verdadeiro. O aumento da produção de estrogênios pode ainda ser resultado direto da secreção de tumores testiculares, como é o caso de tumores de células intersticiais e de células de Sertoli.

O aumento da disponibilidade de substrato para conversão extraglandular de androgênio em estrogênio pode ser o resultado da produção aumentada de androgênios, como, por exemplo, a androstenediona (hiperplasia congênita da suprarrenal, hipertireoidismo e a maioria dos tumores feminilizantes da suprarrenal), ou pode ser decorrente do catabolismo diminuído de androstenediona, como acontece em doença hepática, principalmente cirrose alcoólica.

O aumento periférico extraglandular da aromatase (complexo enzimático que catalisa a conversão de testosterona em estradiol) pode ocorrer em rara anormalidade hereditária ou em tumores do fígado ou da suprarrenal.

A ginecomastia também pode desenvolver-se em períodos de privação nutricional prolongados ou mesmo durante a realimentação. A ginecomastia que ocorre ocasionalmente em pacientes com micose fungoide, eritrodermia extensa e outras doenças cutâneas é, possivelmente, de origem nutricional ou hepática.

Drogas (ginecomastia iatrogênica)

Muitas drogas causam ginecomastia, agindo diretamente como estrogênios ou aumentando a atividade plasmática do estrogênio, como, por exemplo, em um homem que receba dietilestilbestrol para o tratamento de carcinoma prostático e também em transexuais em preparação para mudança de sexo. Os jovens são particularmente sensíveis à ação do estrogênio e podem desenvolver ginecomastia após o uso de pomadas ou cremes contendo estrogênio ou após ingerir leite ou carne de animais aos quais foram oferecidas substâncias estrogênicas.

Um segundo mecanismo pelo qual essas drogas podem provocar ginecomastia é exemplificado pelos tumores secretores de gonadotrofina coriônica, que potencializa a produção testicular de estrogênios.

Algumas drogas produzem ginecomastia ao interferir na síntese de testosterona (p. ex., cetoconazol) e/ou na ação da testosterona (p. ex., espironolactona e cimetidina). Outras produzem ginecomastia por mecanismos mais ou menos desconhecidos:

- Antibióticos (p. ex., isoniazida).
- Medicamentos usados no tratamento das úlceras pépticas (p. ex., ranitidina).
- Citostáticos (p. ex., bussulfano, vimblastina, carmustin, ciclofosfamida, vincristina).
- Fármacos usados em tratamentos cardiovasculares (p. ex., amiodarona, captopril, digoxina, diltiazem, enalapril, metildopa, nifedipina, reserpina, espironolactona, verapamil).
- Agentes psicoativos (p. ex., diazepam, haloperidol, fenotiazida, antidepressivos tricíclicos, álcool, anfetaminas, heroína, maconha).
- Outras drogas (p. ex., fenitoína, penicilamina, antimicóticos, tuberculostáticos).

DIAGNÓSTICO

Uma história clínica detalhada irá detectar sintomas associados, tempo de evolução, comorbidades prévias ou uso de drogas.

A avaliação física da mama costuma ser suficiente para diferenciar a pseudoginecomastia (acúmulo gorduroso nas mamas) da ginecomastia verdadeira (hipertrofia glandular associada). O exame testicular é essencial para avaliação de massas palpáveis sugestivas de neoplasia.

Os exames laboratoriais adicionais incluem cariotipagem, dosagem de hormônios e ultrassonografia testicular.

TRATAMENTO

Tratamento clínico

O tratamento clínico será basicamente voltado às causas que levaram à enfermidade, como a suspensão do uso de drogas e hormônios ou a substituição de medicamentos, quando possível, dependendo da doença de base, tratamento das doenças relacionadas e correção dos distúrbios hormonais.

O tratamento medicamentoso mostrou-se eficaz em vários estudos, porém pacientes que apresentam longa evolução dos sintomas, com tecido mamário fibrótico, podem não apresentar regressão significativa.[12] A terapia consiste em três classes de drogas:

- Androgênios (testosterona, diidrotestosterona, danazol).
- Antiestrogênicos (clomifeno, tamoxifeno).
- Inibidores da aromatase.

Tratamento cirúrgico

No que diz respeito ao tratamento cirúrgico das ginecomastias, estas devem ser consideradas como todo e qualquer aumento no tamanho das mamas nos homens, acompanhado ou não de hipertrofia glandular.

Histórico

Séculos VII a XX

A primeira descrição de uma técnica cirúrgica para correção de ginecomastia é atribuída a Aegineta, o grande médico bizantino. Entre os desenhos de Albucasis, publicados no século XI, encontram-se dois que mostram as incisões cirúrgicas preconizadas e referidas no sexto livro de Paulus Aegineta.

Os princípios cirúrgicos adotados por Albucasis e Paulus Aegineta permaneceram por várias centenas de anos. Até que Ambroise Paré, no século XVI, condenou a técnica, e Tagliacozzi, o primeiro a escrever um livro versando exclusivamente sobre cirurgia plástica, deixou de fazer menção à técnica de Paulus Aegineta.

Início do século XX

Inúmeros métodos foram usados para correção da ginecomastia, como os de Malbec, Campos, Vogt, Kurt-Zaha, Adler, Haliniac e Spina, entre outros.

Técnicas empregadas na reconstrução de mamas de homens após amputação da glândula, incluindo o complexo areolomamilar (CAM), eram inexistentes ou raras até que, em 1961, Boseli e Bucciarelle relataram um caso.

Em 1928, Dufourmentel publicou um artigo intitulado *L' incision Areulaire dans la Chirurgie du Sein*. Por várias vezes, Dufourmentel usou o método de incisão areolar para remoção de nódulos da glândula mamária feminina, o qual pareceu infinitamente superior à abordagem pela via axilar, pois, além de facilitar sobremaneira a retirada dos nódulos, deixava uma cicatriz não muito aparente.

Já em 1930, Dartigues advogava a amputação da mama e sua reconstituição usando enxertos livres do CAM em mamas gigantes. Desde então, Simon e Hoffman, Adams e Wray, Hoopes e Davis usaram o mesmo método com algumas modificações.

Em 1934, Webster reconheceu que as cicatrizes resultantes das cirurgias até então empregadas na correção das ginecomastias produziam um resultado menos satisfatório que a deformidade original e passou a usar uma técnica em que removia a quantidade desejada de tecido glandular e gorduroso através de uma incisão intra-areolar realizada inferior ou lateralmente. O artigo clássico de Webster, pedra fundamental no tratamento cirúrgico das ginecomastias, só foi publicado em 1946.

Técnicas cirúrgicas atuais

Letterman passou a reconhecer dois tipos de ginecomastia:

- Ginecomastia corrigível através de incisões intra-areolares sem que resulte um excesso de pele.
- Ginecomastia em que a redução pode ser obtida somente ressecando o excesso de pele e, mesmo assim, obtendo um resultado estético satisfatório.

Entre as ginecomastias corrigíveis por meio de incisões intra-areolares, sem excisão do excesso de pele, encontra-se na literatura um grande número de técnicas, após a divulgação do trabalho pioneiro de Webster. Essas incisões usualmente cicatrizam sem se tornarem hipertróficas (Figura 30.3).

Ao contrário de Webster, que colocava a incisão crescêntica areolar em situação inferior ou lateral, Letterman, em 1969, passou a usar essa incisão semilunar superiormente na aréola.

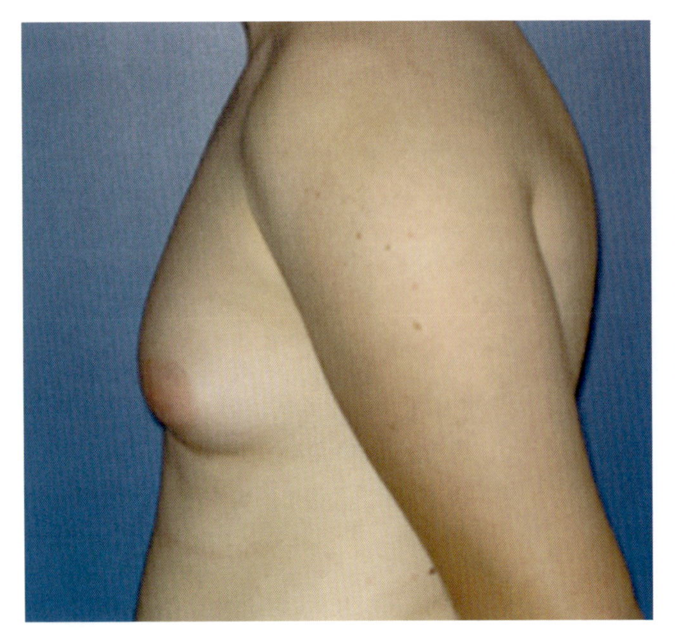

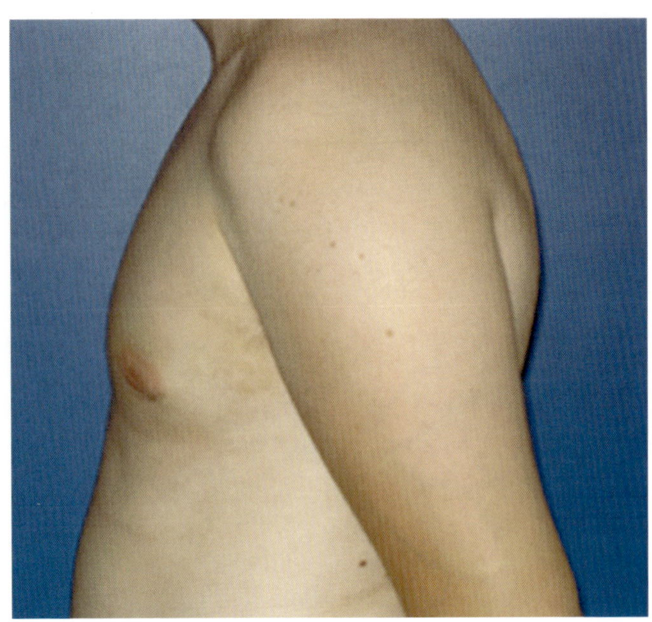

Figura 30.3 Técnica de Webster – pré e pós-operatório.

Em 1966, Pitanguy relatou sua técnica, em que usava uma incisão transversal ao longo do maior eixo da aréola.

No primeiro congresso da Sociedade Internacional de Cirurgia Estética, Sinder apresentou sua técnica, que consiste em uma incisão em forma de Z, alongando assim a via de acesso da incisão de Pitanguy e favorecendo a abordagem e a retirada do tecido a ser ressecado, bem como a hemostasia.

Ely sugere em seu livro o que passou a chamar de triplo V, e Barsky e Simon descreveram um método alternativo para aumentar a exposição, transformando a incisão crescêntica inferior em um ômega invertido.

Com o advento da lipoaspiração, a partir de 1980, Illouz e Fournier divulgaram esse método para ser utilizado nos casos de pseudoginecomastia (contendo quase que somente tecido adiposo), conseguindo aspirar somente o tecido gorduroso (Figura 30.4).

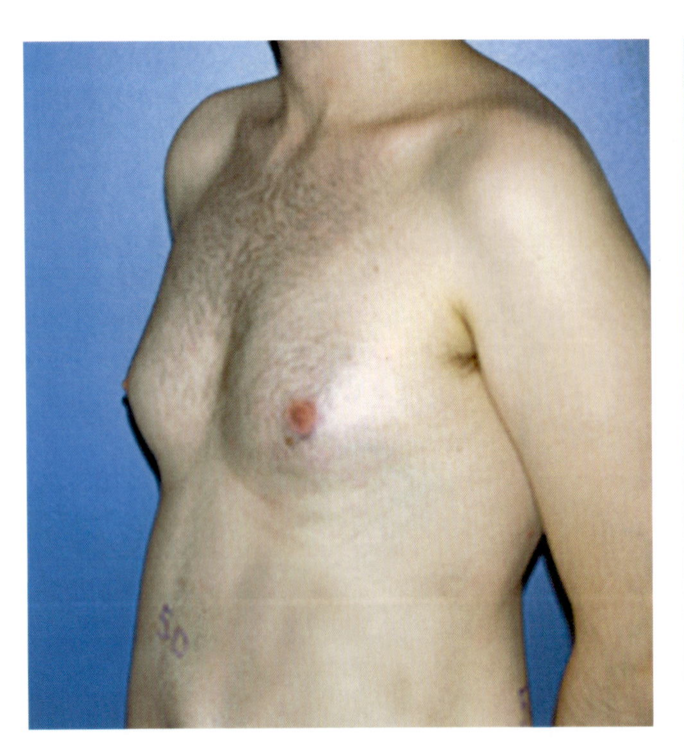

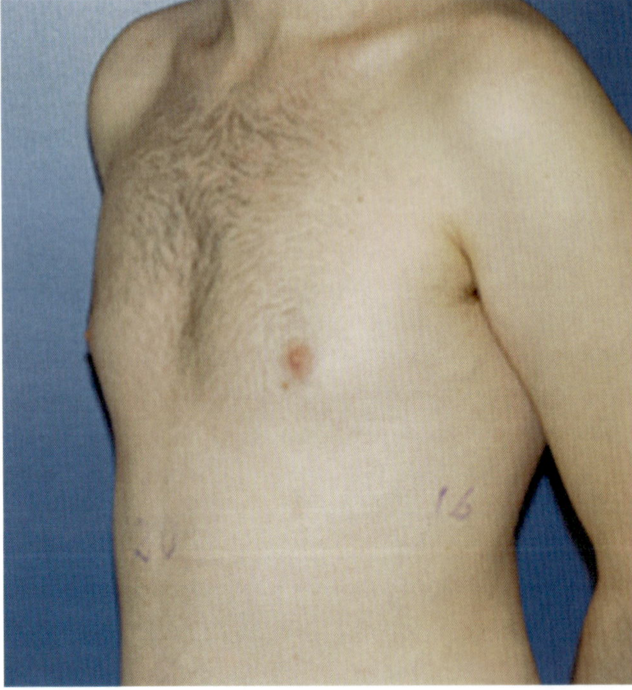

Figura 30.4 Correção de pseudoginecomastia por lipoaspiração.

Em nosso meio, esse método foi inicialmente divulgado por Avelar, em 1986. Riggi, da Austrália, sugere como alternativa a morselização prévia do tecido gorduroso antes da aspiração.

Seja qual for a técnica usada, uma camada de tecido celular subcutâneo e mais algum tecido glandular devem ser conservados sob o CAM, impedindo-o de ficar aderido aos planos profundos e tornando-o fixo e umbilicado, o que é esteticamente inaceitável.

Em casos de fisiculturistas que usam anabolizantes esteroides, Aiache chama a atenção, na cirurgia, para o sangramento bem maior nesses pacientes, que têm músculos peitorais muito desenvolvidos e rica circulação sanguínea. Ginecomastias corrigíveis somente por meio de excisão do excesso de pele podem ocorrer em casos de aumento moderado das mamas após esvaziamento adequado, tendo sido usada uma incisão intra-areolar e permanecendo certo excesso de pele na vizinhança da aréola.

Letterman considera bastante conveniente sua incisão crescêntica no polo superior da aréola. Ele resseca uma meia-lua cutânea contígua à sua incisão areolar e, assim fazendo, eleva o CAM na direção desejada para restaurar o contorno desse complexo (normalmente, nunca se torna necessário o deslocamento cirúrgico da aréola para baixo).

Em casos de mamas com um tamanho avantajado (Simon 3), em que se faz necessária a ressecção de grandes quantidades de pele, a cicatriz resultante é muito preocupante.

Ao contrário do clássico T invertido comumente usado nas mamas femininas, alguns autores preferem uma cicatriz simples, única e interna.

Letterman, por exemplo, adota a técnica de Dufourmentel e Mouly, que usam a abordagem lateral e oblíqua. Ele, no entanto, a associa à manobra descrita por Skoog, o que torna possível a rotação do CAM em um pedículo vascular.

Merece menção uma técnica relatada em nota prévia por Rodrigues da Cunha e Borges Bento e também por Davidson. A técnica é praticamente a mesma e os autores praticam uma incisão circum-areolar em casos de mamas volumosas com excesso de pele e, ao mesmo tempo, associam a essa incisão um retalho dérmico de pedículo superior ou inferior (conforme o autor), incluindo o CAM. Essa técnica resulta em aplainamento do cone mamário, ao contrário das outras técnicas (T invertido, elíptica vertical, transversal e oblíqua), o que é bastante conveniente para essas mamas masculinas, além de resultar em cicatriz não muito aparente.

Infelizmente, na opinião de alguns autores, como Brenner e cols., em casos de mamas volumosas não existe, até o momento, uma técnica que satisfaça esteticamente a mais de 50% dos pacientes.

COMPLICAÇÕES

O hematoma é a complicação mais comum relacionada com a cirurgia para correção de ginecomastia; portanto, deve ser dada grande importância à hemostasia.

O seroma, uma complicação frequente principalmente após grandes ressecções, pode ser prevenido com uso de drenos e malhas compressivas no pós-operatório.

Necrose do complexo areolopapilar e depressão do relevo areolar devem ser evitadas, deixando-se um coxim subcutâneo de pelo menos 1cm sob a aréola.

Costuma ocorrer hipoestesia da região mamária, que regride gradativamente até o sexto mês de pós-operatório.

Leitura complementar

Aegineta, P. The seven books of Paulus Aegineta, vol. 2, Book 6. London Sydenham Society, London, 1846.

Aiache AE. Surgical treatment of Gymecomasty in the body builder. Plast. Reconst. Surg., 1989; 83:61.

Barros AC, Sampaio Mde C. Gynecomastia: Physiopathology, evaluation and treatment. Sao Paulo Med J. 2012;130:187–197.

Brenner P et al. Male reduction mammoplasty in serious gynecomasty. Aesthetic Plast. Surg., 1992; 16:325.

Campos F. Sobre um caso de ginecomastia bilateral e seu tratamento cirúrgico. Arq. Cir. Clin. Exp., 1942; 6:703.

Cooper IS, Hoen, TI. Ginecomastia in paraplegic males. J. Clin, Endocrinol., 1949; 9:457.

Coronho V, Petroianu A, Santana E, Pimenta L. Tratado de Endocrinologia e Cirurgia Endócrina. In: Vianna R, Horta R. Ginecomastia e Câncer de Mama. Rio de Janeiro: Guanabara Koogan, 2001: 1401-08

Davidson BA. Concentric circle operation for massive gynecomasty to excise redundant skin. Plast. Reconst. Surg., 1979; 63:350.

Dufourmentel C, Mouly, R. Developments recentes, de la plastie mammarie par la methode oblique laterale. Aun. Chir. Plast., 1965; 10:227.

Ely, JF. Cirurgia Plástica. Ginecomastia – incisão areolar em "V triplice", p.597.

Franz A, Wilson J. Williams Textbook of Endocrinology ninth edition, 877-885, 1998.

Fruhstorfer BH, Malata CM. A systematic approach to the surgical treatment of gynaecomastia. Br J Plast Surg. 2003;56:237-246.

Letterman G. Ginecomastia. IX Instructional Course of the "International Society of Aesthetic Plastic Surgery" in Tokio. August, 25-26, 1977.

Letterman G. Schuster, M. Surgical correction of massive gynecomasty. Plast. Reconst. Surg., 1972; 49:259.

Lista F, Ahmad J. Power assisted liposuction and the pull through technique for the treatment of gynecomastia. Plast Reconstr Surg. 2008;121:740–747.

Malbec EF. Ginecomastia, nueva tecnica operatória. J. Int. Coll. Surg., 1946; 9:652.

Melega JM, Viterbo F, Mendes FH. Cirurgia plástica: os princípios e a atualidade. Rio de Janeiro:Guanabara Koogan,2011:673-677.

Monarca C, Rizzo MI. Gynecomastia: Tips and tricks. Classification and surgical approach. Plast Reconstr Surg. 2013;131:863e–865e.

Petty PM, Solomon M, Buchel EW, Tran NV. Gynecomastia: Evolving Paradigm of Management and Comparison of Techniques. Plas Reconst Surg. 2010;125:1301-1308.

Pitanguy I. Transareolar incision for Gynecomastia. Plast. Reconst. Surg., 1966; 38:414.

Rahmani S, Turton P, Shaaban A, Dall B. Overview of gynecomastia in the modern era and the Leeds Gynaecomastia Investigation algorithm. Breast J. 2011;17:246–255.

Riggi BM. Morselization suction: A modified technique for gynecomastia. Plast. Reconst. Surg., 1992; 16:325.

Rodrigues da Cunha, MT., Borges Bento, JF. Mamoplastia periareolar no tratamento da ginecomastia com ptose mamária. Rev. Soc. Bras. Cir. Plast. Est. Reconst., 1993; 8:129-130.

Rook A. Text book of Dermatology. In: Rook, Wilkinson, Ebling. The Breast. Ginecomastia, p. 1744, Cap. 60.

Salgado F. Pitanguy, I. Analysis of the surgical treatment of gynecomastia. Rev. Bras. Cir., 1991; 81:37.

Sinder R. Gynecomasty – Surgical correction by the use of a Z incision in the areola. Presentation at The Frist International Congress of the International Society of Plastic Surgery. Rio de Janeiro, February, 1972.

Souza AZ, Salvatore, CA. Mastologia Prática. Anomalias de desenvolvimento: ginecomastia, p. 79.

Swerdloff RS, Ng JCM. Gynecomastia: Etiology, Diagnosis, and Treatment. [Updated 2015 Aug 3]. In: De Groot LJ, Chrousos G, Dungan K, et al., editors. Endotext [Internet]. South Dartmouth (MA):MDText.com,Inc.;2000. Availablefrom:https://www.ncbi.nlm.nih.gov/books/NBK279105/

Swerdloff RS, Jason CM. Gynecomastia: Etiology, Diagnosis, and Treatment. Disponível em: <https://www.ncbi.nlm.nih.gov/books/NBK279105> Acesso em: 05 set. 2017.

Waltho D, Hatchell A. Thoma A. Gynecomastia Classification for Surgical Management: A Systematic Review and Novel Classification System. Plast Reconstr Surg. 2013;139:638e-648e.

Webster JP. Mastectomy for ginecomastia through a semicircular intra -areolar incision. Ann. Surg., 1946; 124:559.

Wilson JD. Endocrine disorders of the breast. Harrison's Principles of Internal Medicine, p. 1837.

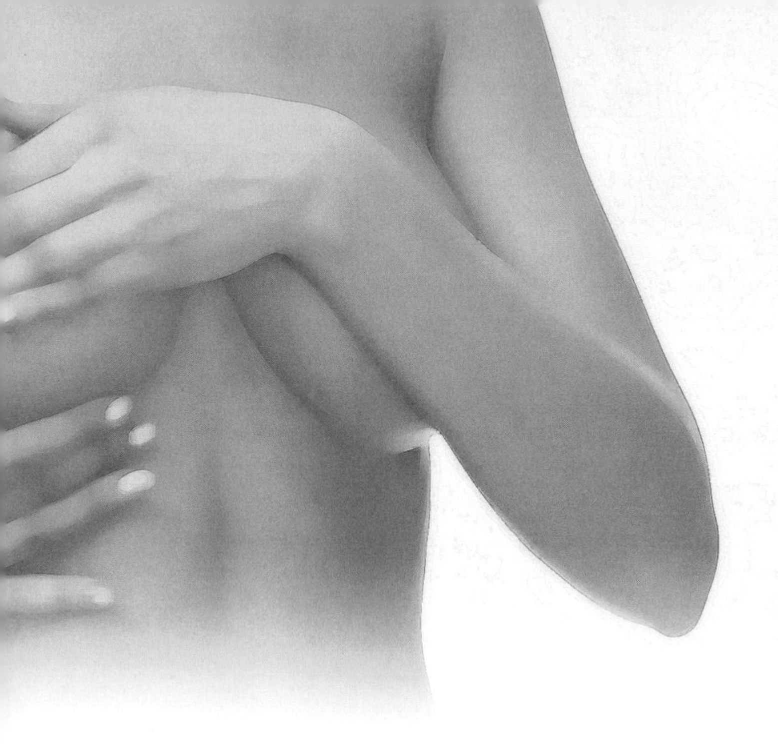

Índice Remissivo

D

E

N

O

P

Q

R

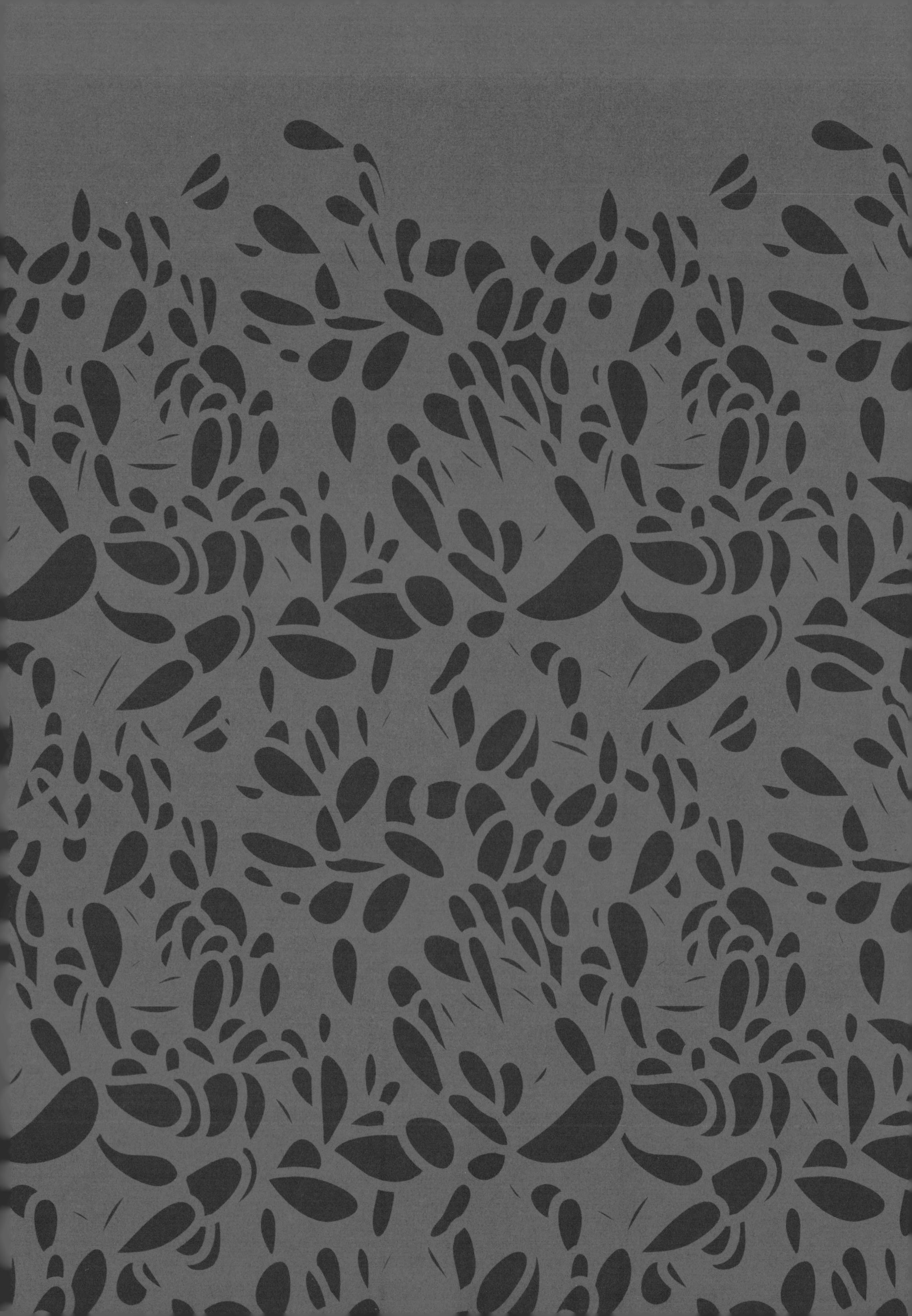